소방공무원
응급처치학개론

소방공무원
응급처치학개론

초판 인쇄	2023년 01월 10일
초판 발행	2023년 01월 12일

편 저 자	정경아, 이호연, 김지연, 공무원시험연구소
발 행 처	(주)서원각
등록번호	1999-1A-107호
주 소	경기도 고양시 일산서구 덕산로 88-45(가좌동)
대표번호	031-923-2051
팩 스	031-922-8966
교재문의	카카오톡 플러스 친구 [서원각]
홈페이지	www.goseowon.com

PREFACE

본서는 소방공무원 구급 분야의 응급처치학개론에 대비교재입니다. 소방공무원 구급 분야는 의사·간호사 면허증 또는 응급구조사 1급과 같은 구급 관련 자격증을 취득한 후 당해 기관에서 2년 이상 응급의료업무 혹은 간호업무 경력이 있는 자만 응시할 수 있는 전문적인 분야입니다.

최대한 많은 출제유형 문제풀이로 개념을 익히고 하프 모의고사 3회분을 풀어보면서 실전 대비를 할 수 있도록 하였습니다. 전공과목의 중요성이 대두되고 시험비중이 커짐에 따라 학습자 여러분들이 응급처치학개론을 요점이론과 문제를 함께 풀어보면서 보다 철저히 대비할 수 있습니다. 알아두면 좋은 이론이 나오는 문제에는 해설에 포인트 팁을 수록하여 문제를 풀면서 빠르게 요점이론을 파악하실 수 있습니다. 시험 출제범위에 맞춰 전문응급처치학 총론에서는 응급의료 체계의 개요, 환자이송 및 구급차 운용, 대량 재난 범위의 내용을 실었으며, 전문응급처치학 각론에서는 전문심장소생술, 내과응급, 특수응급, 전문소아소생술, 전문외상처치술 범위의 내용을 실었습니다.

충분한 해설과 주요 개념을 함께 수록하여 학습자 여러분들이 내용을 쉽게 숙지할 수 있도록 구성하였습니다. 구체적이고 상세한 내용을 담아 수험생 여러분들에게 큰 도움이 될 수 있도록 노력하였습니다.

> 본서가 합격의 길잡이가 되어 합격이라는 행운이 이루어질 수 있도록 응원하겠습니다.

STRUCTURE

CHAPTER **01**   PART.01 전문응급처치학 총론

응급의료체계의 개요

처치학총론

계의 개요

01 응급의료체계(EMSS : emergency medical services system)

① 정의 : 응급상황이 생겼을 때 환자에게 효과적이며 신속한 의료를 제공하기 위해 인력, 시설, 장비 등이 유기적으로 운용되도록 재배치하는 것이다. 응급환자가 발생했을 때 현장에서의 처치, 병원이송, 현장처치, 구급대원과 병원간의 협력체계 구축이 필요하다. 병원전 단계와 병원단계로 구분된다.

② 구분

㉠ 병원전 단계(Pre-hospital phase)
 • 환자가 발생되었다는 신고가 들어오면 신속하게 구급차가 출동한다.
 • 구급차가 현장에 도착하기 전까지는 전화상담원(dispatcher)이 응급처치요령을 지도한다.
 • 구급대원이 현장에 도착하면 곧바로 응급처치를 한다.
 • 정보·통신체계를 이용하여 구급차와 병원이 정보를 교환하며 환자가 이송될 병원을 결정한다.
 • 현장에서 병원으로 이송될 때까지 이루어지는 이송처치를 진행한다.

㉡ 병원단계(In-hospital phase)
 • 현장에서 시행한 처치를 검토하고 연속적으로 응급처치를 진행한다.
 • 환자의 병력진단을 위해 필요한 검사를 시행한다.
 • 입원을 할 것인지 응급수술을 할 것인지를 결정한다.
 • 응급처치에 필수인력, 시설, 장비 등 모든 것이 준비된 전문응급센터나 응급의료 ... 결정한다.

1   ③ 진단을 위한 검사는 응... 가 병원으로 이송된 후 ... 단계에서 시행된다.

 ① 사고 현장에서 응급환자... 로 발전한 목격자의 신... 해 병원 전 단계가 시작...
 ② 구급차 및 구급대원이 ... 도착하기 전까지 전화... 이 응급처치요령을 지...
 ③ 병원 도착 전까지 응급... 원이 현장에... ...시행한다.

...행되는 활동이 아닌 것은?

...응급처치...

...계 운용단계

...원 전 단계 : 환자가 발생한 시점부터 환... 료서비스가 제공되는 단계이다.
 • 시민의 신고 및 응급조치 : 구급차가 환자... 통해 응급처치요령을 지도하는 것이다.
 • 신고 접수 및 출동 : 환자 발생 신고가 때...
 • 병원 전 응급처치 : 응급구조사 및 구급대... 송병원 간의 응급처치 및 정보교환으로 ... 이송처치이다.
㉡ 병원 단계 : 환자가 병원에 이송된 후 응급의료서비스가 제공되는 단계이다.
 • 병원처치
 -현장에서 제공된 응급처치의 검토 및 필요 시 연속적인 응급처치 제공한다.
 -진단을 위한 검사 및 입원치료 또는 응급수술 여부 결정한다.
 -환자 상태에 따른 전문응급센터 또는 응급의료기관으로 전원 필요성 및 전원 병원 결정한다.
 • 재활
㉢ 병원 전 단계에서의 응급의료서비스의 질적 수준 평가 지표
 • 구급차 이송의 신속성
 • 현장 및 이송 중 응급처치의 적절성

요점만 정리한 핵심이론

전문응급처치학 각론과 전문응급처치학 총론을 출제범위에 따라서 핵심적인 요점만 정리하여 이론을 수록하였습니다.

10 PART.01 전문응급처치학총론

출제영역에 맞춰 구성한 문제

전문응급처치학각론과 전문응급처치학 총론 영역에 맞춰서 문제를 분류하여 수록하였습니다. 영역별로 수록한 문제로 기본개념을 익히는 것에 도움을 받을 수 있습니다. 문제마다 상세하게 해설을 수록하였습니다. 또한 주요한 문제에는 알아두면 좋은 포인트 이론을 수록하였습니다.

4

*
응급의료체계 구성 요소로 적절하지 않은 것은?

① 재활교육
② 환자이송 체계
③ 전문적 집중치료
④ 병원 전 응급처치

POINT 응급의료체계 구성 요소

㉠ 응급의료 관련 교육·훈련 및 의료지도
㉡ 응급의료정보 및 통신체계
㉢ 병원 전, 병원 간의 이송 수단 및 체계
㉣ 응급의료기관 및 전문치료시설
㉤ 응급의료인력
㉥ 신고접수 및 반응
㉦ 응급의료서비스 평가 및 질 개선
㉧ 재난·재해 대비 및 관리계획
㉨ 상호협력체계
㉩ 업무지침 및 의무기록 표준화
㉪ 공익안전단체
㉫ 대중에게 교육 및 정보제공
㉬ 일반인 참여

**
응급의료체계 구성 요소에 대한 설명으로 옳은 것은?

① 공익안전단체는 응급의료체계에서 제외된다.
② 교육 및 훈련은 신규 응급구조사만을 대상으로 시행한다.
③ 응급환자가 병원에 도착할 때까지 필요한 의료체계이다.
④ 응급의료체계를 통해 대중에게 응급의료정보를 제공한다.

답 1.③ 2.① 3.①

01. 응급...

제 1 회 | 실전 모의고사

년 월 일

2 ① 응급의...
　　처치,
　　환자이...
　　문치료...
　②③④ 응급...
　　요소에 해...

1. 국내 최초로 응급의료체계에 대한 정부간행물이 발간된 해는?

① 1983년　　　　　　　② 1985년
③ 1987년　　　　　　　④ 1989년

2. 응급구조사 개인의 안전을 위해 준수해야 하는 안전수칙으로 옳...

...고차량은 고정 후 시동을 켜 둔다.
...가 제거된 이후 현장에 진입한다.

정답 및 해설

3 ④ 응급의료체계 : 응...
　　를 효과적으로 구...
　　시스템이다. 응급환...
　　공되는 응급의료서비스...
　　에게 교육 및 정보를 제공...
　　것도 응급의료체계를 구성하는
　　요소이다.
① 공익안전단체도 응급의료체계
　　를 구성하는 요소에 포함된다.
② 응급의료와 관련된 교육 및 훈
　　련은 신규...
　　의료종사...
③ 응급의료...
　　생한 현장...
　　도착, 타...
　　과정을 ...

제1회 실전 모의고사 p.232

1	④	2	②	3	④	4	④	5	①
6		7	③	8	①	9		10	②
				13	②	14			

3회분 실전모의고사

시험 출제가 예상되는 문제를 위주로
하프 모의고사 3회분을 구성하였습니
다. 전문응급처치학 총론과 전문응급
처치학 각론에서 주요하게 시험에 나올
수 있는 문제유형을 위주로 정리하여
구성한 하프 모의고사를 풀어보면서 실
전 감각을 높일 수 있습니다.

CONTENTS

하프 모의고사

정답 및 해설

전문응급처치학 총론

응급의료체계의 개요

01 응급의료체계(EMSS : emergency medical services system)

① 정의 : 응급상황이 생겼을 때 환자에게 효과적이며 신속한 의료를 제공하기 위해 인력, 시설, 장비 등이 유기적으로 운용되도록 재배치하는 것이다. 응급환자가 발생했을 때 현장에서의 처치, 병원이송, 현창처치, 구급대원과 병원간의 협력체계 구축이 필요하다. 병원전 단계와 병원단계로 구분된다.

② 구분

　㉠ 병원전 단계(Pre-hospital phase)

　　• 환자가 발생되었다는 신고가 들어오면 신속하게 구급차가 출동한다.

　　• 구급차가 현장에 도착하기 전까지는 전화상담원(dispatcher)이 응급처치요령을 지도한다.

　　• 구급대원이 현장에 도착하면 곧바로 응급처치를 한다.

　　• 정보·통신체계를 이용하여 구급차와 병원이 정보를 교환하며 환자가 이송될 병원을 결정한다.

　　• 현장에서 병원으로 이송될 때까지 이루어지는 이송처치를 진행한다.

　㉡ 병원단계(In-hospital phase)

　　• 현장에서 시행한 처치를 검토하고 연속적으로 응급처치를 진행한다.

　　• 환자의 병력진단을 위해 필요한 검사를 시행한다.

　　• 입원을 할 것인지 응급수술을 할 것인지를 결정한다.

　　• 응급처치에 필수인력, 시설, 장비 등 모든 것이 준비된 전문응급센터나 응급의료기관으로 전원을 시킬 것인가를 결정한다.

02 구성요소

① **정의** : 의료환경이 변화하면서 변경되거나 보강 또는 강조될 수 있는 응급의료에 필요한 요소이다.

② **구성요소** : 인력, 교육 및 훈련, 정보 · 통신체계, 병원전 이송기관, 병원간 이송기관, 응급의료기관, 전문응급 의료시설, 신고접수 및 반응, 대중교육 및 정보제공, 질 개선, 재난대비계획, 상호지원, 업무지침, 제정, 의료 지도가 있다.

③ **응급의료인력**(EMS provider)

구분		업무
병원전 단계	최초반응자	응급구조사가 도착하기 전까지 일차적인 응급처치를 수행한다.
	(1급/2급)응급구조사	• 신고를 접수받고 전화상담을 한다. • 현장에서 응급처치를 시행한다. • 환자를 병원으로 이송한다.
병원 단계	병원	이송된 환자의 중증도를 판정하여 전원을 시키거나 응급의료를 시행한다.
	응급전문간호사	• 응급환자에게 협조서류를 준비한다. • 응급처치와 관련하여 전산업무를 한다.
	응급의학의사	• 응급환자를 진료하고 의료지도를 시행한다. • 응급치료에 관한 연구 및 평가를 한다.
	응급센터 근무 의료진	응급검사를 돕고 시술을 보조한다.

ㄱ **최초반응자** : 일반인, 경찰 등에서 응급의료관련단체가 제공하는 일차응급처치 과정을 이수한 자이다.

ㄴ **응급구조사** : 병원전 단계에서 응급의료를 수행하는 중요 인력이다.

④ **신고접수 및 반응**

ㄱ **신고접수** : 응급의료체계를 이용하기 위한 접근방법으로 전화로 신고접수가 진행된다.

ㄴ **반응** : 구급대 출동을 지시하거나 전화상으로 응급처치에 대한 상담이나 행동요령을 지도하는 의료지도업 무를 의미한다.

ㄷ **국가별 고유 전화번호** : 우리나라는 119번을 이용한다. 이외에 미국 911번, 영국 999번, 이탈리아 114번, 일본 119번이다.

⑤ **교육 및 훈련** : 일반인들에게 기본적인 심폐소생술 및 외상소생술 교육을 하는 것이다.

⑥ 정보 · 통신체계

　　㉠ **구성요소** : 접근, 신고접수 및 전화상담, 의료지도가 있다.

　　㉡ 응급의료 정보 · 통신망

정보 · 통신망	업무
응급환자 이송업체	신고접수를 받고 긴급출동을 한다. 병원에 환자 정보를 제공하고 병원에 응급환자 이송 전에 정보나 의료지도방법을 요청한다.
소방본부 119종합상황실	주로 유선을 통해 신고접수를 받으면 119구급대 출동을 지시한다. 신고자에게 현장관련한 정보나 환자에 대한 정보를 요청하며, 병원에는 이송환자에 응급처치를 위한 정보를 요청하기도 한다. 전화로 신고자에게 의료지도를 제공한다.
현장 119구급대	환자에 대한 정보를 병원에 제공한다. 응급환자 이송병원 정보를 확인하고 의료지도를 요청할 수 있다.
응급의료지원센터	응급의료와 관련된 정보를 관리하고 제공한다.
중앙응급의료센터	응급의료정보와 관련된 통신체계를 총괄한다. 응급의료의 정보 · 통신망을 구축 · 관리 · 운용을 지도 및 감독한다.
응급의료기관	병원과 관련한 정보를 제공한다. 응급환자가 입원할 수 있는 병상(입원실, 중환자실)이나 응급수술이 가능한 수술실을 확인한다.
유관기관(112 등)	신고를 접수받고 구급대에 출동을 요청하거나 협조를 요청할 수 있다.

⑦ 이송체계

　　㉠ **정의** : 응급환자 이송체계를 의미한다. 중증도에 따라서 최대한 가까운 응급의료기관을 선택하는 것이 원칙이다. 응급수술이 필요한 환자는 해당하는 질환에 대한 처치가 가능한 응급의료기관으로 이송하고 이송 중에도 처치를 위해 병원과 정보를 교류한다.

　　㉡ **구분** : 병원전과 병원간 이송이 있다. 병원전 단계에서는 119구급대가 이송을 전담하고, 병원간 단계에서는 병원에 구비된 구급차나 민간이송업체를 이용한다.

　　㉢ **환자이송체계** : 이송수단, 탑승인력, 응급의료기관, 정보 · 통신망이 있다.

　　㉣ **이송수단** : 육로(구급차 등), 항공(항공기, 헬기 등), 해상(구급보트 등)이 있다.

　　　• 이송시간이 길고 육로로 이송이 어려운 산악지역이나 도서지역 등은 항공이송을 이용한다.

　　　• 섬 지역이나 해상에서 발생한 사고 등은 구급보트를 이용한다.

⑧ 응급의료기관

　　㉠ **정의** : 24시간 응급환자를 진료가 가능한 인력, 시설, 장비 등을 갖춘 응급실이 있는 병원을 의미한다. 응급의료기관은 구급차, 정보 · 통신망 등을 구비한다.

　　㉡ **응급실** : 응급의료를 수행하기에 적합한 구조로 설계한다. 가용지원, 특수처치 등의 이용 가능성에 따라서 등급화를 한다.

ⓒ 응급의료기관

응급의료기관	기능
중앙응급 의료센터	• 응급의료기관 평가 및 질 개선 활동을 지원한다. • 응급의료종사자 교육 및 훈련을 한다. • 권역응급의료와 업무 조정 및 지원을 한다. • 응급의료 연구를 한다. • 국내 · 외 발생한 응급의료 관련 업무 조정 및 지원을 한다. • 응급의료정보통신망 운영을 한다.
권역응급 의료센터	• 응급환자의 진료를 한다. • 대형재해가 발생하면 응급의료를 지원한다. • 권역 안에서 응급의료종사자 교육 및 훈련을 한다.
전문응급 의료센터	• 외상, 환상, 독극물 중독 환자와 관련한 응급의료를 진행한다. • 종합병원 중에서 지정한다.
지역응급 의료센터	시 · 도지사는 관할지역의 지역주민에게 응급의료를 제공하기 위해서 종합병원 중에서 지정하여 운영한다.
지역응급 의료기관	시장 · 군수 · 구청장은 관할지역의 지역주민에게 응급의료를 제공하기 위해 지정한다.

⑨ **전문응급의료시설** : 전문 의료진이 필요한 외상, 화상, 독극물 중독, 뇌졸중, 소아, 심혈관센터 등의 응급처치를 시행하는 시설이다.

⑩ **대중교육 및 정보제공** : 구급대 도착 전까지 응급처치, 질병 예방법 등을 제공하는 것이다.

⑪ **감독 및 질 개선** : 응급의료체계의 발전을 위해 구성요소를 감독 및 개선하는 활동이다.

⑫ **업무지침** : 중증도 분류, 응급처치, 환자이송, 환자전원에 대한 기준이 중요하다.

⑬ **의료지도**

  ㉠ **구성** : 의사, 응급 전문의, 응급구조사, 간호사의 감독하에 이루어진다. 직접의료지도와 간접의료지도로 나뉜다.

  ㉡ **직접의료지도** : 응급구조사나 구급대원이 현장에서 응급처치를 수행하거나 유 · 무선 통신으로 의료지시를 하는 것을 의미한다.

  ㉢ **간접의료지도** : 직접의료지도가 아닌 모든 의료지도 행위를 의미한다.

⑭ **재정** : 응급의료를 효율적으로 수행하기 위해 응급의료기금을 설치한다. 요양기관의 업무정지를 갈음하여 보건복지부장관이 요양기관으로부터 과징금으로 징수하는 금액 중 「국민건강보험법」에 따라 지원하는 금액, 응급의료 관련 기관 및 단체의 출연금 및 기부금, 정부 출연금, 그 밖의 기금을 운영하며 생기는 수익금 등으로 기금을 조성한다.

⑮ **상호지원체계** : 지역에서 발생한 대형사고에 대해서 인근지역에서 지원을 받을 수 잇는 협조체계를 의미한다.

⑯ **재해대책과 연계**

　　㉠ **정의** : 재난대책에 수립하는 인명구호계획을 의미한다.

　　㉡ **필수항목**

　　　• 활동지침 : 응급의료 수행구역 선정기준, 부서 및 인력편성, 업무지침 등이 있다.

　　　• 교육 : 재해의 개요, 예방법, 발생시 업무지침 등이 있다.

　　　• 훈련 : 지역단위로 특수성을 고려하여 시행하는 것을 권고한다.

　　　• 반응 : 재해신고 및 접수, 전파, 출동 등이 있다.

❸ 교육

① **응급처치에 관한 교육**(「119구조 · 구급에 관한 법률 시행령」 제32조의2)

　　㉠ **교육의 내용 · 방법 및 시간**

　　　• 소방청장은 교육대상별로 각 응급처치 교육 내용의 범위와 시간을 조정할 수 있다.

　　　• 소방청장은 응급처치 교육을 이수한 사람에게 이수증을 교부하고 응급처치 교육의 내용을 이수증에 표기한다.

　　㉡ 소방청장은 응급처치 교육을 효과적으로 실시하기 위하여 매년 10월 31일까지 다음 연도 응급처치 교육에 관한 계획을 수립한다. 이 경우 「응급의료에 관한 법률」에 따른 교육계획과 연계한다.

　　㉢ 응급처치 교육에 관한 계획에는 연령 · 직업 등을 고려한 교육대상별 교육지도안 작성 및 실습계획이 포함된다.

　　㉣ 소방청장은 매년 3월 31일까지 전년도 응급처치 교육 결과를 분석하여 응급처치 교육에 관한 계획에 반영한다.

　　㉤ 소방청 등은 응급처치 교육을 실시하기 위한 장비와 인력을 갖추어야 한다.

　　㉥ 갖추어야 할 응급처치 교육 장비와 인력의 세부적인 사항은 소방청장이 정하여 고시한다.

② **구조 및 응급처치 교육의 내용 및 실시방법**(「응급의료에 관한 법률 시행규칙」 별표 2)

　　㉠ **교육 실시방법**

　　　• 시 · 도지사는 매년 10월 31일까지 다음 연도 교육계획을 수립하여 중앙응급의료센터의 장에게 제출한다.

　　　• 시 · 도지사는 교육계획 수립 시 교육 대상자별로 형평성을 고려하여 교육대상자를 선정한다.

　　　• 시 · 도지사는 매년 3월 31일까지 전년도 교육결과 보고서를 보건복지부장관에게 제출한다.

ⓛ 교육 내용 및 시간

교육 내용	교육 시간
1. 응급활동의 원칙 및 내용 2. 응급구조 시의 안전수칙 3. 응급의료 관련 법령	1시간
기본인명구조술(이론)	1시간
기본인명구조술(실습)	2시간

04 응급구조사

① 응급구조사의 자격(「응급의료에 관한 법률」 제36조)

　ⓞ 1급 응급구조사가 되려는 사람은 다음에 해당하는 사람으로서 보건복지부장관이 실시하는 시험에 합격한 후 보건복지부장관의 자격인정을 받아야 한다.

　　• 대학 또는 전문대학에서 응급구조학을 전공하고 졸업한 사람
　　• 보건복지부장관이 정하여 고시하는 기준에 해당하는 외국의 응급구조사 자격인정을 받은 사람
　　• 2급 응급구조사로서 응급구조사의 업무에 3년 이상 종사한 사람

　ⓛ 2급 응급구조사가 되려는 사람은 다음에 해당하는 사람으로서 보건복지부장관이 실시하는 시험에 합격한 후 보건복지부장관의 자격인정을 받아야 한다.

　　• 보건복지부장관이 지정하는 응급구조사 양성기관에서 대통령령으로 정하는 양성과정을 마친 사람
　　• 보건복지부장관이 정하여 고시하는 기준에 해당하는 외국의 응급구조사 자격인정을 받은 사람

　ⓒ 보건복지부장관은 응급구조사 시험의 실시에 관한 업무를 대통령령으로 정하는 바에 따라 「한국보건의료인국가시험원법」에 따른 한국보건의료인국가시험원에 위탁할 수 있다.

　ⓔ 1급 응급구조사 및 2급 응급구조사의 시험과목, 시험방법 및 자격인정에 관하여 필요한 사항은 보건복지부령으로 정한다.

② 응급구조사의 자격증의 교부(「응급의료에 관한 법률」 제36조2)

　ⓞ 보건복지부장관은 응급구조사 시험에 합격한 사람에게 응급구조사 자격증을 교부한다. 다만, 자격증 교부 신청일 기준으로 결격사유에 해당하는 사람에게는 자격증을 교부하지 않는다.

　ⓛ 응급구조사 자격증을 교부받은 사람은 응급구조사 자격증의 분실 또는 훼손으로 사용할 수 없게 된 경우에는 보건복지부장관에게 재교부 신청을 할 수 있다.

　ⓒ 응급구조사는 다른 사람에게 자기의 성명을 사용하여 응급구조사의 업무를 수행하게 하지 않는다.

　ⓔ 자격증을 교부받은 사람은 다른 사람에게 자격증을 빌려주거나, 누구든지 그 자격증을 빌려서는 안된다.

　ⓜ 누구든지 금지된 행위를 알선하여서는 안된다.

③ **자격증의 반납**(「응급의료에 관한 법률」 제31조) : 응급구조사는 자격취소처분을 받거나, 자격증을 재교부 받은 후에 잃어버린 자격증을 찾게된 경우 지체없이 보건복지부장관에게 자격증을 반납한다.

④ **응급구조사 실태 등의 신고**(「응급의료에 관한 법률」 제36조3)

    ㉠ 응급구조사는 대통령령으로 정하는 바에 따라 최초로 자격을 받은 후부터 3년마다 그 실태와 취업상황을 보건복지부장관에게 신고한다.

    ㉡ 보건복지부장관은 보수교육을 받지 아니한 응급구조사에 대하여 신고를 반려할 수 있다.

    ㉢ 보건복지부장관은 신고 수리 업무를 대통령령으로 정하는 바에 따라 관련 기관 등에 위탁할 수 있다.

⑤ **응급구조사의 보수교육**

    ㉠ **내용** : 직업윤리, 업무 전문성 향상 및 업무 개선, 의료 관계 법령의 준수, 그 밖에 보건복지부장관이 보수교육에 특히 필요하다고 인정하여 정하는 사항이다.

    ㉡ **대상** : 응급구조사 자격을 가지고 해당 자격과 관련된 업무에 종사하고 있는 사람이다.

    ㉢ **방법** : 대면교육 또는 정보통신망을 활용한 온라인 교육을 진행한다.

    ㉣ **시간** : 매년 4시간 이상이다. 다만, 1년 이상 응급구조사의 업무에 종사하지 않다가 다시 그 업무에 종사하는 사람의 경우 그 종사하려는 연도의 교육시간에 관하여는 다음 구분에 따른다.
- 1년 이상 2년 미만 그 업무에 종사하지 아니한 사람 : 6시간 이상
- 2년 이상 3년 미만 그 업무에 종사하지 아니한 사람 : 8시간 이상
- 3년 이상 그 업무에 종사하지 아니한 사람 : 10시간 이상

    ㉤ **해당 연도의 보수교육 면제**
- 군복무 중인 사람(군에서 해당 업무에 종사하고 있는 사람은 제외한다)
- 해당 연도에 응급구조사 자격을 취득한 사람

    ㉥ 보수교육을 실시하는 기관 또는 단체의 장은 본인의 질병이나 그 밖의 불가피한 사유로 보수교육을 받기가 곤란하다고 인정하는 사람에 대해서는 해당 연도의 보수교육을 유예할 수 있다. 이 경우 보수교육이 유예된 사람은 유예사유가 해소된 후 그 유예된 보수교육을 추가로 받아야 한다.

    ㉦ 보수교육을 면제받거나 유예 받으려는 사람은 응급구조사 보수교육 면제확인·유예 신청서(전자문서로 된 신청서를 포함)에 보수교육 면제 또는 유예의 사유를 증명할 수 있는 서류(전자문서로 된 서류를 포함)를 첨부하여 보수교육을 실시하는 기관 또는 단체의 장에게 제출한다.

    ㉧ 보수교육을 실시하는 기관 또는 단체의 장은 신청에 대하여 보수교육 면제확인 또는 유예 여부 결정을 한 경우에는 신청인에게 그 내용을 알려야 한다. 이 경우 보수교육 면제 또는 유예 대상자에 대해서는 응급구조사 보수교육 면제·유예 확인서를 발급한다.

    ㉨ **보건복지부령으로 정하는 관계 기관 또는 단체** : 응급의료기관, 응급구조사관련단체, 응급구조사양성기관을 말한다.

    ㉩ 보수교육을 실시한 기관의 장은 보수교육을 받은 자에 대하여 응급구조사보수교육이수증을 교부한다.

ⓒ 보수교육에 관한 업무를 위탁받으려는 기관 또는 단체는 보수교육을 실시하는 해당 연도의 2월 말까지 보수교육의 내용, 방법, 비용 등을 포함한 보수교육계획서를 작성하여 보건복지부장관에게 제출한다.

ⓔ 보수교육을 위탁받아 실시한 기관 또는 단체는 해당 연도의 보수교육 실적보고서를 다음 연도 2월 말까지 보건복지부장관에게 제출한다.

ⓟ 보수교육에 필요한 경비는 교육을 받는 자가 부담한다.

ⓗ **평가** : 서면평가와 현지평가로 한다.

㉮ **평가기준** : 보수교육 실시계획의 타당성, 보수교육의 비용과 집행의 적절성, 보수교육 시설·장비의 적합성 및 인력의 전문성, 보수교육의 효과성이 있다.

⑥ **결격사유**(「응급의료에 관한 법률」 제37조)

ⓐ 「정신건강증진 및 정신질환자 복지서비스 지원에 관한 법률」에 따른 정신질환자. 다만, 전문의가 응급구조사로서 적합하다고 인정하는 사람은 그러하지 아니하다.

ⓑ 마약·대마 또는 향정신성의약품 중독자

ⓒ 피성년후견인·피한정후견인

ⓓ 다음에 해당하는 법률을 위반하여 금고 이상의 실형을 선고받고 그 집행이 끝나지 아니하거나 면제되지 아니한 사람
  • 응급의료에 관한 법률
  • 「형법」 제233조, 제234조, 제268조(의료과실만 해당한다), 제269조, 제270조제1항부터 제3항까지, 제317조제1항
  • 「보건범죄 단속에 관한 특별조치법」, 「지역보건법」, 「국민건강증진법」, 「후천성면역결핍증 예방법」, 「의료법」, 「의료기사 등에 관한 법률」, 「시체 해부 및 보존 등에 관한 법률」, 「혈액관리법」, 「마약류 관리에 관한 법률」, 「모자보건법」, 「국민건강보험법」

⑦ **부정행위에 대한 제재**(「응급의료에 관한 법률」 제38조)

ⓐ 부정한 방법으로 응급구조사 시험에 응시한 사람 또는 응급구조사 시험에서 부정행위를 한 사람에 대하여는 그 수험을 정지시키거나 합격을 무효로 한다.

ⓑ 보건복지부장관은 수험이 정지되거나 합격이 무효로 된 사람에 대하여 처분의 사유와 위반 정도 등을 고려하여 대통령령으로 정하는 바에 따라 그 다음에 치러지는 응급구조사 시험 응시를 3회의 범위에서 제한할 수 있다.

⑧ **응급의료종사자의 면허·자격 정지**(「응급의료에 관한 법률」 제55조)

ⓐ 보건복지부장관은 응급의료종사자가 다음에 해당하는 경우에는 그 면허 또는 자격을 취소하거나 6개월 이내의 기간을 정하여 그 면허 또는 자격을 정지시킬 수 있다.
  • 제6조제2항, 제8조, 제18조제2항, 제39조, 제40조 또는 제49조제1항을 위반한 경우
  • 이송처치료를 과다하게 징수하거나 같은 조 제2항을 위반하여 이송처치료 외에 별도의 비용을 징수한 때
  • 제32조제2항을 위반하여 응급환자에게 중대한 불이익을 끼친 경우

- 제36조의2제3항 또는 제5항을 위반하여 다른 사람에게 자기의 성명을 사용하여 응급구조사의 업무를 수행하게 하거나 응급구조사 자격증을 다른 사람에게 빌려준 경우
- 제37조의 결격사유에 해당하게 된 경우
- 제42조를 위반하여 의사로부터 구체적인 지시를 받지 아니하고 응급처치를 한 경우
- 제43조제1항에 따른 보수교육을 받지 아니한 경우
- 그 밖에 「응급의료에 관한 법률」에 따른 명령을 위반한 경우

  ⓛ 보건복지부장관은 응급구조사가 신고를 하지 않은 경우에는 신고할 때까지 그 자격을 정지시킬 수 있다.

  ⓒ 보건복지부장관, 시·도지사 또는 시장·군수·구청장은 의료기관이나 이송업자 또는 구급차 등을 운용하는 자가 다음 각 호의 어느 하나에 해당하는 경우에는 의료기관 등의 개설 또는 영업에 관한 허가를 취소(신고대상인 경우에는 폐쇄)하거나 6개월 이내의 기간을 정하여 그 업무의 정지를 명할 수 있다.

- 제18조제2항, 제28조제3항, 제32조제1항, 제33조제1항, 제35조의2제1항, 제44조제3항, 제44조의2제2항, 제44조의4, 제45조제1항, 제46조의2, 제47조제1항·제2항, 제48조, 제49조제3항·제4항, 제51조제3항부터 제5항까지, 제52조제1항, 제53조, 제54조제3항, 제54조의2 또는 제59조를 위반한 경우
- 제22조제1항에 따른 미수금의 대지급을 부정하게 청구한 경우
- 제24조제1항에 따른 이송처치료를 과다하게 징수하거나 같은 조 제2항을 위반하여 이송처치료 외에 별도의 비용을 징수한 때
- 제34조에 따라 당직의료기관으로 지정받은 자가 응급의료를 하지 아니한 경우
- 제50조제1항에 따른 시정명령·정지명령 등 필요한 조치를 따르지 아니한 경우
- 그 밖에 「응급의료에 관한 법률」에 따른 명령을 위반한 경우

  ⓔ 영업허가의 취소처분을 받은 자는 그 처분을 받은 날부터 1년 이내에는 개설·운영하지 못한다.

  ⓜ 행정처분의 세부 사항은 보건복지부령으로 정한다.

⑨ **과징금**(「응급의료에 관한 법률」제57조)

  ㉠ 보건복지부장관, 시·도지사 또는 시장·군수·구청장은 의료기관이나 이송업자 또는 구급차 등을 운용하는 자가 제55조제3항(6개월 이내의 업무정지 처분)에 해당하는 경우로서 그 업무의 정지가 국민보건의료에 커다란 위해를 가져올 우려가 있다고 인정되는 경우에는 업무정지처분을 갈음하여 3억원 이하의 과징금을 부과할 수 있다. 이 경우 과징금의 부과 횟수는 세 번을 초과할 수 없다.

  ㉡ 과징금을 부과하는 위반행위의 종류, 위반 정도에 따른 과징금의 금액과 그 밖에 필요한 사항은 대통령령으로 정한다.

  ㉢ 납부기한까지 과징금을 내지 않으면 보건복지부장관은 국세 체납처분의 예에 따라 징수하고, 시·도지사 및 시장·군수·구청장은 「지방행정제재·부과금의 징수 등에 관한 법률」에 따라 징수한다.

⑩ 벌칙(「응급의료에 관한 법률」 제60조)

ㄱ 의료기관의 응급실에서 응급의료종사자(의료기, 간호조무사 포함)를 폭행하여 상해에 이르게 한 사람은 10년 이하의 징역 또는 1천만원 이상 1억원 이하의 벌금에 처하고, 중상해에 이르게 한 사람은 3년 이상의 유기징역에 처하며, 사망에 이르게 한 사람은 무기 또는 5년 이상의 징역에 처한다.

ㄴ 5년 이하의 징역 또는 5천만원 이하의 벌금
• 응급의료를 방해하거나 의료용 시설 등을 파괴·손상 또는 점거한 사람
• 응급구조사의 자격인정을 받지 못하고 응급구조사를 사칭하여 응급구조사의 업무를 한 사람
• 이송업 허가를 받지 아니하고 이송업을 한 자

ㄷ 3년 이하의 징역 또는 3천만원 이하의 벌금
• 응급의료를 거부 또는 기피한 응급의료종사자
• 다른 사람에게 자기의 성명을 사용하여 응급구조사의 업무를 수행하게 한 자
• 다른 사람에게 자격증을 빌려주거나 빌린 자
• 자격증을 빌려주거나 빌리는 것을 알선한 자
• 비밀 준수 의무를 위반한 사람. 다만, 고소가 있어야 공소를 제기할 수 있다.
• 의사로부터 구체적인 지시를 받지 아니하고 응급처치를 한 응급구조사

ㄹ 1년 이하의 징역 또는 1천만원 이하의 벌금
• 제18조제2항을 위반한 응급의료종사자, 의료기관의 장 및 구급차 등을 운용하는 자
• 제44조제1항을 위반하여 구급차 등을 운용한 자
• 제44조의4를 위반하여 자기 명의로 다른 사람에게 구급차 등을 운용하게 한 자
• 제45조제1항을 위반하여 구급차 등을 다른 용도에 사용한 자

⑪ 양벌규정(「응급의료에 관한 법률」 제61조) : 법인의 대표자나 법인 또는 개인의 대리인, 사용인, 그 밖의 종업원이 그 법인 또는 개인의 업무에 관하여 제60조의 위반행위를 하면 그 행위자를 벌하는 외에 그 법인 또는 개인에게도 해당 조문의 벌금형을 과(科)한다. 다만, 법인 또는 개인이 그 위반행위를 방지하기 위하여 해당 업무에 관하여 상당한 주의와 감독을 성실하게 한 경우에는 그러하지 않는다.

⑫ 과태료(「응급의료에 관한 법률」 제62조)

ㄱ 300만원 이하의 과태료
• 응급의료기관의 지정기준에 따른 시설·인력·장비 등을 유지·운영하지 아니한 자
• 응급실에 출입하는 보호자 등의 명단을 기록 또는 관리하지 아니한 자
• 당직전문의 또는 당직전문의와 동등한 자격을 갖춘 것으로 인정되는 자로 하여금 응급환자를 진료하게 하지 아니한 자
• 예비병상을 확보하지 아니하거나 응급환자가 아닌 사람에게 예비병상을 사용하게 한 자
• 자동심장충격기 등 심폐소생술을 할 수 있는 응급장비를 갖추지 아니한 자
• 제48조 본문을 위반하여 응급구조사를 탑승시키지 아니한 자
• 자동심장충격기 등 심폐소생술을 할 수 있는 응급장비의 설치 신고 또는 변경 신고를 하지 아니한 자

- 준수 사항을 지키지 아니하거나 출동 및 처치 기록 등에 관한 의무를 이행하지 아니한 자
- 신고를 하지 아니하고 구급차 등을 운용한 자
- 말소 통보 또는 신고를 하지 아니한 자
- 운행연한 또는 운행거리를 초과하여 구급차를 운용한 자
- 변경허가를 받지 아니하거나 신고를 하지 아니한 자
- 응급구조사 · 중앙응급의료센터 등의 명칭 또는 이와 비슷한 명칭을 사용하거나, 응급환자 진료와 관련된 명칭이나 표현을 사용하거나 외부에 표기한 자
- 검사 등을 거부 · 방해 또는 기피하거나, 보고 또는 관계 서류 제출을 하지 아니한 자

ⓛ 과태료는 대통령령으로 정하는 바에 따라 보건복지부장관, 시 · 도지사 또는 시장 · 군수 · 구청장이 부과 · 징수한다.

⑬ 응급처치 및 의료행위에 대한 형의 감면(「응급의료에 관한 법률」 제66조)

㉠ 응급의료종사자가 응급환자에게 발생한 생명의 위험, 심신상의 중대한 위해 또는 증상의 악화를 방지하기 위하여 긴급히 제공하는 응급의료로 인하여 응급환자가 사상(死傷)에 이른 경우 그 응급의료행위가 불가피하였고 응급의료행위자에게 중대한 과실이 없는 경우에는 정상을 고려하여 「형법」 제268조의 형을 감경(減輕)하거나 면제할 수 있다.

㉡ 응급처치 제공의무를 가진 자가 응급환자에게 발생한 생명의 위험, 심신상의 중대한 위해 또는 증상의 악화를 방지하기 위하여 긴급히 제공하는 응급처치(자동심장충격기를 사용하는 경우를 포함)로 인하여 응급환자가 사상에 이른 경우 응급처치행위가 불가피하였고 응급처치행위자에게 중대한 과실이 없는 경우에는 정상을 고려하여 형을 감경하거나 면제할 수 있다.

❺ 응급구조사의 업무 및 윤리

① 응급구조사의 업무(「응급의료에 관한 법률」 제41조)

㉠ 응급구조사는 응급환자가 발생한 현장에서 응급환자에 대하여 상담 · 구조 및 이송 업무를 수행하며, 「의료법」 제27조의 무면허 의료행위 금지 규정에도 불구하고 보건복지부령으로 정하는 범위에서 현장에 있거나 이송 중이거나 의료기관 안에 있을 때에는 응급처치의 업무에 종사할 수 있다.

㉡ 보건복지부장관은 5년마다 응급구조사 업무범위의 적절성에 대한 조사를 실시하고, 중앙위원회의 심의를 거쳐 응급구조사 업무범위 조정을 위하여 필요한 조치를 할 수 있다.

② 응급구조사의 업무범위(「응급의료에 관한 법률 시행규칙」 제33조)

㉢ 1급 응급구조사의 업무범위
- 심폐소생술의 시행을 위한 기도유지(기도기(airway)의 삽입, 기도삽관(intubation), 후두마스크 삽관 등을 포함)
- 정맥로의 확보

- 인공호흡기를 이용한 호흡의 유지
- 약물투여 : 저혈당성 혼수시 포도당의 주입, 흉통시 니트로글리세린의 혀아래(설하) 투여, 쇼크시 일정량의 수액투여, 천식 발작시 기관지확장제 흡입
- 2급 응급구조사의 업무

ⓒ **2급 응급구조사의 업무범위**
- 구강 내에 이물질의 제거
- 기도기(airway)를 이용한 기도유지
- 기본 심폐소생술
- 산소투여
- 부목 · 척추고정기 · 공기 등을 이용한 사지 및 척추 등의 고정
- 외부출혈의 지혈 및 창상의 응급처치
- 심박 · 체온 및 혈압 등의 측정
- 쇼크방지용 하의 등을 이용한 혈압의 유지
- 자동심장충격기를 이용한 규칙적 심박동의 유도
- 흉통시 니트로글리세린의 혀아래(설하) 투여
- 천식 발작시 기관지확장제 흡입(환자가 해당약물을 휴대하고 있는 경우에 한함)

③ **응급구조사의 준수사항**(「응급의료에 관한 법률 시행규칙」 제32조) : 응급구조사는 응급환자의 안전을 위하여 그 업무를 수행할 때 응급처치에 필요한 의료장비, 무선통신장비 및 구급의약품의 관리 · 운용과 응급구조사의 복장 · 표시 등 응급환자 이송 · 처치에 필요한 사항을 지켜야 한다.
- ㉠ 구급차내의 장비는 항상 사용할 수 있도록 점검하고 장비에 이상이 있을 때에는 지체 없이 정비하거나 교체한다.
- ㉡ 환자의 응급처치에 사용한 의료용 소모품이나 비품은 소속기관으로 귀환하는 즉시 보충하고 유효기간이 지난 의약품 등을 보관하지 않는다.
- ㉢ 구급차의 무선장비는 매일 점검하여 통화가 가능한 상태로 유지하고 출동할 때부터 귀환할 때까지 무선을 개방한다.
- ㉣ 응급환자를 구급차에 탑승시킨 이후에는 가급적 경보기를 올리지 아니하고 이동한다.
- ㉤ 응급구조사는 구급차 탑승시 응급구조사의 신분을 알 수 있도록 소속, 성명, 해당자격 등을 기재한 아래 표식을 상의 가슴에 부착한다.

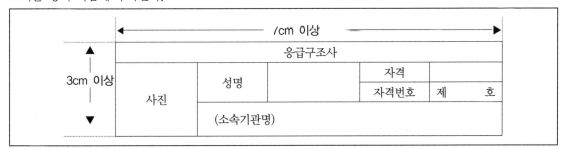

④ 비밀 준수 의무(「응급의료에 관한 법률」 제40조) : 응급구조사는 직무상 알게 된 비밀을 누설하거나 공개하지 않는다.

⑤ 경미한 응급처치(「응급의료에 관한 법률 시행규칙」 제34조) : 응급구조사가 의사의 지시를 받지 않고 행할 수 있는 응급처치의 범위는 2급 응급구조사의 업무범위와 같다.

⑥ 업무의 제한(「응급의료에 관한 법률」 제42조) : 응급구조사는 의사로부터 구체적인 지시를 받지 않은 응급처치를 하여서는 아니 된다. 다만, 2급 응급구조사가 할 수 있는 업무범위의 응급처치를 하는 경우와 급박한 상황에서 통신의 불능(不能) 등으로 의사의 지시를 받을 수 없는 경우에는 그러하지 아니하다.

⑦ 응급구조학을 전공하는 학생의 응급처치 허용(「응급의료에 관한 법률」 제43조2) : 대학 또는 전문대학에서 응급구조학을 전공하는 학생은 보건복지부령으로 정하는 경우에 한하여 의사로부터 구체적인 지시를 받아 응급처치를 할 수 있다. 이 경우에는 응급구조사에 관한 규정을 준용한다.

06 응급환자

① 응급증상(「응급의료에 관한 법률 시행규칙」 별표 1)

   ⊙ 신경학적 응급증상 : 급성의식장애, 급성신경학적 이상, 구토·의식장애 등의 증상이 있는 두부 손상

   ⓛ 심혈관계 응급증상 : 심폐소생술이 필요한 증상, 급성호흡곤란, 심장질환으로 인한 급성흉통, 심계항진, 박동이상 및 쇼크

   ⓒ 중독 및 대사장애 : 심한 탈수, 약물·알콜 또는 기타 물질의 과다복용이나 중독, 급성대사장애(간부전·신부전·당뇨병 등)

   ⓔ 외과적 응급증상 : 개복술을 요하는 급성복증(급성복막염·장폐색증·급성췌장염 등 중한 경우에 한함), 광범위한 화상(외부신체 표면적의 18% 이상), 관통상, 개방성·다발성 골절 또는 대퇴부 척추의 골절, 사지를 절단할 우려가 있는 혈관 손상, 전신마취하에 응급수술을 요하는 증상, 다발성 외상

   ⓜ 출혈 : 계속되는 각혈, 지혈이 안되는 출혈, 급성 위장관 출혈

   ⓗ 안과적 응급증상 : 화학물질에 의한 눈의 손상, 급성 시력 손실

   ⓢ 알러지 : 얼굴 부종을 동반한 알러지 반응

   ⓞ 소아과적 응급증상 : 소아경련성 장애

   ⓩ 정신과적 응급증상 : 자신 또는 다른 사람을 해할 우려가 있는 정신장애

② 응급증상에 준하는 증상(「응급의료에 관한 법률 시행규칙」 별표 1)

   ⊙ 신경학적 응급증상 : 의식장애, 현훈

   ⓛ 심혈관계 응급증상 : 호흡곤란, 과호흡

   ⓒ 외과적 응급증상 : 화상, 급성복증을 포함한 배의 전반적인 이상증상, 골절·외상 또는 탈골, 그 밖에 응급수술을 요하는 증상, 배뇨장애

ⓔ 출혈 : 혈관손상

ⓜ 소아과적 응급증상 : 소아 경련, 38℃ 이상인 소아 고열(공휴일·야간 등 의료서비스가 제공되기 어려운 때에 8세 이하의 소아에게 나타나는 증상)

ⓗ 산부인과적 응급증상 : 분만 또는 성폭력으로 인하여 산부인과적 검사 또는 처치가 필요한 증상

ⓢ 이물에 의한 응급증상 : 귀·눈·코·항문 등에 이물이 들어가 제거술이 필요한 환자

③ 응급증상으로 진행될 가능성이 있다고 응급의료종사자가 판단하는 증상의 환자

07 응급의료종사자의 권리와 의무(「응급의료에 관한 법률」 제3장)

① 응급의료의 거부금지

　㉠ 응급의료기관 등에서 근무하는 응급의료종사자는 응급환자를 항상 진료할 수 있도록 응급의료업무에 성실히 종사한다.

　㉡ 응급의료종사자는 업무 중에 응급의료를 요청받거나 응급환자를 발견하면 즉시 응급의료를 하고 정당한 사유 없이 이를 거부하거나 기피하지 못한다.

② 응급환자가 아닌 사람에 대한 조치

　㉠ 의료인은 응급환자가 아닌 사람을 응급실이 아닌 의료시설에 진료를 의뢰하거나 다른 의료기관에 이송할 수 있다.

　㉡ 진료의뢰·환자이송의 기준 및 절차 등에 관하여 필요한 사항은 대통령령으로 정한다.

③ 응급환자에 대한 우선 응급의료

　㉠ 응급의료종사자는 응급환자에 대하여는 다른 환자보다 우선하여 상담·구조 및 응급처치를 하고 진료를 위하여 필요한 최선의 조치를 한다.

　㉡ 응급의료종사자는 응급환자가 2명 이상이면 의학적 판단에 따라 더 위급한 환자부터 응급의료를 실시한다.

④ 응급의료의 설명·동의

　㉠ 응급의료종사자는 다음에 해당하는 경우를 제외하고는 응급환자에게 응급의료에 관하여 설명하고 그 동의를 받아야 한다.

　　• 응급환자가 의사결정능력이 없는 경우

　　• 설명 및 동의 절차로 인하여 응급의료가 지체되면 환자의 생명이 위험하거나 심신상의 중대한 장애를 가져오는 경우

　㉡ 응급환자가 의사결정능력이 없는 경우에 응급의료종사자

　　• 법정대리인이 동행하였을 때 : 법정대리인에게 응급의료에 관하여 설명하고 그 동의를 받는다.

　　• 법정대리인이 동행하지 아니한 경우 : 동행한 사람에게 설명한 후 응급처치를 하고 의사의 의학적 판단에 따라 응급진료를 할 수 있다.

ⓒ 응급의료에 관한 설명·동의서

> ### 응급의료에 관한 설명·동의서
>
> 1. 환자에게 발생하거나 발생 가능한 증상의 진단명은 (   )입니다.
> 2. 환자의 질병을 치료하기 위하여 아래와 같은 방법으로 응급의료를 실시할 예정입니다.
> 3. 위 방법으로 응급의료를 하였을 때의 환자의 예상결과(예후)는 다음과 같습니다.
> 4. 위의 응급의료를 받지 아니하는 경우의 환자의 예상결과(예후)는 다음과 같습니다.
> 5. 이 환자의 경우는 다음과 같은 사항을 더 고려하여야 합니다.
> 6. 환자인 저(또는 법정대리인)는 위 사항을 충분히 이해하였고 저(또는 법정대리인)의 자율적 의사에 따라 위의 응급의료에 동의합니다.
>
> 0000년 00월 00일
>
> 환자 또는 법정대리인   (서명 또는 인)
> 응급의료종사자   (서명 또는 인)

⑤ 응급의료에 관한 설명·동의의 내용 및 절차(「응급의료에 관한 법률 시행규칙」 제3조)

  ⊙ 응급환자 또는 그 법정대리인에게 응급의료에 관하여 설명하고 동의를 얻어야 할 내용
  • 환자에게 발생하거나 발생 가능한 증상의 진단명
  • 응급검사의 내용
  • 응급처치의 내용
  • 응급의료를 받지 아니하는 경우의 예상결과 또는 예후
  • 그 밖에 응급환자가 설명을 요구하는 사항

  ⓛ ⊙에 정해진 규정에 의한 설명·동의는 응급의료에 관한 설명·동의서에 의한다.

  ⓒ 응급의료종사자가 의사결정능력이 없는 응급환자의 법정대리인으로부터 동의를 얻지 못하였으나 응급환자에게 반드시 응급의료가 필요하다고 판단되는 때에는 의료인 1명 이상의 동의를 얻어 응급의료를 할 수 있다.

⑥ 응급의료 중단의 금지 : 응급의료종사자는 정당한 사유가 없으면 응급환자에 대한 응급의료를 중단하면 안된다.

⑦ 응급환자의 이송

  ⊙ 의료인은 해당 의료기관의 능력으로는 응급환자에 대하여 적절한 응급의료를 할 수 없다고 판단한 경우에는 지체 없이 그 환자를 적절한 응급의료가 가능한 다른 의료기관으로 이송한다.

  ⓛ 의료기관의 장은 응급환자를 이송할 때에는 응급환자의 안전한 이송에 필요한 의료기구 및 인력과 응급환자를 이송 받는 의료기관에 진료에 필요한 의무기록(醫務記錄)을 제공한다.

  ⓒ 의료기관의 장은 이송에 든 비용을 환자에게 청구할 수 있다.

  ⓔ 응급환자의 이송절차, 의무기록의 이송 및 비용의 청구 등에 필요한 사항은 보건복지부령으로 정한다.

⑧ 응급의료 등의 방해 금지 : 누구든지 응급의료종사자(의료기사, 간호조무사를 포함)와 구급차 등의 응급환자에 대한 구조·이송·응급처치 또는 진료를 폭행, 협박, 위계(僞計), 위력(威力), 그 밖의 방법으로 방해하거나 의료기관 등의 응급의료를 위한 의료용 시설·기재(機材)·의약품 또는 그 밖의 기물(器物)을 파괴·손상하거나 점거하면 안된다.

08 전문성 강화

① **구조·구급대원의 전문성 강화**(「119구조·구급에 관한 법률」 제25조)
  ㉠ 소방청장은 국민에게 질 높은 구조와 구급서비스를 제공하기 위하여 전문 구조·구급대원의 양성과 기술향상을 위하여 필요한 교육훈련 프로그램을 운영한다.
  ㉡ 구조·구급대원은 업무와 관련된 새로운 지식과 전문기술의 습득 등을 위하여 행정안전부령으로 정하는 바에 따라 소방청장이 실시하는 교육훈련을 받는다.
  ㉢ 소방청장은 구조·구급대원의 전문성을 향상시키기 위하여 필요한 경우 교육훈련을 국내외 교육기관 등에 위탁하여 실시할 수 있다.

② **구조대원의 교육훈련**(「119구조·구급에 관한 법률 시행규칙」 제24조)
  ㉠ **구조대원의 교육훈련 구분** : 일상교육훈련 및 특별구조훈련으로 구분한다.
  ㉡ **일상교육훈련** : 구조대원의 일일근무 중 실시하고 구조장비 조작과 안전관리에 관한 내용을 포함한다.
  ㉢ **구조대원은 연 40시간 이상 받는 특별구조훈련의 내용**
   • 방사능 누출, 생화학테러 등 유해화학물질 사고에 대비한 화학구조훈련
   • 하천(호소(湖沼: 호수와 늪)를 포함), 해상(海上)에서의 익수·조난·실종 등에 대비한 수난구조훈련
   • 산악·암벽 등에서의 조난·실종·추락 등에 대비한 산악구조훈련
   • 그 밖의 재난에 대비한 특별한 교육훈련
  ㉣ ㉠에서부터 ㉢까지에서 규정한 사항 외에 구조대원의 교육훈련에 필요한 세부사항은 소방청장이 정한다.

③ **119항공대 소속 조종사 및 정비사 등에 대한 교육훈련**(「119구조·구급에 관한 법률 시행규칙」 제25조)
  ㉠ **조종사**
   • 비행교육훈련 : 기종전환교육훈련(신규임용자 포함), 자격회복훈련, 기술유지비행훈련
   • 조종전문교육훈련 : 해상생환훈련, 항공안전관리교육, 계기비행훈련, 비상절차훈련, 항공기상상황관리교육, 그 밖의 항공안전 및 기술향상에 관한 교육훈련
  ㉡ **정비사** : 해상생환훈련, 항공안전관리교육, 항공정비실무교육, 그 밖의 항공안전 및 기술향상에 관한 교육훈련이 있다.

ⓒ 구조 · 구급대원이 연 40시간 이상 받아야 하는 항공구조훈련의 내용
- 구조 · 구난(救難)과 관련된 기초학문 및 이론 교육
- 항공구조기법 및 항공구조장비와 관련된 이론 및 실기 교육
- 항공구조활동 시 응급처치와 관련된 이론 및 실기 교육
- 항공구조활동과 관련된 안전교육
- 그 밖의 항공구조활동에 관한 교육훈련

ⓔ 교육훈련의 세부사항은 소방청장이 정한다.

④ **구급대원의 교육훈련**(「119구조 · 구급에 관한 법률 시행규칙」 제26조)

ⓐ **구급대원의 교육훈련 구분** : 일상교육훈련 및 특별교육훈련으로 구분한다.

ⓑ **일상교육훈련** : 구급대원의 일일근무 중 실시하고 구급장비 조작과 안전관리에 관한 내용을 포함한다.

ⓒ **구급대원은 연간 40시간 이상 받는 특별교육훈련 내용** : 임상실습 교육훈련, 전문 분야별 응급처치교육, 그 밖에 구급활동과 관련된 교육훈련

ⓔ 소방청장 등은 구급대원의 교육을 위하여 소방청장이 정하는 응급처치용 실습기자재와 실습공간을 확보한다.

ⓜ 소방청장은 구급대원에 대한 체계적인 교육훈련을 실시하기 위해 소방공무원으로서 다음에 해당하는 자격을 갖춘 사람 중 소방청장이 정하는 교육과정을 수료한 사람을 구급지도관으로 선발할 수 있다.
- 「의료법」 제2조제1항에 따른 의료인
- 「응급의료에 관한 법률」 제36조제2항에 따라 1급 응급구조사 자격을 취득한 사람

ⓗ ⓐ부터 ⓜ까지에서 규정한 사항 외에 구급대원의 교육훈련 및 구급지도관의 선발 · 운영 등에 필요한 세부적인 사항은 소방청장이 정한다.

⑤ **구급지도의사**

ⓐ 소방청장 등은 구급대원에 대한 교육 · 훈련과 구급활동에 대한 지도 · 평가 등을 수행하기 위하여 지도의사를 선임하거나 위촉한다.

ⓑ **선임**(「119구조 · 구급에 관한 법률 시행령」 제27조의2) : 소방청장 등은 각 기관별로 1명 이상의 지도의사를 선임하거나 위촉한다. 이 경우 의사로 구성된 의료 전문 기관 · 단체의 추천을 받아 소방청 또는 소방본부 단위로 각 기관별 구급지도의사를 선임하거나 위촉할 수 있다.

ⓒ **임기** : 2년

ⓔ **업무** : 구급대원에 대한 교육 및 훈련, 접수된 구급신고에 대한 응급의료 상담, 응급환자 발생 현장에서 구급대원에 대한 응급의료 지도, 구급대원의 구급활동 등에 대한 평가, 응급처치 방법 · 절차의 개발, 재난 등으로 인한 현장출동 요청 시 현장 지원, 그 밖에 구급대원에 대한 교육 · 훈련 및 구급활동에 대한 지도 · 평가와 관련하여 응급의료 관계 법령에 규정되어 있지 아니하거나 응급의료 관계 법령에 규정된 내용을 초과하여 규정할 필요가 있다고 소방청장이 판단하여 정하는 업무이다.

ⓤ 소방청장 등이 구급지도의사가 구급지도의사를 해임하거나 해촉시키는 경우

- 심신장애로 인하여 직무를 수행할 수 없게 된 경우
- 직무와 관련된 비위사실이 있는 경우
- 직무태만, 품위손상이나 그 밖의 사유로 인하여 구급지도의사로 적합하지 아니하다고 인정되는 경우
- 구급지도의사 스스로 직무를 수행하는 것이 곤란하다고 의사를 밝히는 경우

ⓗ 소방청장 등은 구급지도의사의 업무 실적을 관리하여야 한다.

ⓢ 소방청장 등은 구급지도의사의 업무 실적에 따라 구급지도의사에게 예산의 범위에서 수당을 지급할 수 있다.

ⓞ 규정한 사항 외에 구급지도의사의 선임 또는 위촉 기준, 업무 및 실적 관리 등과 관련하여 필요한 세부적인 사항은 소방청장이 정한다.

⑨ 응급구조사의 안전과 건강

① **구조 · 구급대원에 대한 안전사고방지대책 수립 · 시행** : 소방청장은 구조 · 구급대원의 안전사고방지대책, 감염방지대책, 건강관리대책 등을 수립 · 시행한다.

② **안전사고방지대책**(「119구조 · 구급에 관한 법률 시행령」 제25조)

ㄱ 소방청장은 구조 · 구급대원의 안전사고 방지를 위하여 안전관리 표준지침을 마련하여 시행한다.

ㄴ 안전관리 표준지침은 구조활동과 구급활동으로 구분하되 유형별 안전관리 기본수칙과 행동매뉴얼을 포함한다.

③ **감염관리대책**(「119구조 · 구급에 관한 법률 시행령」 제26조)

ㄱ 소방청장 등은 구조 · 구급대원의 감염 방지를 위하여 구조 · 구급대원이 소독을 할 수 있도록 소방서별로 119감염관리실을 1개소 이상 설치한다.

ㄴ 구조 · 구급대원은 근무 중 위험물 · 유독물 및 방사성물질에 노출되거나 감염성 질병에 걸린 요구조자 또는 응급환자와 접촉한 경우에는 그 사실을 안 때부터 48시간 이내에 소방청장 등에게 보고한다.

ㄷ 보고를 받은 소방청장 등은 유해물질 등에 노출되거나 감염성 질병에 걸린 요구조자 또는 응급환자와 접촉한 구조 · 구급대원이 적절한 진료를 받을 수 있도록 조치하고, 접촉일부터 15일 동안 구조 · 구급대원의 감염성 질병 발병 여부를 추적 · 관리한다. 이 경우 잠복기가 긴 질환에 대해서는 잠복기를 고려하여 추적 · 관리 기간을 연장할 수 있다.

ㄹ 119감염관리실의 규격 · 성능 및 119감염관리실에 실치히어야 하는 잦비 등 세부 기준은 소방청장이 정한다.

④ **감염병환자 등의 통보**(「119구조 · 구급에 관한 법률」 제23조의2)

ㄱ 질병관리청장 및 의료기관의 장은 구급대가 이송한 응급환자가 「감염병의 예방 및 관리에 관한 법률」 제2조제13호부터 제15호까지 및 제15호의2의 감염병환자, 감염병의사환자, 병원체보유자 또는 감염병의심자인 경우에는 그 사실을 소방청장등에게 즉시 통보한다. 이 경우 정보시스템을 활용하여 통보할 수 있다.

ㄴ 소방청장 등은 감염병환자 등과 접촉한 구조 · 구급대원이 적절한 치료를 받을 수 있도록 조치한다.

⑤ **감염병환자 등의 통보대상 및 통보 방법**(「119구조·구급에 관한 법률 시행령」 제25조의2)

  ㉠ 질병관리청장 및 의료기관의 장은 구급대가 이송한 감염병환자 등과 관련된 감염병이 통지대상에 해당하는 경우에는 소방청장 등에게 그 사실을 즉시 통보한다.

  ㉡ **통보대상**
  • 제1급 감염병
  • 결핵, 홍역, 수막구균 감염증
  • 그 밖에 구급대원의 안전 확보 및 감염병 확산 방지를 위하여 소방청장이 보건복지부, 질병관리청 등 관계 기관과 협의하여 지정하는 감염병

  ㉡ **통보 방법**
  • 질병관리청장이 통보하는 경우 : 행정안전부령으로 정하는 감염병 발생 통보서를 정보시스템을 통하여 소방청장에게 통보한다.
  • 의료기관의 장이 통보하는 경우 : 행정안전부령으로 정하는 감염병 발생 통보서를 정보시스템, 서면 또는 팩스를 통하여 소방청장 또는 관할 시·도 소방본부장에게 통보한다. 다만, 부득이한 사유로 정보시스템 등으로 통보하기 어려운 경우에는 구두 또는 전화(문자메시지 포함)로 감염병환자 등의 감염병명 및 감염병의 발생정보 등을 통보할 수 있다.

  ㉢ 정보를 통보받은 자는 감염병과 관련된 구조·구급 업무 외의 목적으로 정보를 사용할 수 없고, 업무 종료 시 지체 없이 파기해야 한다.

  ㉣ 소방청장은 구조·구급활동을 위하여 필요하다고 인정하는 경우에는 구급대가 이송한 감염병환자 등 외에 감염병과 관련된 감염병환자 등에 대한 정보를 제공하여 줄 것을 질병관리청장에게 요청할 수 있다.

⑥ **감염성 질병 및 유해물질 등 접촉 보고서**(「119구조·구급에 관한 법률 시행규칙」 제20조) : 구조·구급대원이 근무 중 위험물·유독물 및 방사성물질에 노출되거나 감염성 질병에 걸린 요구조자 또는 응급환자와의 접촉 사실을 소방청장 등에게 보고하는 경우에는 감염성 질병 및 유해물질 등 접촉 보고서를 작성하여 보고한다.

⑦ **검진기록의 보관**(「119구조·구급에 관한 법률 시행규칙」 제21조) : 소방청장 등은 다음 자료를 구조·구급대원이 퇴직할 때까지 소방공무원인사기록철에 함께 보관한다.

  ㉠ 감염성 질병·유해물질 등 접촉 보고서 및 진료 기록부
  ㉡ 정기건강검진 결과서 및 진료 기록부
  ㉢ 그 밖에 구조·구급대원의 병력을 추정할 수 있는 자료

⑧ **건강관리대책**(「119구조·구급에 관한 법률 시행령」 제27조)

  ㉠ 소방청장 등은 소속 구조·구급대원에 대하여 연 2회 이상 정기건강검진을 실시한다. 다만, 구조·구급대원이 「국민건강보험법」에 따른 건강검진을 받은 경우에는 1회의 정기건강검진으로 인정할 수 있다.

  ㉡ 신규채용 된 소방공무원을 구조·구급대원으로 배치하는 경우에는 공무원 채용신체검사 결과를 1회의 정기건강검진으로 인정할 수 있다.

  ㉢ 소방청장 등은 정기건강검진의 결과 구조·구급대원으로 부적합하다고 인정되는 구조·구급대원에 대해서는 구조·구급대원으로서의 배치를 중지하고 건강 회복을 위하여 필요한 조치한다.

ⓔ 구조 · 구급대원은 구조 · 구급업무 수행으로 인하여 신체적 · 정신적 장애가 발생하였다고 판단하는 경우에는 그 사실을 해당 소방청장 등에게 보고한다.

ⓜ ⓔ에 따른 보고를 받은 소방청장 등은 해당 구조 · 구급대원이 의료인의 진료를 받을 수 있도록 조치한다.

ⓑ 구조 · 구급대원의 정기건강검진 항목(「119구조 · 구급에 관한 법률 시행규칙」 제22조)

구분	검사 항목	관련 질환	1회(상반기)	2회(하반기)	비고
혈액 검사	SGOT	급성 · 만성 간염 B형간염 항원, 항체	◎	◎	
	SGPT		◎	◎	
	HBs Ag/Ab		◎	◎	
	공복 시 혈당	당뇨병	◎	⊙	2회 선택
	AIDS	후천성면역결핍증	◎	◎	
	HCV	C형간염	◎	◎	
	HAV	A형간염	◎	◎	
	C.B.C 11종	빈혈, 혈액질환	◎	⊙	2회 선택
	소변 10종	비뇨기계 감염 및 종양	◎	⊙	2회 선택
	V.D.R.L	매독	◎	◎	
장비 검사	요추 MRI 검사	추간원판 탈출증	◎		
	흉부 X선검사	폐결핵, 폐암, 기관지염	◎	⊙	2회 선택
	심전도검사	심장 관련 질환	◎	◎	
	초음파검사	간, 신장, 비장, 췌장, 담낭	◎	⊙	2회 선택

* 표기 중 ◎는 필수항목, ⊙는 선택항목을 말한다.
* 검진대상자가 3개월 내에 개인적으로 위 검사 항목에 대한 검진을 받아 그 검사 결과가 적합한 경우와 위 검사 항목의 질환에 대하여 예방접종을 한 경우에는 해당 항목의 검사를 생략할 수 있다.

⑩ 스트레스 관리

① 외상 후 스트레스 장애

  ㉠ 정의 : 충격적인 사건을 경험하고 난 이후에 심리적인 원인으로 인해 발생한다. 당시의 상황을 반복적으로 재경험하면서 고통을 느끼는 질환이다. 사건 발생 이후 1달 이후나 1년 이상 지나서 발생할 수 있다.

ⓛ 유형
- 일상생활형 : 지속적인 스트레스 상황에 노출되거나 학대와 같은 충격적인 환경에 누적되는 경우 발생할 수 있다.
- 재난·사고형 : 재난, 사고 등과 같은 대형사고로 충격적인 상황에 접하게 되는 경우 발생할 수 있다.

ⓒ 증상
- 외상적인 사건이 일상생활 속에서 다시 경험하는 침습적인 증상이 나타난다.
- 생각하고 싶지 않은 기억과 감정을 차단하기 위해서 회피한다.
- 자신과 타인을 부정적으로 인식한다. 공포, 분노, 죄책감, 수치심 등의 부정적인 감정을 겪고 인간관계에 거리를 둔다. 행복, 만족감, 사랑의 감정 등을 느끼기 어려워한다.
- 심한 외상 이후에 지나치게 각성하여 같은 위험에 처한 것 같은 느낌으로 안절부절하며 경계한다.
- 해리 현상, 공황발작, 환청, 환시 등을 겪을 수 있다.
- 괴로운 기억을 잊기 위해서 알코올이나 약물에 의존하여 약물중독에 이를 수 있다.

ⓔ 외상 후 스트레스 장애로 인한 이상심리
- 불안, 우울, 환각 등이 생성된다.
- 충격적인 사건이 다시 발생할 수도 있다는 사고와 믿음이 형성된다.
- 집중도 저하, 자신감 결여 등이 초래되고 재발할 것 같은 불안한 마음 등이 생성된다.
- 평소에 늘 그 사건에 시달리다가 통증을 지니게 되는 만성화 단계에 이른다.

② 외상 후 스트레스 장애의 치료
ⓐ 외상 후 스트레스와 관련된 증상을 차분히 바라보고 증상에 대한 대화를 나눠보는 것이 좋다.
ⓛ 매일 4~5회 가량의 출동과 20일 이상의 근무 등의 근로여건 속에서 트라우마 상황에 노출이 된다. 치료 프로그램은 꾸준히 진행하는 것이 필요하다.
ⓒ 외상 후 스트레스 장애의 증상이 없더라도 어려움을 겪는 동료가 있다면 적극적으로 지지하고 격려한다.
ⓔ 관련증상이 가족에게 전이될 수 있고 자녀에게 영향을 줄 수 있음을 기억한다.
ⓜ 정기적인 교육과 프로그램으로 스트레스를 관리한다.

③ 치료에 대한 이해
ⓐ 상담 치료는 한 번에 끝나지 않음을 염두에 둔다.
ⓛ 외상 후 스트레스 장애가 발생하기 이전처럼 완벽하게 치유될 수 없다.
ⓒ 우울과 불안이 해소된 이후 공허가 찾아올 수 있다.
ⓔ 치료의 목적은 문제해소 기능, 근육형성이다.
ⓜ 치료 이후에 변한 것은 없음을 이해하고 능력발휘를 위해 자기계발을 한다.

⑪ 국민의 권리와 의무(「응급의료에 관한 법률」 제2장)

① 응급의료를 받을 권리 : 모든 국민은 성별, 나이, 민족, 종교, 사회적 신분 또는 경제적 사정 등을 이유로 차별받지 아니하고 응급의료를 받을 권리를 가진다. 국내에 체류하고 있는 외국인도 또한 같다.

② 응급의료에 관한 알 권리

　　㉠ 모든 국민은 응급상황에서 응급처치 요령, 응급의료기관 등의 안내 등 기본적인 대응방법을 알 권리가 있으며, 국가와 지방자치단체는 그에 대한 교육 · 홍보 등 필요한 조치를 마련한다.

　　㉡ 모든 국민은 국가나 지방자치단체의 응급의료에 대한 시책에 대하여 알 권리를 가진다.

③ 응급환자에 대한 신고 및 협조 의무

　　㉠ 누구든지 응급환자를 발견하면 즉시 응급의료기관 등에 신고한다.

　　㉡ 응급의료종사자가 응급의료를 위하여 필요한 협조를 요청하면 누구든지 적극 협조한다.

④ 선의의 응급의료에 대한 면책 : 생명이 위급한 응급환자에게 ㉠~㉢ 어느 하나에 해당하는 행위자가 응급의료 또는 응급처치를 제공하여 발생한 재산상 손해와 사상(死傷)에 대하여 고의 또는 중대한 과실이 없는 경우, 민사책임과 상해(傷害)에 대한 형사책임을 지지 않고 사망에 대한 형사책임은 감면한다.

　　㉠ 다음에 해당하지 아니하는 자가 한 응급처치
　　　• 응급의료종사자
　　　• 「선원법」 제86조에 따른 선박의 응급처치 담당자
　　　• 「119구조 · 구급에 관한 법률」 제10조에 따른 구급대 등 다른 법령에 따라 응급처치 제공의무를 가진 자

　　㉡ 응급의료종사자가 업무수행 중이 아닌 때 본인이 받은 면허 또는 자격의 범위에서 한 응급의료

　　㉢ 선박 응급처치 담당자나 구급대 등의 응급처치 제공의무를 가진 자가 업무수행 중이 아닌 때에 한 응급처치

⑫ 국가 및 지방자치단체의 책임(「응급의료에 관한 법률」 제4장)

① 응급의료의 제공 : 국가 및 지방자치단체는 응급환자의 보호, 응급의료기관 등의 지원 및 설치 · 운영, 응급의료종사자의 양성, 응급이송수단의 확보 등으로 응급의료를 제공하기 위한 시책을 마련하고 시행한다.

② 응급의료기본계획 및 연차별 시행계획

　　㉠ 보건복지부장관은 응급의료를 제공하기 위하여 중앙응급의료위원회의 심의를 거쳐 응급의료 기본계획을 5년마다 수립한다.

　　㉡ 기본계획은 「공공보건의료에 관한 법률」에 따른 공공보건의료 기본계획과 연계하여 수립하고 다음을 포함한다.

　　　• 국민의 안전한 생활환경 조성을 위한 사항 : 국민에 대한 응급처치 및 응급의료 교육 · 홍보 계획, 생활환경 속의 응급의료 인프라 확충 계획, 응급의료의 평등한 수혜를 위한 계획이다.

- 응급의료의 효과적인 제공을 위한 사항 : 민간 이송자원의 육성 및 이송체계의 개선 계획, 응급의료기관에 대한 평가 · 지원 및 육성 계획, 응급의료 인력의 공급 및 육성 계획, 응급의료정보통신체계의 구축 · 운영 계획, 응급의료의 질적 수준 개선을 위한 계획, 재난 등으로 다수의 환자 발생 시 응급의료 대비 · 대응 계획이다.
- 기본계획의 효과적 달성을 위한 사항 : 기본계획의 달성목표 및 그 추진방향, 응급의료제도 및 운영체계에 대한 평가 및 개선방향, 응급의료재정의 조달 및 운용, 기본계획 시행을 위한 중앙행정기관의 협조 사항 이다.
  ⓒ 보건복지부장관은 기본계획을 확정한 때에는 지체 없이 이를 관계 중앙행정기관의 장과 특별시장 · 광역시 장 · 특별자치시장 · 도지사 · 특별자치도지사에게 통보한다.
  ⓡ 보건복지부장관은 보건의료 시책상 필요한 경우 중앙응급의료위원회의 심의를 거쳐 기본계획을 변경할 수 있다.
  ⓜ 보건복지부장관은 대통령령으로 정하는 바에 따라 기본계획에 따른 연차별 시행계획을 수립한다.

③ **지역응급의료시행계획**
  ㉠ 시 · 도지사는 기본계획에 따라 매년 지역응급의료시행계획을 수립하여 시행한다.
  ㉡ 지역응급의료시행계획은 기본계획의 지역 내 시행을 위하여 각 시 · 도의 상황에 맞게 수립하되, 다음 사 항을 포함한다.
  - 응급환자 발생 현황, 응급의료 제공 현황 등 지역응급의료 현황
  - 지역 내 응급의료 자원조사 등을 통한 지역응급의료 이송체계 마련
  - 응급의료의 효과적 제공을 위한 지역응급의료 주요 사업 추진계획 수립 및 실적 관리
  - 응급의료정책 추진을 위한 인력 · 조직 등의 기반 마련 및 지역 내 응급의료기관 간 협력체계 구축
  - 그 밖에 시 · 도지사가 기본계획의 시행 및 응급의료 발전을 위하여 필요하다고 인정하는 사항
  ㉢ 보건복지부장관은 대통령령으로 정하는 바에 따라 지역응급의료시행계획 및 그 시행결과를 평가할 수 있다.
  ㉣ 보건복지부장관은 지역응급의료시행계획 및 그 시행결과에 대하여 평가한 결과를 토대로 시 · 도지사에게 계획 및 사업의 변경 또는 시정을 요구할 수 있다.
  ㉤ 그 밖에 지역응급의료시행계획의 수립 · 시행 및 평가에 관하여는 대통령령으로 정한다.

④ **응급의료계획에 대한 협조**
  ㉠ 보건복지부장관 및 시 · 도지사는 기본계획 및 지역응급의료시행계획의 수립 · 시행을 위하여 필요한 경우 에는 국가기관, 지방자치단체, 응급의료에 관련된 기관 · 단체 및 「공공기관의 운영에 관한 법률」에 따른 공공기관의 장에게 자료제공 등의 협조를 요청할 수 있다.
  ㉡ 협조요청을 받은 국가기관, 지방자치단체, 관계 기관 · 단체, 공공기관의 장 등은 특별한 사유가 없는 한 이에 응하여야 한다.
  ㉢ 요청할 수 있는 자료의 범위와 그 관리 및 활용 등은 대통령령으로 정한다.

⑤ 중앙응급의료위원회

  ㉠ 응급의료에 관한 주요 시책을 심의하기 위하여 보건복지부에 중앙응급의료위원회를 둔다.

  ㉡ 중앙위원회는 위원장 1명과 부위원장 1명을 포함한 15명 이내의 위원으로 구성한다.

  ㉢ 중앙위원회의 위원장은 보건복지부장관이 되고 부위원장은 위원 중 위원장이 지명하며 위원은 당연직 위원과 위촉 위원으로 한다.

  ㉣ 당연직 위원 : 기획재정부차관, 교육부차관, 국토교통부차관, 소방청장, 제25조에 따른 중앙응급의료센터의 장

  ㉤ 위촉 위원 : 비영리민간단체를 대표하는 사람(3명), 응급의료에 관한 학식과 경험이 풍부한 사람(3명), 응급의료기관을 대표하는 사람(1명), 보건의료 관련 업무를 담당하는 지방공무원으로서 특별시 · 광역시를 대표하는 사람(1명), 보건의료 관련 업무를 담당하는 지방공무원으로서 도(특별자치도를 포함)를 대표하는 사람(1명)

  ㉥ 중앙위원회의 심의사항

    • 응급의료기본계획 및 연차별 시행계획의 수립 및 변경

    • 「국가재정법」 제74조에 따라 응급의료기금의 기금운용심의회에서 심의하여야 할 사항

    • 응급의료에 관련한 정책 및 사업에 대한 조정

    • 응급의료에 관련한 정책 및 사업의 평가 결과

    • 지역응급의료시행계획 및 특별시 · 광역시 · 도 · 특별자치도의 응급의료에 관련한 사업의 평가 결과

    • 응급의료의 중기 · 장기 발전방향 및 제도 개선에 관한 사항

    • 그 밖에 응급의료에 관하여 보건복지부장관이 부의하는 사항

  ㉦ 중앙위원회는 매년 2회 이상 개최하여야 한다.

  ㉧ 그 밖에 중앙위원회의 회의 및 운영에 관한 사항은 대통령령으로 정한다.

⑥ 시 · 도 응급의료위원회

  ㉠ 응급의료에 관한 중요 사항을 심의하기 위하여 시 · 도에 시 · 도응급의료위원회를 둔다.

  ㉡ 시 · 도위원회는 해당 시 · 도의 응급의료에 관한 심의사항 : 지역응급의료시행계획의 수립 및 변경, 지역응급의료 자원조사, 중증응급환자를 위한 지역 이송체계 마련 및 주요 이송곤란 사례 검토 등을 통한 이송체계 개선, 응급의료를 위한 지방 재정의 사용, 응급의료 시책 및 사업의 조정, 응급의료기관 등에 대한 평가 결과의 활용, 지역응급의료서비스 품질 관리 실태 및 개선 필요 사항, 그 밖에 응급의료에 관하여 시 · 도지사가 부의하는 사항

  ㉢ 시 · 도지사는 시 · 도위원회 심의사항과 관련된 정책 개발 및 실무 지원을 위하여 시 · 도 응급의료지원단을 설치 · 운영한다. 다만, 시 · 도지사는 필요한 경우 「공공보건의료에 관한 법률」에 따른 공공보건의료지원단과 통합하여 운영할 수 있다.

  ㉣ 시 · 도위원회는 매년 2회 이상 개최하여야 한다.

  ㉤ 시 · 도위원회 및 시 · 도 응급의료지원단의 구성 · 기능 및 운영 등에 관하여 필요한 사항은 대통령령으로 정하는 기준에 따라 해당 시 · 도의 조례로 정한다.

⑦ 구조 및 응급처치에 관한 교육

　㉠ 보건복지부장관 또는 시·도지사는 응급의료종사자가 아닌 사람 중에서 다음에 해당하는 사람에게 구조 및 응급처치에 관한 교육을 받도록 명할 수 있다. 이 경우 교육을 받도록 명받은 사람은 정당한 사유가 없으면 이에 따라야 한다.

- 구급차 등의 운전자
- 시설 등에서 의료·구호 또는 안전에 관한 업무에 종사하는 사람
- 「여객자동차 운수사업법」 제3조제1항에 따른 여객자동차운송사업용 자동차의 운전자
- 「학교보건법」 제15조에 따른 보건교사
- 도로교통안전업무에 종사하는 사람으로서 「도로교통법」 제5조에 규정된 경찰공무원등
- 「산업안전보건법」 제32조제1항 각 호 외의 부분 본문에 따른 안전보건교육의 대상자
- 「체육시설의 설치·이용에 관한 법률」 제5조 및 제10조에 따른 체육시설에서 의료·구호 또는 안전에 관한 업무에 종사하는 사람
- 「유선 및 도선 사업법」 제22조에 따른 인명구조요원
- 「관광진흥법」 제3조제1항제2호부터 제6호까지의 규정에 따른 관광사업에 종사하는 사람 중 의료·구호 또는 안전에 관한 업무에 종사하는 사람
- 「항공안전법」 제2조제14호 및 제17호에 따른 항공종사자 또는 객실승무원 중 의료·구호 또는 안전에 관한 업무에 종사하는 사람
- 「철도안전법」 제2조제10호가목부터 라목까지의 규정에 따른 철도종사자 중 의료·구호 또는 안전에 관한 업무에 종사하는 사람
- 「선원법」 제2조제1호에 따른 선원 중 의료·구호 또는 안전에 관한 업무에 종사하는 사람
- 「화재의 예방 및 안전관리에 관한 법률」 제24조에 따른 소방안전관리자 중 대통령령으로 정하는 사람
- 「국민체육진흥법」 제2조제6호에 따른 체육지도자
- 「유아교육법」 제22조제2항에 따른 교사
- 「영유아보육법」 제21조제2항에 따른 보육교사

　㉡ 보건복지부장관 및 시·도지사는 대통령령으로 정하는 바에 따라 응급처치 요령 등의 교육·홍보를 위한 계획을 매년 수립하고 실시한다. 이 경우 보건복지부장관은 교육·홍보 계획의 수립 시 소방청장과 협의한다.

　㉢ 시·도지사는 응급처치 요령 등의 교육·홍보를 실시한 결과를 보건복지부장관에게 보고한다.

　㉣ 구조 및 응급처치에 관한 교육의 내용 및 실시방법, 보고 등에 관하여 필요한 사항은 보건복지부령으로 정한다.

⑧ 재정 지원

　㉠ 국가 및 지방자치단체는 예산의 범위에서 응급의료기관 및 응급의료시설에 대하여 필요한 재정 지원을 할 수 있다.

　㉡ 국가 및 지방자치단체는 자동심장충격기 등 심폐소생을 위한 응급장비를 갖추어야 하는 시설 등에 대하여 필요한 재정 지원을 할 수 있다.

⑨ 응급의료기관에 대한 평가

　㉠ 보건복지부장관은 응급의료기관 등의 시설 · 장비 · 인력, 업무의 내용 · 결과 등에 대하여 평가를 할 수 있다. 이 경우 평가 대상이 되는 응급의료기관 등의 장은 특별한 사유가 없으면 평가에 응하여야 한다.

　㉡ 보건복지부장관은 응급의료기관 등의 평가를 위하여 해당 응급의료기관 등을 대상으로 필요한 자료의 제공을 요청할 수 있다. 이 경우 자료의 제공을 요청받은 응급의료기관 등은 정당한 사유가 없으면 이에 따라야 한다.

　㉢ 보건복지부장관은 응급의료기관 등에 대한 평가 결과를 공표할 수 있다.

　㉣ 보건복지부장관은 응급의료기관 등에 대한 평가 결과에 따라 응급의료기관 등에 대하여 행정적 · 재정적 지원을 할 수 있다.

　㉤ 응급의료기관 등의 평가방법, 평가주기, 평가결과 공표 등에 관하여 필요한 사항은 보건복지부령으로 정한다.

⑬ 응급의료기관(「응급의료에 관한 법률」 제6장)

① 중앙응급의료센터

　㉠ 보건복지부장관은 응급의료에 관한 다음 업무를 수행하게 하기 위하여 중앙응급의료센터를 설치 · 운영할 수 있다.

　　• 응급의료기관 등에 대한 평가 및 질을 향상시키는 활동에 대한 지원
　　• 응급의료종사자에 대한 교육훈련
　　• 권역응급의료센터 간의 업무조정 및 지원
　　• 응급의료 관련 연구
　　• 국내외 재난 등의 발생 시 응급의료 관련 업무의 조정 및 그에 대한 지원
　　• 응급의료 통신망 및 응급의료 전산망의 관리 · 운영과 그에 따른 업무
　　• 응급처치 관련 교육 및 응급장비 관리에 관한 지원
　　• 응급환자 이송체계 운영 및 관리에 관한 지원
　　• 응급의료분야 의료취약지 관리 업무
　　• 그 밖에 보건복지부장관이 정하는 응급의료 관련 업무

　㉡ 보건복지부장관은 중앙응급의료센터를 효율적으로 운영하기 위하여 필요하다고 인정하면 그 운영에 관한 업무를 대통령령으로 정하는 바에 따라 의료기관 · 관계전문기관 · 법인 · 단체에 위탁할 수 있다. 이 경우 예산의 범위에서 그 운영에 필요한 경비를 지원할 수 있다.

　㉢ 중앙응급의료센터의 설치 · 운영 및 운영의 위탁 등에 관하여 필요한 사항은 보건복지부령으로 정한다.

② 권역응급의료센터의 지정

　㉠ 보건복지부장관은 응급의료에 관한 다음 업무를 수행하게 하기 위하여 「의료법」에 따른 상급종합병원 또는 300병상을 초과하는 종합병원 중에서 권역응급의료센터를 지정할 수 있다.

ⓛ 업무

- 중증응급환자 중심의 진료
- 재난 대비 및 대응 등을 위한 거점병원으로서 보건복지부령으로 정하는 업무
- 권역(圈域) 내에 있는 응급의료종사자에 대한 교육·훈련
- 권역 내 다른 의료기관에서 이송되는 중증응급환자에 대한 수용
- 그 밖에 보건복지부장관이 정하는 권역 내 응급의료 관련 업무

ⓒ 권역응급의료센터의 지정 기준·방법·절차 및 업무와 중증응급환자의 기준 등은 권역 내 응급의료 수요와 공급 등을 고려하여 보건복지부령으로 정한다.

③ **권역응급의료센터의 재난 대비 및 대응 업무**(「응급의료에 관한 법률 시행규칙」 제13조의2) : 재난 의료 대응계획의 수립, 재난 의료에 필요한 시설·장비 및 물품의 관리, 재난 의료 지원조직의 구성 및 출동체계 유지, 권역 내 응급의료기관을 대상으로 한 재난 의료 교육 및 훈련, 그 밖에 비상대응매뉴얼로 정하는 업무이다.

④ **응급의료지원센터의 설치 및 운영**

ⓐ 보건복지부장관은 응급의료를 효율적으로 제공할 수 있도록 응급의료자원의 분포와 주민의 생활권을 고려하여 지역별로 응급의료지원센터를 설치·운영한다.

ⓑ 업무 : 응급의료에 관한 각종 정보의 관리 및 제공, 지역 내 응급의료종사자에 대한 교육훈련, 지역 내 응급의료기관 간 업무조정 및 지원, 지역 내 응급의료의 질 향상 활동에 관한 지원, 지역 내 재난 등의 발생 시 응급의료 관련 업무의 조정 및 지원, 그 밖에 보건복지부령으로 정하는 응급의료 관련 업무가 있다.

ⓒ 보건복지부장관은 응급의료지원센터를 효율적으로 운영하기 위하여 필요하다고 인정하면 그 운영에 관한 업무를 대통령령으로 정하는 바에 따라 관계 전문기관·법인·단체에 위탁할 수 있다.

ⓓ 국가 및 지방자치단체는 응급의료지원센터의 운영에 관한 업무를 위탁한 경우에는 그 운영에 드는 비용을 지원할 수 있다.

⑤ **응급의료지원센터에 대한 협조**

ⓐ 응급의료지원센터의 장은 응급의료 관련 정보를 효과적으로 관리하기 위하여 응급의료정보관리체계를 구축하여야 하며, 이를 위하여 응급의료기관의 장과 구급차 등을 운용하는 자에게 응급의료에 관한 정보제공을 요청할 수 있다.

ⓑ 응급의료지원센터의 장은 그 업무를 수행할 때 필요하다고 인정하면 의료기관 및 구급차 등을 운용하는 자에게 응급의료에 대한 각종 정보제공과 구급차 등의 출동 등 응급의료에 필요한 조치를 요청할 수 있다.

ⓒ 응급의료에 관한 정보 제공이나 필요한 조치를 요청받은 자는 특별한 사유가 없으면 이에 따라야 한다.

ⓓ 응급의료지원센터에 대한 정보제공 등에 필요한 사항은 대통령령으로 정한다.

⑥ **전문응급의료센터의 지정**

ⓐ 보건복지부장관은 소아환자, 화상환자 및 독극물 중독환자 등에 대한 응급의료를 위하여 권역응급의료센터, 지역응급의료센터 중에서 분야별로 전문응급의료센터를 지정할 수 있다.

ⓑ 전문응급의료센터 지정의 기준·방법 및 절차 등에 관하여 필요한 사항은 보건복지부령으로 정한다.

⑦ **지역응급의료센터의 지정**

　㉠ 시·도지사는 응급의료에 관한 다음 업무를 수행하게 하기 위하여 「의료법」에 따른 종합병원에서 지역응급의료센터를 지정할 수 있다.

　㉡ 업무
- 응급환자의 진료
- 응급환자에 대하여 적절한 응급의료를 할 수 없다고 판단한 경우 신속한 이송

　㉢ 지역응급의료센터의 지정 기준·방법·절차와 업무 등에 필요한 사항은 시·도의 응급의료 수요와 공급 등을 고려하여 보건복지부령으로 정한다.

⑧ **권역외상센터의 지정**

　㉠ 보건복지부장관은 외상환자의 응급의료에 관한 다음 업무를 수행하게 하기 위하여 권역응급의료센터, 전문응급의료센터 및 지역응급의료센터 중 권역외상센터를 지정할 수 있다.

　㉡ 업무
- 외상환자의 진료
- 외상의료에 관한 연구 및 외상의료표준의 개발
- 외상의료를 제공하는 의료인의 교육훈련
- 대형 재해 등의 발생 시 응급의료 지원
- 그 밖에 보건복지부장관이 정하는 외상의료 관련 업무

　㉢ 외상환자에 대한 효과적인 응급의료 제공을 위한 요건
- 외상환자 전용 중환자 병상 및 일반 병상
- 외상환자 전용 수술실 및 치료실
- 외상환자 전담 전문의
- 외상환자 전용 영상진단장비 및 치료장비
- 그 밖에 외상환자 진료에 필요한 인력·시설·장비

　㉢ 그 밖에 권역외상센터 지정의 기준·방법 및 절차 등에 관한 구체적인 사항은 보건복지부령으로 정한다.

⑨ **지역외상센터의 지정**

　㉠ 시·도지사는 관할 지역의 주민에게 적정한 외상의료를 제공하기 위하여 응급의료기관 중 지역외상센터를 지정할 수 있다.

　㉡ 지역외상센터 지정의 기준·방법 및 절차 등에 관한 구체적인 사항은 보건복지부령으로 정한다.

⑩ **권역외상센터 및 지역외상센터에 대한 지원** : 국가 및 지방자치단체는 중증 외상으로 인한 사상률을 낮추고 효과적인 외상의료체계를 구축하기 위하여 권역외상센터 및 지역외상센터에 대한 행정적·재정적 지원을 실시할 수 있다.

⑪ 정신질환자응급의료센터의 지정

    ㉠ 보건복지부장관은 정신질환자(「정신건강증진 및 정신질환자 복지서비스 지원에 관한 법률」 제3조제1호에 따른 정신질환자)에 대한 응급의료를 위하여 응급의료기관 중 정신질환자응급의료센터를 지정할 수 있다.

    ㉡ 정신질환자응급의료센터의 지정 기준·방법 및 절차 등에 관한 구체적인 사항은 보건복지부령으로 정한다.

⑫ 지역응급의료기관의 지정

    ㉠ 시장·군수·구청장은 응급의료에 관한 다음 업무를 수행하게 하기 위하여 종합병원 중에서 지역응급의료기관을 지정할 수 있다. 다만, 시·군의 경우에는 「의료법」 제3조제2항제3호가목의 병원 중에서 지정할 수 있다.

    ㉡ 업무
- 응급환자의 진료
- 응급환자에 대하여 적절한 응급의료를 할 수 없다고 판단한 경우 신속한 이송

    ㉢ 지역응급의료기관의 지정 기준·방법·절차와 업무 등에 필요한 사항은 시·군·구의 응급의료 수요와 공급 등을 고려하여 보건복지부령으로 정한다.

⑬ 응급의료기관의 운영

    ㉠ 응급의료기관은 응급환자를 24시간 진료할 수 있도록 응급의료기관의 지정기준에 따라 시설, 인력 및 장비 등을 유지하여 운영한다.

    ㉡ 인력 및 장비에는 보안인력과 보안장비가 포함한다.

    ㉢ 보안인력 및 보안장비에 관한 세부적인 사항은 보건복지부령으로 정한다.

    ㉣ 자연재해, 감염병 유행 등 「재난 및 안전관리 기본법」 제3조제1호에 따른 재난 및 이에 준하는 상황으로 인하여 응급의료기관의 지정기준에 따라 시설, 인력 및 장비 등을 유지하여 운영하기 어려운 경우에는 보건복지부장관이 정하는 절차에 따라 그 예외를 인정할 수 있다.

⑭ 응급의료기관의 재지정

    ㉠ 보건복지부장관 및 시·도지사, 시장·군수·구청장은 3년마다 해당 지정권자가 지정한 모든 응급의료기관을 대상으로 다음 사항을 반영하여 재지정하거나 지정을 취소할 수 있다. 다만, 지정기준의 준수를 충족하지 못한 경우에는 지정을 취소한다.
- 제31조의2에 따른 지정기준의 준수
- 응급의료기관의 평가 결과
- 그 밖에 보건복지부령으로 정하는 사항

    ㉡ 응급의료기관의 재지정 절차 및 방법 등은 보건복지부령으로 정한다.

⑮ 응급실 출입 제한

    ㉠ 출입 제한에 해당하지 않는 자 : 응급실 환자, 응급의료종사자(이에 준하는 사람을 포함), 응급실 환자의 보호자로서 진료의 보조에 필요한 사람이 있다.

    ㉡ 목적 : 신속한 진료와 응급실 감염예방 등을 위한 출입 제한 조치이다.

ⓒ 응급의료기관의 장은 ㉠에 따라 응급실 출입이 제한된 사람이 응급실에 출입할 수 없도록 관리하고, 응급실에 출입하는 사람의 성명 등을 기록·관리한다.

㉣ 응급실 출입기준 및 출입자의 명단 기록·관리에 필요한 사항은 보건복지부령으로 정한다.

㉤ ㉠에도 불구하고 보건복지부장관, 시·도지사 또는 시장·군수·구청장은 응급의료기관 평가, 재지정 심사 등을 위하여 응급의료기관에 대한 지도·감독이 필요하다고 인정하는 경우 소속 공무원 및 관계 전문가로 하여금 응급실을 출입하도록 할 수 있다.

㉥ 응급실을 출입하는 자는 그 권한을 표시하는 증표를 지니고 이를 관계인에게 보여준다.

⑯ **응급실 출입 제한**(「응급의료에 관한 법률 시행규칙」 제18조의4)

㉠ 응급의료기관의 장이 응급실 출입을 허용할 수 있는 환자의 보호자는 1명으로 한다.

㉡ 보호자 2명 출입이 가능한 경우
- 소아, 장애인, 술 취한 사람 또는 정신질환자의 진료 보조를 위하여 필요한 경우
- 그 밖에 진료 보조를 위하여 응급의료기관의 장이 필요하다고 인정하는 경우

㉢ 출입 제한되는 응급실 환자의 보호자
- 발열·기침 등 감염병 의심 증상이 있는 사람
- 응급의료종사자에게 위해를 끼치거나 끼칠 위험이 있는 사람
- 술 취한 사람, 폭력행위자 등 다른 환자의 진료에 방해가 될 수 있는 사람
- 그 밖에 응급의료기관의 장이 응급환자의 신속한 진료와 응급실 감염예방 등을 위하여 출입을 제한할 필요가 있다고 인정하는 사람

㉣ 응급의료기관의 장은 응급실에 출입하는 사람에게 출입증을 교부한다.

㉤ 응급의료기관의 장은 응급실에 출입하는 사람의 성명, 환자와의 관계, 입실·퇴실 일시, 연락처, 발열·기침 여부 등을 기록(전자문서로 된 기록을 포함) 및 관리하고, 1년간 보존한다.

㉥ 응급의료기관의 장은 응급실 출입 제한에 관한 세부 사항을 응급실 입구에 게시한다.

⑰ **비상진료체계**

㉠ 응급의료기관은 공휴일과 야간에 당직응급의료종사자를 두고 응급환자를 언제든지 진료할 준비체계(비상진료체계)를 갖추어야 한다.

㉡ 응급의료기관의 장으로부터 비상진료체계의 유지를 위한 근무명령을 받은 응급의료종사자는 이를 성실히 이행한나.

㉢ 응급의료기관의 장은 당직응급의료종사자로서 인력기준을 유지하는 것과는 별도로 보건복지부령으로 정하는 바에 따라 당직전문의 또는 당직전문의를 갈음할 수 있는 당직의사를 두어야 한다.

㉣ 응급의료기관의 장이 응급실에 근무하는 의사의 요청으로 응급환자를 직접 진료가 가능한 자
- 당직전문의
- 해당 응급환자의 진료에 적합한 자로서 보건복지부령에 따라 당직전문의 등과 동등한 자격을 갖춘 것으로 인정되는 자

ⓜ 응급의료기관의 장은 의료센터 구분에 따라 당직전문의를 배치한다. 다만, 권역응급의료센터가 아닌 응급의료기관이 해당 진료과목을 설치·운영하지 않는 경우에는 그 진료과목의 당직전문의를 두지 않을 수 있다.
- 권역응급의료센터 : 내과·외과·산부인과·소아청소년과·정형외과·신경외과·흉부외과·마취통증의학과·신경과 및 영상의학과 전문의 각 1명 이상
- 지역응급의료센터 : 내과·외과·산부인과·소아청소년과 및 마취통증의학과 전문의 각 1명 이상
- 지역응급의료기관 : 내과계열 및 외과계열 전문의 각 1명 이상

ⓑ 당직전문의 등과 동등한 자격을 갖춘 것으로 인정되는 자는 진료과목별 전문의 중 당직전문의가 아닌 전문의로 한다.

ⓧ 응급의료기관의 장은 당직전문의의 명단을 환자 및 환자의 보호자가 쉽게 볼 수 있도록 응급실 내부에 게시하여야 하며, 인터넷 홈페이지를 운영하는 경우에는 제1항에 따라 당직전문의를 둔 진료과목을 인터넷 홈페이지에 따로 표시한다.

⑱ 예비병상의 확보

ⓖ 응급의료기관은 응급환자를 위한 예비병상을 확보하여야 하며 예비병상을 응급환자가 아닌 사람이 사용하게 하여서는 아니 된다.

ⓛ 예비병상의 확보하여야 하는 예비병상의 수는 「의료법」 제33조제4항에 따라 허가받은 병상 수의 100분의 1 이상(병·의원의 경우에는 1병상 이상)으로 한다.

ⓒ 응급의료기관은 응급실을 전담하는 의사가 입원을 의뢰한 응급환자에 한하여 예비병상을 사용하게 해야 한다. 다만, 최근의 응급환자발생상황과 다음 날의 예비병상 확보가능성 등을 고려하여 매일 오후 10시 이후에는 응급실에 있는 응급환자 중에 입원의 필요성이 더 많이 요구되는 환자의 순으로 예비병상을 사용하도록 할 수 있다.

⑲ 응급실 체류 제한

ⓖ 응급의료기관의 장은 환자의 응급실 체류시간을 최소화하고 입원진료가 필요한 응급환자는 신속하게 입원되도록 조치한다.

ⓛ 권역응급의료센터 및 지역응급의료센터의 장은 24시간을 초과하여 응급실에 체류하는 환자의 비율을 보건복지부령으로 정하는 기준인 100분의 5 미만으로 유지한다.

⑳ 당직의료기관의 지정 : 보건복지부장관, 시·도지사 또는 시장·군수·구청장은 공휴일 또는 야간이나 그 밖에 응급환자 진료에 지장을 줄 우려가 있다고 인정할 만한 이유가 있는 경우에는 응급환자에 대한 응급의료를 위하여 보건복지부령으로 정하는 바에 따라 의료기관의 종류별·진료과목별 및 진료기간별로 당직의료기관을 지정하고 이들로 하여금 응급의료를 하게 할 수 있다.

㉑ 응급의료기관의 지정 취소

ⓖ 응급의료기관 및 권역외상센터, 지역외상센터가 다음에 해당하는 경우에는 보건복지부장관 시·도지사 또는 시장·군수·구청장 중 해당 지정권자가 그 지정을 취소할 수 있다.
- 지정기준에 미달한 경우
- 이 법에 따른 업무를 수행하지 아니한 경우
- 이 법 또는 이 법에 따른 처분이나 명령을 위반한 경우

ⓒ 보건복지부장관, 시 · 도지사 또는 시장 · 군수 · 구청장은 응급의료기관 및 권역외상센터, 지역외상센터가 지정취소 요건 어느 하나라도 해당하는 경우에는 일정한 기간을 정하여 위반한 사항을 시정하도록 명한다.

ⓒ 보건복지부장관, 시 · 도지사 또는 시장 · 군수 · 구청장은 시정명령을 한 경우 명령의 성실한 이행을 위하여 명령이 이행될 때까지 재정 지원의 전부 또는 일부를 중단할 수 있다.

ⓔ 보건복지부장관은 응급의료기관 및 권역외상센터, 지역외상센터가 시정명령을 이행하지 아니한 경우 일정한 기간을 정하여 응급의료수가를 차감할 수 있다.

㉒ 응급의료기관 외의 의료기관

㉠ 이 법에 따른 응급의료기관으로 지정받지 아니한 의료기관이 응급의료시설을 설치 · 운영하려면 보건복지부령으로 정하는 시설 · 인력 등을 갖추어 시장 · 군수 · 구청장에게 신고한다. 다만, 종합병원의 경우에는 신고를 생략할 수 있다.

ⓒ 시장 · 군수 · 구청장은 신고를 받은 경우 그 내용을 검토하여 이 법에 적합하면 신고를 수리한다.

⓮ 총칙(「119구조·구급에 관한 법률」 제1장)

① 국가의 책무

㉠ 국가와 지방자치단체는 119구조 · 구급과 관련된 새로운 기술의 연구 · 개발 및 구조 · 구급서비스의 질을 향상시키기 위한 시책을 강구하고 추진한다.

ⓒ 국가와 지방자치단체는 구조 · 구급업무를 효과적으로 수행하기 위한 체계의 구축 및 구조 · 구급장비의 구비, 그 밖에 구조 · 구급활동에 필요한 기반을 마련한다.

ⓒ 국가와 지방자치단체는 국민이 위급상황에서 자신의 생명과 신체를 보호할 수 있는 대응능력을 향상시키기 위한 교육과 홍보에 적극 노력한다.

② 국민의 권리와 의무

㉠ 누구든지 위급상황에 처한 경우에는 국가와 지방자치단체로부터 신속한 구조와 구급을 통하여 생활의 안전을 영위할 권리를 가진다.

ⓒ 누구든지 119구조대원 · 119구급대원 · 119항공대원이 위급상황에서 구조 · 구급활동을 위하여 필요한 협조를 요청하는 경우에는 특별한 사유가 없으면 이에 협조한다.

ⓒ 누구든지 위급상황에 처한 요구조자를 발견한 때에는 이를 지체 없이 소방기관 또는 관계 행정기관에 알려야 하며, 119구조대 · 119구급대 · 119항공대가 도착할 때까지 요구조자를 구출하거나 부상 등이 악화되지 않도록 노력한다.

⑮ 구조·구급 기본계획(「119구조·구급에 관한 법률」 제2장)

① 구조 · 구급 기본계획

  ㉠ 소방청장은 관계 중앙행정기관의 장과 협의하여 대통령령으로 정하는 바에 따라 구조 · 구급 기본계획을 수립 · 시행한다.

  ㉡ 기본계획 포함사항

  • 구조 · 구급서비스의 질 향상을 위한 정책의 기본방향에 관한 사항
  • 구조 · 구급에 필요한 체계의 구축, 기술의 연구개발 및 보급에 관한 사항
  • 구조 · 구급에 필요한 장비의 구비에 관한 사항
  • 구조 · 구급 전문인력 양성에 관한 사항
  • 구조 · 구급활동에 필요한 기반조성에 관한 사항
  • 구조 · 구급의 교육과 홍보에 관한 사항
  • 그 밖에 구조 · 구급업무의 효율적 수행을 위하여 필요한 사항

  ㉢ 소방청장은 기본계획에 따라 매년 연도별 구조 · 구급 집행계획을 수립 · 시행한다.

  ㉣ 소방청장은 수립된 기본계획 및 집행계획을 관계 중앙행정기관의 장, 특별시장 · 광역시장 · 특별자치시장 · 도지사 · 특별자치도지사에게 통보하고 국회 소관 상임위원회에 제출한다.

  ㉤ 소방청장은 기본계획 및 집행계획을 수립하기 위하여 필요한 경우에는 관계 중앙행정기관의 장 또는 시 · 도지사에게 관련 자료의 제출을 요청할 수 있다. 이 경우 자료제출을 요청받은 관계 중앙행정기관의 장 또는 시 · 도지사는 특별한 사유가 없으면 이에 따라야 한다.

  ㉥ 수립 및 시행(「119구조 · 구급에 관한 법률 시행령」 제2조)

  • 「119구조 · 구급에 관한 법률」에 따른 기본계획은 중앙 구조 · 구급정책협의회의 협의를 거쳐 5년마다 수립한다.
  • 기본계획은 계획 시행 전년도 8월 31일까지 수립한다.
  • 소방청장은 구조 · 구급 시책상 필요한 경우 중앙 정책협의회의 협의를 거쳐 기본계획을 변경할 수 있다.
  • 소방청장은 변경된 기본계획을 지체 없이 관계 중앙행정기관의 장, 특별시장 · 광역시장 · 특별자치시장 · 도지사 · 특별자치도지사에게 통보하고 국회 소관 상임위원회에 제출한다.

② 시 · 도 구조 · 구급 집행계획

  ㉠ 소방본부장은 기본계획 및 집행계획에 따라 관할 지역에서 신속하고 원활한 구조 · 구급활동을 위하여 매년 특별시 · 광역시 · 특별자치시 · 도 · 특별자치도 구조 · 구급 집행계획을 수립하여 소방청장에게 제출한다.

  ㉡ 소방본부장은 시 · 도 집행계획을 수립하기 위하여 필요한 경우에는 해당 특별자치도지사 · 시장 · 군수 · 구청장에게 관련 자료의 제출을 요청 할 수 있다. 이 경우 자료제출을 요청받은 해당 특별자치도지사 · 시장 · 군수 · 구청장은 특별한 사유가 없으면 이에 따라야 한다.

  ㉢ 시 · 도 집행계획의 수립시기 · 내용, 그 밖에 필요한 사항은 대통령령으로 정한다.

ⓔ 구조 · 구급 집행계획의 수립 · 시행(「119구조 · 구급에 관한 법률 시행령」 제3조)
- 중앙 정책협의회의 협의를 거쳐 계획 시행 전년도 10월 31일까지 수립한다.
- 포함사항 : 기본계획 집행을 위하여 필요한 사항, 구조 · 구급대원의 안전사고 방지, 감염 방지 및 건강관리를 위하여 필요한 사항, 그 밖에 구조 · 구급활동과 관련하여 중앙 정책협의회에서 필요하다고 결정한 사항이 있다.

ⓜ 시 · 도 구조 · 구급 집행계획의 수립 · 시행(「119구조 · 구급에 관한 법률 시행령」 제4조)
- 특별시 · 광역시 · 특별자치시 · 도 · 특별자치도 구조 · 구급 집행계획은 시 · 도 구조 · 구급정책협의회의 협의를 거쳐 계획 시행 전년도 12월 31일까지 수립한다.
- 시 · 도 집행계획 포함사항 : 기본계획 및 집행계획에 대한 시 · 도의 세부 집행계획, 구조 · 구급대원의 안전사고 방지, 감염 방지 및 건강관리를 위하여 필요한 세부 집행계획, 법 제26조제1항의 평가 결과에 따른 조치계획, 그 밖에 구조 · 구급활동과 관련하여 시 · 도 정책협의회에서 필요하다고 결정한 사항

⑯ 구조대 및 구급대 편성·운영(「119구조·구급에 관한 법률」 제3장)

① 119구조대의 편성과 운영

  ㉠ 소방청장 · 소방본부장 또는 소방서장은 위급상황에서 요구조자의 생명 등을 신속하고 안전하게 구조하는 업무를 수행하기 위하여 대통령령으로 정하는 바에 따라 119구조대를 편성하여 운영한다.

  ㉡ 구조대의 종류, 구조대원의 자격기준, 그 밖에 필요한 사항은 대통령령으로 정한다.

  ㉢ 구조대는 행정안전부령으로 정하는 장비를 구비한다.

② 국제구조대의 편성과 운영

  ㉠ 소방청장은 국외에서 대형재난 등이 발생한 경우 재외국민의 보호 또는 재난발생국의 국민에 대한 인도주의적 구조 활동을 위하여 국제구조대를 편성하여 운영할 수 있다.

  ㉡ 소방청장은 외교부장관과 협의를 거쳐 국제구조대를 재난발생국에 파견할 수 있다.

  ㉢ 소방청장은 국제구조대를 국외에 파견할 것에 대비하여 구조대원에 대한 교육훈련 등을 실시할 수 있다.

  ㉣ 소방청장은 국제구조대의 국외재난대응능력을 향상시키기 위하여 국제연합 등 관련 국제기구와의 협력체계 구축, 해외재난정보의 수집 및 기술연구 등을 위한 시책을 추진할 수 있다.

  ㉤ 소방청장은 국제구조대를 재난발생국에 파견하기 위하여 필요한 경우 관계 중앙행정기관의 장 또는 시 · 도지사에게 직원의 파견 및 장비의 지원을 요청할 수 있다. 이 경우 관계 중앙행정기관의 장 또는 시 · 도지사는 특별한 사유가 없으면 요청에 따라야 한다.

  ㉥ 국제구조대의 편성, 파견, 교육훈련 및 국제구조대원의 귀국 후 건강관리와 그 밖에 필요한 사항은 대통령령으로 정한다.

  ㉦ 국제구조대는 행정안전부령으로 정하는 장비를 구비한다.

③ 119구급대의 편성과 운영

    ㉠ 소방청장은 위급상황에서 발생한 응급환자를 응급처치하거나 의료기관에 긴급히 이송하는 등의 구급업무를 수행하기 위하여 대통령령으로 정하는 바에 따라 119구급대를 편성하여 운영한다.

    ㉡ 119구급대 구분(「119구조·구급에 관한 법률 시행령」 제10조)
- 일반구급대 : 시·도의 규칙으로 정하는 바에 따라 소방서마다 1개 대 이상 설치하되, 소방서가 설치되지 아니한 시·군·구의 경우에는 해당 시·군·구 지역의 중심지에 소재한 119안전센터에 설치할 수 있다.
- 고속국도구급대 : 교통사고 발생 빈도 등을 고려하여 소방청, 시·도 소방본부 또는 고속국도를 관할하는 소방서에 설치하되, 시·도 소방본부 또는 소방서에 설치하는 경우에는 시·도의 규칙으로 정하는 바에 따른다.

    ㉢ 구급대 출동구역(「119구조·구급에 관한 법률 시행규칙」 제8조)
- 일반구급대 및 소방서에 설치하는 고속국도구급대 : 구급대가 설치되어 있는 지역 관할 시·도
- 소방청 또는 시·도 소방본부에 설치하는 고속국도구급대 : 고속국도로 진입하는 도로 및 인근 구급대의 배치 상황 등을 고려하여 소방청장 또는 소방본부장이 관련 시·도의 소방본부장 및 한국도로공사와 협의하여 정한 구역이다.
- 소방청장의 요청이나 지시로 출동구역 밖으로 출동이 가능한 경우 : 지리적·지형적 여건상 신속한 출동이 가능한 경우, 대형재난이 발생한 경우, 그 밖에 소방청장이나 소방본부장이 필요하다고 인정하는 경우이다.

    ㉣ 구급대는 행정안전부령으로 정하는 장비를 구비한다.

④ 119구급상황관리센터의 설치·운영

    ㉠ 소방청장은 119구급대원 등에게 응급환자 이송에 관한 정보를 효율적으로 제공하기 위하여 소방청과 시·도 소방본부에 119구급상황관리센터를 설치·운영한다.

    ㉡ 구급상황센터 업무 : 응급환자에 대한 안내·상담 및 지도, 응급환자를 이송 중인 사람에 대한 응급처치의 지도 및 이송병원 안내, 정보의 활용 및 제공, 119구급이송 관련 정보망의 설치 및 관리·운영, 감염병환자등의 이송 등 중요사항 보고 및 전파, 재외국민과 영해·공해상 선원 및 항공기 승무원·승객 등에 대한 의료상담 등 응급의료서비스 제공이 있다.

    ㉢ 구급상황센터의 설치·운영, 그 밖에 필요한 사항은 대통령령으로 정한다.

    ㉣ 보건복지부장관은 업무를 평가할 수 있으며, 소방청장은 그 평가와 관련한 자료의 수집을 위하여 보건복지부장관이 요청하는 경우 기록 등 필요한 자료를 제공한다.

    ㉤ 소방청장은 응급환자의 이송정보가 「응급의료에 관한 법률」의 응급의료 전산망과 연계될 수 있도록 한다.

⑤ 119구급차의 운용

    ㉠ 소방청장 등은 응급환자를 의료기관에 긴급히 이송하기 위하여 구급차를 운용한다.

    ㉡ 119구급차의 배치기준, 장비(의료장비 및 구급의약품은 제외) 등 119구급차의 운용에 관하여 응급의료 관계 법령에 규정되어 있지 아니하거나 응급의료 관계 법령에 규정된 내용을 초과하여 규정할 필요가 있는 사항은 행정안전부령으로 정한다.

⑥ 소방기관에 두는 소방자동차 등의 배치기준(「소방력 기준에 관한 규칙」 별표1)

　㉠ 소방서에 두는 소방사다리차
- 관할구역에 층수가 11층 이상인 아파트가 20동 이상 있거나 11층 이상 건축물이 20개소 이상 있는 경우에는 고가사다리차를 1대 이상 배치한다.
- 관할구역에 층수가 5층 이상인 아파트가 50동 이상 있거나 백화점, 복합영상관 등 대형 화재의 우려가 있는 5층 이상 건물이 있는 경우에는 굴절사다리차를 1대 이상 배치한다.
- 고가사다리차 또는 굴절사다리차가 배치되어 있는 119안전센터와의 거리가 20㎞ 이내인 경우에는 배치하지 않을 수 있다.

　㉡ 소방서에 두는 화학차(내폭화학차 또는 고성능화학차)
- 제4류 위험물 지정수량의 40배 이상을 저장·취급하는 제조소·옥내저장소·옥외탱크저장소·옥외저장소·암반탱크저장소 및 일반취급소의 수 및 규모에 따라 공식으로 정한 화학차 대수의 합계에 해당하는 대수를 설치한다.
- 제조소 등이 50개소 이상 500개소 미만인 경우는 1대를 배치하고, 500개소 이상 1천개소 미만인 경우는 2대를 배치하며, 1천개소 이상인 경우는 다음 계산식에 따라 산출(소수점 이하 첫째자리에서 올림)된 수만큼 추가 배치할 수 있다.
- 화학차 대수 = (제조소 등의 수 − 1,000) ÷ 1,000
- 제조소 등에서 저장·취급하는 위험물의 규모가 위험물 지정수량의 6만 배 이상 240만 배 미만인 경우는 1대를 배치하고, 240만 배 이상 480만 배 미만인 경우는 2대를 배치하며, 480만 배 이상인 경우에는 1대를 추가 배치할 수 있다.
- 화학구조대가 별도로 설치되어 있는 경우에는 119안전센터에 배치되는 차량을 화학구조대에 배치할 수 있다.

　㉢ 소방서에 두는 지휘차 및 순찰차 : 각각 1대 이상 배치한다.

　㉣ 소방서에 두는 그 밖의 차량 : 소방활동을 원활하게 추진하기 위하여 소방서장이 필요하다고 판단하는 경우 배연차, 조명차, 화재조사차, 중장비, 견인차, 진단차, 행정업무용 차량, 오토바이 등을 추가로 배치할 수 있다.

　㉤ 119안전센터에 두는 펌프차
- 2대를 기본으로 배치하고, 관할 인구 10만명과 소방대상물 1천개소를 기준으로 하여 관할 인구 5만명 또는 소방대상물 500개소 증가 시 마다 1대를 추가로 배치할 수 있다.
- 인접한 119안전센터와 거리가 10㎞ 이내인 경우에는 1대를 적게 배치할 수 있다.
- 119안전센터에 화학차가 배치되어 있는 경우, 화학차를 펌프차로 간주하여 화학차가 배치된 수만큼 줄여서 배치할 수 있다.
- 지역별 소방 수요 및 소방도로 등의 환경을 고려하여 중·대형을 소형으로, 소형을 중·대형으로 대체하여 배치 운영할 수 있다.

ⓑ **119안전센터에 두는 물탱크차**

- 119안전센터마다 1대를 배치한다. 다만, 관할 지역별로 공설 소화전이 충분히 설치된 경우에는 소화전의 설치상황을 고려하여 특별시, 광역시 및 인구 50만 이상의 대도시는 2~5개의 119안전센터, 인구 10만 이상 50만 미만의 시 · 군 중도시는 2~3개의 119안전센터마다 공동으로 1대를 배치할 수 있다.
- 인구 5만 이상 10만 미만의 시 · 군 · 읍 소도시 및 5만 미만의 읍 · 면 지역 및 농공단지 · 문화관광단지의 개발 등으로 특별한 소방대책이 필요하다고 인정되는 소도읍에 설치된 119안전센터에는 각각 1대를 기본으로 배치하되, 관할구역에 공설 소화전 30개 이상 있는 경우 2개의 119안전센터를 공동으로 하여 1대를 배치할 수 있다.

ⓐ **119구조대에 일반구조대**

- 구조차 및 장비운반차 : 구조차 1대를 기본으로 배치하고, 구조활동을 원활하게 추진하기 위하여 필요한 경우 지역 실정에 맞게 장비운반차 1대를 배치할 수 있다.
- 소방사다리차 : 1대를 배치하되, 구조대와의 거리가 20km 이내에 있는 119안전센터에 배치되어 있는 경우에는 배치하지 않을 수 있다.
- 구조정(救助艇) 및 수상오토바이 : 수상구조대가 일시 운영되거나 별도의 수난구조대를 운영하는 경우에 1대씩 배치한다.

ⓞ **특별시 · 광역시 · 도 및 특별자치도 소방본부 직할구조대** : 구조차 1대, 구급차 1대, 장비운반차 1대, 지휘차 1대를 기본으로 배치하고, 지역 실정 및 소방 수요 특성에 따라 화학분석제독차 등 그 밖의 장비를 추가 배치할 수 있다.

ⓩ **소방서에 두는 특수구조대** : 구조대별로 다음 표에 따른 기본 장비를 우선 배치하고, 구조활동을 원활하게 추진하기 위하여 필요한 경우 지역 실정에 맞게 장비를 추가로 배치할 수 있다.

구 분	기본 장비	추가 장비
화학구조대	화학분석제독차 1대 이상	장비운반차, 화학차, 구급차 등 그 밖의 소방차량
수난구조대	구조정 1대 및 수상오토바이 1대 이상	구급차 등 그 밖의 소방차량
고속국도구조대	구조차 1대 이상	구급차, 펌프차 등 소방차량
산악구조대	산악구조장비운반차 1대 이상	구급차 및 구조버스 등 그 밖의 소방차량
지하철구조대	개인당 공기호흡기, 화학보호복	특수 소방장비

ⓩ **119구급대에 두는 소방자동차 등의 배치기준**

- 구급차(「응급의료에 관한 법률 시행규칙」 제38조제1항) : 소방서에 소속된 119안전센터의 수(數)에 1대를 추가한 수의 구급차를 기본으로 배치한다. 119안전센터 관할에서 관할 인구 3만명을 기준으로 하여 관할 인구 5만명 또는 구급활동 건수가 연간 500건 이상 증가할 때마다 구급차 1대를 추가로 배치할 수 있다.
- 구급오토바이 : 구급활동을 원활하게 추진하기 위하여 필요한 경우 구급대별로 1대 이상의 구급오토바이를 배치할 수 있다.

㉣ 119항공대에 두는 119항공대 항공기 : 시·도에 119항공대를 설치하는 경우, 항공기 1대를 기본으로 배치하고, 고층건물의 수나 산림면적 등에 따른 소방 수요 및 지역 특성을 고려하여 소방활동에 특히 필요하다고 인정하는 경우에는 1대 이상을 추가 배치할 수 있다.

㉤ 119항공대에 두는 유조차 : 1대를 배치하되, 군부대 등에서 상시 주유를 할 수 있는 경우에는 배치하지 않을 수 있다.

㉥ 소방정대에 두는 소방정 등의 배치기준
  • 소방정 및 소형 보트 : 소방정 및 소형 보트는 1대를 기본으로 배치한다.
  • 수상오토바이 : 소방활동 및 소방 수요를 고려하여 수상오토바이를 배치할 수 있다.

㉦ 119지역대에 두는 소방자동차 배치기준
  • 펌프차 : 1대를 기본으로 배치하고, 관할 면적이 50㎢ 이상이고 관할 인구가 5천명 이상일 경우에는 펌프차 1대를 추가 배치할 수 있다.지역별 소방 수요 및 소방도로 등의 환경을 고려하여 중·대형을 소형으로, 소형을 중·대형으로 대체하여 배치 운영할 수 있다.
  • 물탱크차 : 공설 소화전이 부족하여 소방용수를 원활히 공급할 수 없거나 소방활동을 위하여 특히 필요한 경우 물탱크차 1대를 배치할 수 있다.
  • 구급차(「응급의료에 관한 법률 시행규칙」 제38조 제1항) : 구급활동 건수가 연간 200건 이상이거나 관할 면적이 50제곱킬로미터 이상이고 관할 인구가 5천명 이상일 경우 구급차 1대를 배치한다. 다만, 섬·산악지역 등 소방 수요 및 지역 특성 등을 고려하여 특히 필요하다고 인정하는 경우 1대를 추가로 배치할 수 있다.

⑦ 구조·구급대의 통합 편성과 운영 : 소방청장 등은 제8조제1항, 제10조제1항 및 제12조제1항에도 불구하고 구조·구급대를 통합하여 편성·운영할 수 있다.

⑧ 119항공대의 편성과 운영
  ㉠ 소방청장 또는 소방본부장은 초고층 건축물 등에서 요구조자의 생명을 안전하게 구조하거나 도서·벽지에서 발생한 응급환자를 의료기관에 긴급히 이송하기 위하여 119항공대를 편성하여 운영한다.

  ㉡ 항공대의 편성과 운영(「119구조·구급에 관한 법률 시행령」 제15조)
  • 소방청장은 119항공대를 소방청에 설치하는 직할구조대에 설치할 수 있다.
  • 소방본부장은 시·도 규칙으로 정하는 바에 따라 119항공대를 편성하여 운영하되, 효율적인 인력 운영을 위하여 필요한 경우에는 시·도 소방본부에 설치하는 직할구조대에 설치할 수 있다.

  ㉢ 119항공대의 업무(「119구조·구급에 관한 법률 시행령」 제16조) : 인명구조 및 응급환자의 이송(의사가 동승한 응급환자의 병원 간 이송을 포함), 화재 진압, 장기이식환자 및 장기의 이송, 항공 수색 및 구조 활동, 공중 소방 지휘통제 및 소방에 필요한 인력·장비 등의 운반, 빙역 또는 방개 업무의 지원, 그 밖에 재난관리를 위하여 필요한 업무이다.

  ㉣ 119항공대원의 자격기준(「119구조·구급에 관한 법률 시행령」 제17조) : 119항공대원은 구조대원의 자격기준 또는 구급대원의 자격기준을 갖추고, 소방청장이 실시하는 항공 구조·구급과 관련된 교육을 마친 사람으로 한다.

    ⓜ 항공기의 운항

- 119항공대의 항공기는 조종사 2명이 탑승하되, 해상비행ㆍ계기비행(計器飛行) 및 긴급 구조ㆍ구급 활동을 위하여 필요한 경우에는 정비사 1명을 추가로 탑승시킬 수 있다.
- 조종사의 비행시간은 1일 8시간을 초과할 수 없다. 다만, 구조ㆍ구급 및 화재 진압 등을 위하여 필요한 경우로서 소방청장 또는 소방본부장이 비행시간의 연장을 승인한 경우에는 그러하지 아니하다.
- 조종사는 항공기의 안전을 확보하기 위하여 탑승자의 위험물 소지 여부를 점검해야 하며, 탑승자는 119항공대원의 지시에 따라야 한다.
- 항공기의 검사 등 유지ㆍ관리에 필요한 사항은 소방청장이 정한다.
- 소방청장 및 소방본부장은 항공기의 안전운항을 위하여 운항통제관을 둔다.

    ⓗ 119항공대에서 갖추어야 할 장비의 기준(「119구조ㆍ구급에 관한 법률 시행규칙」 제9조)

- 시ㆍ도 소방본부에 설치하는 119항공대에서 갖추어야 할 장비의 기본적인 사항은 「소방력 기준에 관한 규칙」 및 「소방장비관리법 시행규칙」에 따른다.
- 소방청에 설치하는 119항공대에서 갖추어야 할 장비의 기본적인 사항은 준용하되, 119항공대에 두는 항공기는 3대 이상 갖추어야 한다.
- 119항공대가 갖추어야 하는 장비에 관하여 필요한 사항은 소방청장이 정한다.

⑨ 119항공운항관제실 설치ㆍ운영

    ㉠ 소방청장은 소방항공기의 안전하고 신속한 출동과 체계적인 현장활동의 관리ㆍ조정ㆍ통제를 위하여 소방청에 119항공운항관제실을 설치ㆍ운영한다.

    ㉡ 119항공운항관제실의 업무 : 재난현장 출동 소방헬기의 운항ㆍ통제ㆍ조정에 관한 사항, 관계 중앙행정기관 소속의 응급의료헬기 출동 요청에 관한 사항, 관계 중앙행정기관 소속의 헬기 출동 요청 및 공역통제ㆍ현장지휘에 관한 사항, 소방항공기 통합 정보 및 안전관리 시스템의 설치ㆍ관리ㆍ운영에 관한 사항, 소방항공기의 효율적 운항관리를 위한 교육ㆍ훈련 계획 등의 수립에 관한 사항이다.

    ㉢ 119항공운항관제실 설치ㆍ운영(「119구조ㆍ구급에 관한 법률 시행령」 제19조의2)

- 소방청장 119항공운항관제실에 1명 이상 배치하여 24시간 근무체제로 운영하는 자 : 「항공안전법」의 항공교통관제사 자격증명을 받은 사람, 「항공안전법」의 운항관리사 자격증명을 받은 사람, 그 밖에 항공운항관제 경력이 3년 이상인 사람으로서 소방청장이 인정하는 사람이다.
- 소방청장은 업무를 효율적으로 수행하기 위하여 항공기의 운항정보 및 안전관리 등을 위한 시스템을 구축ㆍ운영한다.
- 소방청장은 운항관리시스템이 소방청과 시ㆍ도 소방본부 간에 상호 연계될 수 있도록 관리한다.

    ㉣ 규정한 사항 외에 119항공운항관제실의 설치ㆍ운영에 필요한 세부사항은 소방청장이 정한다.

⑩ 119항공정비실의 설치ㆍ운영

    ㉠ 소방청장은 편성된 항공대의 소방헬기를 전문적으로 통합정비 및 관리하기 위하여 소방청에 119항공정비실을 설치ㆍ운영할 수 있다.

ⓛ **정비실의 업무** : 소방헬기 정비운영 계획 수립 및 시행 등에 관한 사항, 중대한 결함 해소 및 중정비 업무 수행 등에 관한 사항, 정비에 필요한 전문장비 등의 운영·관리에 관한 사항, 정비에 필요한 부품 수급 등의 운영·관리에 관한 사항, 정비사의 교육훈련 및 자격유지에 관한 사항, 소방헬기 정비교범 및 정비 관련 문서·기록의 관리·유지에 관한 사항, 그 밖에 소방헬기 정비를 위하여 필요한 사항

ⓒ 소방청장은 119항공정비실에 「항공안전법」에 따라 항공정비사 자격증명을 받은 사람을 배치하여 운영한다. 119항공정비실의 설치·운영에 필요한 세부사항은 소방청장이 정한다.

⑪ **119항공정비실에 갖추어야 시설 및 장비 기준**

ⓐ **시설** : 항공기를 수용할 수 있는 격납시설, 항공기 정비에 필요한 계류장 및 이착륙 시설, 항공기 정비용 장비·공구·자재의 보관 시설, 기술관리 및 품질관리 수행을 위한 사무실 및 교육시설, 그 밖에 정비 등을 수행하기 위한 환기, 조명, 온도 및 습도조절 설비가 있다.

ⓑ **장비** : 항공기를 기동시킬 수 있는 항공기동장비, 정비작업 지원을 위한 지상지원장비, 정비에 직접 사용되는 항공정비장비, 그 밖에 보유 기종별 특성에 맞는 정비장비가 있다.

ⓒ ⓐ과 ⓑ에서 규정한 사항 외에 119항공정비실의 시설 및 장비에 관하여 필요한 사항은 소방청장이 정한다.

⑫ **119구조견대의 편성과 운영**

ⓐ 소방청장과 소방본부장은 위급상황에서 「소방기본법」에 따른 소방활동의 보조 및 효율적 업무 수행을 위하여 119구조견대를 편성하여 운영한다.

ⓑ 소방청장은 119구조견의 양성·보급 및 구조견 운용자의 교육·훈련을 위하여 구조견 양성·보급기관을 설치·운영한다.

ⓒ **편성 및 운영**
- 소방청장은 119구조견대를 중앙119구조본부에 편성·운영한다.
- 소방본부장은 시·도의 규칙으로 정하는 바에 따라 시·도 소방본부에 구조견대를 편성하여 운영한다.
- 구조견대의 출동구역은 행정안전부령으로 정한다.
- 규정한 사항 외에 구조견대의 편성·운영에 필요한 사항은 중앙119구조본부에 두는 경우에는 소방청장이 정하고, 시·도 소방본부에 두는 경우에는 해당 시·도의 규칙으로 정한다.

ⓓ **119구조견대의 구비장비** : 119구조견 및 구조견 운용자 출동 장비, 구조견 및 구조견 운용자 훈련용 장비, 구조견 사육·관리용 장비, 그 밖에 구조견 운용 등에 필요하다고 인정되는 장비가 있다.

⑰ 구조·구급활동(「119구조·구급에 관한 법률」 제4장)

① **구조·구급활동**

ⓐ 소방청장 등은 위급상황이 발생한 때에는 구조·구급대를 현장에 신속하게 출동시켜 인명구조, 응급처치 및 구급차 등의 이송, 그 밖에 필요한 활동을 한다.

ⓑ 누구든지 ⓐ에 따른 구조·구급활동을 방해하여서는 아니 된다.

② **구조 · 구급 요청의 거절**(「119구조 · 구급에 관한 법률 시행령」 제20조)

　㉠ 구조대원은 다음에 해당하는 경우에는 구조출동 요청을 거절할 수 있다. 다만, 다른 수단으로 조치하는 것이 불가능한 경우에는 그러하지 아니하다.

　　• 단순 문 개방의 요청을 받은 경우

　　• 시설물에 대한 단순 안전조치 및 장애물 단순 제거의 요청을 받은 경우

　　• 동물의 단순 처리 · 포획 · 구조 요청을 받은 경우

　　• 그 밖에 주민생활 불편해소 차원의 단순 민원 등 구조활동의 필요성이 없다고 인정되는 경우

　㉡ 구급대원은 구급대상자가 다음에 해당하는 비응급환자인 경우에는 구급출동 요청을 거절할 수 있다. 이 경우 구급대원은 구급대상자의 병력 · 증상 및 주변 상황을 종합적으로 평가하여 구급대상자의 응급 여부를 판단하여야 한다.

　　• 단순 치통환자

　　• 단순 감기환자. 다만, 섭씨 38도 이상의 고열 또는 호흡곤란이 있는 경우는 제외한다.

　　• 혈압 등 생체징후가 안정된 타박상 환자

　　• 술에 취한 사람. 다만, 강한 자극에도 의식이 회복되지 아니하거나 외상이 있는 경우는 제외한다.

　　• 만성질환자로서 검진 또는 입원 목적의 이송 요청자

　　• 단순 열상(裂傷) 또는 찰과상(擦過傷)으로 지속적인 출혈이 없는 외상환자

　　• 병원 간 이송 또는 자택으로의 이송 요청자. 다만, 의사가 동승한 응급환자의 병원 간 이송은 제외한다.

　㉢ 구조 · 구급대원은 요구조자 또는 응급환자가 구조 · 구급대원에게 폭력을 행사하는 등 구조 · 구급활동을 방해하는 경우에는 구조 · 구급활동을 거절할 수 있다.

　㉣ 구조 · 구급대원은 규정에 따라 구조 또는 구급 요청을 거절한 경우 구조 또는 구급을 요청한 사람이나 목격자에게 그 내용을 알리고, 행정안전부령으로 정하는 바에 따라 그 내용을 기록 · 관리한다.

③ **유관기관과의 협력**

　㉠ 소방청장 등은 구조 · 구급활동을 함에 있어서 필요한 경우에는 시 · 도지사 또는 시장 · 군수 · 구청장에게 협력을 요청할 수 있다.

　㉡ 시 · 도지사 또는 시장 · 군수 · 구청장은 특별한 사유가 없으면 요청에 따라야 한다.

④ **구조 · 구급활동을 위한 긴급조치**

　㉠ 소방청장 등은 구조 · 구급활동을 위하여 필요하다고 인정하는 때에는 다른 사람의 토지 · 건물 또는 그 밖의 물건을 일시사용, 사용의 제한 또는 처분을 하거나 토지 · 건물에 출입할 수 있다.

　㉡ 소방청장 등은 ㉠에 따른 조치로 인하여 손실을 입은 자가 있는 경우에는 대통령령으로 정하는 바에 따라 그 손실을 보상한다.

⑤ **구조된 사람과 물건의 인도 · 인계**

　㉠ 소방청장 등은 구조활동으로 구조된 사람 또는 신원이 확인된 사망자를 그 보호자 또는 유족에게 지체 없이 인도한다.

ⓛ 소방청장 등은 구조·구급활동과 관련하여 회수된 물건의 소유자가 있는 경우에는 소유자에게 그 물건을 인계한다.

ⓒ 소방청장 등은 다음에 해당하는 때에는 구조된 사람, 사망자 또는 구조된 물건을 특별자치도지사·시장·군수·구청장(「재난 및 안전관리 기본법」 제14조 또는 제16조에 따른 재난안전대책본부가 구성된 경우 해당 재난안전대책 본부장)에게 인도하거나 인계한다.
- 구조된 사람이나 사망자의 신원이 확인되지 아니한 때
- 구조된 사람이나 사망자를 인도받을 보호자 또는 유족이 없는 때
- 구조된 물건의 소유자를 알 수 없는 때

⑥ **구조된 사람의 보호** : 구조된 사람을 인도받은 특별자치도지사·시장·군수·구청장은 구조된 사람에게 숙소·급식·의류의 제공과 치료 등의 필요한 보호조치와 사망자는 영안실에 안치하는 등 적절한 조치를 취한다.

⑦ **구조된 물건의 처리**

ⓖ 구조된 물건을 인계받은 특별자치도지사·시장·군수·구청장은 이를 안전하게 보관한다.

ⓛ 인계받은 물건의 처리절차(「119구조·구급에 관한 법률 시행령」 제23조)
- 특별자치도지사·시장·군수·구청장(「재난 및 안전관리 기본법」에 따른 재난안전대책본부가 구성된 경우에는 해당 재난안전대책본부장)은 구조·구급과 관련하여 회수된 물건을 인계받은 경우 인계받은 날부터 14일 동안 해당 지방자치단체의 게시판 및 인터넷 홈페이지에 공고한다.
- 특별자치도지사·시장·군수·구청장은 구조된 물건의 소유자 또는 청구권한이 있는 자가 나타나 그 물건을 인계할 때에는 소유자 등임을 확인할 수 있는 서류를 제출하게 하거나 구조된 물건에 관하여 필요한 질문을 하는 등의 방법으로 구조된 물건의 소유자 등임을 확인한다.
- 특별자치도지사·시장·군수·구청장은 구조된 물건이 멸실·훼손될 우려가 있거나 보관에 지나치게 많은 비용이나 불편이 발생할 때에는 그 물건을 매각할 수 있다. 다만, 구조된 물건이 관계 법령에 따라 일반인의 소유 또는 소지가 제한되거나 금지된 물건일 때에는 관계 법령에 따라 이를 적법하게 소유하거나 소지할 수 있는 자에게 매각하는 경우가 아니면 매각할 수 없다.
- 구조된 물건을 매각하는 경우 매각 사실을 해당 지방자치단체의 게시판 및 인터넷 홈페이지에 공고하고, 매각방법은 「지방자치단체를 당사자로 하는 계약에 관한 법률」의 규정을 준용하여 경쟁입찰에 의한다. 다만, 급히 매각하지 아니하면 그 가치가 현저하게 감소될 염려가 있는 구조된 물건은 수의계약에 의하여 매각할 수 있다.

⑧ **가족 및 유관기관의 연락**

ⓖ 구조·구급대원은 구조·구급활동을 함에 있어 현장에 보호자가 없는 요구조자 또는 응급환자를 구조하거나 응급처치를 한 후에는 그 가족이나 관계자에게 구조경위, 요구조자 또는 응급환자의 상태 등을 즉시 알려야 한다.

ⓛ 구조·구급대원은 요구조자와 응급환자의 가족이나 관계자의 연락처를 알 수 없는 때에는 위급상황이 발생한 해당 지역의 특별자치도지사·시장·군수·구청장에게 그 사실을 통보한다.

ⓒ 구조·구급대원은 요구조자와 응급환자의 신원을 확인할 수 없는 경우에는 경찰관서에 신원의 확인을 의뢰할 수 있다.

⑨ 구조 · 구급활동을 위한 지원요청

  ㉠ 소방청장 등은 구조 · 구급활동을 함에 있어서 인력과 장비가 부족한 경우에는 대통령령으로 정하는 바에 따라 관할구역 안의 의료기관, 구급차 등의 운용자 및 구조 · 구급과 관련된 기관 또는 단체에 대하여 구조 · 구급에 필요한 인력 및 장비의 지원을 요청할 수 있다. 이 경우 요청을 받은 의료기관 등은 정당한 사유가 없으면 이에 따라야 한다.

  ㉡ ㉠의 지원요청에 따라 구조 · 구급활동에 참여하는 사람은 소방청장 등의 조치에 따라야 한다.

  ㉢ ㉠에 따라 지원활동에 참여한 구급차 등의 운용자는 소방청장 등이 지정하는 의료기관으로 응급환자를 이송한다.

  ㉣ 소방청장 등은 행정안전부령으로 정하는 바에 따라 지원요청대상 의료기관 등의 현황을 관리한다.

  ㉤ 소방청장 등은 구조 · 구급활동에 참여한 의료기관 등에 대하여는 그 비용을 보상할 수 있다.

⑩ 구조 · 구급대원과 경찰공무원의 협력

  ㉠ 구조 · 구급대원은 범죄사건과 관련된 위급상황 등에서 구조 · 구급활동을 하는 경우에는 경찰공무원과 상호 협력한다.

  ㉡ 구조 · 구급대원은 요구조자나 응급환자가 범죄사건과 관련이 있다고 의심할만한 정황이 있는 경우에는 즉시 경찰관서에 그 사실을 통보하고 현장의 증거보존에 유의하면서 구조 · 구급활동을 한다. 다만, 생명이 위독한 경우에는 먼저 구조하거나 의료기관으로 이송하고 경찰관서에 그 사실을 통보할 수 있다.

⑪ **구조 · 구급활동으로 인한 형의 감면** : 다음에 해당하는 자가 구조 · 구급활동으로 인하여 요구조자를 사상에 이르게 한 경우 그 구조 · 구급활동 등이 불가피하고 구조 · 구급대원 등에게 중대한 과실이 없는 때에는 그 정상을 참작하여 「형법」 제266조부터 제268조까지의 형을 감경하거나 면제할 수 있다.

  ㉠ 제4조제3항에 따라 위급상황에 처한 요구조자를 구출하거나 필요한 조치를 한 자

  ㉡ 제13조제1항에 따라 구조 · 구급활동을 한 자

⑱ 응급구조사의 윤리강령

① 모든 사람이 스스로의 존엄과 가치를 존중받고 행복을 추구할 권리를 보장받도록 사회안전망의 구성원으로서 언제 어디에서나 필요한 응급처치를 공정하게 시행한다.

② 응급환자와 보호자의 합리적 치료결정을 위해 필요한 정보와 쉬운 설명으로 알 권리를 보호하고 자기결정권을 존중한다.

③ 응급환자와 보호자의 판단에 따른 합리적 요구를 존중하지만 불합리하고 비윤리적인 요구는 거부하거나 설득한다.

④ 적절한 환자평가, 응급처치, 병원이송이 응급환자를 정상생활로 복귀시킬 수 있음을 인식하고 주어진 환경에서 창조적으로 응급의료를 시행한다.

⑤ 응급환자와 보호자의 사생활을 존중하며 응급처치 중 알게 된 모든 사실에 대해 비밀을 유지하고 관련자에 한해서 필요한 정보를 나눈다.

⑥ 모든 형태의 범죄와 학대, 방임, 유기 가능성에 대해 주의를 기울이고 피해를 막기 위해 환자격리, 상부보고, 경찰신고 등의 바로 필요한 조치를 한다.

⑦ 도착 전 시민응급처치, 병원 응급처치, 수술, 회복, 재활 등의 중요성도 인식하고 개선을 위한 노력을 기울인다.

⑧ 일상적인 응급환자뿐만 아니라 비응급환자 나아가 재난 다수사상자에 대해 의학적 판단에 따라 응급의료를 실시한다.

⑨ 응급처치의 적절성을 높여 응급환자의 생존율을 개선시킬 뿐만 아니라 안전강화, 예방활동, 응급처치교육 등을 통해 안전한 환경조성에 기여한다.

⑩ 바람직한 역할을 다하고 의료지도체계를 개선하기 위해 병원전과 병원뿐만 아니라 다양한 분야에서 관련 직무를 수행하며 첨단의료 환경과 정보통신 사회에 능동적으로 대응한다.

⑲ 응급의료 통신

① 응급의료정보통신망의 구축(「응급의료에 관한 법률」 제15조)
　⑦ 국가 및 지방자치단체는 국민들에게 효과적인 응급의료를 제공하기 위하여 각종 자료의 수집과 정보 교류를 위한 응급의료정보통신망을 구축한다.
　⑥ 응급의료정보통신망의 통신체계 및 운용비용 등에 관하여 필요한 사항은 보건복지부령으로 정한다.
　ⓒ 보건복지부장관은 응급의료정보통신망 구축을 위하여 필요한 경우 관계 중앙행정기관의 장 또는 지방자치단체의 장 및 응급의료와 관련된 기관·단체 등에 대하여 정보통신망의 연계를 요구할 수 있다. 이 경우 정보통신망의 연계를 요구받은 관계 중앙행정기관의 장 또는 지방자치단체의 장 및 응급의료와 관련된 기관·단체 등은 특별한 사유가 있는 경우 외에는 이에 응하여야 한다.

② 응급의료 통신체계(「응급의료에 관한 법률 시행규칙」 제7조)
　⑦ 국가 및 지방자치단체는 규정에 따라 응급의료기관 등을 운용하는 자와 중앙응급의료센터가 연계될 수 있도록 응급의료 통신망을 구축하여야 한다.
　⑥ 중앙응급의료센터의 통신체계 운용비용은규정에 따라 국가 및 지방자치단체가 그 2분의 1을 각각 부담한다.

③ 구급차에 갖추어야 하는 통신장비(「응급의료에 관한 법률 시행규칙」 별표17) : 응급의료지원센터 및 응급의료기관과 항상 교신이 이루어 질 수 있도록 관리한다.

④ 특수구급차에 갖추어야 하는 통신장비 기준(「응급의료에 관한 법률 시행규칙」 별표16)
　⑦ 법 제15조에 따라 구축한 응급의료정보통신망이다.
　⑥ 「전파법」에 따라 할당받은 주파수를 사용하는 기간통신서비스의 이용에 필요한 무선단말기기이다.
　ⓒ 선박 및 항공기에 갖추어야 하는 통신장비의 기준은 보건복지부장관이 따로 정하여 고시한다.

⑳ 응급의료 기록관리

① 구조·구급활동의 기록관리(「119구조·구급에 관한 법률」 제22조)

    ⑦ 소방청장 등은 구조·구급활동상황 등을 기록하고 이를 보관한다.

    ⑥ **구조활동상황의 기록관리**(「119구조·구급에 관한 법률 시행규칙」 제17조)

- 구조대원은 구조활동일지에 구조활동상황을 상세히 기록하고, 소속 소방관서에 3년간 보관한다.
- 소방본부장은 구급활동상황을 종합하여 연 2회 소방청장에게 보고한다.

    ⑥ **구급활동상황의 기록유지**(「119구조·구급에 관한 법률 시행규칙」 제18조)

- 구급대원은 구급활동일지에 구급활동상황을 상세히 기록하고, 소속 소방관서에 3년간 보관한다.
- 구급대원이 응급환자를 의사에게 인계하는 경우에는 구급활동일지(이동단말기로 작성하는 경우를 포함)에 환자를 인계받은 의사의 서명을 받고, 구급활동일지(이동단말기에 작성한 경우에는 전자적 파일이나 인쇄물) 1부를 그 의사에게 제출한다.
- 구급대원은 구급 출동하여 심폐정지환자를 발견한 경우 또는 중증외상환자, 심혈관질환자 및 뇌혈관질환자를 의료기관으로 이송한 경우에는 소방청장이 정하는 바에 따라 구급활동에 관한 세부 상황표를 작성하고, 소속 소방관서에 3년간 보관한다.

    ② **이동단말기의 활용**(「119구조·구급에 관한 법률 시행규칙」 제18조2) : 구조·구급대원은 구조차 또는 구급차에 이동단말기가 설치되어 있는 경우에는 구조·구급활동과 관련하여 작성하는 확인서, 일지 및 상황표 등을 이동단말기로 작성할 수 있다.

② **이송환자에 대한 정보 수집**(「119구조·구급에 관한 법률」 제23조) : 소방청장 등은 구급대가 응급환자를 의료기관으로 이송한 경우 이송환자의 수 및 증상을 파악하고 응급처치의 적절성을 자체적으로 평가하기 위하여 필요한 범위에서 해당 의료기관에 주된 증상, 사망여부 및 상해의 경중 등 응급환자의 진단 및 상태에 관한 정보를 요청할 수 있다. 이 경우 요청을 받은 의료기관은 정당한 사유가 없으면 이에 따라야 한다.

③ **구조 · 구급 증명서**(「119구조 · 구급에 관한 법률 시행규칙」 제193조)

　㉠ 다음에 해당하는 자가 구조대나 구급대에 의한 구조 · 구급활동을 증명하는 서류를 요구하는 경우에는 구조 · 구급증명 신청서(전자문서로 된 신청서를 포함)를 작성하여 소방청장 등에게 신청한다.

　　• 인명구조, 응급처치 등을 받은 구조 · 구급자

　　• 구조 · 구급자의 보호자

　　• 공공단체 또는 보험회사 등 환자이송과 관련된 기관이나 단체

　　• ㉠부터 ㉢까지에 해당하는 자의 위임을 받은 자

　㉡ 소방청장 등은 ㉠에 따라 구조 · 구급증명 신청을 받은 경우에는 다음 각 호의 서류 중 관련 서류를 통하여 신청인의 신원 등을 확인한 후 구조 · 구급증명서를 발급한다.

　　• 주민등록증, 운전면허증, 여권, 공무원증 등 본인을 확인할 수 있는 신분증

　　• 위임 등을 증명할 수 있는 서류

　　• 구조 · 구급자의 보험가입을 증명할 수 있는 서류

　　• 그 밖에 구조 · 구급활동에 관한 증명자료가 필요함을 입증할 수 있는 서류

　㉢ 구조 · 구급자의 보호자가 ㉠에 따른 구조 · 구급증명을 신청하는 경우에는 소방청장 등은 「전자정부법」에 따른 행정정보의 공동이용을 통하여 주민등록표 등본 또는 가족관계증명서로 보호자임을 확인한다. 다만, 신청인이 확인에 동의하지 아니하는 경우에는 그 서류를 첨부한다.

출제예상문제

01 응급의료체계

1 응급의료체계 중 병원 전 단계에서 시행되는 활동이 아닌 것은?

① 환자발생 신고
② 전화상담원의 처치 지도
③ 진단을 위한 적절한 검사
④ 구급대원에 의한 현장 응급처치

> **POINT** 응급의료체계 운용단계
>
> ㉠ **병원 전 단계** : 환자가 발생한 시점부터 환자가 병원에 도착할 때까지 응급의료서비스가 제공되는 단계이다.
> • 시민의 신고 및 응급조치 : 구급차가 환자에게 도착하기 전까지 전화상담원을 통해 응급처치요령을 지도하는 것이다.
> • 신고 접수 및 출동 : 환자 발생 신고에 따른 구급차 출동하는 것이다.
> • 병원 전 응급처치 : 응급구조사 및 구급대원을 통한 현장에서 처치와 구급차와 이송병원 간의 응급처치 및 정보교환으로 환자 이송 중에 이루어지는 응급 및 이송처치이다.
> ㉡ **병원 단계** : 환자가 병원에 이송된 후 응급의료서비스가 제공되는 단계이다.
> • 병원처치
> −현장에서 제공된 응급처치의 검토 및 필요 시 연속적인 응급처치 제공한다.
> −진단을 위한 검사 및 입원치료 또는 응급수술 여부 결정한다.
> −환자 상태에 따른 전문응급센터 또는 응급의료기관으로 전원 필요성 및 전원병원 결정한다.
> • 재활
> ㉢ **병원 전 단계에서의 응급의료서비스의 질적 수준 평가 지표**
> • 구급차 이송의 신속성
> • 현장 및 이송 중 응급처치의 적절성

1 ③ 진단을 위한 검사는 응급환자가 병원으로 이송된 후 병원 단계에서 시행된다.
① 사고 현장에서 응급환자를 최초로 발견한 목격자의 신고를 통해 병원 전 단계가 시작된다.
② 구급차 및 구급대원이 현장에 도착하기 전까지 전화상담원이 응급처치요령을 지도한다.
④ 병원 도착 전까지 응급구조사 및 구급대원이 현장에서의 응급처치를 시행한다.

2 응급의료체계 구성 요소로 적절하지 않은 것은? *

① 재활교육
② 환자이송 체계
③ 전문적 집중치료
④ 병원 전 응급처치

POINT 응급의료체계 구성 요소

㉠ 응급의료 관련 교육·훈련 및 의료지도
㉡ 응급의료정보 및 통신체계
㉢ 병원 전, 병원 간의 이송 수단 및 체계
㉣ 응급의료기관 및 전문치료시설
㉤ 응급의료인력
㉥ 신고접수 및 반응
㉦ 응급의료서비스 평가 및 질 개선
㉧ 재난·재해 대비 및 관리계획
㉨ 상호협력체계
㉩ 업무지침 및 의무기록 표준화
㉪ 공익안전단체
㉫ 대중에게 교육 및 정보제공
㉬ 일반인 참여

---

3 응급의료체계 구성 요소에 대한 설명으로 옳은 것은? **

① 공익안전단체는 응급의료체계에서 제외된다.
② 교육 및 훈련은 신규 응급구조사만을 대상으로 시행한다.
③ 응급환자가 병원에 도착할 때까지 필요한 의료체계이다.
④ 응급의료체계를 통해 대중에게 응급의료정보를 제공한다.

---

2 ① 응급의료체계는 병원 전 응급처치, 병원에서의 응급처치, 환자이송체계, 응급통신망, 전문치료로 구분할 수 있다.
②③④ 응급의료체계를 구성하는 요소에 해당한다.

3 ④ 응급의료체계 : 응급의료서비스를 효과적으로 구현하기 위한 시스템이다. 응급환자에게 제공되는 응급의료서비스와 대중에게 교육 및 정보를 제공하는 것도 응급의료체계를 구성하는 요소이다.
① 공익안전단체는 응급의료체계를 구성하는 요소에 포함된다.
② 응급의료와 관련된 교육 및 훈련은 신규뿐 아니라 기존 응급의료종사자에게도 시행한다.
③ 응급의료체계는 응급환자가 발생한 현장에서부터 이송, 병원 도착, 타 병원으로 전원 등이 과정을 전부 포함한다.

답 1.③ 2.① 3.④

⑫ 응급구조사의 역할과 책임 및 응급구조사의 안녕

4 * 응급구조사의 기본 업무가 아닌 것은?

① 환자상태에 대한 신속한 중증도 평가
② 환자 증상에 대한 정확한 평가 및 분석
③ 미이송 환자에 대한 구급활동일지 작성
④ 응급구조사 업무범위의 적절성에 대한 조사

> **POINT** 응급구조사의 역할
>
> ㉠ 환자의 모든 징후 및 증상을 정확히 평가하고 분석한다.
> ㉡ 환자에게 적절한 응급처치를 신속하고 정확하게 시행한다.
> ㉢ 안전하고 효율적인 방법을 통해 환자를 이송한다.
> ㉣ 환자의 중증도에 따라 치료 가능한 병원으로 이송한다.
> ㉤ 환자의 처치 및 치료와 관계되는 모든 부서와 긴밀한 연락을 취한다.
> ㉥ 자신이 시행한 처치 및 행위를 기록하여 의료진에게 전달한다.

---

5 * 응급구조사의 스트레스 관리 및 해소방법으로 적절한 것은?

① 스트레스의 원인에 대해 감정을 몰입하도록 돕는다.
② 위기사건 스트레스 관리를 통해 스트레스 해소를 돕는다.
③ 외부의 개입은 혼란을 야기할 수 있으므로 최대한 삼간다.
④ 스트레스 유발원에 지속적으로 노출시켜 탈감작을 유도한다.

4 ④ 응급구조사의 업무범위의 적절성에 대한 조사는 보건복지부장관이 시행한다.
① 처치의 우선순위와 수준을 결정하기 위해 신속하게 환자 상태를 파악하여 중증도를 평가한다.
② 환자의 징후 및 증상을 정확히 평가하고 분석한다.
③ 이송 및 미이송 환자 모두를 포함하여 구급활동일지를 작성한다.

5 ② 위기사건 스트레스 관리 : 특정 사건에 의한 스트레스를 호소하는 의료종사자가 훈련받은 동료 상담자 및 정신건강전문가로 구성된 팀에게 스트레스 관리에 대한 도움을 받는 것이다.
① 스트레스 원인을 제거할 수 없는 경우 스트레스원에 대한 감정을 몰입하지 않도록 도와야 한다.
③ 유사한 경험을 가진 동료와의 대화 또는 필요 시 전문가의 도움을 받아 스트레스를 관리한다.
④ 스트레스 유발 인자 또는 사건에 지속적으로 노출될수록 스트레스가 가중되므로, 지속적인 노출을 피한다.

6 응급구조사의 개인별 위생 관리 원칙으로 옳은 것은?

① 감염된 활동복은 집에서 세탁한다.
② 눈에 띄는 오염이 없는 경우 손 소독은 생략한다.
③ 의료폐기물을 담는 비닐이 가득 차면 단단히 묶어 운반한다.
④ 감염 가능성이 있다고 판단된 경우 인지 즉시 검사를 받는다.

7 감염 방지를 위해 구급차 탑승요원에게 시행하는 건강관리 체크리스트 중 예방접종 여부를 확인해야 하는 감염병은?

① 결핵
② 수두
③ 파상풍
④ A형 간염

POINT 노출 시 조치가 필요한 감염성 질환

종류	노출 · 접촉 경로	조치 및 예방법
A형 간염	A형 간염에 감염된 환자의 분변에 의해서 노출	노출 2주 이내 1회 예방 접종
B형 간염	B형 간염에 항체가 없는 사람이 경피적 또는 점막을 통해 HBsAg 양성 환자의 혈액에 노출	노출 후 최대한 빠른 시간 내 1회 예방 접종 한 후 백신 접종 일정에 맞춰 계속 투여
백일해	백일해에 감염된 환자의 호흡기에서 발생한 에어로졸 또는 호흡기 분비물과 직접적으로 접촉	노출 후 14일간 Erythromycin 또는 Bactrim 복용
디프테리아	디프테리아 환자 이송 과정에서 노출	–
광견병	광견병 감염 동물 또는 사람으로부터의 상해 또는 감염성 물질 등으로부터 점막 또는 창상부위 오염	백신 미접종자는 HRIG 및 HDCV 또는 RNA 백신 투여하고, 백신 접종자는 HDCV 또는 RNA만 접종
수두	수두 환자에 노출 시 Vaicella Zoster IgG 검사를 통해 항체 음성이 확인된 경우	–

---

6 ④ 감염성 물질 등에 노출이 되어 감염 가능성이 있다고 판단된 경우 인지한 즉시 의료인의 검사를 받는다.
① 어떠한 경우에도 감염된 활동복은 집으로 가져가서 세탁해서는 안 된다. 일반 세탁물과 오염 세탁물도 절대 함께 세탁하지 않는다.
② 눈에 띄는 오염이 없더라도 알코올이 함유된 제품을 통해 손을 마찰시켜 손 소독을 시행해야 한다.
③ 의료폐기물을 모으는 폐기물 수거함 비닐은 2/3 이상을 채우지 않도록 하고, 단단히 묶어 운반한다.

7 구급차 탑승요원의 감염방지를 위한 건강관리 체크리스트 항목은 예방접종, 질병, 정신건강, 교육으로 구분된다. 예방접종 항목은 B형 간염, 인플루엔자, 풍진, 파상풍, 디프테리아, 폐렴구균으로 나뉜다. 전염병에 대한 예방접종 시행 및 이수 여부, 현재 감염 및 질병 여부, 완치 여부에 대해 체크하도록 되어있다.

답 4.④ 5.② 6.④ 7.③

(03) 의료법적책임

**

8 응급구조사의 윤리강령으로 옳은 것은?

① 최대한 환자에게 유리한 쪽으로 진술한다.
② 의사의 수행능력과 동일한 수준의 처치를 제공한다.
③ 외국인보다 자국민 치료를 우선으로 진행한다.
④ 자신의 업무 수행 능력에 대해 객관적으로 평가한다.

> **⊛ POINT** 응급구조사의 법적 및 윤리적 책임
>
> ㉠ 모든 환자 및 보호자에게 정중히 대한다.
> ㉡ 모든 환자의 신체 및 정서적 요구에 대해 신속하게 대응한다.
> ㉢ 자신의 전문 기술 및 의료 지식을 최상의 수준으로 유지하고, 이를 위해 교육 및 세미나 등에 지속적으로 참여한다.
> ㉣ 자신의 업무 수행 능력을 객관적으로 평가한 후 개선 방법에 대해 지속적으로 탐구한다.
> ㉤ 환자에게 관찰되는 증상 및 발생된 사건에 대해 정직하게 보고하고 환자의 비밀을 철저히 지킨다.
> ㉥ 다른 응급 의료 전문가와 협력하고 존중하는 태도를 갖춘다.
> ㉦ 합리적이고 신중한 태도로 업무를 수행한다.
> ㉧ 자신의 교육 및 훈련 수준에 상응하는 훈련을 받은 타 응급구조사와 동일 수준의 처치를 제공한다.

**

9 응급의료 제공 전 설명 및 동의 원칙의 예외 사유에 해당되는 것은?

① 응급환자의 보호자가 없는 경우
② 설명 및 동의 절차가 지연되는 경우
③ 응급환자가 의사결정능력이 없는 경우
④ 응급환자가 미성년자인 임산부인 경우

> **⊛ POINT** 응급의료 제공 시 설명 및 동의 예외 사유(「응급의료에 관한 법률」 제9조)
>
> ㉠ 응급환자가 의사결정능력이 없는 경우
> ㉡ 설명 및 동의 절차로 응급의료가 지체되면 환자의 생명이 위험해지거나 심신상 중대한 장애를 가져오는 경우

8 ④ 자신의 업무 수행 능력을 객관적으로 평가한 후 개선방법에 대해 지속적으로 연구한다.
① 환자에게 관찰되는 증상과 발생된 사건에 대해 정직하게 보고하고 환자의 비밀을 철저히 지킨다.
② 자신의 교육과 훈련 수준에 상응하는 훈련을 받은 타 응급구조사와 동일 수준의 처치를 제공한다.
③ 모든 환자의 신체 및 정서적 요구에 신속하게 대응한다.

9 ③ 의사결정능력이 없는 응급환자의 경우 설명 및 동의 원칙의 예외 사유에 해당한다.
① 응급환자에게 의식 및 법적 능력이 있어서 설명된 동의가 가능하다면 보호자의 유무는 영향을 미치지 않는다.
② 설명 및 동의 절차로 인해 신체에 중대한 장애를 가져올 경우에 한하여 예외를 적용할 수 있다. 절차가 지연되어도 환자의 생명이 위험하거나 중대한 장애를 끼치지 않는 경우 반드시 응급의료의 설명 및 동의 절차를 진행한다.
④ 18세 미만 임산부인 경우 독립된 미성년자에 해당하여 성인으로 간주한다. 성인과 동일하게 법적으로 설명된 동의가 가능하다.

10 보호자를 찾을 수 없는 소아 환자에게 적용하는 동의의 법칙은?

① 묵시적 동의의 원칙하에 진료를 진행한다.
② 비자의적 동의의 원칙하에 치료를 진행한다.
③ 사전의료 의향서에 서명하도록 한 후 치료를 진행한다.
④ 법원 지정 관리인으로부터 동의를 얻은 후 치료를 진행한다.

> 🌐 **POINT** 특수한 상황에서의 동의의 법칙 적용
>
> ㉠ 미성년자 또는 정신적으로 무능력한 성인의 경우 환자의 부모, 법적대리인, 법원 지정 관리인으로부터 동의를 얻어야 한다.
> ㉡ 소아 환자 중 보호자를 찾을 수 없는 경우, 지적 무능력 상태인 성인 환자의 경우 묵시적 동의 원칙을 적용하여 치료를 진행한다.
> ㉢ 18세 미만이지만 독립한 미성년자는 기혼자, 임산부, 부모, 군인, 타향에서 경제적 자립을 이룬 후 생활하는 자이다. 이들은 성인으로 간주하여 설명된 동의 원칙을 적용하여 치료를 진행한다.

10 ① 묵시적 동의 : 환자가 설명된 동의를 할 수 있는 상태였다면 분명히 치료에 동의했을 것이라는 추정에 의한 동의이다. 환자에게 더 이상 응급처치가 요구되지 않거나 의식 또는 지적 능력이 회복되는 시점까지만 유효하다.
② 비자의적 동의 : 환자의 정신 건강 상태가 의심스럽거나 법 집행 등으로 체포되어 있는 환자이거나 지역사회로 확산 위험이 있는 감염병 환자의 강제 치료 시 적용한다.
③ 사전의료 의향서 : 환자가 무의식 상태 또는 치료 방법을 선택하는 의사 표명을 할 수 없는 상태가 된 경우에 대비하여 특정 치료방법을 선택하겠다는 의사를 담은 문서이다.
④ 법원 지정 관리인의 동의가 필요한 경우 : 미성년자 또는 정신적으로 무능력한 성인에게 응급의료행위를 하는 경우이다.

**

11 응급현장에서 의료기관으로 환자를 이송하려고 했으나 환자가 이송을 거부하는 경우에 대한 설명으로 옳은 것은?

① 이송거절·거부확인서를 작성하여 거부한 자 또는 목격자에게 내용 고지 후 서명 받는다.

② 환자 응급여부와 관계없이 응급현장에서 환자를 이송하지 않는 것은 근무태만에 해당한다.

③ 목격자가 없고 환자가 이송거절·거부확인서 서명을 거부하는 경우 구두로 2회에 걸쳐 서명거부를 확인한다.

④ 응급환자가 이송을 거절하면 이송을 하지 않는다.

11 ① 「구조대 및 구급대의 편성·운영 등에 관한 규칙」 제32조 2항에 따라서 이송거절·거부확인서를 작성한 후 그 내용을 이송을 거부한 자 또는 목격자에게 알려주고 서명을 받아야 한다.

② 응급상황에서 상담, 구조, 이송 등 업무범위에 해당하는 응급처치를 신속하게 시행해야 하나, 환자 또는 보호자가 이송을 거부하는 경우 이송하지 않을 수 있다. 이 경우 근무태만에 해당되지 않는다.

③ 「구조대 및 구급대의 편성·운영 등에 관한 규칙」 제32조 2항에서 그 보호자가 서명을 거부하는 경우 구급대원은 이송을 거부한 자에게 구두로 2회에 걸쳐 서명거부를 확인한 뒤에 이송거절·거부확인서에 표시한다.

④ 「구조대 및 구급대의 편성·운영 등에 관한 규칙」 제32조 1항에서 구급대원은 환자 또는 그 보호자가 의료기관으로의 이송을 거부하는 경우에는 이송하지 않을 수 있지만, 환자의 병력·증상 및 주변상황을 종합적으로 평가하여 응급환자라고 인정할 만한 상당한 이유가 있는 경우에는 환자의 이송을 위하여 최대한 노력한다.

12 응급환자 또는 그 법정대리인에게 응급의료에 대해 반드시 설명 및 고지되어야 하는 내용이 아닌 것은?

① 응급검사의 내용

② 권장되는 치료의 비용

③ 치료 내용에 대한 위험성

④ 환자에게 발생 가능한 증상의 진단명

🌐 POINT 동의의 원칙

ⓐ **설명된 동의** : 응급환자 또는 그의 법정대리인에게 충분한 정보가 제공된 후에 얻어진 동의이다.
- 응급환자 또는 그의 법정대리인은 제공받는 치료 절차에 대한 내용, 위험성, 이점 등에 대해 정확히 이해해야 한다.
- 응급의료종사자는 설명 및 동의를 얻을 시 다음의 내용을 반드시 설명해야 한다.
  - 환자에게 발생한 증상 또는 발생 가능한 증상의 진단명
  - 응급검사 및 응급처치 내용
  - 응급의료를 받지 않을 경우 예상되는 결과 및 예후
  - 응급환자가 설명을 요구하는 사항 치료
  - 이송 거부에 수반되는 위험성
- 의식이 있고 법적 능력이 있는 환자는 언제든 응급의료에 대한 동의 및 거부 의사를 표현할 수 있다.
- 환자가 18세 미만인 경우 응급처치 시작 전 환자의 부모 또는 법적대리인의 동의가 반드시 필요하다.

ⓑ **명시적 동의** : 응급환자가 응급치료에 대해 언어적 · 비언어적 또는 서면을 통해 직접 동의한다.

ⓒ **묵시적 동의** : 처치 또는 진료를 받는 환자가 이를 거부하지 않으면 암묵적으로 진료 및 처치 행위에 동의한다.
- 환자가 설명된 동의를 할 수 있는 상태였다면 치료에 분명히 동의했을 것이라고 추정되는 경우에도 묵시적 동의를 적용한다.
- 환자에게 더 이상의 응급처치가 필요하지 않거나 의식과 지적능력이 회복될 때까지만 유효하다.

ⓓ **비자의적 동의** : 본인의 의사와 상관없이 얻어지는 동의이다.
- 지역사회로 전파를 막기 위해 강제로 치료하는 감염병 환자
- 정신질환자
- 법 집행에 의해서 체포된 환자

---

12 ② 응급의료 제공 시 응급환자 또는 그 법정대리인에게 반드시 설명 후 동의를 얻어야 한다. 치료비용은 설명의 의무에 반드시 해당되지 않는다.

답 11.① 12.②

13 응급구조사의 동의의 법칙에 대한 설명으로 옳은 것은? **

① 서면동의 없이 구두로 얻은 환자의 동의는 법적으로 유효하다.
② 소아 환자가 처치에 거부 의사를 표현하면 시행할 수 없다.
③ 회복한 환자에게 치료가 필요한 경우에는 묵시적 동의가 유효하다.
④ 의식 및 법적능력이 있는 환자가 거부해도 응급상태면 의료진의 판단으로 응급의료를 진행한다.

14 응급구조사의 준수사항에 해당하지 않는 것은? **

① 구급차의 무선장비를 매일 점검하여 통화가능 상태를 유지한다.
② 응급환자를 구급차에 탑승시킨 이후에 경보기를 울리면서 이동한다.
③ 구급차에 탑승할 때에는 신분을 알 수 있도록 성명, 소속 등을 표시를 한다.
④ 환자 응급처치를 위한 의료용 소모품은 소속기관으로 귀환하면 즉시 보충한다.

⊛ POINT 응급구조사의 준수사항(응급의료에 관한 법률 시행규칙)

⊙ 구급차내의 장비는 항상 사용할 수 있도록 점검하여야 하며, 장비에 이상이 있을 때에는 지체 없이 정비하거나 교체한다.
⊙ 환자의 응급처치에 사용한 의료용 소모품이나 비품은 소속기관으로 귀환하는 즉시 보충하여야 하며, 유효기간이 지난 의약품 등을 보관하지 않는다.
⊙ 구급차의 무선장비는 매일 점검하여 통화가 가능한 상태로 유지하여야 하며, 출동할 때부터 귀환할 때까지 무선을 개방한다.
⊙ 응급환자를 구급차에 탑승시킨 이후에는 가급적 경보기를 울리지 않고 이동한다.
⊙ 응급구조사는 구급차 탑승시 응급구조사의 신분을 알 수 있도록 소속, 성명, 해당자격 등을 기재한 표식을 상의 가슴에 부착한다.

---

13 ① 병원에서는 서류를 통해 환자 또는 보호자에게 서명을 받음으로써 환자의 동의를 구하나, 응급구조사가 직면한 대부분의 상황은 환자 또는 보호자에게 문서화된 동의를 구할 수 없는 상황이다. 반드시 문서화되지 않고 환자가 구두로 동의한 경우에도 이러한 동의는 법적 효력을 갖는다.
② 처치의 동의 및 거부는 환자가 18세 이상인 경우만 가능하다. 소아 환자의 경우 처치 시작 전 부모 또는 법적 대리인으로부터 동의를 얻어야 한다.
③ 묵시적 동의는 환자가 더 이상 응급처치를 요하지 않거나 의식 및 지적 능력이 회복되는 시점까지만 유효하다.
④ 의식 및 법적능력이 있는 환자는 처치 및 이송과정 중 언제든 거부 의사를 밝힐 수 있다.

14 ② 응급환자가 구급차에 탑승한 상태에서는 가급적 경보기를 울리지 않고 이동한다.

15 응급구조사의 치료기준 중 동일한 상황에서 유사한 훈련 및 경험을 갖춘 자의 기대행위와 비교하여 판단하는 기준은?

① 전문적 기준
② 법률에 의해 정해진 기준
③ 응급처치 지침서에 명시된 기준
④ 사회적 관행에 의해 정해진 기준

🌐 **POINT** 치료기준

응급구조사가 응급환자에게 적절한 치료를 위해 행동해야 하는 방식을 말한다.

---

16 응급구조사의 과실소송에 대한 방어 방법으로 활용할 수 있는 법 또는 제도가 아닌 것은?

① 기여과실
② 공소시효
③ 사전의료 의향서
④ 정부의 면책 특권

---

15 ④ 개인의 의료행위에 대해 유사한 조건을 가진 의료인이 동일한 상황에 처할 경우 어떻게 행동했을지 기대 또는 예상에 근거하여 판단하는 기준을 의미한다.

① 응급의료와 관련이 있는 조직 및 단체, 사회에서 인정된 학술 관련 사항에 의해 정해진 기준을 의미한다.

② 응급의료와 관련된 법령, 조례 등에 의해 확립된 기준을 의미한다.

③ 응급처치 지침서은 구급대원 등의 현장 응급처치를 위한 표준지침에 대한 내용을 기술한다.

16 ③ 사전의료 의향서는 환자가 무의식 상태 또는 치료 방법 등을 선택하는데 있어 의사 표명을 할 수 없는 상태가 된 경우에 대비하여 특정 치료방법을 선택하겠다는 의사를 담은 문서로 과실소송에 대한 방어와는 관련이 없다.

① 어떤 식으로든 환자가 자신이 입게 된 상해에 대해 기여한 바가 있는 경우 의료과실로써 보상을 받는 것은 허용되지 않는다.

② 과실에 대해 법에서 규정한 기한 내에 과실소송이 제기되지 않는 경우, 이후 과실에 대한 소송을 제기할 수 없다.

④ 선의의 응급 의료로써 직무상 한 행위에 대해 민·형사상 책임이 면책되는 것을 말한다.

답 13.① 14.② 15.④ 16.③

17 선의의 응급의료에 면책에 해당하지 않는 것은?

① 응급구조사가 업무 중에 수행한 응급처치로 인한 상해

② 응급의료종사자가 업무수행이 아닌 때 자격 범위 내에서 한 응급의료

③ 응급의료종사자가 아닌 자가 실시한 응급처치

④ 응급처치 제공의무를 가진 자가 업무수행 중이 아닌 때에 한 응급처치

🌐 POINT 선의의 응급의료에 대한 면책(응급의료에 관한 법률 제5조의2)

㉠ 생명이 위급한 응급환자에게 응급의료 또는 응급처치를 제공하여 발생한 재산상 손해와 사상(死傷)에 대하여 고의 또는 중대한 과실이 없는 경우 그 행위자는 민사책임과 상해(傷害)에 대한 형사책임을 지지 아니하며 사망에 대한 형사책임은 감면한다.

㉡ 해당하는 자
- 다음 각 목의 어느 하나에 해당하지 아니하는 자가 한 응급처치
  - 응급의료종사자
  - 「선원법」 제86조에 따른 선박의 응급처치 담당자, 「119구조·구급에 관한 법률」 제10조에 따른 구급대 등 다른 법령에 따라 응급처치 제공의무를 가진 자
- 응급의료종사자가 업무수행 중이 아닐 때 본인이 받은 면허 또는 자격의 범위에서 한 응급의료
- 선박의 응급처치 담당자나 구급대의 응급처치 제공의무를 가진 자가 업무수행 중이 아닌 때에 한 응급처치

---

18 구조·구급 기본계획을 수립하려고 할 때 반드시 포함되어야 하는 사항이 아닌 것은?

① 구조·구급의 홍보와 관련된 사항

② 구조·구급전문 인력 양성과 관련된 사항

③ 구조·구급대원의 안전사고 방지와 관련된 사항

④ 구조·구급에 필요한 기술의 연구 개발과 관련된 사항

🌐 POINT 구조·구급 기본계획 포함사항

㉠ 구조·구급서비스의 질 향상을 위한 정책 기본방향과 관련된 사항
㉡ 구조·구급에 필요한 체계 구축 및 기술의 연구개발과 보급에 관한 사항
㉢ 구조·구급에 필요한 장비 구비와 관련된 사항
㉣ 구조·구급 전문 인력 양성과 관련된 사항
㉤ 구조·구급활동에 필요한 기반조성과 관련된 사항
㉥ 구조·구급의 교육 및 홍보와 관련된 사항
㉦ 구조·구급업무의 효율적 수행을 위해 필요한 사항

---

17 ① 생명이 위급한 응급환자에게 응급의료 또는 응급처치에 대해서 행위자에게 민사책임과 형사책임을 지지 않고 사망에 대한 형사책임은 감면하는 것이다. 응급구조사가 업무 중에 수행한 응급처치는 선의의 응급의료 면책에 해당하지 않는다.

18 ③ 구조·구급 집행계획에 포함되어야 하는 사항이다.

19 구조·구급 기본계획 수립에 대한 설명으로 옳은 것은?

① 시도지사가 매년 수립한다.
② 대통령이 3년마다 수립한다.
③ 소방서장이 5년마다 수립한다.
④ 소방청장이 5년마다 수립한다.

> 🌏 **POINT** 구조·구급 계획수립
>
> ㉠ 구조·구급 기본계획은 소방청장이 중앙정책협의회의 협의를 거쳐 5년마다 수립한다.
> ㉡ 소방청장은 매년 연도별 구조·구급 집행계획을 수립 및 시행한다.
> ㉢ 기본계획 및 집행계획에 따라 소방본부장은 매년 시·도 집행계획을 수립하여 소방청장에 제출한다.

20 구조·구급 집행계획을 수립 시 포함되어야 할 사항은?

① 구조·구급대원의 건강관리를 위해 필요한 사항
② 구조·구급서비스의 질 향상을 위한 정책 기본방향
③ 구조·구급활동에 대한 평가 결과에 따른 조치계획
④ 구조·구급대원의 안전사고 방지를 위해 필요한 세부 집행계획

> 🌏 **POINT** 구조·구급 집행계획 포함사항
>
> ㉠ 구조·구급 기본계획 집행을 위해 필요한 사항
> ㉡ 구조·구급대원의 안전사고와 감염 방지 및 건강관리를 위해 필요한 사항
> ㉢ 구조·구급활동과 관련하여 중앙정책협의회에서 필요하다고 결정한 사항

> 🌏 **POINT** 구조·구급 시·도 집행계획 포함사항
>
> ㉠ 구조·구급 기본계획 및 집행계획에 대한 시·도의 세부 집행 계획
> ㉡ 구조·구급대원의 안전사고 및 감염 방지 및 건강관리를 위해 필요한 세부 집행계획
> ㉢ 구조·구급활동에 대한 평가 결과에 따른 조치계획

19 ④ 「119구조·구급에 관한 법률 시행령」 제2조에 따라서 구조·구급 기본계획의 수립은 소방청장의 권한으로 5년마다 중앙정책협의회의 협의를 거쳐 계획 시행의 전년도 8월 31일까지 수립한다.

20 ① 구조·구급 집행계획 수립 시 구조·구급대원의 안전사고와 감염 방지 및 건강관리를 위해 필요한 관련된 사항을 포함한다.
② 구조·구급 기본계획 수립 시 포함되어야 할 사항이다.
③④ 시·도 집행계획 수립 시 포함되어야 할 사항이다.

답 17.① 18.③ 19.④ 20.①

21 응급구조사의 의무에 대한 설명으로 옳지 않은 것은?

***

① 응급처치 전 응급의료에 대한 동의를 얻는다.
② 응급환자에 대해 다른 환자보다 우선하여 상담한다.
③ 창상 응급환자의 응급처치 시 의사의 지시를 받은 후 수행한다.
④ 업무 중 응급의료를 요청받으면 정당한 사유 없이 거부할 수 없다.

POINT 응급의료종사자의 권리

㉠ 응급의료 중단 금지 : 정당한 사유 없이 응급환자에 대한 응급의료를 중단해서는 안 된다.
㉡ 응급의료 거부 금지 : 업무 중 응급의료를 요청받거나 응급환자를 발견하는 경우 즉시 응급처치를 해야 하며 정당한 사유 없이 이를 거부하거나 기피할 수 없다.
㉢ 응급환자에 대한 우선 응급의료
  • 응급환자에 대해 다른 환자보다 우선하여 상담 및 구조 등 필요한 최선의 조치를 시행해야 한다.
  • 응급환자가 2명 이상인 경우 의학적 판단에 따라 더 위급한 환자부터 응급의료를 제공해야 한다.
㉣ 응급의료 설명 및 동의
  • 의사결정능력이 없는 응급환자 또는 응급의료를 지체하는 경우 환자의 생명이 위험해지는 경우를 제외하고는, 응급환자에게 응급의료 제공 전 응급의료에 대해 설명 후 동의를 받는다.
  • 의사결정능력이 없는 환자의 경우, 법정대리인에게 설명 후 동의를 받는다.
  • 의사결정능력 및 법정대리인이 없는 환자의 경우 동행한 사람에게 설명 후 응급처치를 시행하고, 의학적 판단에 따라 응급진료가 가능하다. 이 경우 동행인의 동의를 구할 필요는 없다.
  • 의사결정능력이 없는 응급환자의 법정대리인의 동의를 얻지 못 했으나 환자에게 응급의료가 반드시 필요하다고 판단되는 경우 의료인 1명 이상의 동의를 얻어 응급의료를 할 수 있다.
㉤ 응급환자 이송
㉥ 응급환자가 아닌 자에 대한 이송기준 및 절차 준수

---

21 ③ 창상 응급환자의 응급처치는 응급구조사의 업무범위에 해당되며 이의 경우 별도의 의사지시 없이 수행 가능하다.
① 응급처치 전 응급환자에게 응급의료에 대해 설명 후 동의를 받아야 한다.
② 응급의료종사자는 응급환자에 대해 다른 환자보다 우선하여 상담 및 구조를 시행해야 한다. 응급구조사는 응급상황 시 상담, 구조, 이송 등 업무범위에 해당하는 응급처치를 신속하게 시행하여야 한다.
④ 응급의료종사자는 업무 중 응급의료를 요청받거나 응급환자를 발견하는 경우 즉시 응급처치를 해야 하며 정당한 사유 없이 이를 거부하거나 기피할 수 없다.

22 응급의료종사자의 의무에 해당하지 않는 것은?

① 환자이송　　　　　② 환자상담
③ 응급의료 방해 금지　④ 응급의료 중단 금지

> 🌏 **POINT** 응급의료종사자 의무
> ──────────────────────────
> ㉠ 환자 이송
> ㉡ 환자와의 상담
> ㉢ 응급의료 설명 및 동의
> ㉣ 응급의료 거부 금지
> ㉤ 응급의료 중단 금지

23 응급구조사의 업무범위에 해당하지 않는 것은?

① 혈압유지를 위한 이뇨제 투여
② 심폐소생술 시행을 위한 기도유지
③ 구강내 이물질 제거
④ 흉통시 니트로글리세린의 설하 투여

> 🌏 **POINT** 응급구조사의 업무
> ──────────────────────────
> ㉠ 1급 응급구조사의 업무범위
> • 심폐소생술의 시행을 위한 기도유지(기도기의 삽입, 기도삽관, 후두마스크
>   삽관 등을 포함)
> • 정맥로의 확보
> • 인공호흡기를 이용한 호흡의 유지
> • 약물투여 : 저혈당성 혼수시 포도당의 주입, 흉통시 니트로글리세린의 혀아래
>   (설하) 투여, 쇼크시 일정량의 수액투여, 천식발작시 기관지확장제 흡입
> • 2급 응급구조사의 업무
> ㉡ 2급 응급구조사의 업무범위
> • 구강내 이물질의 제거
> • 기도기(airway)를 이용한 기도유지
> • 기본 심폐소생술
> • 산소투여
> • 부목 · 척추고정기 · 공기 등을 이용한 사지 및 척추 등의 고정
> • 외부출혈의 지혈 및 창상의 응급처치
> • 심박 · 체온 및 혈압 등의 측정
> • 쇼크방지용 하의 등을 이용한 혈압의 유지
> • 자동심장충격기를 이용한 규칙적 심박동의 유도
> • 흉통시 니트로글리세린의 혀아래(설하) 투여 및 천식발작시 기관지확장제 흡
>   입(환자가 해당약물을 휴대하고 있는 경우에 한함)

22 ③ 응급의료를 방해받지 않는 것은
응급의료종사자의 권리이다.

23 ① 의사의 지시 없이 약물투여는
하지 않는다.

답 21.③ 22.③ 23.①

24 응급실에 출입이 제한되는 사람은?

① 응급실 환자
② 응급의료종사자
③ 응급환자 최초 신고자
④ 보건복지부 소속 공무원

🌐 POINT 응급실의 출입 제한(「응급의료에 관한 법률」 제31조의5)

ⓐ 응급실 출입이 가능한 자
- 응급실 환자
- 응급의료종사자(이에 준하는 사람을 포함)
- 응급실 환자의 보호자로서 진료의 보조에 필요한 사람

ⓑ 응급의료기관의 장은 ⓐ에 따라 응급실 출입이 제한된 사람이 응급실에 출입할 수 없도록 관리하고, 응급실에 출입하는 사람의 성명 등을 기록·관리한다.

ⓒ ⓐ의 응급실 출입기준 및 ⓑ의 출입자의 명단 기록·관리에 필요한 사항은 보건복지부령으로 정한다.

ⓓ ⓐ에도 불구하고 보건복지부장관, 시·도지사 또는 시장·군수·구청장은 응급의료기관 평가, 재지정 심사 등을 위하여 응급의료기관에 대한 지도·감독이 필요하다고 인정하는 경우 소속 공무원 및 관계 전문가로 하여금 응급실을 출입하도록 할 수 있다.

ⓔ ⓓ에 따라 응급실을 출입하는 자는 그 권한을 표시하는 증표를 지니고 이를 관계인에게 보여주어야 한다.

---

24 ③ 「응급의료에 관한 법률」 제31조의5에 따라서 응급실에는 응급환자의 신속한 진료와 응급실 감염예방 등을 위하여 응급실 출입이 제한된다. 보호자로서 진료의 보조에 필요한 자가 아니라면 응급환자 신고자는 출입이 제한된다.

④ 응급의료기관 지도·감독이 필요하다고 인정된다면 출입이 허용될 수 있다.

❹ 응급의료 통신 및 기록

25 *
응급의료와 관련하여 구급차 내에 구비된 무선 통신기를 이용하는
상황이 아닌 것은?

① 응급차량 간의 연락
② 여러 병원으로의 환자 배분
③ 처치 중 환자에 대한 정보 전달
④ 재난상황에서의 주민 대피명령 발령

> **🌐 POINT** 무선통신이 이용되는 경우
> ──────────────────────────────
> ㉠ 사고 접수 및 보고
> ㉡ 적절한 응급구조팀에게 출동 지시
> ㉢ 응급의료종사자 및 응급차량간의 연락
> ㉣ 타 응급의료기관과 정보 교환
> ㉤ 처치 중 환자에 대한 정보 및 상태 전달
> ㉥ 여러 병원으로 환자 배분

26 ***
응급환자를 이송하는 자가 무선통신, 전화 등을 통해서 응급의료
기관에 통보해야 하는 것으로 옳지 않은 것은?

① 환자의 발생 경위
② 환자의 연령
③ 도착 예정시간
④ 환자의 보호자 존재여부

---

25 ④ 긴급 재난 상황에서 주민 대피명령 발령 등은 무선 통신기를 이용하여 통신 하는 상황에 해당하지 않는다.

26 응급의료에 관한 법률 시행규칙 제39조의2(수용능력의 확인 등)에 따라서 환자의 발생 경위(확인된 경우만 해당), 환자의 연령·성별·상태(활력 징후 및 의식 수준), 현장 및 이송 중 응급 처치의 내용, 도착 예정 시각을 통보한다. 특별한 사유가 없으면 이송을 시작한 즉시 한다.

답 24.③ 25.④ 26.④

27 응급구조사가 무선기를 이용하여 지도의사 호출 및 응급환자의 상태를 보고하려고 할 때 무선통신 사용 방법은?

① 무선 내용이 길 때는 나누어서 말을 한다.
② 다른 응급의료체계와 통신 시에 코드를 사용한다.
③ 자신의 명칭을 1회 알린 후 환자 상태를 보고한다.
④ 지도의사의 의료지도가 끝나면 "수신 완료"로 답한다.

🌐 POINT 효과적인 무선 통신 위한 지침 사항

ㄱ 송신 시작 전 무전기 채널의 사용여부를 확인한다.
ㄴ 송신 버튼을 누른 뒤 1초간 기다린 후 말을 시작하고, 마이크와 거리를 약 5 ~ 7cm 정도 유지한다.
ㄷ 통신 시 발음을 명확히 하여 천천히 말하고 이해하기 어려운 단어는 피한다.
ㄹ 감정은 최대한 배제하고 일반적인 높낮이의 목소리로 말한다.
ㅁ 송신 전 무슨 말을 할 것인지 생각하고 수신자가 집중할 수 있도록 보고 내용을 단순 요약하여 간략하게 말한다.
ㅂ 같은 응급의료체계가 아니라면 코드를 사용하지 않는다.
ㅅ 비속어, 은어, 불필요한 정보 등은 사용하지 않고 적절한 유닛(unit), 병원번호, 정확한 이름 또는 제목을 사용한다.
ㅇ 비속어나 은어 사용하지 않고, 전파통신의 표준 형식을 사용한다.
ㅈ 지시 또는 지도의사의 명령을 수신 시 복창을 하여 정확한 응답을 확인하여 통신 오류를 줄인다.
ㅊ 통신 완료 시 자신의 메시지가 수신 및 이해되었음을 확인한 후 통신을 종료한다.

---

28 구급활동일지 작성에 대한 설명으로 옳은 것은?

① 출동하여 이송한 환자를 작성대상으로 한다.
② 현장 도착시각은 환자와 처음 접촉한 시간이다.
③ 최초 출동시각을 기록한 시계로 병원도착 시각을 측정한다.
④ 센터에서 사고지점까지의 직선거리를 이동거리로 기재한다.

27 ① 무선 내용이 30초 이상 길어지는 등 내용이 긴 경우 중간에 말을 나누어 송신한다.
② 같은 응급의료체계가 아니라면 코드를 사용하지 않는다.
③ 무선을 통해 응급의료진을 호출 시 수신처의 등록 명칭을 1회 호출하고 자신의 등록 명칭을 1회 호출하여야 한다.
④ 응급의료 통신 관리자의 지시 또는 지도의사의 지도명령을 복창을 하여 정확한 응답을 확인하고 통신 오류를 줄인다.

28 ③ 최초 출동시각을 측정한 시계를 기준으로 이후 구급활동일지 내 모든 시각을 측정한다.
① 작성대상은 119 구급대원이 출동 후에 이송 또는 미이송 환자 모두를 대상으로 한다.
② 현장 도착시각은 구급대원이 환자 접촉을 위해 구급차에서 내린 시각 또는 구급차량이 주차 가능한 위치에 주차하기 위해 도달한 시각을 기재한다. 환자와 처음 접촉한 시각은 환자접촉시각에 기재한다.
④ 안전센터에서 환자 또는 사고 발생 지점까지 구급차로 이동한 거리를 거리 항목에 기재한다.

72 PART.01 전문응급처치학 총론

29

29 신고를 받고 출동한 구급대원이 구급활동일지 작성 시 출동 유형을 "오인"으로 표기할 수 있는 경우로 옳은 것은?

① 현장에서 환자가 이송을 거절한 경우
② 다른 차량을 이용하여 환자를 이미 이송한 경우
③ 피해자가 있는 것으로 신고자가 잘못 생각한 경우
④ 응급환자나 사고가 없음에도 허위신고를 한 경우

🌐 **POINT** 구급활동일지 출동유형 작성

ㄱ 정상
- 현장의 직접적인 구급활동을 위해 정상 출동한 경우
- 직접적인 구급활동에는 구조, 구급, 상담, 이송 외에도 환자의 이송 거절 및 거부, 환자 미 발생 등도 포함된다.
ㄴ 취소 : 신고를 받아 센터에서 출발했으나 현장에 도착하기 전 신고를 취소한 경우 또는 이미 다른 차량 등을 이용하여 환자를 이송한 경우
ㄷ 오인 : 피해자 또는 응급사고가 발생한 것으로 신고자가 잘못 보거나 잘못 생각한 경우
ㄹ 거짓 : 애초에 응급환자 또는 사고가 없었음에도 불구하고 거짓 또는 허위신고로 판단되는 경우
ㅁ 기타 : 직접적인 구급활동을 위한 것이 아닌 캠페인, 교육, 봉사 등으로 인해 출동하는 경우

---

30 법적 의무 보관 및 보존 기간이 다른 하나는?

① 운행보고서   ② 운행기록 대장
③ 항공이송 기록지   ④ 구조구급활동일지

---

31 응급현장에서 병원으로 이송할 때 병원 도착 전 환자에게 시행한 처치기록의 목적 및 기능이 아닌 것은?

① 의료적   ② 법률적
③ 상징적   ④ 연구적

🌐 **POINT** 병원 전 처치기록 및 구급활동일지 기능

의료적 기능, 법률적 기능, 연구적 기능, 행정적 기능

---

29 ③ 피해자 또는 응급사고가 발생한 것으로 신고자가 잘못 보거나 잘못 생각한 경우 '오인' 출동유형에 해당한다.
① 현장의 직접적인 구급활동을 위해 정상 출동한 경우이므로 '정상' 출동유형에 해당한다.
② 신고를 받아 센터에서 출발했으나 현장에 도착하기 전 신고를 취소한 경우 '취소' 출동유형에 해당한다.
④ '거짓' 출동유형에 해당한다.

30 ① 운행보고서는 응급구조사가 환자발생 연락을 받고 현장에 출동하여 환자를 치료한 경우 반드시 작성한다. 운행보고서는 1인당 1부씩을 작성하고, 응급센터로 환자가 이송된 후에도 5년간 보존한다.
② 구급차 운용자가 작성한 구급차 운행기록 대장은 3년간 보존한다.
③ 환자 이송이 종료된 경우, 항공이송 기록지의 사본은 환자를 인계한 의료진에게 전달하고 원본은 3년간 보관한다.
④ 구조구급활동일지는 3년간 보관해야 하고, 연2회 소방본부장이 소방청장에게 보고한다.

31 ① 환자의 추후 전문 치료 시 기록을 토대로 응급처치의 계속성을 유지하며 중요한 의학적 자료로 활용할 수 있다.
② 의료분쟁이 발생할 경우 객관적 증거자료로 제출 및 활용이 가능하다.
④ 작성된 기록을 토대로 응급의료체계를 검토함으로써 응급의료서비스의 지속적인 질 개선을 위해 활용될 수 있다.

답 27.①   28.③   29.③   30.①   31.③

CHAPTER

02 환자이송 및 구급차 운용

① 응급환자의 이송

① 응급환자의 이송(「119구조·구급에 관한 법률 시행령」 제12조)

  ㉠ 구급대원은 응급환자를 의료기관으로 이송하기 전이나 이송하는 과정에서 응급처치가 필요한 경우에는 가능한 범위에서 응급처치를 실시한다.

  ㉡ 소방청장은 구급대원의 자격별 응급처치 범위 등 현장응급처치 표준지침을 정하여 운영할 수 있다.

  ㉢ 구급대원은 환자의 질병내용 및 중증도(重症度), 지역별 특성 등을 고려하여 소방청장 또는 소방본부장이 작성한 이송병원 선정지침에 따라 응급환자를 의료기관으로 이송한다. 다만, 환자의 상태를 보아 이송할 경우에 생명이 위험하거나 환자의 증상을 악화시킬 것으로 판단되는 경우로서 의사의 의료지도가 가능한 경우에는 의사의 의료지도에 따른다.

  ㉣ ㉢에 따른 이송병원 선정지침이 작성되지 아니한 경우에는 환자의 질병내용 및 중증도 등을 고려하여 환자의 치료에 적합하고 최단시간에 이송이 가능한 의료기관으로 이송한다.

  ㉤ 구급대원은 이송하려는 응급환자가 감염병 및 정신질환을 앓고 있다고 판단되는 경우에는 시·군·구 보건소의 관계 공무원 등에게 필요한 협조를 요청할 수 있다.

  ㉥ 구급대원은 이송하려는 응급환자가 자기 또는 타인의 생명·신체와 재산에 위해(危害)를 입힐 우려가 있다고 인정되는 경우에는 환자의 보호자 또는 관계 기관의 공무원 등에게 동승(同乘)을 요청할 수 있다.

  ㉦ 소방청장은 ㉡에 따른 현장응급처치 표준지침 및 ㉢에 따른 이송병원 선정지침을 작성하는 경우에는 보건복지부장관과 협의한다.

② 응급환자 등의 이송 거부(「119구조·구급에 관한 법률 시행령」 제21조)

  ㉠ 구급대원은 응급환자 또는 그 보호자(응급환자의 의사(意思)를 확인할 수 없는 경우만 해당)가 의료기관으로의 이송을 거부하는 경우에는 이송하지 아니할 수 있다. 다만, 응급환자의 병력·증상 및 주변 상황을 종합적으로 평가하여 즉시 필요한 응급처치를 받지 아니하면 생명을 보존할 수 없거나 심신상의 중대한 위해를 입을 가능성이 있다고 인정할 만한 상당한 이유가 있는 경우에는 환자의 이송을 위하여 최대한 노력한다.

ⓒ 구급대원은 응급환자를 이송하지 아니하는 경우 행정안전부령으로 정하는 바에 따라 그 내용을 기록·관리한다.

- 구급 거절·거부 확인서를 작성하여 이송을 거부한 응급환자나 보호자에게 서명을 받는다. 이송거부자가 2회에 걸쳐 서명을 거부한 경우에는 구급 거절·거부 확인서에 그 사실을 표시한다.
- 서명을 거부한 경우에는 이를 목격한 사람에게 관련내용을 알리고 구급 거절·거부확인서에 목격자의 성명과 연락처를 기재한 후에 목격자 서명을 받는다.
- 구급 거절·거부 확인서를 작성한 구급대원은 소속 소방관서장에게 보고한다.
- 구급 거절·거부확인서는 소속 소방관서에 3년간 보관한다.

③ 응급의료 전용헬기(「응급의료에 관한 법률」 제46조의3)

ⓐ 보건복지부장관 또는 시·도지사는 응급의료 취약지역 응급환자의 신속한 이송 및 응급처치 등을 위하여 응급환자 항공이송을 전담하는 헬리콥터(응급의료 전용헬기)를 운용할 수 있다.

ⓒ 보건복지부장관 또는 시·도지사는 응급의료 전용헬기의 환자인계점에 누구든지 쉽게 인식할 수 있도록 해당 인계점이 응급환자 이송을 위하여 사용된다는 사실과 환자인계점에서 제한되는 행위 등을 알리는 안내표지를 설치할 수 있다.

④ 응급의료 전용헬기가 갖추어야 하는 기종·안전장치·의료장비 및 의약품의 기준(「응급의료에 관한 법률 시행규칙」 별표 15의2)

ⓐ 기종

- 항공기의 기령(機齡)이 15년 이하일 것
- 8인승 이상으로서 동시에 2명의 환자 이송이 가능할 것
- 최대 이륙중량이 2,500킬로그램 이상일 것
- 항속거리가 600킬로미터 이상일 것
- 쌍발엔진(Twin Engine)을 장착할 것

ⓒ 안전장치

- 헬기 위치 추적 장치
- 비상위치무선표지시설(ELT)
- 항공기 간의 공중 충돌 방지 장비
- 조종실 음성기록장비(CVR) 및 비행자료 기록장비(FDR)
- 항공관제용 무선통신장비 및 비상용 무선통신장비
- 항공기의 비상 착수를 위한 부양 기구(Flotation Device for Helicopter Ditching). 다만, 해상 운항이 필요하지 않은 지역에서 운용되는 경우에는 갖추지 않아도 된다.

ⓒ 의료장비
- 탈부착이 가능한 이동식 들것 2개
- 고정식 및 이동식 의료용 산소공급장치
- 인공호흡기
- 환자감시장치 및 심장충격기
- 탈부착이 가능한 이동식 흡인기
- 경추고정장비, 견인부목, 척추고정판 및 골반고정기
- 주입속도의 설정과 탈부착이 가능한 이동식 주입펌프 2개
- 수액걸이 4개
- 이동식 초음파검사기
- 화학검사장비 및 심장효소검사장비
- 자동흉부압박장비
- 청진기, 펜라이트, 후두경 세트, 마질 겸자, 하임리히 밸브, 백밸브마스크, 후두마스크 기도기 등을 포함한 구급가방

ⓓ 의약품
- 비닐 팩에 포장된 수액제제
- 심폐소생술 및 부정맥처치를 위한 약물
- 혈압상승제
- 주사용 항고혈압제
- 주사용 비마약성진통제
- 진정 및 항경련제
- 근육이완제
- 뇌압강하제
- 50퍼센트 포도당액
- 부신피질호르몬제
- 주사용 항히스타민제
- 항구토제, 진경제 및 제산제
- 설하용 니트로글리세린
- 흡입용 기관지확장제
- 소독제

⑤ 응급의료 전용헬기 환자인계점의 선정과 관리(「응급의료에 관한 법률 시행규칙」 별표 15의2)

　ㄱ 환자인계점의 선정
- 환자인계점은 응급의료 전용헬기를 배치한 병원, 헬기 조종사 또는 관련 전문가의 의견을 수렴하여 시 · 도지사가 선정한다.
- 헬기의 이착륙이 가능한 면적을 확보하여야 한다.
- 헬기의 하강풍(下降風)에 의한 비산물(飛散物)이 적은 편평한 지면이어야 한다.
- 헬기의 이착륙에 지장을 주는 장애물이 없어야 한다.
- 헬기를 운영하는 지역 내에 환자인계점이 적정하게 분포하도록 그 개수와 간격을 조정한다.

　ㄴ 환자인계점의 관리
- 시 · 도지사는 환자인계점의 관리자를 지정하고, 관리자가 없는 곳은 지역 내 공무원 또는 공무원을 대리하는 자가 관리업무를 수행한다.
- 시 · 도지사는 환자인계점의 관리자에게 해당 공간이 헬기의 이착륙에 사용되는 장소임을 통보한다.
- 환자인계점에는 해당 공간이 헬기의 이착륙에 사용되는 장소임을 알리는 안내판을 부착한다.
- 시 · 도지사는 환자인계점의 선정 · 취소 · 일시적 사용중지 및 관리자의 인적사항 변경이 있는 경우에는 중앙응급의료센터의 장과 헬기를 배치한 병원에 통보한다.
- 헬기 조종사가 운항 중에 환자인계점의 이상을 발견한 경우에는 운항이 종료된 즉시 해당 시 · 도지사에 보고하여 필요한 조치를 한다.

　ㄷ 그 밖에 응급의료 전용헬기의 장비 · 의약품 및 환자인계점 관리 등에 관한 세부 사항은 보건복지부장관이 정한다.

02 구급차 운용

① 구급차 등의 운용자(「응급의료에 관한 법률」 제44조)

　ㄱ 구급차 등을 운용할 수 있는 자 : 국가 또는 지방자치단체, 「의료법」 제3조에 따른 의료기관, 다른 법령에 따라 구급차 등을 둘 수 있는 자, 이 법에 따라 응급환자이송업의 허가를 받은 자, 응급환자의 이송을 목적사업으로 하여 보건복지부장관의 설립허가를 받은 비영리법인이다.

　ㄴ 의료기관은 구급차 등의 운용을 이송업의 허가를 받은 자 또는 비영리법인에 위탁할 수 있다.

　ㄷ 구급차 등의 운용을 위탁한 의료기관과 그 위탁을 받은 자는 보건복지부령으로 정하는 구급차 등의 위탁에 대한 기준 및 절차를 지켜야 한다.

② 구급차 등의 운용신고(「응급의료에 관한 법률」 제44조의2)

　ㄱ 국가 또는 지방자치단체가 구급차 등을 운용하고자 할 때에는 해당 구급차 등을 관계 법령에 따라 등록한 후 지체 없이 보건복지부령으로 정하는 바에 따라 시장 · 군수 · 구청장에게 통보한다. 그 통보 후 보건복지부령으로 정하는 중요 사항을 변경할 때에도 같다.

ⓛ 구급차 등을 운용하고자 할 때에는 해당 구급차 등을 관계 법령에 따라 등록한 후 지체 없이 보건복지부령으로 정하는 바에 따라 시장·군수·구청장에게 신고한다. 그 신고 후 보건복지부령으로 정하는 중요 사항을 변경할 때에도 같다.

ⓒ 시장·군수·구청장은 ⓛ에 따른 신고를 받은 경우 그 내용을 검토하여 이 법에 적합하면 신고를 수리한다.

③ 구급차 등의 말소신고(「응급의료에 관한 법률」 제44조의3)

　　⊙ 구급차 등의 운용자는 구급차 등이 시장·군수·구청장에게 구급차 등의 말소 통보를 해야 하는 경우

　　　　• 「자동차관리법」 제13조, 「항공안전법」 제15조 등 관계 법령에 따라 구급차 등의 등록이 말소된 경우

　　　　• 운행연한 또는 운행거리가 초과된 경우

　　ⓛ 구급차 등 운용자는 구급차 등이 ⊙ 어느 하나에 해당하는 경우에는 보건복지부령으로 정하는 바에 따라 시장·군수·구청장에게 구급차 등의 말소 신고를 한다.

　　ⓒ 시장·군수·구청장은 말소 통보 또는 신고를 하여야 하는 자가 말소 통보 또는 신고를 하지 아니할 경우 직권으로 말소할 수 있다.

④ 구급차 등의 운용자의 명의이용 금지(「응급의료에 관한 법률」 제44조의4) : 구급차 등 운용자는 자기 명의로 다른 사람에게 구급차 등을 운용하게 할 수 없다.

⑤ 다른 용도에의 사용 금지(「응급의료에 관한 법률」 제45조)

　　⊙ 구급차 등의 용도

　　　　• 응급환자 이송

　　　　• 응급의료를 위한 혈액, 진단용 검사대상물 및 진료용 장비 등의 운반

　　　　• 응급의료를 위한 응급의료종사자의 운송

　　　　• 사고 등으로 현장에서 사망하거나 진료를 받다가 사망한 사람을 의료기관 등에 이송

　　　　• 그 밖에 보건복지부령으로 정하는 용도

　　ⓛ 시·도지사 또는 시장·군수·구청장은 제1항 또는 제44조의2제2항을 위반한 구급차 등의 운용자에 대하여는 그 운용의 정지를 명하거나 구급차 등의 등록기관의 장에게 해당 구급차 등의 말소등록을 요청할 수 있다. 이 경우 말소등록을 요청받은 등록기관의 장은 해당 구급차 등에 대한 등록을 말소한다.

　　ⓒ 시·도지사 또는 시장·군수·구청장은 관할 구역에서 운용되는 구급차의 용도 외의 사용 여부를 확인하기 위하여 필요한 경우 시·도 경찰청장 또는 경찰서장에게 구급차의 교통법규 위반사항 확인을 요청할 수 있다. 이 경우 요청을 받은 시·도 경찰청장 또는 경찰서장은 정당한 사유가 없으면 이에 따라야 한다.

⑥ 구급차 등의 기준(「응급의료에 관한 법률」 제46조)

　　⊙ 구급차 등은 환자이송 및 응급의료를 하는 데에 적합하게 설계·제작한다.

　　ⓛ 구급차의 형태, 표시, 내부장치 등에 관한 기준은 보건복지부와 국토교통부의 공동부령으로 정한다.

⑦ 응급구조사 등의 탑승의무(「응급의료에 관한 법률」 제48조) : 구급차 등의 운용자는 구급차 등이 출동할 때에는 보건복지부령으로 정하는 바에 따라 응급구조사를 탑승시켜야 한다. 다만, 의사나 간호사가 탑승한 경우는 제외한다.

⑧ **수용능력 확인**(「응급의료에 관한 법률」 제48조의2)

  ㉠ 응급환자 등을 이송하는 자(구급차 등에 동승하는 응급구조사, 의사, 간호사)는 특별한 사유가 없는 한 보건복지부령으로 정하는 방법에 따라 이송하고자 하는 응급의료기관의 응급환자 수용 능력을 확인하고 응급환자의 상태와 이송 중 응급처치의 내용 등을 미리 통보한다.

  ㉡ 응급의료기관의 장은 응급환자 수용능력 확인을 요청받은 경우 정당한 사유 없이 응급의료를 거부 또는 기피할 수 없으며 응급환자를 수용할 수 없는 경우에는 응급의료기관 등에 관련 내용을 통보한다.

  ㉢ 구체적인 기준, 방법, 절차 등 필요한 사항은 보건복지부령으로 정한다.

⑨ **출동 및 처치 기록**(「응급의료에 관한 법률」 제49조)

  ㉠ 응급구조사가 출동한 때에는 보건복지부령으로 정하는 바에 따라 지체 없이 출동 사항, 응급환자의 중증도 분류 결과, 처치 내용 등을 기록하고 이를 소속 구급차 등의 운용자와 해당 응급환자의 진료의사에게 제출한다. 다만, 응급구조사를 갈음하여 의사나 간호사가 탑승한 경우에는 탑승한 의사(간호사만 탑승한 경우에는 탑승 간호사)가 출동 및 처치 기록과 관련한 응급구조사의 임무를 수행한다.

  ㉡ 구급차 등의 운용자는 구급차 등의 운행과 관련하여 운행기록대장을 작성한다.

  ㉢ 기록을 제출받은 구급차 등의 운용자는 그 기록을 소재지를 관할하는 응급의료지원센터에 제출한다.

  ㉣ 구급차 등의 운용자는 제출받은 기록 및 운행기록대장을, 응급환자의 진료의사가 소속된 의료기관의 장은 제출받은 기록을 각각 보건복지부령으로 정하는 기간 동안 보존한다.

⑩ **출동 및 처치기록의 내용 및 방법**(「응급의료에 관한 법률 시행규칙」 제40조)

  ㉠ 의사, 간호사 또는 응급구조사는 출동사항과 응급처치의 내용을 출동 및 처치 기록지에 기록한다.

  ㉡ 응급구조사 등은 출동사항 및 응급처치의 내용에 관한 기록을 3부 작성하여 그 응급환자를 인수한 의사의 서명을 얻은 뒤 1부는 보관하고, 1부는 해당 응급환자의 진료의사에게 제출하며, 1부는 이송처치료징수용으로 환자 또는 그 보호자에게 발급한다.

  ㉢ 구급차 등의 운용자와 의료기관의 장은 ㉡에 따라 응급구조사등이 작성하여 제출한 출동사항과 처치내용에 관한 기록을 3년간 보존한다.

  ㉣ 구급차 등의 운용자는 출동 및 처치 기록(전자문서를 포함한다)을 응급의료지원센터로 다음달 10일까지 매월 제출한다.

⑪ **지도·감독**(「응급의료에 관한 법률」 제50조)

  ㉠ 시·도지사 또는 시장·군수·구청장은 관할 구역에서 운용되는 구급차 등에 대하여 매년 한 번 이상 구급차 등의 운용상황과 실태를 점검하여 그 결과에 따라 시정명령·정지명령 등 필요한 조치를 할 수 있다.

  ㉡ 시·도지사 또는 시장·군수·구청장은 관할 구역 내에 있는 시설 등에 대하여 매년 한 번 이상 자동심장충격기 등 심폐소생술을 할 수 있는 응급장비의 구비현황과 관리실태를 점검하여야 하며, 그 결과에 따라 시정명령 등 필요한 조치를 할 수 있다.

❸ 구급차 관리

① 구급차 등의 장비(「응급의료에 관한 법률」 제47조)

  ㉠ 구급차 등에는 응급환자에게 응급처치를 할 수 있도록 의료장비 및 구급의약품 등을 갖추어야 하며, 구급차 등이 속한 기관·의료기관 및 응급의료지원센터와 통화할 수 있는 통신장비를 갖추어야 한다. 이 경우 구급의약품의 적정상태를 유지하기 위하여 필요한 조치를 시행한다.

  ㉡ 구급차에는 응급환자의 이송 상황과 이송 중 응급처치의 내용을 파악하기 위하여 보건복지부령으로 정하는 기준에 적합한 장비를 장착한다. 이 경우 보건복지부령으로 정하는 바에 따라 장비 장착에 따른 정보를 수집·보관하며, 보건복지부장관이 해당 정보의 제출을 요구하는 때에는 이에 따라야 한다.

- 구급차 운행기록장치 및 영상기록장치(차량 속도, 위치정보 등 구급차의 운행과 관련된 정보를 저장하고 충돌 등 사고발생 시 사고 상황을 영상 등으로 저장하는 기능을 갖춘 장치를 말한다)
- 구급차 요금미터장치(거리를 측정하여 이를 금액으로 표시하는 장치를 말하며, 보건복지부령으로 정하는 구급차에 한정)
- 「개인정보 보호법」 제2조제7호에 따른 영상정보처리기기

  ㉢ 갖추어야 하는 의료장비·구급의약품 및 통신장비 등의 관리와 필요한 조치, 구급차 등의 관리 및 장비의 장착·관리 등에 필요한 사항은 보건복지부령으로 정한다.

  ㉣ 보건복지부령으로 정하는 구급차 이용자 등의 동의 절차를 거쳐 개인영상정보를 수집하고, 이 법에서 정한 것 외에 영상정보처리기기의 설치 등에 관한 사항은 「개인정보 보호법」에 따른다.

② 특수구급차에 갖추어야 하는 장비의 기준(응급의료에 관한 법률 시행규칙 [별표 16])

  ㉠ 환자 평가용 의료장비(신체검진)

- 환자감시장치(환자의 심전도, 혈중산소포화도, 혈압, 맥박, 호흡 등의 측정이 가능하고 모니터로 그 상태를 볼 수 있는 장치)
- 혈당측정기
- 체온계(쉽게 깨질 수 있는 유리 등의 재질로 되지 않은 것)
- 청진기
- 휴대용 혈압계
- 휴대용 산소포화농도 측정기

ⓒ 응급 처치용 의료장비

장비 분류	장비
기도 확보 유지	• 후두경 등 기도삽관장치(기도삽관튜브 등 포함) • 기도확보장치(구인두기도기, 비인두기도기 등)
호흡 유지	• 의료용 분무기(기관제 확장제 투여용) • 휴대용 간이인공호흡기(자동식) • 성인용 · 소아용 산소 마스크(안면용 · 비재호흡 · 백밸브) • 의료용 산소발생기 및 산소공급장치 • 전동식 의료용 흡인기(흡인튜브 등 포함)
심장 박동 회복	자동심장충격기(Automated External Defibrillator)
순환 유지	정맥주사세트
외상 처치	• 부목(철부목, 공기 또는 진공부목 등) 및 기타 고정장치(경추 · 척추보호대 등) • 외상처치에 필요한 기본 장비(압박붕대, 일반거즈, 반창고, 지혈대, 라텍스장갑, 비닐장갑, 가위 등)

ⓒ 구급의약품

장비 분류	장비
의약품	• 비닐 팩에 포장된 수액제제(생리식염수, 5%포도당용액, 하트만용액 등) • 에피네프린(심폐소생술 사용용도로 한정한다) • 아미오다론(심폐소생술 사용용도로 한정한다) • 주사용 비마약성진통제 • 주사용 항히스타민제 • 니트로글리세린(설하용) • 흡입용 기관지 확장제
2) 소독제	• 생리식염수(상처세척용) • 알콜(에탄올) 또는 과산화수소수 • 포비돈액

ⓔ 통신 장비

• 응급의료정보통신망
• 「전파법」에 따라 할당받은 주파수를 사용하는 기간통신서비스의 이용에 필요한 무선단말기기

③ 일반구급차에 갖추어야 하는 장비의 기준(응급의료에 관한 법률 시행규칙 [별표 16])

　㉠ **환자 평가용 의료장비(신체검진)**

　　• 체온계(쉽게 깨질 수 있는 유리 등의 재질로 되지 않은 것)

　　• 청진기

　　• 휴대용 혈압계

　　• 휴대용 산소포화농도 측정기

　㉡ **응급 처치용 의료장비**

장비 분류	장비
기도 확보 유지	기도확보장치(구인두기도기, 비인두기도기 등)
호흡 유지	• 성인용 · 소아용 산소 마스크(안면용 · 비재호흡 · 백밸브) • 의료용 산소발생기 및 산소공급장치 • 전동식 의료용 흡인기(흡인튜브 등 포함)
순환 유지	정맥주사세트
외상 처치	외상처치에 필요한 기본 장비 (압박붕대, 일반거즈, 반창고, 지혈대, 라텍스장갑, 비닐장갑, 가위 등)

　㉢ **구급의약품**

장비 분류	장비
의약품	• 비닐 팩에 포장된 수액제제(생리식염수, 5%포도당용액, 하트만용액 등) • 에피네프린(심폐소생술 사용용도로 한정한다) • 아미오다론(심폐소생술 사용용도로 한정한다)
소독제	• 생리식염수(상처세척용) • 알콜(에탄올) 또는 과산화수소수 • 포비돈액

　㉢ 선박 및 항공기에 갖추어야 하는 의료장비 · 구급의약품 및 통신장비의 기준은 보건복지부장관이 따로 정하여 고시한다.

④ 구급차의 내부에 갖추어야 할 장치의 기준(「구급차의 기준 및 응급환자이송업의 시설 등 기준에 관한 규칙」)

㉠ 공통

장 치	형식·형태·재질 등의 기준	설치 기준
간이침대 (Main Stretcher)	• 시트의 재질은 가죽·인조가죽 또는 비닐이어야 한다. • 침대의 금속부분은 강하고 가벼운 알루미늄 재질이어야 한다. • 차량에서 분리가 가능하고 견고하게 부착할 수 있는 부속장치가 있어야 한다. • 시트에는 가슴·엉덩이·발목 등 3개 이상의 부위를 고정시킬 수 있는 환자고정장치(너비 5센티미터 이상인 띠)를 설치한다. 이 경우 띠는 가죽·나일론 등 쉽게 끊어지지 않는 재질이어야 하고, 쉽게 조이고 풀 수 있는 조임쇠가 있어야 한다.	1식 (평상시는 차량에 부착)
보조 들것 (Sub- Stretcher)	들것의 지지대는 가볍고 강한 재질이어야 하며, 접고 펼 수 있는 형태여야 한다.	1식 (평상시는 접어서 한쪽 면에 부착하여 보관)
갈고리	• 비닐팩으로 된 정맥주사용 수액 세트 등을 걸 수 있는 형태여야 한다. • 접으면 부착 면과 평행상태를 유지하고, 접고 펼 수 있는 구조여야 한다.	1개 이상 (천장 또는 옆면에 부착)
의료장비함	여러 의료장비를 신속하고 쉽게 이용하며 보관할 수 있어야 한다.	1개 이상
응급의료인 좌석	간이침대 옆 또는 앞에 고정식 또는 접이식으로 설치한다(일반구급차에 간이침대 옆에 긴 의자가 설치된 경우 긴 의자로 대체할 수 있다).	1개
조명장치	• 환자실의 이동조명장치를 제외한 모든 조명을 켰을 경우 구급차 간이침대 표면에서 측정시 150럭스 이상이 되어야 한다. • 환자실의 조명등은 천장에 부착되어야 하고, 흰색 외에 색깔이 있는 조명등을 사용하지 않아야 한다. • 조명등에는 조명등이 깨질 경우 인체에 영향을 미치지 않도록 플라스틱 덮개를 설치한다.	2개 이상
이동조명 장치	• 이동시키면서 환자의 신체 부위를 비추기 쉽도록 설치한다. • 이동조명장치는 조명장치보다 밝은 조도를 가져, 환자 국소 처치시 활용한다.	1개
환풍기	환자실 내부 뒷면의 천장에 설치한다.	1개 이상
전기공급장치 (콘센트)	환자실에 설치한다.	2개 이상
기타	「응급의료에 관한 법률 시행규칙」에 따른 의료장비 등을 갖출 수 있는 공간 및 설치대를 마련한다.	부착물을 견고하게 부착할 수 있는 적정한 수의 부속장치 설치

Ⓛ 특수구급차

장 치	형식 · 형태 · 재질 등의 기준	설치 기준
간이침대 (Main Stretcher)	공통사항에 다음의 사항이 추가되어야 한다. • 접고 펼 수 있는 것으로서 네 바퀴가 달려 밀거나 당겨서 손쉽게 옮길 수 있어야 한다. • 침대의 윗부분을 올리고 내릴 수 있는 장치를 갖춘 구조여야 한다.	
긴 의자	• 환자를 실은 상태로 보조 들것을 놓을 수 있는 규모여야 한다. • 보조 들것을 고정할 수 있는 장치가 있어야 한다. • 간이침대와 긴 의자 사이에는 사람이 다닐 수 있는 공간이 있어야 한다.	
물탱크와 연결된 싱크대	• 재질은 플라스틱 또는 알루미늄 등 가볍고 잘 부서지지 않는 것으로 한다. • 배수가 잘 되어야 하고, 사용한 물을 저장하였다가 버릴 수 있는 설비를 연결한다.	1개 (환자실 내부의 1개 모퉁이에 설치)
교류발생장치	• 의료장비 등에 사용할 수 있는 교류전기를 발생시킬 수 있어야 한다. • 환자실에 있는 전기공급장치에 연결하여 전기를 사용한다.	

⑤ **구급차 기본 장착 장비 기준**(응급의료에 관한 법률 시행규칙 [별표 16의2])

　Ⓐ 구급차 운행기록장치는 「교통안전법 시행규칙」 제29조의2제1항에서 정한 운행기록장치의 기준에 적합하여야 한다.

　Ⓑ 구급차 영상기록장치는 「산업표준화법」 제12조에 따른 한국산업표준에 적합한 자동차용 사고영상기록장치로 한다.

　Ⓒ 구급차 요금미터장치는 이송처치료를 금액으로 표시하고 전기로 작동하는 방식이어야 한다. 구급차 요금미터장치에 관하여 이 규칙에서 정한 것 외에는 「자동차관리법」 제47조와 같은 법 시행규칙 제94조 및 제95조의 택시요금미터에 관한 규정을 준용하며, 이 경우 "택시요금미터"는 "구급차 요금미터장치"로, "택시요금체계"는 "제11조에 따른 이송처치료 요금체계"로 보되, 검정에 관한 사항은 택시요금미터에 관한 사항을 따른다.

　Ⓓ 구급차 영상정보처리기기는 구급차 내부의 조도를 고려하여 이송 중 응급처치의 내용을 파악하기에 적합한 영상촬영 기능과 그 영상을 디지털방식으로 저장할 수 있는 기능을 가진 것으로 한다.

⑥ **정보의 수집 · 보관 · 제출 방법 및 동의 절차**(응급의료에 관한 법률 시행규칙 [별표 16의2])

　Ⓐ **구급차 운행기록장치 및 영상기록장치**

　　• 구급차 영상기록장치는 차량 전면 방향 등의 외부만 촬영하도록 장착하고 교통사고 증거수집이나 범죄의 입증 또는 예방 목적 외에는 사용할 수 없다.

　　• 구급차 운행기록장치에 기록된 운행기록은 6개월간 보관하고, 구급차 영상기록장치에 기록된 영상기록은 1개월간 보관하며, 보관 기관이 만료한 때에는 지체 없이 파기한다.

　　• 구급차 운행 기록 및 영상 기록은 운행기록장치 및 영상기록장치 또는 저장장치(개인용 컴퓨터, CD, 휴대용 플래시메모리 저장장치 등)에 보관한다.

- 구급차 운행 기록 및 영상 기록의 제출은 기록파일을 인터넷 또는 저장장치를 이용하여 제출한다.
- 구급차 운행 기록 및 영상기록 장착에 따른 정보 수집·보관 및 제출 관련 세부 사항은 보건복지부장관이 정한다.

ⓛ **구급차 요금미터장치**
- 운용하는 구급차는 구급차 요금미터장치를 장착한다. 다만, 「의료법」 제35조에 따라 개설된 부속 의료기관이 운용하는 구급차의 경우에는 장착하지 아니할 수 있다.
- 구급차 운용자는 구급차의 내부에 구급차 이용자에게 요금이 잘 보이도록 요금미터장치를 장착한다.

ⓒ **구급차 영상정보처리기기**
- 구급차 운용자는 영상정보처리기기를 응급처치의 내용을 파악할 수 있는 적절한 위치와 각도로 환자실에 설치하고 임의로 변경이 불가능하도록 하며, 녹음기능은 사용할 수 없다.
- 구급차 영상정보처리기기는 이송 중인 환자(이송을 돕기 위하여 환자와 탑승한 보호자 등을 포함) 및 환자에게 응급처치를 제공하고 있는 응급의료종사자 등에 대한 영상정보를 수집한다.
- 구급차 운용자는 구급차 운행시 영상정보처리기기가 항상 작동하고 임의로 차량 내 조명이나 영상정보처리기기의 전원을 끄는 등 영상정보 수집을 방해하는 행위를 하면 안된다.
- 구급차 운용자는 환자 등 구급차 이용자에게 서면으로 영상정보 수집 동의여부를 확인한다. 다만, 환자 등이 의사표시를 할 수 없는 상태에 있는 경우에는 그러하지 아니하다.
- 구급차 영상정보처리기기에 의하여 수집된 영상정보는 1개월간 보관한다.
- 구급차 운용자는 환자 또는 보호자가 쉽게 알아볼 수 있도록 환자실내에 「개인정보 보호법 시행령」 제24조에 따라 설치 목적 및 장소, 촬영 범위 및 시간, 관리책임자의 성명 및 연락처, 영상정보처리기기 설치·운영을 위탁한 경우 수탁관리자 성명(또는 직책)·업체명 및 연락처 등이 기재된 영상정보처리기기 설치사실에 대한 안내판을 설치한다.
- 구급차 운용자는 영상정보처리기기 운영·관리 방침을 수립하고 이를 해당 기관의 인터넷 홈페이지 등에 게재하여 정보주체에게 공개한다.
- 구급차 운용자는 구급차 영상정보처리에 관한 업무를 총괄하여 책임질 구급차 영상정보 관리책임자를 지정하여야 하며, 지정된 관리책임자 외의 자는 개인정보보호법령에서 정하는 바에 따라 임의로 이를 열람할 수 없다.
- 구급차 운용자는 법률에서 정하는 등 특별한 경우를 제외하고 수집된 영상정보를 목적 외로 이용하거나 제3자에게 제공할 수 없다.
- 구급차 운용자는 영상정보가 분실·도난·유출·변조 또는 훼손되지 아니하도록 안전성 확보에 필요한 조치를 강구한다.
- 이 규칙에서 정한 것 외에 구급차 영상정보와 관련된 사항은 개인정보 보호법령에서 정하는 바에 따른다.

⑦ **구급차 등에 갖추어야 하는 장비 등의 관리기준**(응급의료에 관한 법률 시행규칙 별표 17)
　ⓐ 감염예방을 위하여 구급차 등은 주 1회 이상 소독하고, 구급차 등에 갖추어진 의료장비도 사용 후 소독하여야 하는 등 청결하게 관리한다.

ⓛ 감염관리를 위한 소독약제, 감염관리방법 등 기타 세부 사항은 보건복지부장관이 정하는 방법에 따른다.

ⓒ 구급차 등의 의료장비, 구급의약품, 통신장비, 구급차 운행기록장치 및 영상기록장치, 구급차 요금미터장치 및 영상정보처리기기가 항상 사용 가능한 상태로 유지한다.

ⓔ 구급차 등의 의료장비 및 구급의약품은 적정한 온도와 습도 등을 유지하여 보건위생상 위해가 없고 효능이 떨어지지 않도록 관리한다.

ⓜ 구급차 등의 연료는 최대주입량의 4분의 1 이상인 상태로 유지되어야 하는 등 차량 자체는 항상 사용 가능한 상태로 유지되어야 하며 정기점검 등이 이루어져야 한다.

ⓗ 사고를 대비한 책임보험 및 종합보험에 가입되어 있어야 하고, 비상등, 신호탄, 소화기 및 보온포가 준비되어야 한다.

ⓢ 구급차 등의 통신장비는 응급의료지원센터 및 응급의료기관과 항상 교신이 이루어 질 수 있도록 관리한다.

ⓞ 구급차는 「구급차의 기준 및 응급환자이송업의 시설 등 기준에 관한 규칙」에서 정하는 사항에 따라 관리·운영한다.

ⓩ 구급차 등의 내부에 환자 또는 보호자가 잘 볼 수 있도록 해당 구급차 등의 이송처치료의 금액을 나타내는 표를 부착하고, 환자를 이송하는 경우에는 환자 또는 그 보호자에게 구급차의 이송요금에 관한 사항을 알려야 한다.

ⓧ 구급차 요금미터장치가 장착된 구급차의 내부에는 신용카드 결제기를 설치하고, 환자를 이송하는 경우에는 요금미터장치를 사용하여 운행하며, 환자 또는 그 보호자가 신용카드 결제를 요구하면 응해야 한다.

ⓚ 구급차 등의 운행기록을 기재하는 구급차 등 운행기록 대장을 비치·작성하고 구급차 등 운용자는 이를 3년간 보관한다.

출제예상문제

01 환자구조 및 이송

**
1 응급환자 이송 시 뒤로 반쯤 기댄 체위를 적용해야 하는 환자는?

① 혈압저하 환자
② 척추손상 환자
③ 심근경색증 환자
④ 출혈성 쇼크 환자

**
2 응급평가 또는 처치를 시행하기 전 환자를 반드시 이송해야 하는 경우가 아닌 것은?

① 위험물질이 노출된 환경에 놓여있는 경우
② 사고현장 상황의 악화를 방지할 수 없는 경우
③ 폭발물을 적재한 화재차량 내에 환자가 있는 경우
④ 사고 차량 내 환자가 외상으로 인해 거동이 어려운 경우

---

1 ③ 심근경색 환자의 경우 심장의 부담을 줄이고 호흡을 용이하게 할 수 있도록 뒤로 반쯤 기댄 자세를 취하게 한다.
① 혈압이 저하된 환자 이송 시 바로 누이거나 하지를 거상한 자세로 이송한다.
② 척추손상 환자 이송 시 환자를 반듯이 누인 후 고정을 완벽히 하여 이송한다.
④ 출혈로 인해 쇼크 또는 의식 저하인 환자는 하지를 거상한 자세로 이송한다.

2 ④ 응급이송은 손상악화의 위험이 크므로 화재 발생 또는 폭발물과 같이 위험물질에 노출된 경우 등 사고 상황의 악화를 막을 수 없는 절대적 상황에서만 시행한다.

답 1.③ 2.④

***

3 **차량사고로 차량 내에 있는 환자 구조 및 이송의 일반적 원칙은?**

① 바구니 들것을 사용하여 환자 체온을 유지한다.
② 체위 변화 위험이 없는 분리형 들것을 이용하여 구조한다.
③ 바퀴형 들것을 이용하여 환자를 차량에서 신속하게 구출한다.
④ 환자의 두부를 살짝 잡아당긴 후 경부고정 장비로 목을 고정한다.

***

4 **환자 이송 시 들것에 옮기는 방법은?**

① 구급차로 이송할 때에는 부상자 다리가 나아가는 쪽으로 이송한다.
② 계단을 내려갈 때에는 부상자 다리가 나아가는 쪽으로 하여 이송한다.
③ 3인 안기 이송법으로 이송 시 환자 다리 쪽에 위치한 사람이 리더이다.
④ 평지에서 이송할 때에는 부상자 머리가 앞으로 나아가는 쪽으로 이송한다.

3 ④ 앉아있는 환자의 두부를 살짝 잡아당겨 경부고정 장비로 목을 고정한 후 짧은 척추 고정판을 등에 받쳐 환자의 척추 부위를 어느 정도 고정한다.
① 바구니 들것은 기온이 낮은 환경에서 환자 체온 유지를 위해 사용한다.
② 분리형 들것은 큰 체위 변화 없이 바닥에서 들것으로 환자를 쉽게 옮길 수 있으나, 척추 고정효과가 적고 환자가 앉아있는 상태에서 사용할 수 없다.
③ 들것에 바퀴가 장착된 것으로 들어올리기 힘들다는 단점이 있다.

4 ② 언덕 또는 계단을 내려갈 때에는 부상자 다리가 나아가는 쪽으로 이송한다.
① 구급차로 이송할 때에는 부상자 머리가 나아가는 쪽으로 이송한다.
③ 3인 안기 이송법으로 이송 시 환자의 머리 쪽에 위치한 사람이 리더이다.
④ 평지에서 이송할 때에는 부상자의 발을 앞으로 나아가는 쪽으로 하여 이송한다.

5 사고현장에서 응급이송 원칙은?

① 이송 시 신체의 단축 방향으로 당기며 이동한다.

② 절대적 예외 상황이 아닌 한 모든 환자에게 시행한다.

③ 이송 중에는 보폭을 최대로 하여 환자의 움직임을 최소화한다.

④ 구조자가 위험한 상황이면 환자 상태가 불안정하더라도 즉시 이동한다.

🌐 **POINT** 응급이송의 원칙

　㉠ 응급이송은 사고 상황의 악화를 막을 수 없는 절대적 상황에서만 시행한다.
　㉡ 응급이송은 손상악화의 위험이 크므로 이송 시 척추 보호를 위해 신체의 장축 방향으로 환자를 잡아당겨 이동한다.
　㉢ 응급이송으로 이송되는 환자는 가능한 빠른 시간 내에 이동되어야 한다.
　㉣ 환자 또는 구조자가 위험한 상황이라고 판단되는 경우 환자의 상태가 불안정하더라도 즉시 이동해야 한다.
　㉤ 응급이동의 결정은 손상부위에 대한 정당한 판단보다 응급구조사의 경험 및 직감으로 판단하여 결정한다.
　㉥ **응급이송이 필요한 상황**
　　• 사고현장 상황의 악화를 방지할 수 없는 경우
　　• 구조적 제한으로 의료진의 응급처치가 어려운 경우
　　• 주위에 화재 발생 위험이 높거나 화재가 발생한 경우
　　• 폭발 위험이 높은 물질 등 위험한 물질에 노출된 경우

---

6 항공이송을 통해 환자를 이송할 때 지침으로 옳은 것은?

① 출동요청이 접수되면 환자의 이송여부를 결정한 후 출동한다.

② 현장에서 환자의 이송이 결정되면 응급구조사는 제일 먼저 헬기에 탑승한다.

③ 현장 도착 선 응급구조사는 당번운항관리사에게 예상처치절차에 대해 설명한다.

④ 병원에 도착하면 헬기 착륙 전에 환자를 옮기기 위한 정맥로 및 환자감시장치의 정리를 마친다.

---

5 ④ 환자 또는 구조자가 위험한 상황이라고 판단되는 경우 환자의 상태가 불안정하더라도 즉시 이동해야 한다.

① 환자의 척추를 보호하기 위해 신체의 장축 방향으로 환자를 잡아당겨 이동한다.

② 환자 상태 평가 전 또는 응급처치 전 환자를 이송하는 것은 손상부위를 악화시킬 수 있으므로, 절대적인 필요성이 있는 경우에만 시행한다.

③ 이송 시 보폭을 최대한 작게 하여 환자에게 가해지는 충격과 손상악화를 최소화한다.

6 ② 이송이 결정되면, 당번간호사 또는 응급구조사는 당번부기장의 지시에 따라 제일 먼저 헬기에 탑승하여 당번의사에게 환자 및 의료장비를 인계받을 준비를 한다.

① 환자의 이송여부는 현장에서 결정해야 한다. 출동 요청자로부터 출동요청 접수 및 출동의 필요성을 결정하여 출동이 결정된 경우 헬기로 이동 및 탑승한다.

③ 당번의사가 당번간호사나 응급구조사에게 예상처치절차를 설명한다.

④ 병원 도착 후 헬기가 완전히 착륙한 후에 환자를 옮기기 위한 정맥로 및 환자 감시 장치 등을 정리한다.

답 3.④ 4.② 5.④ 6.②

7 환자 구조 원칙으로 옳은 것은? **

① 환자 이동 시 보호 장비 사용은 최소화한다.
② 응급상황에 대한 평가는 구조의 가장 마지막에 시행한다.
③ 화재 상황에서는 환자 처치보다 이동이 우선이다.
④ 구조대원의 안전보다 응급환자의 안전을 최우선으로 한다.

⊕ POINT 구조의 8가지 기본 원칙

　㉠ 응급상황에 대한 평가
　㉡ 구조대원 및 환자에게 안정감 제공
　㉢ 최대한 응급상황 보존
　㉣ 환자에게 접근
　㉤ 응급처치 제공
　㉥ 환자 구출
　㉦ 환자이송 준비
　㉧ 환자이송

---

8 현장에서 구급대원의 환자 구조 및 응급처치 시 일반 원칙으로 옳은 것은? **

① 환자에 대한 생사판정을 우선으로 한다.
② 휴대하고 있는 의약품을 최대한 활용한다.
③ 현장의 위험요소를 제거하여 환자의 안전을 우선 확보한다.
④ 응급처치만 시행하고 이후 처치는 전문 의료인에게 맡긴다.

---

7 ③ 건물이 불타는 화재 상황에서는 환자의 처치보다 환자의 이동이 우선되어야 한다.

① 필요 시 들것, 담요, 부목, 척추고정대 등과 같은 보조장비를 최대로 이용하여 추가 손상을 예방한다.

② 응급상황 평가는 구조의 가장 첫 번째 단계로써 상황을 신속하게 파악하여 이동 및 구조계획을 세워야 한다.

④ 구조대원은 항상 자신의 안전을 최우선으로 한다.

---

8 ④ 구조대원은 어디까지나 응급처치에 준하여 처치를 시행하고, 그 이후의 치료 및 처치는 전문 의료요원에 맡긴다.

① 환자 및 부상자에 대한 생사판정은 하지 않는다.

② 원칙적으로 의약품을 최대한 사용하지 않는다.

③ 현장의 위험요소를 제거하여 구조자의 안전을 우선 확보해야 한다.

9 2명의 응급구조사가 Log Roll 이동법으로 환자를 들것으로 이동하려고 할 때 옳은 것은?

① 응급구조사는 서로 환자의 양 옆에 마주보고 위치한다.
② 양쪽 무릎을 지면에 대고 앉아 안정적인 자세를 취한다.
③ 환자의 상체를 먼저 옆으로 누인 후에 뒤이어 하체를 눕힌다.
④ 환자를 들어 올릴 때 허리를 세우고 팔과 가슴으로 환자를 지지한다.

⊕ POINT Log Roll 이동법

㉠ 응급구조사들은 환자의 한쪽에 나란히 위치한 후 한쪽 무릎을 지면에 대고 앉되, 지면에 위치한 무릎이 한 방향으로 통일되게 하여 앉는다.
㉡ 환자의 상지는 환자 가슴 위에 위치시킨다.
㉢ 2인이 시행하는 경우 한 명이 환자의 경부와 견갑부 밑으로 팔을 넣어 환자의 머리를 받치고 다른 한 팔로 하측 배부를 받친다. 다른 한 명은 환자의 둔부와 슬관절부를 받친다.
㉣ 환자 머리 쪽에 위치한 응급구조사 구령에 맞춰 동시에 환자를 옆으로 눕힌다.
㉤ 환자를 척추고정판 또는 지지대에 올리는 경우 환자 하체 쪽에 위치한 응급구조사가 고정판을 환자에게 밀착시키고, 다시 구령에 맞춰 환자를 척추고정판 위로 위치시킨다.
㉥ 환자를 들어 올리는 경우 구령에 맞춰 동시에 슬관절부까지 환자를 들어 올린 후 가슴 쪽으로 밀착시킨다. 이때, 허리를 펴서 팔과 가슴으로 환자를 지지한다.
㉦ 응급구조사들은 구령에 맞춰 동시에 일어선 후 들것으로 환자를 이송한다. 환자를 지상이나 침대에 누일 때는 이러한 단계를 거꾸로 적용한다.

9 ① 응급구조사들은 환자의 한쪽에 나란히 위치한다.
② 한쪽 무릎을 지면에 대고 앉는다.
③ 환자 머리 쪽에 위치한 응급구조사의 구령에 맞춰 동시에 환자를 옆으로 눕힌다.

02 구급차 운용

***
10 대형사고 현장에 최초 도착한 구급차 배치요령으로 옳은 것은?

① 구급차량 전면이 주행차량 전면을 향하는 경우 전조등만 켜 둔다.

② 차량 화재 시 화재 차량으로부터 30m 밖 바람 부는 방향에 배치한다.

③ 비 위험물질 적재 차량의 화재 시 화재 차량으로부터 15m 밖에 배치한다.

④ 차량사고 현장에서 유류 누출이 있는 경우 물질이 흘러내리 는 방향에 배치한다.

POINT 사고현장에서의 최초 도착한 구급차 배치요령
___
㉠ 일반적으로 도로 가장 외측에 정차 및 배치한다.
㉡ 도로에 주차해야 할 경우 차량 주위에 안전 표지판을 설치하고 비상등을 작 동시킨다.
㉢ 응급차량의 전면이 주행 차량의 전면을 향한 경우 전조등과 경광등을 끄고 비상등만 작동시킨다.
㉣ 전깃줄이 지면에 노출된 경우 전봇대를 반경으로 원의 외곽에 차량을 배치한다.
㉤ 차량 화재 시 구급차는 화재 차량으로부터 30m 밖에 바람을 등진 방향으로 주차한다.
㉥ 폭발물, 유류 등 위험물 적재차량의 화재 현장에서 주차하는 경우 화재 차량 으로부터 600 ~ 800m 밖에 배치한다.
㉦ 화학 물질 또는 유류 누출 시 물질이 흘러내리는 방향으로부터 반대편에 위 치한다.
㉧ 유독 가스가 누출되는 경우 바람을 등진 방향에 위치한다.
㉨ 현장에서 다수의 차량으로 혼잡한 경우 출발 통로를 확보할 수 있는 곳에 배 치한다.
㉩ 통로가 협소하거나 급경사, 빙판 등으로 현장진입이 어려운 경우에는 우회하 거나 차량을 안전한 곳에 배치 후 걸어서 현장으로 진입한다.

---

10 ③ 비 위험물질 적재 차량의 화 재 시 구급차 및 차량부서는 화재 차량으로부터 15m 밖 에 배치한다.
① 구급차량 전면이 주행차량 전 면을 향하는 경우 비상등만 작동시키고 전조등과 경광등 은 끈 채로 차량을 배치한다.
② 차량 화재 시 구급차는 화재 차량으로부터 30m 밖 바람 을 등진 방향으로 주차한다.
④ 화학 물질 또는 유류 누출 시 물질이 흘러내리는 방향의 반 대편에 위치한다.

11 구급차에 갖춰진 장비를 관리하는 기준으로 옳지 않은 것은?

① 구급차에 갖춰진 의료장비를 주1회 이상 소독하여 청결히 관리한다.

② 구급차의 연료는 항상 가득 채워놓은 상태를 유지한다.

③ 구급의약품은 적정 온도와 습도를 유지하여 효능이 떨어지지 않도록 한다.

④ 환자나 보호자가 잘 볼 수 있도록 구급차의 이송처치료를 나타내는 표를 부착한다.

POINT 구급차에 갖추어야 하는 장비 관리기준(응급의료에 관한 법률 시행규칙 제38조)

㉠ 감염예방을 위하여 구급차는 주 1회 이상 소독한다. 구급차에 갖추어진 의료장비도 사용 후 소독하여 청결하게 관리한다.

㉡ 구급차의 의료장비, 구급의약품, 통신장비, 구급차 운행기록장치 및 영상기록장치, 구급차 요금미터장치 및 영상정보처리기기가 항상 사용 가능한 상태로 유지한다.

㉢ 구급차의 의료장비 및 구급의약품은 적정한 온도와 습도 등을 유지하여 보건위생상 위해가 없고 효능이 떨어지지 않도록 관리한다.

㉣ 구급차의 연료는 최대주입량의 4분의 1 이상인 상태로 유지한다. 차량 자체는 항상 사용 가능한 상태로 유지되어야 하며 정기점검 등이 이루어져야 한다.

㉤ 사고를 대비한 책임보험 및 종합보험에 가입되어 있어야 한다.

㉥ 비상등, 신호탄, 소화기 및 보온포가 준비되어야 한다.

㉦ 구급차의 통신장비는 응급의료지원센터 및 응급의료기관과 항상 교신이 이루어 질 수 있도록 관리한다.

㉧ 구급차의 내부에 환자 또는 그 보호자가 잘 볼 수 있도록 해당 구급차의 이송처치료의 금액을 나타내는 표를 부착한다. 환자를 이송하는 경우에는 환자 또는 보호자에게 구급차의 이송요금에 관한 사항을 알린다.

㉨ 구급차 요금미터장치가 장착된 구급차의 내부에는 신용카드 결제기를 설치한다. 환자를 이송하는 경우에는 요금미터장치를 사용하여 운행하며, 환자 또는 그 보호자가 신용카드 결제를 요구하면 응하여야 한다.

㉩ 구급차의 운행기록을 기재하는 구급차 등 운행기록 대장을 비치·작성하고 구급차 등 운용자는 이를 3년간 보관하여야 한다.

---

11 ② 구급차의 연료는 최대주입량의 4분의 1 이상인 상태로 유지한다.

답 10.③ 11.②

12 다수의 환자 발생으로 인해 구급차가 제한적인 경우 구급차 탑승 순위가 가장 낮은 환자는?

① 단순 골절 환자
② 개방성 흉부손상 환자
③ 약물중독으로 인한 중증의 내과 환자
④ 불가역적 손상으로 인해 사망이 예견되는 환자

> 🌐 **POINT** 중증도 분류에 따른 이송의 우선순위
>
> ㉠ 1순위 : 긴급환자
> • 이송방법 : 이송 중 집중처치가 가능한 응급차량 또는 항공이송을 이용하여 모든 처치가 가능한 응급센터로 이송한다.
> • 해당하는 환자 : 경추손상, 호흡장애 또는 기도폐쇄, 대량출혈, 개방성 흉부 또는 복부 손상, 쇼크환자, 중증 두부 손상, 약물중독, 중대한 내분비계 환자, 중증 심질환 환자
> ㉡ 2순위 : 응급환자
> • 이송방법 : 일반 응급차량을 통해 응급센터 또는 응급지정병원으로 이송한다.
> • 해당하는 환자 : 화상, 척추손상, 중증 또는 다발성 골절 환자
> ㉢ 3순위 : 비응급환자
> • 이송방법 : 대중교통을 통해 현장에서 원거리에 위치하는 응급지정병원 또는 일반병원으로 이송한다.
> • 해당하는 환자 : 단순 열상 또는 찰과상, 경미하거나 단순한 골절 환자
> ㉣ 4순위 : 지연환자
> • 이송방법 : 추후 냉장 차량 또는 트럭 등으로 이송한다.
> • 해당하는 환자 : 사망환자 또는 불가역적 손상 등으로 사망이 명백히 예견되는 환자

13 구급요청을 거절할 수 없는 응급환자는?

① 병원 간 이송 요청자
② 단순 치통환자
③ 술에 취한 사람
④ 38도 이상의 감기환자

> 🌐 **POINT** 구조·구급 요청의 거절(「119구조·구급에 관한 법률 시행령」 제20조)
>
> ㉠ 단순 치통환자
> ㉡ 단순 감기환자. 다만, 섭씨 38도 이상의 고열 또는 호흡곤란이 있는 경우는 제외한다.
> ㉢ 혈압 등 생체징후가 안정된 타박상 환자
> ㉣ 술에 취한 사람. 다만, 강한 자극에도 의식이 회복되지 아니하거나 외상이 있는 경우는 제외한다.
> ㉤ 만성질환자로서 검진 또는 입원 목적의 이송 요청자
> ㉥ 단순 열상(裂傷) 또는 찰과상(擦過傷)으로 지속적인 출혈이 없는 외상환자
> ㉦ 병원 간 이송 또는 자택으로의 이송 요청자. 다만, 의사가 동승한 응급환자의 병원 간 이송은 제외한다.

12 ④ 사망환자 또는 불가역적 손상 등으로 사망이 명백히 예견되는 환자의 경우 이송 시 가장 낮은 우선순위를 갖는다.
① 단순 골절 환자는 중증도 분류에 따라 응급처치가 지연되어도 환자의 생명에는 영향을 미치지 않는 비응급환자에 해당된다. 이송 시 긴급환자, 응급환자 다음의 우선순위를 갖는다.
②③ 개방성 흉부손상, 중증의 내과 환자는 중증도 분류에 따라 수 분 또는 1～2시간 내의 응급처치를 하지 않을 경우 사망 가능성이 높은 긴급환자에 해당하며, 이송 시 가장 높은 우선순위를 갖는다.

13 ④ 섭씨 38도 이상의 고열이 있는 감기환자는 응급환자로 간주한다.

14 응급의료법상 구급차 사용이 불가능한 것은?

① 응급환자의 이송
② 응급의료를 위한 혈액 운반
③ 환자의 건강진단을 위한 진료용 장치 운반
④ 사고로 현장에서 사망한 사람을 의료기관으로 이송

> 🌐 **POINT** 구급차 등의 용도(「응급의료에 관한 법률」 제45조)
>
> ㉠ 응급환자의 이송
> ㉡ 응급의료를 위한 혈액, 진단용 검사 대상물 진료용 장비 등의 운반
> ㉢ 응급의료를 위한 응급의료종사자 운송
> ㉣ 사고로 현장에서 사망하거나 진료를 받다가 사망한 사람을 의료기관에 이송
> ㉤ 지역보건 의료기관에서 보건사업 수행에 필요한 업무
> ㉥ 척추장애 또는 거동이 불편한 환자에 있어서 구급차 등의 이용이 불가피한 경우의 이송
> ㉦ 다수가 모이는 행사 등에서 응급환자 발생 시 이송을 위한 대기

15 구급차 내부장치 기준에 대한 설명으로 옳은 것은?

① 갈고리는 맥주사용 수액 세트 등을 걸 수 있는 형태여야 한다.
② 간이침대의 시트 재질은 잘 끊어지지 않는 나일론이어야 한다.
③ 보조 들것의 지지대는 접히지 않고 고정되어 있는 상태여야 한다.
④ 이동조명장치는 구급차 간이침대 표면에서 측정시 150럭스 이상이 되어야 한다.

14 ③ 응급의료를 위한 진단용 검사 대상물이 아닌 단순한 환자의 건강진단 목적의 진료용 장치 운반을 하기 위한 구급차 사용이 불가하다.

15 ② 간이침대의 시트 재질은 가죽, 인조가죽, 비닐이어야 한다. 반면 환자고정장치의 띠는 가죽이나 나일론으로 잘 끊어지지 않는 재질이어야 한다.
③ 보조 들것의 지지대는 접고 펼 수 있는 구조여야 한다.
④ 환자실의 이동조명장치를 제외한 모든 조명이 켰을 경우 구급차 간이침대 표면에서 측정시 150럭스 이상이 되어야 한다.

POINT 구급차 장치의 기준

⊙ 간이침대
- 시트의 재질은 가죽 · 인조가죽 또는 비닐이어야 한다.
- 침대의 금속부분은 강하고 가벼운 알루미늄 재질이어야 한다.
- 차량에서 분리가 가능하고 견고하게 부착할 수 있는 부속장치가 있어야 한다.
- 시트에는 가슴 · 엉덩이 · 발목 등 3개 이상의 부위를 고정시킬 수 있는 환자고정장치(너비 5센티미터 이상인 띠를 말한다)를 설치하여야 한다. 이 경우 띠는 가죽 · 나일론 등 쉽게 끊어지지 않는 재질이어야 하고, 쉽게 조이고 풀수 있는 조임쇠가 있어야 한다.
- 특수구급차의 경우 추가기준
 - 접고 펼 수 있는 것으로서 네 바퀴가 달려 밀거나 당겨서 손쉽게 옮길 수 있어야 한다.
 - 침대의 윗부분을 올리고 내릴 수 있는 장치를 갖춘 구조여야 한다.
ⓛ 보조 들것 : 들것의 지지대는 가볍고 강한 재질이어야 하며, 접고 펼 수 있는 형태여야 한다.
ⓒ 갈고리
- 비닐팩으로 된 정맥주사용 수액 세트 등을 걸 수 있는 형태여야 한다.
- 접으면 부착 면과 평행상태를 유지하여야 하며, 접고 펼 수 있는 구조여야 한다.
ⓔ 의료장비함 : 여러 의료장비를 신속하고 쉽게 이용할 수 있도록 보관할 수 있어야 한다.
ⓜ 응급의료인 좌석 : 간이침대 옆 또는 앞에 고정식 또는 접이식으로 설치하여야 한다(일반구급차에 간이침대 옆에 긴 의자가 설치되어 있는 경우 긴 의자로 대체할 수 있다).
ⓗ 조명장치
- 환자실의 이동조명장치를 제외한 모든 조명을 켰을 경우 구급차 간이침대 표면에서 측정시 150럭스 이상이 되어야 한다.
- 환자실의 조명등은 천장에 부착되어야 하고, 흰색 외에 색깔이 있는 조명등을 사용하지 않아야 한다.
- 조명등에는 조명등이 깨질 경우 인체에 영향을 미치지 않도록 플라스틱 덮개를 설치하여야 한다.
ⓢ 이동조명장치
- 이동시키면서 환자의 신체 부위를 비추기 쉽도록 설치하여야 한다.
- 이동조명장치는 조명장치보다 밝은 조도를 가져, 환자 국소 처치시 활용할 수 있어야 한다.
ⓞ 환풍기 : 환자실 내부 뒷면의 천장에 설치한다.
ⓩ 전기공급장치 : 환자실에 설치하여야 한다.
ⓩ 특수구급차의 긴 의자
- 환자를 실은 상태로 보조 들것을 놓을 수 있는 규모여야 한다.
- 보조 들것을 고정할 수 있는 장치가 있어야 한다.
- 간이침대와 긴 의자 사이에는 사람이 다닐 수 있는 공간이 있어야 한다.
㉠ 특수구급차의 물탱크와 연결된 싱크대
- 재질은 플라스틱 또는 알루미늄 등 가볍고 잘 부서지지 않는 것으로 한다.
- 배수가 잘 되어야 하고, 사용한 물을 저장하였다가 버릴 수 있는 설비를 연결한다.
㉠ 특수구급차의 교류발생장치
- 의료장비 등에 사용할 수 있는 교류전기를 발생시킬 수 있어야 한다.
- 환자실에 있는 전기공급장치에 연결하여 전기를 사용할 수 있어야 한다.

16 일반구급차에서 갖춰야 하는 장비가 아닌 것은?

***

① 휴대용 혈압계
② 주사용 비마약성진통제
③ 산소 마스크
④ 비인두기도기

🌏 POINT 구급차에서 갖춰야 하는 장비

ⓐ 특수구급차에서 갖춰야 하는 장비
- 환자평가용 의료장비 : 환자감시장치, 혈당측정기, 체온계, 청진기, 휴대용 혈압계, 휴대용 산소포화농도 측정기
- 응급처치용 의료장비 : 후두경 등 기도삽관장치(기도삽관튜브 등 포함), 기도확보장치(구인두기도기, 비인두기도기 등), 의료용 분무기(기관제 확장제 투여용), 휴대용 간이인공호흡기(자동식), 성인용·소아용 산소 마스크(안면용·비재호흡·백밸브), 의료용 산소발생기 및 산소공급장치, 전동식 의료용 흡인기(흡인튜브 등 포함), 자동심장충격기, 정맥주사세트, 부목(철부목, 공기 또는 진공부목 등) 및 기타 고정장치(경추·척추보호대 등), 외상처치에 필요한 기본 장비(압박붕대, 일반거즈, 반창고, 지혈대, 라텍스장갑, 비닐장갑, 가위 등)
- 구급의약품 : 비닐 팩에 포장된 수액제제(생리식염수, 5%포도당용액, 하트만용액 등), 에피네프린(심폐소생술 사용용도로 한정한다), 아미오다론(심폐소생술 사용용도로 한정한다), 주사용 비마약성진통제, 주사용 항히스타민제, 니트로글리세린(설하용) 흡입용 기관지 확장제, 생리식염수(상처세척용), 알콜(에탄올) 또는 과산화수소수, 포비돈액
- 통신장비 : 응급의료정보통신망, 할당받은 주파수를 사용하는 기간통신서비스의 이용에 필요한 무선단말기기

ⓑ 일반구급차에서 갖춰야 하는 장비
- 환자평가용 의료장비 : 체온계(쉽게 깨질 수 있는 유리 등의 재질로 되지 않은 것), 청진기, 휴대용 혈압계, 휴대용 산소포화농도 측정기
- 응급처치용 의료장비 : 기도확보장치(구인두기도기, 비인두기도기 등), 성인용·소아용 산소 마스크(안면용·비재호흡·백밸브), 의료용 산소발생기 및 산소공급장치, 전동식 의료용 흡인기(흡인튜브 등 포함), 정맥주사세트, 외상처치에 필요한 기본 장비(압박붕대, 일반거즈, 반창고, 지혈대, 라텍스장갑, 비닐장갑, 가위 등)
- 구급의약품 : 비닐 팩에 포장된 수액제제(생리식염수, 5%포도당용액, 하트만용액 등), 에피네프린(심폐소생술 사용용도로 한정한다) 아미오다론(심폐소생술 사용용도로 한정한다), 생리식염수(상처세척용), 알코올(에탄올) 또는 과산화수소수, 포비돈액

---

16 ② 특수구급차에 갖춰야 하는 구급의약품에 해당한다.

답 16.②

17 구급차량의 감염관리를 위한 소독방법으로 옳은 것은?

① 차량과 응급처치 기구의 소독은 한 달에 1회 이상 한다.

② 내부소독이 80% 정도 완료되면 다음 출동이 가능하다.

③ 알코올은 구급차량 표면 전체를 청소할 때 사용한다.

④ 다량의 혈액은 락스와 물을 1 : 10으로 희석하여 소독한다.

☺ POINT 구급차량 소독

㉠ 구급차량 소독은 주 1회 이상 시행하고, 소독방법에 대해 구급지도의사의 자문을 구할 수 있다.

㉡ 환자 처치와 관련된 물품은 환자에게 사용할 때마다 일반세제와 물을 이용하여 세척한 후 깨끗한 종이수건 또는 공기를 이용하여 건조시킨다.

㉢ 감염환자 또는 감염의심환자를 이송하였거나, 환자의 체액 또는 혈액에 오염된 경우 구급차 내부 세척 후 소독제를 이용하여 추가 소독을 시행한다. 소독이 완전히 완료된 후 다음 출동에 임한다.

㉣ 구급차 소독 시 권장되는 소독제는 차아염소산나트륨, 4급 암모늄 화합물, 페놀계통 소독제이다.

㉤ 알코올은 구급차의 넓지 않은 표면청소에 부분적으로 사용한다. 피부와 환경소독에 안전하게 사용이 가능하다.

㉥ 구급차 소독용으로 락스를 사용할 경우 보통 1 : 100으로 희석하여 사용한다. 혈액, 오염물들이 다량 존재하는 경우 1 : 10으로 희석한 락스로 먼저 닦아낼 수 있다. 단, 희석시킨 락스 용액은 시간이 경과하면서 유효 농도가 감소되므로 매일 새로 만들어 사용한다.

---

17 ① 구급차량 및 응급처치 기구의 소독은 주 1회 이상 시행한다.

② 구급차의 소독이 완전히 완료된 후 다음 출동에 임한다.

③ 알코올은 구급차의 넓지 않은 표면청소에 부분적으로 사용한다.

답 17.④

CHAPTER 03

대량재난

01 재난

① **자연재난** : 태풍, 홍수, 호우(豪雨), 강풍, 풍랑, 해일(海溢), 대설, 한파, 낙뢰, 가뭄, 폭염, 지진, 황사(黃砂), 조류(藻類) 대발생, 조수(潮水), 화산활동, 소행성·유성체 등 자연우주물체의 추락·충돌, 그 밖에 이에 준하는 자연현상으로 인하여 발생하는 재해이다.

② **사회재난** : 화재·붕괴·폭발·교통사고(항공사고 및 해상사고를 포함)·화생방사고·환경오염사고 등으로 인하여 발생하는 대통령령으로 정하는 규모 이상의 피해와 국가핵심기반의 마비, 「감염병의 예방 및 관리에 관한 법률」에 따른 감염병 또는 「가축전염병예방법」에 따른 가축전염병의 확산, 「미세먼지 저감 및 관리에 관한 특별법」에 따른 미세먼지 등으로 인한 피해이다.

③ **해외재난** : 대한민국의 영역 밖에서 대한민국 국민의 생명·신체 및 재산에 피해를 주거나 줄 수 있는 재난으로서 정부차원에서 대처할 필요가 있는 재난이다.

④ **재난대응 및 보고체계**

　㉠ 평상 시 재난대비 보고체계

권역
보건소
병원
소방서

→

권역
재난거점병원

→

보건복지부
중앙응급의료센터 재난응급의료상황실

　㉡ 재난 시 재난 대비 보고체계

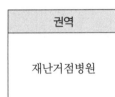

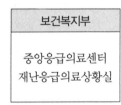

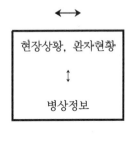

재난현장
현장응급의료소
↑
보건소
↑
DAMT

↔

현장상황, 환자현황
↕
병상정보

보건복지부
↑
중앙응급의료센터 재난응급의료 상황실
↑
병상정보, 환자 내원현황
↑
재난거점병원·병원

ⓒ 재난 등에서 의료단계 대응

분류	판단 기준	비고
관심 (Blue)	다수의 사상자 발생 위험이 큰 사건, 행사, 현상 등으로 자연재해(태풍, 홍수, 지진 등)의 진행이나 군중이 운집되는 행사이다.	징후활동 감시
주의 (Yellow)	• 다수의 사상자가 발생하는 전개가 예측되는 사고나 현상이다. 　－수용인구 20명 이상의 다중이용시설에서 발생한 화재, 붕괴 침수 등 　－다중교통사고, 군중운집 행사에서 사상자 발생 사고 　－자연재해(태풍, 홍수, 해일, 지진 등)으로 인한 사상자 발생 　－화학물질 누출, 방사선 시설에서 사고 • 국지전이나 테러의 발생 위험이 있는 경우이다.	능동감시 경고전파
경계 (Orange)	• 다수의 사상자가 발생하고 추가 사상 발생위험이 높아 대응 개시가 필요한 상황이다. 　－10명 이상 사상자가 이미 발생하고 추가 사상자 발생이 의심되는 상황 　－10대 이상의 차량 다중 교통사고 　－화학, 방사선 누출로 인구집단 노출 • 다수의 사상자 사고, 군중 운집으로 재난관리주관기관 및 재난관리책임기관의 의료대응 요청이 있는 경우이다.	의료대응 개시
심각 (Red)	일상적인 응급의료서비스로 대응할 수 없는 명백한 재난 등이다.	의료대응 확대

ⓔ 대응단계별 기관별 주요 활동

분류	중앙응급의료센터	DMAT	보건소	응급의료기관	이송업체
관심 (Blue)	상황감시, 지역별 응급의료 지원 확인	핫라인 유지			
주의 (Yellow)	인근기관에 상황을 전파하고 출동대기 요청	출동대기, 비상연락망 확인		비상연락망 확인	
경계 (Orange)	대응요청, 현장파견, 응급자원정보 수집·제공, 인근 병원 수용대비 요청, 사상자 추적, 조치사항 통보, 중앙DMAT 소집	출동, 본진 소집, 조치사항 보고	신속대응반 출동, 비상소집, 사상자 현황 조사, 조치사항 보고	원내 대응, 비상소집, 수용환자 현황보고	출동대기
심각 (Red)	상황실 확대편성, 응급자원정보 수집·제공, 사상자 추적, 조치사항 통보, 추가 의료진·구급차·헬기 추가 동원, 중앙DMAT 파견, 물품지원 등	현장의료	현장응급의료소 운영, 현장지휘소 연락체계 유지, 비상근무체계 돌입 등	비상근무체계, 수용환자 현황보고	사상자 이송, 조치사항 보고

⑤ 재난현장의 응급의료체계

　㉠ 재난상황 접수 및 전파단계 : 재난상황 접수 → 출동 → 선착대 도착 → 합류팀 도착 → 현장에서 의료 활동 → 철수 및 사후조치

　㉡ 재난 등에서의 의료대응 단계 : 재난 시 중증도 분류의 목표는 생존 가능성이 높은 최대한 많은 수의 사람들에게 최선의 치료를 하기 위한 단계이다.

　• 긴급(적색) : 생존율을 높이기 위해 즉각적인 치료가 필요한 환자이다.

　• 응급(황색) : 생존에 영향을 주지 않는 범위에서 치료가 지연되어도 안전한 환자이다.

　• 비응급(녹색) : 치료가 필요한 손상이 있으나 치료여부와 상관없이 생존이 예상되는 환자이다.

　• 사망예상(흑색) : 생존해 있지만 사용가능한 자원으로 생존이 거의 불가능하다고 판단되는 환자이다.

　• 사망(흑색) : 자발호흡의 증거가 전혀 없는 사망자이다.

02 재난대비계획

① 재난의 예방

　㉠ 예방조치

　• 재난에 대응할 조직의 구성 및 정비

　• 재난의 예측 및 예측정보 등의 제공·이용에 관한 체계의 구축

　• 재난 발생에 대비한 교육·훈련과 재난관리예방에 관한 홍보

　• 재난이 발생할 위험이 높은 분야에 대한 안전관리체계의 구축 및 안전관리규정의 제정

　• 지정된 국가핵심기반의 관리

　• 특정관리대상지역에 관한 조치

　• 재난방지시설의 점검·관리

　• 재난관리자원의 비축과 장비·시설 및 인력의 지정

　• 그 밖에 재난을 예방하기 위하여 필요하다고 인정되는 사항

　㉡ 긴급안전점검

　㉢ 안전조치

　㉣ 안전취약계층에 대한 안전 환경 지원

　㉤ 정부 합동 안전 점검

　㉥ 집중 안전점검 기간 운영

　㉦ 안전관리전문기관에 자료요구

　㉧ 재난관리체계에 대한 평가

　㉨ 재난관리 실태 공시

② 재난의 대비

    ㉠ 재난관리자원의 비축 및 관리

    ㉡ 재난현장 긴급통신수단 마련

    ㉢ 국가재난관리기준 제정 및 운용

    ㉣ 기능별 재난대응 활동계획 작성 및 활용

    ㉤ 재난분야 위기관리 매뉴얼 작성 및 운용

     • 위기관리 표준매뉴얼 : 국가적 차원에서 관리가 필요한 재난에 대하여 재난관리 체계와 관계 기관의 임무와 역할을 규정한 문서로 위기대응 실무매뉴얼의 작성 기준이 되며, 재난관리주관기관의 장이 작성한다. 다만, 다수의 재난관리주관기관이 관련되는 재난에 대해서는 관계 재난관리주관기관의 장과 협의하여 행정안전부장관이 위기관리 표준매뉴얼을 작성할 수 있다.

     • 위기대응 실무매뉴얼 : 위기관리 표준매뉴얼에서 규정하는 기능과 역할에 따라 실제 재난대응에 필요한 조치사항 및 절차를 규정한 문서로 재난관리주관기관의 장과 관계 기관의 장이 작성한다. 이 경우 재난관리주관기관의 장은 위기대응 실무매뉴얼과 위기관리 표준매뉴얼을 통합하여 작성할 수 있다.

     • 현장조치 행동매뉴얼 : 재난현장에서 임무를 직접 수행하는 기관의 행동조치 절차를 구체적으로 수록한 문서로 위기대응 실무매뉴얼을 작성한 기관의 장이 지정한 기관의 장이 작성하되, 시장·군수·구청장은 재난유형별 현장조치 행동매뉴얼을 통합하여 작성할 수 있다. 다만, 현장조치 행동매뉴얼 작성 기관의 장이 다른 법령에 따라 작성한 계획·매뉴얼 등에 재난유형별 현장조치 행동매뉴얼에 포함될 사항이 모두 포함되어 있는 경우 해당 재난유형에 대해서는 현장조치 행동매뉴얼이 작성된 것으로 본다.

    ㉥ 다중이용시설 등의 위기상황 매뉴얼 작성 및 관리

    ㉦ 안전기준의 등록 및 심의

    ㉧ 재난안전통신망의 구축 및 운영

    ㉨ 재난대비훈련 기본계획 수립

    ㉩ 재난대비훈련

③ 재난의 대응

    ㉠ **재난사태 선포** : 재난이 발생하거나 발생할 우려가 있는 경우 사람의 생명·신체 및 재산에 미치는 중대한 영향이나 피해를 줄이기 위하여 긴급한 조치가 필요하다고 인정하면 중앙위원회의 심의를 거쳐 재난사태를 선포할 수 있다. 다만, 행정안전부장관은 재난상황이 긴급하여 중앙위원회의 심의를 거칠 시간적 여유가 없다고 인정하는 경우에는 중앙위원회의 심의를 거치지 아니하고 재난사태를 선포할 수 있다.

    ㉡ **응급조치** : 시·도긴급구조통제단 및 시·군·구긴급구조통제단의 단장과 시장·군수·구청장은 재난이 발생할 우려가 있거나 재난이 발생하였을 때에는 즉시 관계 법령이나 재난대응활동계획 및 위기관리 매뉴얼에서 정하는 바에 따라 수방(水防)·진화·구조 및 구난(救難), 그 밖에 재난 발생을 예방하거나 피해를 줄이기 위하여 필요한 조치이다.

     • 경보의 발령 또는 전달이나 피난의 권고 또는 지시

     • 안전조치

- 진화 · 수방 · 지진방재, 그 밖의 응급조치와 구호
- 피해시설의 응급복구 및 방역과 방범, 그 밖의 질서 유지
- 긴급수송 및 구조 수단의 확보
- 급수 수단의 확보, 긴급피난처 및 구호품의 확보
- 현장지휘통신체계의 확보
- 그 밖에 재난 발생을 예방하거나 줄이기 위하여 필요한 사항으로서 대통령령으로 정하는 사항

ⓒ 위기경보의 발령, 재난 예보 · 경보체계를 구축 및 운영, 동원명령, 대피명령, 위험구역설정, 강제대피조치, 통행제한, 응원, 응급부담 등이 있다.

ⓔ **긴급구조**: 재난이 발생할 우려가 현저하거나 재난이 발생하였을 때에 국민의 생명 · 신체 및 재산을 보호하기 위하여 긴급구조기관과 긴급구조지원기관이 하는 인명구조, 응급처치, 그 밖에 필요한 모든 긴급한 조치이다.

- 지역통제단장은 재난이 발생하면 소속 긴급구조요원을 재난현장에 신속히 출동시켜 필요한 긴급구조활동을 한다.
- 지역통제단장은 긴급구조를 위하여 필요하면 긴급구조지원기관의 장에게 소속 긴급구조지원요원을 현장에 출동시키거나 긴급구조에 필요한 장비 · 물자를 제공하는 등 긴급구조활동을 지원할 것을 요청할 수 있다. 이 경우 요청을 받은 기관의 장은 특별한 사유가 없으면 즉시 요청에 따라야 한다.
- 요청에 따라 긴급구조활동에 참여한 민간 긴급구조지원기관에 대하여는 대통령령으로 정하는 바에 따라 그 경비의 전부 또는 일부를 지원할 수 있다.
- 긴급구조활동을 하기 위하여 회전익항공기(헬기)를 운항할 필요가 있으면 긴급구조기관의 장이 헬기의 운항과 관련되는 사항을 헬기운항통제기관에 통보하고 헬기를 운항할 수 있다. 이 경우 관계 법령에 따라 해당 헬기의 운항이 승인된 것으로 본다.
- 긴급구조기관: 소방청 · 소방본부 및 소방서를 말한다. 다만, 해양에서 발생한 재난의 경우에는 해양경찰청 · 지방해양경찰청 및 해양경찰서이다.
- 중앙긴급구조통제단: 긴급구조에 관한 사항의 총괄 · 조정, 긴급구조기관 및 긴급구조지원기관이 하는 긴급구조활동의 역할 분담과 지휘 · 통제를 위하여 소방청에 중앙긴급구조통제단을 둔다. 중앙통제단의 단장은 소방청장이 된다.
- 지역긴급구조통제단: 지역별 긴급구조에 관한 사항의 총괄 · 조정, 해당 지역에 소재하는 긴급구조기관 및 긴급구조지원기관 간의 역할분담과 재난현장에서의 지휘 · 통제를 위하여 시 · 도의 소방본부에 시 · 도 긴급구조통제단을 두고, 시 · 군 · 구의 소방서에 시 · 군 · 구 긴급구조통제단을 둔다. 시 · 도 긴급구조통제단의 단장은 소방본부장이 되고 시 · 군 · 구 긴급구조통제단의 단장은 소방서장이 된다.

④ 재난의 복구

ㄱ 재난피해 신고 및 조사

ㄴ 재난복구계획 수립 및 실행

ㄷ 특별재난지역 선포 및 지원

ㄹ 재정 및 보상

❸ 비상대응매뉴얼

① 정의 : 국가와 지방자치단체는 「재난 및 안전관리 기본법」에 따라 재난 및 해외재난으로부터 국민과 주민의 생명을 보호하기 위하여 응급의료에 관한 기본적인 사항과 응급의료 지원 등에 관한 비상대응매뉴얼을 마련하고 의료인에게 이에 대한 교육을 실시한다.

② 국가의 비상대응매뉴얼(「응급의료에 관한 법률 시행령」 제8조의2)
    ㉠ 재난현장에서 응급의료 지원과 관련된 기관별 역할과 지휘체계의 안내
    ㉡ 재난현장의 응급의료체계
    ㉢ 재난현장의 응급의료 지원을 위한 인력의 구성 및 운영
    ㉣ 재난발생시 응급환자의 진료와 응급의료 지원을 중점으로 수행하는 응급의료기관의 시설·장비 및 인력 현황
    ㉤ 재난피해자 중 초기에 긴급한 심리치료가 필요한 대상자의 선정 및 심리치료 방법
    ㉥ 재난현장의 응급의료 지원에 필요한 물품의 비축과 관리
    ㉦ 재난현장의 응급의료 지원 통신체계
    ㉧ 재난현장의 응급의료 지원에 대한 교육과 훈련
    ㉨ 그 밖에 재난유형별 응급의료 지원에 필요한 사항

③ 지방자치단체의 비상대응매뉴얼(「응급의료에 관한 법률 시행령」 제8조의2)
    ㉠ 재난현장의 응급의료 지원 인력을 편성한 의료기관 현황 및 의료기관별 응급의료 지원 인력의 편성 내용
    ㉡ 재난현장의 응급의료 지원에 필요한 장비 편성 및 활용
    ㉢ 관할 구역의 응급의료기관의 현황과 비상연락체계
    ㉣ 관할 구역의 재난시 응급의료 지원에 필요한 물품의 종류, 수량, 비축 기관 및 관리
    ㉤ 관할 구역의 응급의료 지원 통신체계 현황 및 관리
    ㉥ 재난현장의 응급의료 지원에 대한 교육과 훈련 실시에 필요한 사항
    ㉦ 그 밖에 재난현장의 응급의료 지원을 위하여 지방자치단체의 장이 필요하다고 인정하는 사항

④ 비상대응매뉴얼의 교육(「응급의료에 관한 법률 시행령」 제8조의3)
    ㉠ 비상대응매뉴얼의 교육 대상은 응급의료기관의 응급의료종사자로 하고, 매년 보건복지부장관이 지방자치단체별·직종별로 교육 대상자의 인원수 등을 정하여 고시한다.
    ㉡ 국가와 지방자치단체의 비상대응매뉴얼 교육은 재난현장에서 응급의료와 그 지원에 필요한 기본 교육과 함께 응급의료 실습과정을 포함하여 실시하고, 교육시간은 매년 12시간 이상으로 한다.
    ㉢ 국가와 지방자치단체는 교육 참가자에게 예산의 범위에서 급식비·교통비 등 실비와 교육참가비를 지급할 수 있다. 이 경우 지급액의 산정방법 및 지급절차 등에 관하여 필요한 사항은 보건복지부장관이 정하여 고시한다.

⑤ 환자가 여러 명 발생한 경우의 조치(「응급의료에 관한 법률」 제18조)

  ㉠ 보건복지부장관, 시·도지사 또는 시장·군수·구청장은 재해 등으로 환자가 여러 명 발생한 경우에는 응급의료종사자에게 응급의료 업무에 종사할 것을 명하거나, 의료기관의 장 또는 구급차 등을 운용하는 자에게 의료시설을 제공하거나 응급환자 이송 등의 업무에 종사할 것을 명할 수 있으며, 중앙행정기관의 장 또는 관계 기관의 장에게 협조를 요청할 수 있다.

  ㉡ 응급의료종사자, 의료기관의 장, 구급차 등을 운용하는 자는 정당한 사유없이 명령을 거부할 수 없다.

⑥ 다수의 환자발생에 대한 인명구조 및 응급처치(「응급의료에 관한 법률 시행령」 제9조)

  ㉠ 보건복지부장관 또는 시·도지사는 재해 등으로 환자가 여러 명 발생한 경우에는 응급의료기관 및 관계기관에 대한 지휘체계를 확립하고 사상자의 규모, 피해지역의 범위, 사고의 종류 및 추가적인 사고발생의 위험도 등을 고려하여 신속하고 적절한 인명구조 및 응급처치가 될 수 있도록 해야 한다.

  ㉡ 시·도지사 또는 시장·군수·구청장(자치구 구청장)은 다수의 환자가 발생한 사실을 알게 되거나 보고를 받은 때에는 지체 없이 보건복지부장관에게 보고한다.

  ㉢ 시·도지사 또는 시장·군수·구청장은 다수의 환자가 발생한 때에는 사고 발생일부터 사고수습 종료일까지 매일 1일 활동상황을 보건복지부장관에게 보고하며, 사고수습이 종료된 경우에는 지체 없이 종합보고를 한다.

⑦ 다수의 환자발생에 대한 조치계획의 수립(「응급의료에 관한 법률 시행령」 제10조)

  ㉠ 보건복지부장관 또는 시·도지사는 다수의 환자발생에 대비하여 환자발생의 원인 및 규모에 따른 적정한 조치계획을 미리 수립한다.

  ㉡ 조치계획
    • 응급의료 인력·장비 및 시설의 편성과 활용
    • 관계기관의 협조체계 구축
    • 응급의료활동훈련

04 중증도 분류

① 한국형 병원전 중증도 분류(Pre-KTAS, Prehospital Korean Triage and Acuity Scale)

  ㉠ 정의 : 한국형 응급환자 분류도구를 의미한다. 캐나다에서 2012년에 최초로 시행하였던 CTAS(Canadian Triage and Acuity Scale)를 기반으로 한국의 의료여건에 맞게 만든 것이나. 병원전 단계에서 환자의 위급정도에 따라 1(소생 : 매우 중증)~5(비응급 : 매우 경증)으로 분류하는 것이다.

  ㉡ 평가 : 증상을 중심으로 분류한다. 첫인상 중증도 평가를 통해 감염 여부에 대한 문진과 진출을 한다. 환자가 호소하는 증상, 과거력, 활력징후 측정 등의 1차 고려사항과 증상에 따라 적용해야하는 중증도 단계가 결정된다.

ⓒ 분류

단계		단계별 정의	대표증상	진료 우선순위
KTAS 1	소생	즉각적으로 처치가 필요한 상태로 생명이나 사지를 위협 또는 악화 가능성이 높은 상태이다.	심장마비, 무호흡, 음주와 관련이 없는 무의식, 중증외상 등	최우선 순위
KTAS 2	긴급	생명, 사지, 신체기능에 잠재적인 위협에 따른 치료가 필요한 상태이다.	심근경색, 뇌출혈, 뇌경색. 호흡곤란, 토혈 등	2순위
KTAS 3	응급	치료가 필요한 상태로 진행의 잠재적인 가능성을 고려해야하는 상태이다.	경한 호흡곤란(산소포화도 90% 이상), 출혈이 동반된 설사 등	3순위
KTAS 4	경증 응급	환자의 나이, 통증, 악화, 합병증 등에 가능성을 고려하여 1~2시간 이내에 처치나 재평가를 시행하면 되는 상태이다.	38도 이상의 발열이 동반된 장염, 복통이 동반된 요로감염, 착란 등	4순위
KTAS 5	비응급	긴급상태이지만 응급은 아닌 상태로 만성적인 문제이거나 악화가능성이 낮은 상태이다.	감기, 장염, 설사, 열상(상처), 상처소독, 약처방 등	5순위

② 119구급대원 현장응급처치 표준지침 상 분류

ㄱ 응급
- 불안정한 활력징후에 하나라도 해당되는 경우이다.
- 주증상이 흉통, 의식장애, 호흡곤란, 호흡정지, 심계항진, 심정지, 마비에 해당하는 경우이다.
- 심각한 기전에 의한 중증외상환자인 경우이다.
- 수분 이내에 신속한 처치가 필요하다고 구급대원이 판단한 경우이다.

ㄴ 준응급 : 응급 항목에 해당하지 않으나 수 시간 이내에 처치가 필요한 경우이다.

ㄷ 잠재응급 : 응급과 준응급에 해당하지 않으나 응급실 진료가 필요한 모든 환자

ㄹ 대상외 : 응급환자 이송이 아닌 경우이다.

ㅁ 사망 : 명백한 사망징후 또는 의심 경우이다.

③ 응급환자의 중증도 분류기준(「응급의료에 관한 법률 시행규칙」 제18조의3) ·

ㄱ 응급의료기관의 장은 법 응급실의 입구에 환자분류소를 설치하여 보건복지부장관이 정하는 교육을 이수한 의사, 간호사 또는 1급 응급구조사가 응급환자 등의 중증도를 분류하고, 감염병 의심환자 등을 선별한다.

ㄴ ㄱ에 따라 응급환자 등의 중증도를 분류하거나 감염병 의심환자 등을 선별할 때에는 환자의 주요증상, 활력징후(호흡, 맥박, 혈압, 체온), 의식 수준, 손상 기전, 통증 정도 등을 고려해야 하며 그 세부적인 기준·방법 및 절차 등은 보건복지부장관이 고시하는 한국 응급환자 중증도 분류기준에 따른다.

④ 환자의 중증도 분류 및 감염병 의심환자 등의 선별(「응급의료에 관한 법률」 제31조의4)

  ㉠ 응급의료기관의 장 및 구급차 등의 운용자는 응급환자 등에 대한 신속하고 적절한 이송·진료와 응급실의 감염예방을 위하여 보건복지부령으로 정하는 바에 따라 응급환자 등의 중증도를 분류하고 감염병 의심환자 등을 선별한다.

  ㉡ 응급의료기관의 장은 선별된 감염병 의심환자 등을 격리 진료할 수 있도록 시설 등을 확보한다.

  ㉢ 구급차 등의 운용자는 환자의 이송 시 응급환자의 중증도와 전반적인 환자의 상태, 지역응급의료 이송체계 등을 종합적으로 고려하여 이송한다.

  ㉣ 지정된 권역응급의료센터의 장은 중증응급환자 중심의 진료를 위하여 응급환자 등의 중증도 분류 결과 경증에 해당하는 응급환자를 다른 응급의료기관에 이송할 수 있다.

05 특수재난

① 정의 : 대형교통사고, 환경오염, 감염병 등과 같은 특수한 형태의 재난으로 관련 부처에서 재난대응역량을 분석한다. 특수재난이 발생하면 관련 부처에서 상황모니터링과 전문적인 기술지원을 한다.

② 종류

  ㉠ 대형 교통사고 : 도로터널, 고속철도, 지하철, 항공 등과 같은 교통수단에 의한 다양한 형태이다.

  ㉡ 유해화학물질 등에 의한 환경오염 : 대규모 유해화학물질이 유출되는 사고로 인하여 수질이나 대기 등의 자연환경이 파괴되거나 인명피해가 발생한 것이다.

  ㉢ 감염병 : 감염병 질병으로 국민의 건강과 보건에 심각한 위해가 가해지는 사태이다.

  ㉣ 가축질병 : 구제역, 고병원성 조류인플루엔자 등 가축전염병이 발생하거나 확산되면서 발생하는 피해이다.

  ㉤ 원자력안전사고 : 원자력 시설의 사고나 고장으로 인해서 방사성 물질이 외부로 누출되거나 누출될 우려가 있는 사고를 의미한다.

  ㉥ 다중밀집시설 및 산업단지 등에서의 대형사고 : 다중밀집시설 및 산업단지 등에서 대형 붕괴, 화재, 폭발, 유해화학 물질 누출 등이 발생하는 사고를 의미한다.

  ㉦ 에너지 관련 사고 : 재난으로 인해 에너지(전기, 가스 등) 공급시설 피해나 에너지 공급 기능이 마비되는 사고를 의미한다.

  ㉧ 정보통신 사고 : 재난으로 인한 정보통신망 피해, 방송통신기능의 마비로 발생하는 사고를 의미한다.

③ 대응

  ㉠ 비개입 : 사고 자체가 자연스럽게 흘러가도록 관여하지 않는다.

  ㉡ 방어적 대응 : 둑이나 댐을 쌓는 등의 대응으로 위험 요소에 방어한다.

  ㉢ 공격적 대응 : 사고를 제어한다. 파손부위를 막는 등의 적극적인 대응이다.

④ 구조 우선순위
  ㉠ 보행이 가능한 피해자는 스스로 나올 수 있도록 도운 후에 대피시킨다.
  ㉡ 생명징후가 있으나 보행이 어려운 피해자를 대피시킨다.
  ㉢ 위험구역에서 생명징후가 나타나지만 보행이 어려운 피해자를 대피시킨다.
  ㉣ 사망자를 수습한다.

06 특수구조대

① 정의 : 구조대원의 자격기준에 적합한 소방공무원으로 구성된다. 소방대상물, 지역 특성, 재난발생 유형 및 빈도에 따른 특수재난에 전문적으로 대응하기 위하여 필요한 차량 및 출동장비를 갖추고 소방서 등에 설치하는 구조대이다.

② 종류
  ㉠ 화학구조대 : 지휘, 구조반, 탐지 · 오염제독반, 지원반 등이 있다.
  ㉡ 수난구조대 : 지휘, 운항반(항해, 기관), 구조반 등이 있다.
  ㉢ 산악구조대 : 지휘, 구조반, 구조견 운영반 등이 있다.

③ 임무
  ㉠ 화생방사고 발생 시 초기단계에서의 오염 확산 방지 및 의심물질 탐지 · 채취 · 이송 · 제독 등이 있다.
  ㉡ 화학 · 수난 · 산악사고 등 발생 시 초기 단계에서의 조치 및 인명의 구조 · 구급 등이 있다.
  ㉢ 중요행사장 전진배치 등 안전한 행사 개최를 위한 지원을 한다.
  ㉣ 취약시설에 대한 예방순찰 및 점검을 한다.
  ㉤ 그 밖에 시 · 도지사가 지정하는 임무를 한다.

④ 업무
  ㉠ 특수재난, 대형재난 현장대응 및 인명구조 활동
  ㉡ 화생방, 대테러 관련사고 신속대응
  ㉢ 유관기관과 연계한 합동(교육) 훈련
  ㉣ 첨단장비를 활용한 인명구조 활동
  ㉤ 폭우 등 자연재난 및 수난사고시 구조(지원)활동
  ㉥ 특수재난 구조기술 연구 및 구조대원 교육훈련
  ㉦ 긴급구조종합훈련, 유관기관 합동훈련 등의 훈련지원
  ㉧ 특수재난대응 교육 및 기술지도 · 지원 등의 업무지원

출제예상문제

01 재난관리

*
1 대량 환자가 발생한 재난 현장에서 응급처치시행 및 이송의 우선순위 결정을 위해 중등도를 분류하였을 때 가장 높은 우선순위를 갖는 환자는?

① 응급환자
② 긴급환자
③ 지연환자
④ 사망환자

🌏 **POINT** 중증도 분류 및 이에 따른 이송의 우선순위

㉠ 1순위 : 긴급환자
• 적색 중증도 분류표를 부착한다.
• 이송 중 집중처치가 가능한 응급차량 또는 항공이송을 이용하여 모든 처치가 가능한 응급센터로 이송한다.
㉡ 2순위 : 응급환자
• 황색 중증도 분류표를 부착한다.
• 일반 응급차량을 통해 응급센터 또는 응급지정병원으로 이송한다.
㉢ 3순위 : 비응급환자
• 녹색 중증도 분류표를 부착한다.
• 대중교통을 통해 현장에서 원거리에 위치하는 응급지정병원 또는 일반병원으로 이송한다.
㉣ 4순위 : 지연환자
• 흑색 중증도 분류표를 부착한다.
• 추후 냉장 차량 또는 트럭 등으로 이송한다.

---

1 ② 수 분 또는 1 ∼ 2시간 내의 응급처치를 하지 않을 경우 사망 가능성이 높은 환자이다. 이송 시 가장 높은 우선순위를 갖는다.
① 수 시간 내에 응급처치를 시행하지 않으면 사망 또는 치명적 합병증 발생 가능성이 높은 환자이다. 현장에서 처치 및 이송 시 긴급환자 다음의 우선순위를 갖는다.
③ 사망 또는 불가역적 손상 등으로 사망이 명백히 예견되는 환자로 가장 낮은 우선순위를 갖는다.
④ 중증도 분류 상 지연환자에 해당되며 현장에서의 응급처치 및 이송에 있어 가장 낮은 우선순위를 갖는다.

답 1.②

2 다수의 환자 발생 현장에서 중증도 분류에 따라 환자의 이송병원을 선정할 때 옳은 것은?

① 응급환자는 응급차량을 통해 응급지정병원으로 이송한다.
② 지연환자 이송 시 신속성을 제일 우선한다.
③ 긴급환자를 헬기로 이송하는 것은 금기이다.
④ 응급환자는 필요 시 항공이송을 이용하여 모든 처치가 가능한 응급센터로 이송한다.

3 적색 중증도 분류표를 부착해야 하는 환자는?

① 약물중독 환자   ② 단순골절 환자
③ 두부절단 환자   ④ 5%의 체표면 화상 환자

> **POINT** 중증도 분류 및 이에 따른 이송의 우선순위
>
> ㉠ 긴급환자(적색 중증도 분류표) : 경추손상, 호흡장애 또는 기도폐쇄, 대량출혈, 개방성 흉부 또는 복부 손상, 쇼크환자, 중증 두부 손상, 약물중독, 중대한 내분비계 환자, 중증 심질환 또는 심장마비 증상이 관찰된 환자 등 즉각적인 중재가 필요한 환자이다.
> ㉡ 응급환자(황색 중증도 분류표) : 화상(10 ~ 20%의 체표면 화상), 척추손상, 중증 또는 다발성 골절 환자 등 1 ~ 2시간 내 중재가 필요한 환자이다.
> ㉢ 비응급환자(녹색 중증도 분류표) : 단순 열상 또는 찰과상, 단순 골절 환자 등 중재가 몇 시간 지연되어도 생명 영향을 미치지 않는 환자이다.
> ㉣ 지연환자(흑색 중증도 분류표) : 사망환자 또는 두부 절단 등 불가역적 손상으로 사망이 명백히 예견되는 환자 등 소생 가능성이 없는 환자이다.

4 재해로 인해 대량 환자가 발생하였을 때 비응급환자의 바람직한 이송 방법으로 옳은 것은?

① 응급이송이 필요한 환자와 동일하게 이송한다.
② 대중교통을 통해 현장과 원거리에 위치한 병원으로 이송한다.
③ 응급차량 내 간이좌석에 앉게 하여 종합병원으로 이송한다.
④ 도보로 현장에서 가장 가까운 종합병원으로 가도록 안내한다.

2 ① 응급환자의 경우 일반 응급차량을 이용하여 응급지정병원으로 신속히 이송한다.
② 지연환자는 사망환자 또는 두부 절단 등 불가역적 손상으로 사망이 명백히 예견되는 환자로 추후 냉장 차량 또는 트럭 등으로 이송한다.
③ 긴급환자는 이송 중 집중처치가 가능한 응급차량 또는 항공이송을 통해 모든 처치가 가능한 응급센터로 이송한다.
④ 필요 시 항공이송을 통해 이송하는 환자는 긴급환자이다.

3 ① 적색 중증도 분류표는 긴급환자를 의미하는 표로 약물중독 환자는 긴급환자에 해당한다.
② 단순골절 환자는 비응급환자에 해당하며, 녹색 중증도 분류표를 부착한다.
③ 두부절단 환자는 지연환자에 해당하며, 흑색 중증도 분류표를 부착한다.
④ 5%의 체표면 화상 환자는 응급환자에 해당하며, 황색 중증도 분류표를 부착한다.

4 ② 중재가 지연되어도 생명에 큰 영향이 미치지 않는 환자가 비응급환자이다. 대중교통으로 현장에서 원거리에 위치한 의원이나 일반병원으로 이송한다.

5 **재난 발생확률이 높아진 경우 실제 재난 발생 시 효과적 대응을 위해 사전에 재난대비 장치 및 자원동원관리체계를 구축하고 대응 조직 등을 관리하는 단계는?**

① 예방단계 　　　　② 대응단계
③ 대비단계 　　　　④ 복구단계

🌐 POINT 재난관리 과정

재난 시기	관리 체계	목적	재난관리 활동
발생 전	재난의 예방	재난 발생 예방	• 재난에 대응할 조직의 구성 및 정비 • 재난의 예측 및 예측정보 등의 제공·이용에 관한 체계의 구축 • 재난 발생에 대비한 교육·훈련과 재난관리예방에 관한 홍보 • 재난이 발생할 위험이 높은 분야에 대한 안전관리체계의 구축 및 안전관리규정의 제정 • 지정된 국가핵심기반의 관리 • 특정관리대상지역에 관한 조치 • 재난방지시설의 점검·관리 • 재난관리자원의 비축과 장비·시설 및 인력의 지정 • 재난을 예방하기 위하여 필요하다고 인정되는 사항
	재난의 대비	재난 대비체계 구축	• 재난관리자원의 비축·관리 • 재난현장 긴급통신수단의 마련 • 국가재난관리기준 제정 및 운용 • 재난대응 활동계획 작성 • 재난분야 위기관리 매뉴얼 작성
발생 후	재난의 대응	피해 최소화	• 재난사태 선포 • 응급조치 • 위기경보의 발령 • 재난예보·경보체계 구축 및 운영 • 동원명령, 대피명령, 강제대피조치, 통행제한 • 위험구역 설정 • 긴급구조
	재난의 복구	피해 보상 및 시설 복구	• 피해조사 및 복구계획 • 특별재난지역 선포 및 지원 • 개정 및 부상 • 안전문화 진흥

---

5 ③ **대비단계** : 재난 발생확률이 높아진 경우, 실제 재난 발생 시 효과적 대응을 위해 사전에 재난대비 장치 및 자원동원관리체계를 구축하고 대응조직 등을 관리하는 단계이다.
① **예방단계** : 재난 사전예방과 발생 가능성 감소 및 발생 가능한 재난의 피해 최소화를 목적으로 활동을 수행하는 단계이다.
② **대응단계** : 재해가 발생하여 신속한 대응활동을 통해 피해 최소화 및 확산 방지를 위해 활동하는 단계이다.
④ **복구단계** : 재해 상황이 안정된 후 피해 지역의 상태를 이전으로 회복하기 위한 활동을 수행하는 단계이다.

답 2.① 3.① 4.② 5.③

6 재난관리 단계 중 대응단계에서 시행되는 응급조치에 해당하지 않는 것은?

① 재난예보

② 위기경보 발령

③ 특별재난지역 선포

④ 대피명령 및 강제대피조치

POINT 응급조치(「재난 및 안전관리 기본법」 제37조)

ⓐ 재난이 발생할 우려가 있거나 재난이 발생하였을 때에는 즉시 관계 법령이나 재난대응활동계획 및 위기관리 매뉴얼에서 정하는 바에 따라 수방(水防)·진화·구조 및 구난(救難), 그 밖에 재난 발생을 예방하거나 피해를 줄이기 위하여 응급조치를 한다.

ⓑ 시·도긴급구조통제단과 시장·군수·구청장 수행업무
- 경보의 발령 또는 전달이나 피난의 권고 또는 지시
- 진화·수방·지진방재, 그 밖의 응급조치와 구호
- 피해시설의 응급복구 및 방역과 방범, 그 밖의 질서 유지
- 긴급수송 및 구조 수단의 확보
- 급수 수단의 확보, 긴급피난처 및 구호품의 확보
- 현장지휘통신체계의 확보
- 재난 발생을 예방하거나 줄이기 위하여 필요한 사항

ⓒ 지역통제단장 수행업무 : 진화에 관한 응급조치, 긴급수송 및 구조 수단 확보, 현장지휘통신체계 확보

---

7 긴급구조 대응활동을 위해 중앙긴급구조통제단을 구성할 때, 총괄지휘부의 담당 임무는?

① 정부 긴급구호활동 지원

② 정부차원의 재난통신지원활동

③ 국방부의 긴급구조지원활동 조정

④ 긴급구조지원기관의 자원수송 지원

6 ③ 특별재난지역 선포는 복구단계에서 시행되는 활동이다.

7 ③ 중앙긴급구조통제단은 총괄지휘부, 대응계획부, 자원지원부, 현장지휘대, 긴급복구부 총 다섯 개의 부서로 구성된다. 국방부의 긴급구조지원활동 조정은 총괄지휘부 내 국방부조정관의 임무이다.
① 긴급복구부 내 긴급구호반의 임무이다.
② 자원지원부 내 통신지원반의 임무이다.
④ 자원지원부 내 수송지원반의 임무이다.

8 재난발생으로 인해 응급조치를 시행하려고 할 때 지역통제단장이 할 수 있는 활동은?

***

① 경보 발령
② 진화 응급조치
③ 급수수단 확보
④ 피해시설 응급복구

9 재난발생으로 재난사태가 선포되었을 때 관련 법률에 따라 재난사태 선포지역에 시행 가능한 지방자치단체장의 조치가 아닌 것은?

***

① 재난사태 해제
② 위험구역 설정
③ 재난경보 발령
④ 해당 지역에 대한 이동 자제 권고

> **POINT** 재난사태 선포(「재난안전법」 제36조)
>
> ㉠ 행정안전부장관은 대통령령으로 정하는 재난이 발생하거나 발생할 우려가 있는 경우 사람의 생명·신체 및 재산에 미치는 중대한 영향이나 피해를 줄이기 위하여 긴급한 조치가 필요하다고 인정하면 중앙위원회의 심의를 거쳐 재난사태를 선포할 수 있다. 다만, 행정안전부장관은 재난상황이 긴급하여 중앙위원회의 심의를 거칠 시간적 여유가 없다고 인정하는 경우에는 중앙위원회의 심의를 거치지 아니하고 재난사태를 선포할 수 있다.
>
> ㉡ 행정안전부장관 및 지방자치단체장의 조치
> - 재난경보의 발령, 인력·장비 및 물자의 동원, 위험구역 설정, 대피명령, 응급지원 등에 따른 응급조치
> - 해당 지역에 소재하는 행정기관 소속 공무원의 비상소집
> - 해당 지역에 대한 여행 등 이동 자제 권고
> - 휴업명령 및 휴원·휴교 처분의 요청
> - 재난예방에 필요한 조치

10 재난발생 시 대응단계에서 긴급구조 현장지휘 수행 활동은?

① 재난구조기관 운용　　　　② 폐기물 및 위험물 제거
③ 재난현장의 주변 교통정리　④ 재난 예방을 위한 응급조치

> **⊕ POINT** 긴급구조 현장지휘(「재난 및 안전관리 기본법」 제52조)
>
> ㉠ 재난현장에서 인명의 탐색·구조
> ㉡ 긴급구조기관 및 긴급구조지원기관의 인력·장비의 배치와 운용
> ㉢ 추가 재난의 방지를 위한 응급조치
> ㉣ 긴급구조지원기관 및 자원봉사자 등에 대한 임무의 부여
> ㉤ 사상자의 응급처치 및 의료기관으로의 이송
> ㉥ 긴급구조에 필요한 물자의 관리
> ㉦ 현장접근 통제, 현장 주변의 교통정리,
> ㉧ 긴급구조활동을 효율적으로 하기 위하여 필요한 사항

11 긴급구조지원기관에 해당하지 않는 것은?

① 소방청　　　　　　　　　② 경찰청
③ 대한적십자사　　　　　　④ 전국재해구호협회

> **⊕ POINT** 긴급구조지원기관
>
> ㉠ 정의 : 긴급구조에 필요한 인력과 시설 등 긴급구조 시 필요한 능력을 가진 기관 또는 단체이다.
> ㉡ 종류
> • 기상청, 경찰청, 산림청, 교육부, 환경부, 국방부, 국토교통부, 보건복지부, 해양수산부, 방송통신위원회, 과학기술정보통신부, 산업통상자원부
> • 대한적십자사
> • 전국재해구호협회
> • 「의료법」에 따른 종합병원과 응급의료기관, 응급의료정보센터 및 구급차 등의 운용자
> • 국방부장관이 탐색구조부대 또는 긴급구조지원을 목적으로 지정하는 군부대
> • 긴급구조기관과 긴급구조활동에 대한 응원협정을 체결한 기관 또는 단체

12 재난발생 또는 재난발생의 우려가 있어 긴급한 조치가 필요한 경우 재난사태를 선포할 수 있는 자는?

① 대통령　　　　　　　　　② 지역통제단장
③ 행정안전부장관　　　　　④ 중앙소방본부장

---

10 ③ 재난현장에 접근하는 것을 통제하고 현장 주변의 교통정리 등을 수행한다.
① 재난구조기관이 아닌 긴급구조기관과 긴급구조기관의 인력 및 장비 배치 등에 대한 활동을 수행한다.
② 재난으로 발생된 폐기물 등의 제거는 재해로 인한 피해를 복구하는 단계에서 시행하는 활동이다.
④ 긴급구조 현장지휘 시 시행하는 응급조치는 재난 발생 예방 목적이 아닌 추가 재난의 방지를 목적으로 시행한다.

11 ① 소방청은 긴급구조기관이다.

12 ③ 재난발생 또는 재난발생의 우려가 있어 중대한 피해를 줄이기 위해 긴급조치가 필요한 경우 중앙위원회 심의를 거쳐 재난사태를 선포할 수 있다.

13 기능별 긴급구조대응계획에 포함되는 내용이 아닌 것은? ***

① 긴급구조기관과 응원협정체결에 관한 사항
② 재난상황에 대한 정보 통제에 관한 사항
③ 긴급구조차량 접근도로 복구에 관한 사항
④ 긴급대피 수용주민의 위기상담에 관한 사항

> **🌏 POINT** 기능별 긴급구조대응계획(「재난 및 안전관리 기본법 시행령」 제63조)
>
> ㉠ **지휘통제** : 긴급구조체계 및 중앙통제단과 지역통제단의 운영체계 등에 관한 사항
> ㉡ **비상경고** : 긴급대피 및 상황 전파, 비상연락 등에 관한 사항
> ㉢ **대중정보** : 주민보호를 위한 비상방송시스템 가동, 긴급 공공정보 제공 및 재난상황 관련 정보 통제에 관한 사항
> ㉣ **피해상황분석** : 재난 현장 상황과 피해 정보 수집 및 분석 등에 관한 사항
> ㉤ **구조 및 진압** : 인명 수색 및 구조와 화재진압 등에 관한 사항
> ㉥ **응급의료** : 대량 사상자가 발생하는 경우 응급의료서비스 제공에 관한 사항
> ㉦ **긴급오염통제** : 오염에 노출되는 것에 대한 통제, 긴급 감염병 방제 등 재난 현장 공중보건에 관한 사항
> ㉧ **현장통제** : 재난 현장 접근 통제 및 치안유지 등에 관한 사항
> ㉨ **긴급복구** : 긴급구조활동의 원활함을 위한 긴급구조차량 접근도로 복구 등에 관한 사항
> ㉩ **긴급구호** : 긴급구조요원 및 긴급대피 수용주민의 위기상담, 임시 의식주 제공 등에 관한 사항
> ㉪ **재난통신** : 긴급구조기관 및 긴급구조기관 간 정보통신체계 운영 등에 관한 사항

14 재난 및 안전관리를 위한 국가의 책무는? *

① 국민의 생명·신체 및 재산 보호
② 안전에 관한 정보 공개
③ 안전관리에 관한 계획을 수립 및 시행
④ 건물·시설 등으로 재난이나 사고발생 예방

> **🌏 POINT** 국가의 책무(「재난 및 안전관리 기본법」 제4조)
>
> ㉠ 국가와 지방자치단체는 재난이나 그 밖의 각종 사고로부터 국민의 생명·신체 및 재산을 보호할 책무를 지고, 재난이나 그 밖의 각종 사고를 예방하고 피해를 줄이기 위하여 노력하며, 발생한 피해를 신속히 대응·복구하기 위한 계획을 수립·시행한다.
> ㉡ 국가와 지방자치단체는 안전에 관한 정보를 적극적으로 공개하며, 누구든지 이를 편리하게 이용할 수 있도록 한다.
> ㉢ 재난관리책임기관의 장은 소관 업무와 관련된 안전관리에 관한 계획을 수립하고 시행하며, 그 소재지를 관할하는 특별시·광역시·특별자치시·도·특별자치도와 시·군·구의 재난 및 안전관리업무에 협조한다.

13 ① 긴급구조지원기관의 응원협정 체결에 관한 사항은 기능별 긴급구조대응계획에 포함되지 않는다.

14 ④ 국민의 책무에 해당한다. 「재난안전법」 제5조에 따라 국민은 국가와 지방자치단체가 재난 및 안전관리업무를 수행할 때 최대한 협조하고, 자기가 소유하거나 사용하는 건물·시설 등으로부터 재난이나 그 밖의 각종 사고가 발생하지 않도록 노력한다.

답 10.③ 11.① 12.③ 13.① 14.④

❷ 특수 재난

15 특수구조대에 해당하지 않는 것은?

① 테러대응구조대   ② 지하철구조대
③ 산악구조대   ④ 화학구조대

> **🌐 POINT** 특수구조대(「119구조·구급에 관한 법률 시행령」 제5조)
>
> ㉠ 고속국도구조대: 교통사고의 발생 빈도 등을 고려하여 소방청 및 시·도 소방
>   본부 또는 고속국도 관할 소방서에 설치한다.
> ㉡ 산악구조대: 「자연공원법」에 따른 자연공원 등 산악지역에 설치한다.
> ㉢ 수난구조대: 「내수면어업법」에 따른 내수면지역에 설치한다.
> ㉣ 지하철구조대: 도시철도 역사 및 역 시설에 설치한다.
> ㉤ 화학구조대: 화학공장 밀집지역 내 설치한다.

16 소방청장이 국외에서 발생한 대형재난으로 소방청장이 국제구조대를 편성하였을 때 국제구조대의 임무로 옳지 않은 것은?

① 공보연락
② 위험지도 제작
③ 인명 탐색 및 구조
④ 시설관리 및 안전평가

> **🌐 POINT** 국제구조대
>
> ㉠ 국외에서 대형재난 등이 발생한 경우 재외국민 보호 또는 재난이 발생한 국
>   가의 국민에 대한 인도주의적 구조 활동을 위해 소방청장은 국제 구조대를
>   편성하여 운영할 수 있다.
> ㉡ 국제구조대 임무
>   • 인명탐색 및 구조·응급의료, 현장구호활동 등 기타 재난에 관한 사항
>   • 안전평가 및 시설관리
>   • 공보연락
>   • 재난 당사국 및 국제기구와의 협조
>   • 재난 및 구조기술 정보 수집과 지원

---

15 ① 테러 및 특수재난에 전문적으로 대응하기 위하여 소방청과 시·도 소방본부에 각각 설치한다.
②③④ 특수구조대는 소방대상물, 지역 특성, 재난 발생 유형 및 빈도 등을 고려하여 시·도의 규칙으로 정하는 바에 따라 설치한다.

16 ② 위험지도 제작은 재난관리 단계 중 예방단계에서 재난의 사전예방 및 재난 피해 최소화를 위해 시행하는 활동이다.

17 사회재난에 해당하지 않는 것은? **

① 교통사고

② 화생방사고

③ 소행성·유성체 등 자연우주물체의 추락

④ 가축전염병의 확산

> 🌐 **POINT** 사회재난
>
> 화재·붕괴·폭발·교통사고(항공사고 및 해상사고를 포함한다)·화생방사고·환경오염사고 등으로 인하여 발생하는 대통령령으로 정하는 규모 이상의 피해와 국가핵심기반의 마비, 감염병 또는 가축전염병의 확산, 미세먼지 등으로 인한 피해를 의미한다.

18 재난으로 인명 구조 및 응급처치 활동을 위해 우선순위를 결정하려고 할 때, 가장 높은 우선순위에 해당하는 것은? *

① 환자의 피해 최소화

② 환자 구명에 필요한 조치

③ 안전구역으로의 환자 구출

④ 환자의 상태 악화방지를 위한 조치

> 🌐 **POINT** 구조 활동에서의 우선순위
>
> ⊙ 구명에 필요한 조치
> ⓛ 안전구역으로의 구출 활동
> ⓒ 신체·정신적 고통 경감 및 상태의 악화방지를 위해 필요한 조치
> ⓔ 피해의 최소화
> ⓜ 위험현장에서 격리하여 재산 보전

17 ③ 자연현상으로 인하여 발생하는 자연재난이다.

18 ② 재난현장에서 인명 구조 시 환자의 생명 보전이 가장 중요하므로 구명에 필요한 조치가 가장 우선시 되어야 한다.
① 구조 활동 시 환자의 피해 최소화는 환자가 안전구역으로 구출되어 상태 악화방지조치를 받은 후 고려할 사항이다.
③ 환자 구명에 필요한 조치가 완료된 후에는 곧 바로 환자를 안전한 구역으로 구출하는 활동을 시행한다.
④ 환자를 안전한 구역으로 구출한 후 정신·육체적 고통 경감 및 상태 악화 방지를 위한 조치를 시행한다.

답 15.① 16.② 17.③ 18.②

19 비상조치계획의 수립 목적으로 옳지 않은 것은?

① 사고 발생의 예방
② 사고에 관한 정보 전달
③ 사고 발생 시 피해 최소화
④ 사고 후 신속한 복구 제공

POINT 비상조치계획

　㉠ 정의 : 사고가 발생했을 때 신속한 조치를 통하여 사고로 인한 피해를 최소화
　　하는 것을 목적으로 수립하는 계획이다.
　㉡ 목적
　　• 사고 발생 시 피해 최소화 및 인적·물적 자원과 환경에 미치는 손실을 제
　　　한한다.
　　• 사고로 인한 피해를 방지하기 위한 필요한 조치를 한다.
　　• 사고에 관련된 정보를 관련기관에 신속히 전달한다.
　　• 사고를 처리한 후 복구 작업을 신속하게 시행한다.
　㉢ 고려사항
　　• 가능한 모든 비상상황 및 비상사태를 포함하여 계획한다.
　　• 근로자 인명보호를 최우선 목표로 한다.
　　• 주요 위험설비는 내부 비상조치계획과 외부 비상조치계획을 함께 계획한다.
　　• 비상조치계획은 분명하고 명료하게 작성 후 문서화하고 모든 근로자가 동의
　　　하고 쉽게 활용할 수 있는 곳에 둔다.
　㉣ 내용
　　• 비상사태가 발생할 경우 보고절차
　　• 비상대피 전 안전조치를 취해야 하는 주요 공공설비 및 해당 절차
　　• 비상대피 절차 및 비상대피로 지정
　　• 구조 또는 의료업무 담당 직원이 따라야 하는 절차
　　• 연락 가능한 모든 직원의 이름 및 직책
　　• 비상대피 후 모든 직원에게 비상사태에 대해 설명 절차
　　• 사고로 인해 영향을 받는 주민에게 제공해야 할 정보

---

19 ① 비상조치계획은 사고 예방이 아닌 사고가 발생한 후 신속하게 대처 및 조치하여 사고 피해를 최소화하기 위함이다.
② 사고에 관련된 정보를 관련된 기관 등에 신속히 전달한다.
③ 사고로 인한 피해를 방지하기 위한 필요한 조치를 시행한다.
④ 사고를 처리한 후 복구 작업을 신속하게 시행한다.

***
20 비상상황에서의 소방안전관리 대상물의 인명 및 시설보호를 위해 초기대응활동을 할 때 수행하는 활동으로 옳지 않은 것은?

① 위험물 시설 제어

② 사전재해영향성 검토

③ 응급 의료소 설치 지원

④ 소화설비로 조기 화재진압

POINT 비상대응활동
═══════════════════════════

㉠ **비상연락** : 화재 발생 시 신고 및 통보, 화재 상황에 대한 상황 보고이다.

㉡ **초기진화** : 소화설비를 통한 조기 화재진압이다.

㉢ **응급구조** : 응급상황 시 응급조치, 응급의료소 설치 및 지원이다.

㉣ **피난유도**를 한다.

㉤ **방호 및 안전** : 화재의 확산 방지 및 위험물 시설에 대한 제어이다.

---

19 ② 사전재해영향성검토 : 각종 행정계획 또는 개발사업 등으로 자연재해에 영향을 미치는 재해유발 요인에 대해 예측 및 분석을 시행하고 대책을 마련하는 것이다.

답 19.① 20.②

PART

02____

전문응급처치학 각론

전문심장소생술

01 심정지환자의 처치

① 심정지 원인

　㉠ **질병성 심정지** : 심장질환, 아나필락시스, 천식, 위장관 출혈 등의 질병으로 발생하는 것이다.

　㉡ **외상성 심정지** : 신체에 가해진 충격, 약물중독, 감전, 질식 등에 의해서 발생하게 되는 것이다.

　㉢ **심장성 심정지** : 심장질환으로 인해서 나타나는 심정지를 의미한다.

　㉣ **비심장성 심정지** : 심장질환 이외의 질환으로 인해서 나타나는 심정지를 의미한다.

　㉤ **원인에 대한 조사**

　　• 5H : 저혈량증, 저산소증, 산증, 저 · 고칼륨혈증, 저체온증

　　• 5T : 폐혈전증, 심근경색, 긴장성 기흉, 심장눌림증, 약물중독

② **심폐소생술(CPR)** : 심정지 환자를 소생시키기 위한 처치로 환자의 가슴압박, 인공호흡, 제세동, 약물치료 등의 과정을 수행하여 심정지 상태를 회복시키는 치료를 수행하는 것을 의미한다. 환자가 반응이 없거나 헐떡이는 비정상적인 호흡패턴이 나타난 경우에 시행한다.

③ **심폐소생술의 역할** : 순환과 호흡을 유지하여 조직에 산소를 공급하는 것이다. 자발순환과 자발호흡을 회복하기 위한 것이다.

④ **심정지 환자평가**

　㉠ **반응확인** : 환자의 어깨를 가볍게 두드리면서 반응을 확인한다. 목이나 머리에 외상이 의심된다면 불필요한 움직임은 자제한다.

　㉡ **호흡 · 맥박 확인**

　　• 심정지 호흡 : 심정지 발생 후에 초기 1분간 40% 가량이 발생한다. 헐떡이는 비정상적인 호흡패턴이 나타난다.

　　• 맥박 : 너무 많은 시간을 소요하지 않고 10초 이내에 확인한다.

　㉢ 심정지 원인이 외상, 목맴, 질식, 익수에 해당하는지 확인한다.

　㉣ 심전도 모니터가 무수축인 경우 맥박 평가를 대신할 수 있다.

　㉤ 심정지 목격여부, 일반인의 심폐소생술 실시, 심정지부터 심폐소생술 시작까지의 시간, 자동제세동기까지의 시간 등의 정보를 수집한다.

⑤ 가슴압박

  ㉠ 심장과 뇌로 혈류가 원활히 전달되기 위한 필수요소이다.

  ㉡ 시술자의 어깨가 흉골과 맞닿는 부위에서 수직이 되도록 한다. 손의 위치는 가슴의 중앙에 위치되어야 한다.

  ㉢ 양쪽 어깨 힘을 이용하여 분당 100~120회 정도의 속도로 5cm 이상 깊이(6cm 초과 금기)로 강하고 빠르게 30회 압박한다.

  ㉣ 가슴압박 이후에 이완이 이루어지도록 한다. 가슴압박과 인공호흡의 비율은 30:2를 권장한다.

  ㉤ 구조자의 피로에 의해 1.5~3분 사이부터 가슴압박 깊이가 얕아지므로 2분마다 가슴압박을 수행하는 구조자를 교대한다.

  ㉥ 구급대원이 2인 이상인 경우에는 가슴압박 깊이와 속도 및 압박과 이완의 비율이 1 : 1이 되는가를 지속적으로 점검한다.

  ㉦ 환자를 들것으로 이동하거나, 운행 중인 구급차, 열차, 좁은 항공기 등과 같은 특수한 상황에서는 적극적으로 고려한다.

  ㉧ 전문기도인 기관내삽관이 유지되는 경우는 가슴압박과 인공호흡의 비율이 30 : 2을 유지하지 않는다. 분당 100~120회 속도로 가슴압박을 하고 다른 구조자는 백밸브마스크로 6~8초에 8~10회/분 호흡을 보조한다.

⑥ 기도확보 및 호흡보조

  ㉠ 외상이 없는 경우 기도확보를 위해 도수조작을 하고 입인두기도기를 삽입한다.

  ㉡ 구급대원이 1~2인인 경우에 심장압박을 하면서 비재호흡마스크로 15L/min의 산소를 공급하며 수동적으로 호흡을 보조한다.

  ㉢ 구급대원이 3인 이상인 경우에는 백밸브마스크로 15L/min의 산소를 가슴압박과 인공호흡의 비율은 30:2로 제공한다.

  ㉣ 심정지의 원인이 외상, 목맴인 경우 하악견인법(Jaw thrust)로 시행한다.

  ㉤ 심정지의 원인이 질식, 익수인 경우 기도확보 후에 백밸브마스크를 이용한다.

  ㉥ 머리 기울임-턱 들어올리기
  • 척추 손상의 경우에는 금기이다.
  • 환자를 앙와위를 취하고 이마를 뒤로 젖히고 턱을 들어올린다.
  • 턱뼈 아래 연부조직을 압박하면 기도폐쇄 위험이 높아지므로 주의한다.
  • 환자 입이 닫히지 않도록 엄지손가락으로 턱 아래쪽을 내려준다. 손가락이 환자의 구강에 들어가지 않도록 한다.

  ㉦ 하악견인법
  • 머리, 목. 척추 손상이 의심되는 경우 수행한다.
  • 머리, 목, 척추가 일직선이 되도록 유지하고 앙와위를 취한다.
  • 환자의 머리가 신전 · 굴곡 · 회전이 되지 않도록 한다.

⑦ 인공호흡

  ㉠ 인공호흡은 1회에 걸쳐서 시행한다.

  ㉡ 가슴의 상승이 눈으로 확인되는 정도로 1회 호흡량을 호흡한다.

  ㉢ 기관튜브, 후두마스크 기도기 등과 같은 인공기도가 삽관이 된 경우에는 1회 호흡이 6~8초마다 8~10회/분 수준으로 시행한다.

  ㉣ 가슴압박과 인공호흡은 동시에 진행하지 않는다.

  ㉤ 과환기가 유발되지 않도록 유의한다.

⑧ 성인의 심폐소생술 단계

  ㉠ 환자의 의식과 호흡을 확인한다.

  ㉡ 주변에 응급의료체계 연락을 요청하고 자동제세동기를 요청한다.

  ㉢ 흉부 압박을 30회 진행한다. 분당 100~120회를 약 5cm 이상의 깊이로 한다.

  ㉣ 머리를 기울이고 턱을 들어 올린 후에 코를 막는다. 가슴압박이 확인될 정도로 1초 동안 인공호흡을 2회 실시한다.

  ㉤ 가슴압박과 인공호흡의 비율이 30:2로 되도록 반복한다.

⑨ 전문기도유지술

  ㉠ 후두마스크, 성문주의 기도확보 장비, 기관내삽관이다.

  ㉡ 구급차 이송 시작 전에 시행한다.

  ㉢ 기도확보를 확인하기 위해서 육안확인.

  ㉣ 환자 흉부의 상승을 육안으로 확인, 호흡음 청취, 호기말 이산화탄소 측장장비 등을 통해서 기도확보가 되었는지를 확인한다.

  ㉤ 전문기도유지술이 적절히 시행되었다면 백밸브마스크를 제거하고 전문기도삽입장비를 연결한다. 가슴압박의 이완기에 분당 10회의 속도로 호흡을 보조한다. 가슴압박은 중단없이 시행한다.

⑩ 자동제세동기 리듬확인

  ㉠ 가슴압박과 호흡보조에 방해되지 않도록 패드 부착은 신속하게 진행한다.

  ㉡ 자동제세동기의 리듬을 분석하는 동안에는 가슴압박과 호흡보조를 중단한다.

  ㉢ 자동제세동이 필요하지 않다면 기본심폐소생술을 시작한다.

  ㉣ 자동제세동이 필요한 경우에는 충전되는 동안에는 가슴압박을 하고 충전이 완료되면 가슴압박을 멈추고 제세동을 시행한다. 제세동을 시행하고 난 직후에 심폐소생술을 시행한다.

  ㉤ 외상성 심정지는 응급처치를 먼저 제공한다. 추가적인 응급처치는 지도의사의 의료지도를 받으면서 이송한다.

  ㉥ 구급차가 정차중이거나 시동이 꺼져있는 상태에서는 리듬분석이 가능하다.

⑪ 이송

  ㉠ 이송 시작

  • 외상, 목맴, 질식, 익수가 아닌 경우에 가슴압박을 지속적으로 시행한 이후에 이송을 한다.

  • 이송을 하기 전에 정맥로 확보를 위해 심폐소생술을 중단할 수 있으나 이송을 지연하지 않는다.

  ㉡ 이송 중

  • 구급차 운행 중에 심폐소생술을 지속한다. 가슴압박 지속성, 속도, 호흡보조 효과성 등을 점검하기 위하여 지속적 호기말 이산화탄소 측정장비를 사용할 수 있다.

  • 제세동 리듬을 확인하기 위해 구급차 운행을 중단하는 것은 가급적으로 자제한다.

  ㉢ 사전연락

  • 이송을 하기 전에 이송을 할 병원에 사전에 연락을 하여 환자 소생술이 연속적으로 진행되도록 한다.

  • 구급대원은 소방상황실에 이송병원에 수용가능 여부를 확인할 것을 요청한다.

  • 구급대원은 환자의 상태, 도착 예정시간 등의 정보를 이송병원에 전달한다.

  ㉣ 환자인계

  • 이송병원에 소생술이 진행되기 전까지 지속적으로 응급환자의 소생을 위해서 노력한다.

  • 이송병원 의료진에게 환자에 대한 정보를 전달한다.

  ㉤ 기록 : 환자를 이송병원에 인계한 후에 구급활동일지, 응급처치 세부상황표를 작성한다.

⑫ 응급처치 시 주의사항

  ㉠ 맥박은 10초 이상 확인하지 않는다. 맥박이 불확실하다면 곧바로 심폐소생술을 시행한다.

  ㉡ 제세동을 시행하고 심장충격기의 음성지시를 기다리며 가슴압박을 지체하지 않는다. 제세동 직후에 바로 가슴압박을 시행한다. 또한 리듬분석을 위해 가슴압박을 멈추지 않는다.

  ㉢ 현장에서는 불가피한 사유가 없다면 가급적 심장충격기의 전원을 끄거나 환자에게서 제거하지 않는다.

  ㉣ 환자의 소생여부를 확인하기 위해 심폐소생술을 멈추고 의식 확인, 맥박촉진, 혈압측정을 하지 않는다. 환자의 움직임, 자발호흡, 자발순환, 기침, 심전도 정상리듬 등이 확인되는 경우에는 소생확인을 위해 멈추는 것이 가능하다.

  ㉤ 자발호흡과 자발순환이 회복으로 환자 의식이 돌아오더라도 기도유지기, 기도확보 장비, 기관내삽관은 제거하지 않는다.

  ㉥ 환자의식이 명료하여 구역반사가 나타난다면 의료지도를 받은 후에 제거가 가능하다.

  ㉦ 협소한 공간에서 환자에게 심폐소생술을 하는 경우 적절한 체위를 유지하기 위해서 노력한다.

⑬ 직접의료지도를 요청하는 기준 : 심폐소생술이 유보되거나 중단된 경우, 특수한 상황, 전문적으로 의학적 평가나 처치가 필요한 경우, 장거리 이송으로 이송병원을 정하기 전에 조언이 필요한 경우이다.

⑭ 이송병원 선정

  ㉠ 가장 가까운 지역응급의료기관 이상의 병원으로 이송한다.

  ㉡ 선정이 어렵다면 직접의료지도를 요청한다.

02 소생후 치료

① 소생 후 특징

  ㉠ 자발호흡이 관찰되는 경우

  ㉡ 소리를 내거나 스스로 움직이는 경우

  ㉢ 수축기 혈압이 60mmHg 이상 측정되는 경우

  ㉣ 맥박이 촉지되는 경우

② 환자평가

  ㉠ SAMPLE로 과거병력을 문진한다. SAMPLE은 Symptoms(징후·증상), Allergies(알러지), Medication (투약), Past medical history(관련 과거병력), Last oral intake(마시막 섭취), Events preceding the incident(질병원인 사건)이다.

  ㉡ 의식수준, 활력징후, 산전도, 산소포화도 모니터를 시행한다.

  ㉢ 활력징후나 심전도 모니터의 측정치를 기록한다.

③ 심정지 후에 나타나는 증후군

  ㉠ 소생 후 뇌증 : 의식장애, 발작, 인지장애, 운동장애 등이 있다.

  ㉡ 심근기능부전 : 통괄적인 기능장애, 국소 벽운동 장애, 스트레스 심근증 등이 있다.

  ㉢ 전신성 허혈-재관류 반응 : 고혈당증, 저혈압, 고열, 다발성 장기 부전, 감염 등이 있다.

④ 심정지 회복 직후 치료 목표

  ㉠ 조직관리 유지 : 심폐기능, 활력징후 정상화이다.

  ㉡ 심정지 원인 치료 : 관상동맥중재술 등이다.

  ㉢ 소생후 뇌증 치료이다.

  ㉣ 목표체온 유지이다.

  ㉤ 다발성 장기부전을 집중적으로 치료한다.

⑤ 응급처치 절차

  ㉠ 기도를 유지한다. 구역반사가 있고 비강출혈이 없다면 입인두기도기에서 코인두기도기로 변경이 가능하다.

  ㉡ 구강내 분비물, 토사물 등을 제거하기 위한 흡인을 시행한다.

  ㉢ 백밸브마스크 사용

  • 환자 의식이 V 이하인 경우

  • 호흡수가 분당 8회 미만인 경우

  • 호흡의 깊이가 약한 경우

  • 100% 산소투여 중에도 산소포화도가 90% 이하인 경우

ⓔ 비재호흡마스크나 백밸브마스크로 산소를 공급하여 호흡을 보조하되 저산소증에 빠지지 않도록 점검한다.

ⓜ 현장에서나 구급차 이송 도중에 자발순환이 회복되더라도 이송을 계속 한다.

ⓗ 수축기 혈압이 90mmHg 이하라면 정맥으로 생리식염수를 투여한다.

ⓢ 병원에 도착하기 전까지 심정지 재발을 유의한다.

ⓞ 의식, 호흡, 맥박, 심전도, 산소포화도를 2분 주기로 관찰한다.

ⓩ 심전도상에서 QRS파가 관찰되더라도 소생의 증거가 아니다.

⑥ 직접의료지도를 요청하는 기준

　ㄱ 정맥로 확보나 수액을 토여하는 경우

　ㄴ 소생후 치료(관상동맥중재술, 목표체온유지법 등)를 위해 최단병원으로 우회하는 경우

　ㄷ 원거리 병원으로 이송을 보호자가 요청하는 경우

⑦ 이송병원 선정

　ㄱ 가장 가까운 지역응급의료기관 이상의 병원으로 이송한다.

　ㄴ 소생 후 치료를 할 수 있는 병원으로 이송한다.

⑧ 뇌 손상을 줄이기 위한 치료

　ㄱ 평균 동맥압을 65mmHg가 넘도록 유지한다.

　ㄴ 동맥혈 이산화탄소 분압을 35~45mmHg로 유지한다.

　ㄷ 동맥혈 산소포화도를 94~98% 유지한다.

　ㄹ 동맥혈 pH를 7.3~7.5로 유지한다.

　ㅁ 혈당을 144~180mg/dl로 유지한다.

　ㅂ 24시간 동안 체온을 32~36℃로 유지한다.

　ㅅ 발작에는 항경련제, 고열에 해열제를 투여한다.

　ㅇ 신경안정제, 근육이완제 투여는 최소화 한다.

⑨ 뇌 수행 분류 척도

분류	의식수준	특징
CPC1	정상	의식이 명료하고 정상생활이 가능하다. 일상생활에 지장이 없다.
CPC2	경도장애	• 의식이 있고 독립적인 생활이 가능하다. • 편마비, 발작, 보행장애, 언어장애 등의 증상이 동반될 가능성이 있다.
CPC3	중증도장애	• 의식이 있으나 일부 인지기능만 가능하다. • 독립적인 생활이 불가능하고 중증마비, 기억장애 등 중증의 신경 후유증이 동반된다.
CPC4	식물상태 · 혼수	의식과 인지기능이 없다.
CPC5	뇌사	뇌사 상태이다.

❸ 서맥 및 빈맥환자의 처치

① 서맥
- ㉠ 정의 : 나이와 상황에 따라 다르지만 안정상태에서 분당 심박수가 60회 미만으로 측정되는 경우이다.
- ㉡ 원인 : 선천성 심장질환으로 발생할 수 있다. 노화에 따른 동결절 기능부전, 방실전도장애로 나타나기도 한다. 부교감 신경계 항진, 심장전기 전도계 이상, 약물중독, 방실 접합부의 허혈이나 경색으로 나타난다.
- ㉢ 증상 : 심박출량 감소, 주요 장기 혈류량 감소, 의식변화, 흉통, 어지러움, 실신, 호흡곤란, 저혈압, 울혈성 심부전, 구역·구토 등이 나타난다. 쇼크가 예상되는 징후가 나타난다.
- ㉣ 초기 응급처치 : 기도확보, 산소화, 원인 조사가 필요하다.

② 빈맥
- ㉠ 정의 : 심박수가 분당 100~150회 이상으로 빨라지는 경우이다. 주로 분당 심박수가 150회 이상에서 증상이 발생한다. 넓은 QRS빈맥, 좁은 QRS빈맥이 있다.
- ㉡ 원인 : 일반적으로 부정맥 발생으로 나타난다. 심장질환, 폐질환, 전신질환, 약물중독, 전해질 대사이상 등으로 부정맥이 발생한다.
- ㉢ 증상 : 심계항진, 전신무력감, 어지럼증, 현기증, 흉통, 발한, 구역·구토 등이 나타난다. 쇼크가 예상되는 징후가 나타난다.

③ 환자평가
- ㉠ 환자에게 나타나는 증상 및 징후, 복용약물, 원인인자 등을 확인한다.
- ㉡ 의식상태, 산소포화도, 활력징후를 확인한다.
- ㉢ 3유도 심전도 검사를 한다.

④ 응급처치 절차
- ㉠ 기도 개방 및 유지를 한다.
- ㉡ 산소포화도가 94% 이하인 경우 저산소증 교정
  - 비강캐뉼러 : 1~5L/min의 산소를 투여한다.
  - 안면마스크 : 6~10L/min의 산소를 투여한다.
- ㉢ 산소포화도가 95% 이상 되지 않는 경우에는 비재호흡마스크로 11~15L/min 산소를 투여한다.
- ㉣ 서맥으로 증상이 악화될 가능성이 있다면 정맥로를 확보한다.
- ㉤ 의식수준, 혈압, 심전도, 산소포화도를 지속적으로 확인한다.
- ㉥ 무반응, 맥박이 동반되지 않는다면 무맥성전기활동(PEA)로 간주한다.
- ㉦ 원인이 심근경색에 의한 것인지 확인한다.

⑤ 빈맥의 응급처치 시 주의사항 : 넓은 QRS 빈맥이 나타나고 무반응과 맥박이 소실 된 경우에 심정지 징후이다. 심정지 처치방법에 따라서 응급처치를 한다. 또한 원인인자가 심근경색인지를 구별한다.

⑥ 직접의료기준을 요청하는 기준 : 생체징후가 불안정하여 정맥로 확보와 수액을 투여해야 하는 경우에 한다.

⑦ 이송병원 선정지침

   ㉠ 가장 가까운 지역응급의료기관 이상의 병원으로 이송한다.

   ㉡ 환자 의식저하, 수축기혈압이 90mmHg 이하, 호흡곤란, 산소포화도 94% 미만인 경우 의료지도를 요청한다.

04 저혈압, 쇼크 및 급성폐부종 환자의 처치

① 저혈압

   ㉠ 정의 : 혈압이 정상범주(수축기 혈압 120mmHg, 확장기 혈압 80mmHg)보다 낮게 측정되는 것이다.

   ㉡ 원인 : 심장이나 내분비계 등의 기저질환으로 나타나는 속발성, 명확한 원인이 없는 본태성, 갑자기 체위가 변환되는 경우 나타나는 기립성 저혈압이 있다.

   ㉢ 증상 : 어지럼증, 두통, 무기력증, 불면증, 서맥, 변비 등이 나타난다.

   ㉣ 환자평가 : 병력청취와 문진으로 원인인자를 파악하는 것이 가장 중요하다. 맥박, 호흡수, 혈압을 측정한다.

   ㉤ 응급처치
   • 저혈압 쇼크가 나타나면 머리를 다리보다 낮춰준다.
   • 몸을 조이는 단추나 벨트를 풀어준다.
   • 모포를 덮어 체온 유지를 하고 마사지를 통해 혈액순환을 돕는다.
   • 의식을 잃지 않도록 계속 말을 걸고 즉시 이송을 한다.
   • 증상이 악화된다면 직접의료지도를 요청하여 정맥로 확보 및 수액을 투여한다.
   • 환자의 상태를 지속적으로 감시하고 필요한 경우에는 심전도 측정으로 평가한다.

   ㉥ 이송병원 선정지침 : 가까운 지역응급의료센터로 이송한다. 여건에 따라 지역응급의료기관, 응급의료기관 이상의 의료기관으로 이송한다. 선정이 어렵다면 직접의료지도를 요청한다.

② 쇼크

   ㉠ 정의 : 혈압이 급격히 낮아지면서 혈액순환이 원활하게 되지 않는 순환장애로 인해서 나타나는 증상이다.

   ㉡ 원인 : 출혈이나 탈수에 의한 저혈량성, 심근경색에 의한 심인성, 폐색전증이나 심낭압전 및 긴장성 기흉에 의한 폐쇄성, 패혈증이나 부신기능 부전 또는 아나필락시스에 의한 분포성 등이 있다.

   ㉢ 증상
   • 의식변화 : 불안감, 혼돈, 투쟁이 나타나다가 심해지면 무의식 상태가 된다.
   • 피부 : 혈관수축으로 인해서 피부가 창백하고 차가워진다. 증상이 심해지면 땀이 나서 축축해진다.
   • 호흡 : 빠르고 얕은 호흡을 한다. 증상이 심해지면 호흡수가 감소한다.
   • 맥박 : 빠르고 약한 맥박이 나타난다. 신경성 쇼크는 서맥이 발생할 수 있다.

② 환자평가
- 쇼크의 원인을 확인한다. 구토, 설사, 토혈, 객혈, 혈변 등과 수분섭취 여부를 확인한다. 심장질환, 폐렴, 욕창 등의 질환 여부와 알레르기성 물질과 접촉하였는지 확인한다.
- 의식상태와 활력징후를 확인한다.
- 피부의 색과 땀의 발생여부 등을 확인한다.

⑩ 응급처치
- 맥박 상승이 첫 번째로 나타나는 변화이므로 빈맥을 우선적으로 확인한다.
- 의식이 명료하다면 비재호흡마스크로 분당 15L 속도로 고농도 산소를 투여한다.
- 의식이 V 이하이고 호흡이 10회 미만이면 백밸브마스크로 환기를 보조한다.
- 의식이 U인 경우에 입인두기도기를 삽입하고 백밸브마스크로 환기를 유지한다.
- 저혈량성 또는 신경성 패혈성 쇼크인 경우에는 활력징후와 의식이 회복될 때까지 5~10분마다 300mL(소아 5mL/kg)의 생리식염수나 젖산링거액을 투여한다. 쇼크가 지속되면 1L(소아 10mL/kg)을 투여한다.
- 심장성 쇼크의 경우 폐부종이 없다면 생리식염수를 250mL 투여한다.
- 모포를 덮어 적정체온을 유지한다.
- 환자의 상태를 지속적으로 감시하고 필요한 경우에는 심전도 측정으로 평가한다.

③ 급성 폐부종
㉠ 정의 : 폐포와 기도에 체액이 울혈되면서 가스교환이 악화되어 저산소증을 일으켜 호흡곤란을 발생시키는 상태이다.
㉡ 원인 : 심장질환이나 장애가 원인이 되는 심인성, 급성 호흡곤란 증후군, 다량의 수혈, 신기능 장애 등에 의해 나타나는 비심인성으로 나눠진다.
㉢ 증상 : 호흡곤란, 마른기침, 분홍빛 거품이 긴 객담, 짧고 얕은 호흡, 불안감 등이 나타난다. 증상이 심해지면 청색증, 말초부종이 동반될 수 있다.
㉣ 환자평가 : 양측 폐하엽에서 수포음이 청진된다. 또한 심장초음파로 심장의 구조적 이상 여부를 확인한다.
㉤ 응급처치 : 저산소증과 호흡곤란을 완화하기 위해 고농도의 산소를 공급한다. 신속하게 산소공급과 이뇨제 투여가 필요하다.

05 급성 관상동맥증후군 및 허혈성 뇌졸중 환자의 처치

① 급성 관상동맥 증후군
㉠ 정의 : 관상동맥에 생긴 혈전으로 순간적으로 혈관이 폐색되거나 수축시켜 심장으로 가는 혈류 공급이 부족해지는 질환이다.
㉡ 원인 : 동맥경화증으로 나타나게 된다.

ⓒ 증상

- 흉통이 가장 흔하다. 조임이나 압박이 느껴지고 타는 것 같다고 호소한다. 가슴 중앙이나 흉곽의 중앙 바로 아래에서 통증을 느낀다. 심해지면 왼쪽 팔, 복부, 목, 아래턱으로 통증이 방사된다.
- 땀, 오심, 어지러움, 멍한 느낌, 호흡곤란, 두근거림 등이 나타난다.
- 구토와 가슴통증이 동반되면서 소화불량으로 착각하기도 한다.

ⓔ 환자평가 : 심전도상에서 ST분절의 상승여부로 판단한다.

ⓜ 응급처치

- 신속한 재관류 요법을 위해 신속하게 이송한다.
- 산소포화도가 90% 이상 유지되도록 산소 투여량을 조절한다.
- 환자를 안정시킨다.
- 자동 제세동기나 심전도 감시장치를 통해 심전도를 감시한다.
- 쇼크 증상이 없고 수축기 혈압이 90mmHg 이상, 맥박수 60~100회/분으로 유지되는 경우 나이트로글리세린을 설하 투여한다. 수축기 혈압이 90mmHg 미만이고 평상시 혈압보다 수축기 혈압이 30mmHg 낮아진 환자에게 나이트로글리세린 투여는 금기이다.
- 12 유도 심전도를 기록한다.

ⓗ 이송병원 선정지침

- 30분 이내에 도착 가능한 곳으로 이송한다.
- 재관류 요법이 가능한 병원으로 이송한다.
- ST분절 상승, 좌각차단, 후벽 심근경색 증상이 있다면 관상동맥중재술을 24시간동안 시행할 수 있는 병원으로 이송한다.
- 관상동맥중재술이 불가능하다면 혈전용해제 치료가 가능한 병원으로 이송한다.

② 허혈성 뇌졸중 환자의 처치

ⓐ 정의 : 뇌혈관이 폐색되어 뇌에 공급되는 혈액량이 감소하면서 나타나는 증상이다.

ⓑ 원인 : 고혈압, 당뇨, 고지혈증이 가장 흔한 원인이다. 대혈관 질환, 심장질환 등으로 나타나기도 한다.

ⓒ 증상 : 의식변화, 편측마비, 안면마비, 감각이상, 구음장애 등이 나타난다.

ⓔ 환자평가 : 심전도와 심장초음파를 시행한다. 의식평가를 위해 GCS를 확인한다.

ⓜ 응급처치

- 기도유지, 산소투여, 호흡보조로 산소포화도를 94% 이상으로 유지한다. 저산소혈증이 없다면 산소투여는 하지 않아도 된다.
- 신경학적 검사 방법으로 뇌졸중을 조기에 확인하는 것이 중요하다.
- 혈전용해제 투여가 가능한 병원으로 이송한다.
- 병원에 도착하기 전에 이송병원에 환자의 상태와 도착시간을 통보한다.
- 혈당검사를 통해서 저혈당의 여부를 확인한다.
- 저혈당이 나타나면 직접의료지도를 통해 포도당을 투여한다.

출제예상문제

01 심정지

*
1 심정지 치료를 위한 전문심폐소생술 치료과정으로 옳지 않은 것은?

① 맥박과 호흡이 없는 환자는 회복 자세를 취해준다.
② 폐 환기 상태 확인 및 인공호흡을 시작한다.
③ 심전도 리듬을 분석하여 순환상태를 평가한다.
④ 심정지 원인을 확인하고 치료한다.

POINT 심정지 치료 과정에서의 전문심폐소생술

㉠ 심정지 치료과정에서 전문심폐소생술 : 기관내삽관 등 전문기도유지술에 의한 기도확보, 가슴압박의 적절성 등 순환상태의 평가, 심전도 감시 및 분석 결과에 따른 제세동 또는 인공심장박동조율, 정맥로 또는 골내 주사로 확보 및 약물투여, 호기말 이산화탄소 분압 감시, 산소 투여, 양압 인공호흡을 포함한 호흡 보조 및 호흡 상태의 평가, 심전도 감시 및 12 유도 심전도의 분석, 심초음파를 사용한 심장수축 상태 관찰, 체외순환 심폐소생술, 심정지 원인의 규명 및 치료가 포함된다.
㉡ 심정지 치료를 위한 전문심폐소생술
• 기도유지 : 기도 유지상태의 평가 및 기관내삽관을 포함한 전문기도유지술, 호기말 이산화탄소 분압을 사용한 기관내삽관 위치를 확인한다.
• 폐 환기 상태의 확인 및 인공호흡 : 흉곽의 움직임, 호흡음 청진, 백밸브마스크 장치 또는 호흡기를 사용한 인공호흡, 산소투여를 한다.
• 순환상태의 확인 및 보조 : 가슴압박의 적절성 평가, 정맥로 또는 골내 주사로 확보, 심전도 감시 및 리듬 분석, 제세동 또는 인공심장박동조율술, 혈관수축제, 항부정맥제의 투여, 혈압측정, 호기말 이산화탄소 분압 감시, 심초음파에 의한 심장수축 관찰 및 심정지 원인 확인, 체외순환 심폐소생술을 한다.
• 심정지 원인의 확인 및 치료 : 심정지의 원인들 중 가역적인 원인들(저혈량혈증, 저산소증, 대사성산증, 저칼륨혈증, 고칼륨혈증, 저체온, 폐색전증, 심근경색, 긴장성 기흉, 심장눌림증, 약물중독 등)을 조사하고 치료하기 위해 노력한다.

---

1 ① 맥박과 호흡이 정상적으로 유지되는 상태라면 구토물의 흡인으로 인한 호흡기도 폐쇄를 예방하기 위하여 옆(측와위)으로 눕혀 회복 자세를 유지한다. 맥박과 호흡이 없으면 즉시 가슴압박을 포함한 심폐소생술을 시작한다.

2 심정지 환자와 심정지 발생 가능성이 있는 환자에게 가장 필요한 응급치료 과정은?

① 환자를 평가한 후 구조 요청하는 것이 가장 우선이다.
② 환자 발견 시 심폐소생술을 우선 시행한다.
③ 환자의 경추가 손상되지 않도록 푹신한 바닥에 눕힌다.
④ 심전도 감시에서 심장의 전기활동이 관찰되지 않으면 한 방향의 유도에서 심장의 전기활동을 확인한다.

3 심폐소생술 중 호기말 이산화탄소 분압이 증가하지 않는 경우는?

① 심장 박동의 회복
② 중탄산나트륨의 투여
③ 폐 환기량의 증가
④ 에피네프린의 투여

🌀 POINT 호기말 이산화탄소 분압(ETCO₂, end trial CO_2)

- ㉠ 정의 : 환자의 호기(날숨)의 마지막 부분에 포함된 이산화탄소의 압력을 의미한다.
- ㉡ 특징
  - 심폐소생술이 진행되고 있는 동안 가슴압박의 효율성을 평가하는 가장 유용한 방법이다.
  - 호기말 이산화탄소 분압은 심정지 환자에서 폐를 관류하는 혈액의 양과 비례하는 것으로 생존 여부와도 연관이 있다.
  - 호기말 이산화탄소 분압은 가슴압박이 적절하면 높게 유지되고 가슴압박이 부적절하면 낮아진다.
- ㉢ 심폐소생술 중 호기말 이산화탄소 분압에 영향을 주는 요소

증가하는 경우	감소하는 경우
• 심장 박동의 회복	• 가슴압박이 부적절한 경우
• 중탄산나트륨의 투여	• 에피네프린의 투여
• 폐 환기량의 증가	• 폐 환기량의 감소

---

2 ① 심정지 환자를 평가한 후 가장 우선해야 하는 것은 구조를 요청하는 것이다. 심정지 환자가 소생하기 위한 가장 중요한 응급치료는 심폐소생술과 제세동이므로, 심정지 발생을 주변과 응급의료체계(병원에서는 소생팀 호출)에 알린 후 제세동기를 요청하고 심폐소생술을 시작한다.
② 환자를 발견한 사람이 심폐소생술을 할 수 있는 능력이 있더라도 구조요청을 가장 우선으로 해야 한다.
③ 편평하고 바닥이 단단한 곳에 환자를 누운 자세로 위치한다. 환자를 누운 자세로 돌릴 때는 경추가 손상되지 않도록 머리와 몸을 동시에 움직여 주어야 한다.
④ 한 방향의 유도만으로 심전도를 감시하면 심실세동을 무수축으로 오진할 수 있으므로, 2개 이상의 유도에서 심장의 전기활동을 확인한다.

3 ④ 에피네프린과 같은 혈관수축제를 투여하면 폐의 환기-관류 장애가 발생한다. 심장의 후부하 상승으로 심박출량이 감소하여 호기말 이산화탄소 분압이 감소하며, 심장 박동이 회복되면 급격히 상승한다.

답 1.① 2.① 3.④

4 **감염병 유행 상황에서 전문소생술에 대한 설명으로 옳은 것은?**
^{**✱✱**}

① 전문소생술 구역을 격리하여 운영하지 않는다.

② 전문기도유지술로 기관내삽관이 가능하다.

③ 비디오 후두경으로 환자와 접촉하여 기관내삽관을 시행한다.

④ 수동 제세동할 때 제세동 전극 대신 패들을 사용한다.

5 **심장의 자율성 또는 전도 장애로 무수축이 발생한 경우 치료과정으로 옳은 것은?**
^{**✱✱**}

① 아트로핀을 투여한다.

② 5분 간격으로 40IU의 바소프레신을 정맥 주사한다.

③ 3 ～ 5분 간격으로 1.0 mg의 에피네프린을 정맥 또는 골내 주사한다.

④ 인공심장박동조율술(cardiac pacing)을 시행한다.

🌐 POINT **무수축 심전도가 관찰되는 환자**

○ 심정지가 발생한 후 시간 결과로 심장의 전기활동이 완전히 없어진 경우, 환자는 심폐소생술을 하더라도 소생 가능성이 거의 없다.

○ 심장의 자율성 또는 전도 장애로 무수축이 발생한 경우, 에피네프린 투여를 포함한 심폐소생술로 소생될 수도 있다.

○ 무수축 환자는 기관내삽관 및 정맥로 또는 골내 주사로를 확보한 후 3 ～ 5분 간격으로 1.0 mg의 에피네프린을 정맥 또는 골내 주사한다.

---

4 ② 전문기도유지술로 기관내삽관 또는 성문상 기도기를 할 수 있으나, 성문상 기도기는 가슴압박 동안 후두가 잘 밀봉되지 않을 수 있어서 가슴압박 중 에어로졸이 외부로 나올 수 있다. 따라서 가능한 한 기관내삽관을 하고 불가능하면 성문상 기도기를 삽관한다.

① 감염 노출을 최소화하기 위하여 전문소생술 구역을 다른 구역과 격리하여 운영한다.

③ 기관내삽관을 할 때는 비디오 후두경을 사용하여 환자와 밀접하게 접촉되지 않도록 하고 거리를 유지하면서 시행한다.

④ 제세동하면 에어로졸이 발생할 가능성이 있으므로, 수동 제세동할 때에도 수동제세동 패들을 사용하지 말고 자동 제세동할 때와 같이 제세동 전극을 부탁하여 사용한다.

5 ① 무수축이 관찰되는 모든 심정지 환자에게 아트로핀을 투여하는 것은 권장되지 않는다.

② 바소프레신은 첫 번째 또는 두 번째 에피네프린 투여를 대신하는 방법으로 40 IU의 용량으로 1회만 투여할 수 있다.

④ 인공심장박동조율술은 무수축의 치료에 도움이 되지 않으므로, 무수축 환자에게 인공심장박동조율술을 하는 것은 권장되지 않는다.

6 **전문심폐소생술에 관한 설명으로 옳지 않은 것은?**

① 전문기도유지술을 사용해 고농도의 산소를 공급한다.

② QRS군이 있는 빈맥 대상자는 비동기화 쇼크를 사용한다.

③ 에너지 권고용량을 확인할 수 없는 수동제세동기는 최대 용량으로 실시한다.

④ 환자에 대한 평가와 처치는 동시에 이루어져야 한다.

POINT 전문소생술 중 감염 전파 최소화를 위한 방안

ㅇ 개인보호장구 착용
- D등급 이상의 전신 보호복 또는 방수성 긴 팔 가운
- 장갑, 보호 안경, 안면 가리개
- N95 이상의 마스크 또는 전동식 호흡 기구
ㅇ 전문소생술 참여 인원의 최소화
ㅇ 전문소생술 구역을 다른 구역과 격리
ㅇ 신속한 기관내삽관 및 비디오 후두경 사용
ㅇ 인공호흡 중 헤파(HEPA)필터 사용
ㅇ 수동제세동 패들 대신 제세동 전극 사용
ㅇ 기계 심폐소생술 장치 사용
ㅇ 감염환자 이송용 카트와 구급차를 사용하여 이송
ㅇ 전문소생술 후 감염관리지침에 따라 개인 보호구 폐기 및 개인위생 조치 수행
ㅇ 감염 의심 환자의 코로나 검사 결과 확인
ㅇ 필요하면 지역 보건당국에 연락

---

6 ② 빈맥 대상자의 경우 심장율동전환을 시행한다. QRS군이 있는 경우 심전도에 맞춰 전기 충격을 가하는 것이 동기화 심장율동전환이다. 심실빈맥처럼 QRS군이 없는 경우에는 비동기화 쇼크를 사용한다.

① 심폐소생술로 정상 심박출량의 약 30%가량의 혈류를 공급한다. 심정지로 인한 저산소증을 해결하기 위해 전문기도유지술로 고농도의 산소를 공급한다.

③ 심정지의 경우 제세동을 시행할 때 에너지 용량은 자동제세동기에 설정된 용량으로 실시한다. 수동제세동기는 기계애서 권고하는 용량으로 에너지를 설정하여 사용한다. 권고용량을 확인할 수 없는 경우 최대 용량으로 설정한다.

④ 전문심장소생술의 대상인 환자는 심정지가 발생하였거나 심정지가 발생할 가능성이 큰 상황이다. 환자에 대한 평가와 동시에 응급치료를 시작한다.

답 4.② 5.③ 6.②

7 ***

폐모세혈관 쐐기압이 18mmHg 이상이면서 심장 박출 계수가 2.2 L/min./m₂ 이하인 대상자에게 필요한 치료는?

① 심장수축력을 감소시켜 줄 수 있는 약제를 투여한다.
② 순환량의 부족을 교정하기 위해 수액을 투여한다.
③ 대동맥 풍선 펌프나 심실보조기구를 사용한다.
④ 순환량이 증가하여 있는 상태이므로 이뇨제를 투여한다.

7 ③ 심장의 수축력 감소로 심장성 쇼크가 발생한 환자이다. 심장수축력을 증가시켜 줄 수 있는 약제인 도부타민, 도파민, 암리논 등을 투여하거나 대동맥 풍선 펌프나 심실보조기구를 사용한다. 또한, 치료 중에는 지속해서 환자의 혈역학적 지수를 측정하여 혈역학적 분류의 변화에 따라 치료 방법을 달리한다.

① 심장수축력을 증가시켜 줄 수 있는 약제를 투여한다.
② 폐모세혈관 쐐기압이 18mmHg 이하이면서 심장 박출 계수가 2.2 L/min./m₂ 이하이면 순환량의 부족을 교정하기 위해 투여한다.
④ 폐모세혈관 쐐기압이 18mmHg 이상이면서 심장 박출 계수가 2.2 L/min./m₂이상이면 순환량이 증가한 상태이므로 투여한다.

8 수축기 혈압이 110mmHg 이상으로 유지되면서 폐부종이 있는 환자에게서 후부하를 감소시키기 위하여 일차적으로 투여하는 약물은?

① 노르에피네프린

② 도부타민

③ 생리식염수

④ 나이트로글리세린

☺ POINT 심근 수축력 장애가 있는 환자에서 수축기 혈압에 따른 약제의 선택

수축기 혈압	투여 우선순위	약물 또는 수액	시작용량
90mmHg 이하	1	생리식염수	250 ~ 500mL
	2	노르에피네프린	0.1 ~ 0.5ug/kg/min
	3	도파민	5 ~ 10ug/kg/min
90 ~ 110mmHg	1	생리식염수	250 ~ 500mL
	2	도부타민	5 ~ 10ug/kg/min
110mmHg 이상	1	나이트로글리세린	10 ~ 20ug/min
	2	니트로프루시드	0.1 ~ 5.0ug/kg/min

☺ POINT 나이트로글리세린

나이트로글리세린을 정맥 투여할 때에는 저혈압의 발생 가능성에 유의하며, 가능한 침습적 동맥압 감시를 하는 것이 좋다. 또한 나이트로글리세린을 24시간 지속해서 투여하면 약물 내성이 발생할 수 있다.

---

8 ④ 좌심실 이완기압이 상승하여 있으므로 일차적으로 나이트로글리세린을 투여하여 전부하와 후부하를 감소시킨다. 나이트로글리세린은 분당 10 ~ 20ug에서 시작한다. 5 ~ 10분 간격으로 분당 5 ~ 10ug씩 증량하면서 수축기 혈압이 100mmHg 내외로 유지되도록 투여량을 조절한다.

① 수축기 혈압이 90mmHg 이하인 경우 혈관수축과 심근 수축력을 증가시키는 노르에피네프린을 투여한다.

② 수축기 혈압이 90 ~ 110mmHg에 쇼크의 임상 증상이 없는 환자는 도부타민을 투여하여 심근의 수축력을 증가시킨다.

③ 생리식염수는 수축기 혈압이 90mmHg 이하인 경우, 수축기 혈압이 90 ~ 110mmHg인 경우 우선적으로 투여하는 수액이다.

답 7.③ 8.④

9 **심정지 환자 응급처치에 대한 내용으로 옳은 것은?**

① 최소 30초 이상 환자 맥박을 확인 후 불확실하면 심폐소생술을 시작한다.

② 흉골 아래 절반 부위를 최소 7cm 깊이로 분당 100 ~ 120 속도로 압박한다.

③ 이송 중 심폐소생술을 1인이 담당할 경우 기계식 압박 장비를 사용할 수 있다.

④ 제세동 시행 후 심장충격기의 가슴압박 음성지시에 맞춰 가슴압박을 시작한다.

10 * **심정지 환자 응급처치 후 소생으로 볼 수 있는 임상적 증상이 아닌 것은?**

① 환자가 소리를 낸 경우

② 환자가 스스로 움직인 경우

③ 환자의 맥박이 촉지 되는 경우

④ 환자의 수축기 혈압이 40mmHg인 경우

POINT 소생의 임상적 특징

㉠ 환자가 소리를 낸 경우
㉡ 환자가 스스로 움직인 경우
㉢ 환자의 맥박이 촉지 되는 경우
㉣ 환자가 자발호흡 하는 것이 관찰된 경우
㉤ 환자의 수축기 혈압이 60mmHg 이상인 경우

POINT QRS complex 관찰

심정지 환자에게 응급처치 중 심전도에서 QRS complex가 관찰된다 하더라도 심전도만으로는 환자가 소생한 것으로 볼 수 없다.

---

9 ③ 전문적이고 원활한 심폐소생술을 위해 필요시 가슴압박을 위한 기계식 압박 장비 사용이 가능하다. 환자를 이송할 때 가슴압박 중단 최소화를 위해 압박 장치에 비적응증인 경우를 제외하고 기계식 압박 장비의 사용을 고려한다.

① 심정지 환자 응급처치 시 맥박을 10초 이상 확인하지 않으며, 맥박이 불확실 할 경우 심폐소생술을 시작한다.

② 가슴압박 시 흉골 하부 절반 부위를 최소 5cm 깊이(6cm 초과 금지)로 분당 100 ~ 120회 속도로 빠르게 압박 및 압박 후 충분히 이완 될 수 있도록 한다.

④ 심정지 환자에게 제세동을 시행한 후 심장충격기의 가슴압박 음성지시를 기다리지 않고 지체 없이 가슴압박을 시작해야 한다.

10 ④ 심정지 환자의 소생으로 판단할 수 있는 수축기 혈압 측정값 기준은 60mmHg 이상이다.

02 임박한 심정지

***
11 서맥의 치료에 사용되는 약물과 적응증이 바르게 연결된 것은?

① 아트로핀 – 동서맥 및 동정지
② 도파민 – 2도 Ⅱ형 방실차단
③ 리도카인 – 제세동에 반응하지 않는 충격필요리듬
④ 이소프로테레놀 – 부교감신경작용에 의한 3도 방실차단

POINT 서맥의 치료에 사용되는 약물

약물명	투여용량	주요 부작용
아트로핀	0.5 mg (최대 총용량 3 mg)	• 심근허혈 • 심실세동 • 의식장애 • 오심, 구토
도파민	5 ~ 10ug/kg/min으로 투여 시작	• 심근의 허혈 • 부정맥 • 오심, 구토
에피네프린	0.1 ~ 0.5ug/kg/min으로 투여 시작	• 심근의 허혈 • 심실성 부정맥 • 고혈압
이소프로테레놀	2 ~ 10ug/min	• 저혈압 • 심근의 허혈

**
12 빈맥성 부정맥 환자를 치료할 때 고려사항이 아닌 것은?

① 심박수가 150회 이하면 빈맥 이외의 원인으로 발생한 혈역학적 변화를 확인한다.
② 일반적인 응급처치를 우선 시행한 후 부정맥 치료를 한다.
③ 선기 심장율동전환 시도보다 먼저 약물치료를 시도한다.
④ 심박수를 증가시키는 저산소혈증이나 혈액량 저하증을 먼저 교정한다.

11 ① 아트로핀 : 동서맥, 동정지, 2도 Ⅱ형 방실차단, 부교감신경작용에 의한 3도 방실차단일 때 사용한다.
② 도파민 : 아트로핀 투여에 반응하지 않고 저혈압이 동반된 서맥에 반응한다.
③ 리도카인 : 제세동에 반응하지 않는 충격필요리듬이 필요한 심실세동 및 무맥성 심실빈맥에 사용한다.
④ 이소프로테레놀 : 저혈압이 동반되지 않은 서맥에 사용한다.

12 ③ 환자가 혈역학적으로 불안정하면 빈맥을 치료하기 위하여 전기 심장율동전환이 필요한지를 결정한다. 즉 혈역학적으로 불안정한 빈맥성 부정맥 환자에서는 약물치료에 앞서 우선 전기 심장율동전환을 시도한다. 혈역학적으로 불안정한 환자에서 약물투여와 투여된 약물의 반응을 관찰하기 위하여 전기 심장율동전환을 지연시키는 것은 매우 위험하다.

답 9.③ 10.④ 11.① 12.③

13 심방세동 및 심방조동 환자에게 응급치료를 제공할 때 고려사항이 아닌 것은?

① 영양 및 혈당 조절
② 부정맥의 발생으로부터 지나간 시간
③ 심실의 수축력
④ 조기흥분 증후군과의 연관성

POINT 심방세동 및 심방조동 환자 응급처치

㉠ 전기 심장율동전환 시도하는 경우
• 빈맥이 발생하면서 쇼크 임상 증상 저혈압, 의식장애, 발한, 핍뇨 등이 나타난 경우
• 심부전의 임상 증상인 호흡곤란, 진찰 또는 흉부 방사선 영상에서 폐부종의 증거가 나타난 경우
• 관상동맥 허혈의 임상 증상으로 흉통, 심전도에서 ST분절 하강 또는 상승 등이 발생한 경우
㉡ 방실결절 전도를 차단하는 약물 : 아미오다론, 아데노신, 베타 교감신경 차단제, 칼슘통로차단제, 디곡신 등이 있다.

---

14 혈압이 낮으며 서맥이 있는 환자에게 우선되는 치료는?

① 심박수를 증가시킨다.
② 즉시 혈관수축제(vasopressors)를 투여한다.
③ 발살바 호흡을 한다.
④ 누워서 편안한 자세로 휴식을 취한다.

---

13 ① 영양 및 혈당 조절은 자발순환 회복 직후의 응급치료를 마치고 소생 후 통합치료에 해당한다. 심폐소생술 중이나 소생 직후에 포도당을 투여하면 뇌 손상이 악화하므로, 심정지 후 첫 2일간은 포도당이 포함되지 않은 수액만을 투여한다.
② 심방부정맥이 발생한 이후로 48시간이 지나간 환자(또는 부정맥 발생 시기를 알 수 없는 환자)에게 심장율동전환을 시도할 때 혈전의 색전이 발생할 가능성이 매우 크다. 항응고 치료 없이 심장율동전환을 하는 것은 금기이다. 부정맥 발생으로부터 48시간이 이상 지난 환자가 혈역학적으로 불안정하지 않으면 심장율동전환을 시도하지 않고 심실박동수를 조절하는 치료를 한다.
③ 좌심실 박출률이 40% 미만인 환자에게는 좌심실 수축력을 감소시키는 항부정맥제 사용을 금기한다.
④ 조기흥분 증후군이 있는 환자에서는 심실세동이 발생하면 심실박동수의 급격한 증가를 초래하여 쇼크가 발생하고 심실세동이 초래될 수 있기 때문에 방실결절의 전도를 차단하는 약물 사용을 금기한다.

14 ① 부정맥의 치료방법에 따라 치료한다. 심박수에 심각한 변화가 있고, 심근수축력, 순환 혈액량, 혈관 저항에는 문제가 없다면, 심박수에 대한 치료가 우선되어야 한다.
② 혈압이 낮은 환자에서 서맥이 동반되어 있으면, 혈관수축제 등을 사용하기 이전에 심박수를 증가시키는 치료가 우선된다.
③④ 심박수를 낮추는 방법이다.

15 심실상 부정맥에 관한 설명으로 옳지 않은 것은? ******

① 심방 빈맥과 결절 빈맥이 있다.

② 아데노신 투여는 발작성 심실상 빈맥을 진단하는 데 도움이 된다.

③ 좌심실 박출률이 40% 이상이면 칼슘통로차단제 투여는 금기이다.

④ 다소성 심방빈맥을 치료할 때에는 디곡신을 투여하지 않는다.

16 혈관 저항의 감소로 쇼크가 발생한 환자에게 혈관수축제를 투여할 때, 혈관 저항의 감소 원인에 따른 적절한 혈관수축제가 바르게 연결된 것은? *******

① 패혈증 : 바소프레신, 이소프로테레놀

② 척수손상 : 페닐레프린, 도파민

③ 베타 교감신경차단제 중독 : 아트로핀, 노르에피네프린

④ 과민성 쇼크 : 글루카곤, 에피네프린

---

15 ③ 좌심실 박출률이 40% 미만이면 베라파밀 등 칼슘통로차단제나 베타 교감신경차단제 등의 투여는 금기이다. 비교적 좌심실 기능 저하 효과가 작은 아미오다론, 딜티아젬을 투여한다.
① 심실상 부정맥에는 심방 빈맥, 결절 빈맥, 발작성 심실상 빈맥, 다소성 심방빈맥 등이 있다.
② 심실상 부정맥의 치료 과정에는 미주신경 수기와 아데노신의 투여가 포함되어 있다. 미주신경 수기와 아데노신 투여는 심전도에서 감별이 어려운 발작성 심실상 빈맥을 진단하는 데 도움이 된다.
④ 심방빈맥, 다소성 심방빈맥 등 심방세포의 자율성이 증가하여 발생하는 부정맥 치료는 심방 및 심실 세포의 자율성을 증가시키는 디곡신을 투여해서는 안 된다.

16 ① 패혈증 : 도파민, 노르에피네프린, 페닐레프린, 바소프레신
③ 베타 교감신경차단제 중독 : 에피네프린, 도파민, 아트로핀, 글루카곤, 이소프로테레놀
④ 과민성 쇼크 : 에피네프린, 도파민, 페닐레프린

답 13.① 14.① 15.③ 16.②

17 발작성 심실상 빈맥에 관한 설명으로 옳은 것은?

① 분당 150 ~ 200회의 불규칙적인 빈맥이 특징이다.
② QRS파가 확장되어 있고 심실상 빈맥이 의심되면 아데노신 투여를 시도한다.
③ 응급상황에서 질병의 명확한 감별진단 후에 치료한다.
④ 동빈맥, 심실빈맥, 비발작성 심실상 빈맥과의 감별이 쉽다.

17 ② QRS파가 확장된 환자는 일단 심실상 빈맥으로 진단되기 전까지는 심실 빈맥에 따른 치료를 한다. 그러나 QRS파가 확장되어 있더라도 심실상 빈맥이 의심되면 아데노신의 투여를 시도한다.
① 분당 150 ~ 200회의 규칙적인 빈맥이 특징이다.
③ 응급상황에서는 명확한 감별진단이 내려지기 전에 긴급한 치료는 우선적으로 실시한다.
④ 동빈맥, 심실빈맥, 비발작성 심실상 빈맥과의 감별이 어렵다.

18 패혈증 또는 신경 손상에 의한 말초 저항의 감소로 발생하는 쇼크는?

① 분포성(distributive) 쇼크
② 신경성(neurogenic) 쇼크
③ 심장성(cardiogenic) 쇼크
④ 과민성(anaphylactic) 쇼크

18 ② 신경성(neurogenic) 쇼크 : 혈관 확장을 일으키는 신경 계통 작용에 의한 쇼크이다.
③ 심장성(cardiogenic) 쇼크 : 심장의 수축력 장애, 판막질환, 부정맥 등에 의하여 심장이 정상 기능을 하지 못하여 발생하는 쇼크이다.
④ 과민성(anaphylactic) 쇼크 : 특정 항원에 민감한 사람이 그 물질이 다시 접촉할 때 일어나는 과도한 알레르기 반응성 쇼크이다.

19 분당 심박수에 이상이 있는 환자의 임상적 증상에 따른 응급처치로 옳지 않은 것은?

① 서맥 환자 : 의식과 맥박이 없는 경우 무맥성 전기활동으로 간주하고 심정지 지침에 따라 처치한다.

② 빈맥 환자 : 기도유지 후 산소포화도가 94% 이하이면 비강캐뉼러로 1 ~ 5 L/min 산소를 투여한다.

③ 빈맥 환자 : 산소투여 후 산소포화도가 95% 미만이면 비재호흡마스크로 11 ~ 15 L/min 산소를 투여한다.

④ 서맥 환자 : 심전도 상 불규칙하고 좁은 QRS파가 관찰되는 경우 자동 심장충격기를 이용하여 제세동을 시행한다.

20 비외상성 쇼크 환자의 의식상태 확인 후 활력징후 측정 시 우선으로 확인해야 하는 것은?

① 체온   ② 호흡 수
③ 혈압 저하   ④ 맥박의 상승

POINT 비외상성 쇼크 환자 응급처치

㉠ 적절한 기도유지 및 100% 산소투여를 시작한다.
• 환자 의식이 명료한 경우 비재호흡 마스크를 통해 15L/min 고농도 산소투여를 시작한다.
• 환자 의식이 'V' 이하로 저하되고 10회 미만 호흡이 관찰되는 경우 백밸브마스크로 환기 보조를 실시한다.
• 환자 의식이 'U'인 경우 입인두기도기 등을 삽입하고 백밸브마스크로 환기 유지를 시행한다.

㉡ 정맥로 확보 및 수액보충을 시행한다.
• 저혈량성이나 신경성 패혈성 쇼크인 경우 환자의 혈압, 맥박, 의식 등이 정상 범위로 돌아올 때까지 5 ~ 10분마다 300mL(소아는 5mL/kg)의 생리식염수나 젖산링거액을 투여한다.
• 쇼크가 지속되는 경우 1L(소아는 10mL/kg)까지 지속적으로 수액을 투여한다.
• 심장성 쇼크인 경우 부정맥, 흉통 등이 있다면 이에 대한 처치를 시행한다. 폐부종이 없는 경우 생리식염수 250mL를 투여한다.
• 저혈압으로 인한 쇼크 환자의 경우 다리를 상승시킨 체위를 취해준 후 호흡곤란인 경우 머리를 상승시킨다.

---

19 ④ 심전도 상 빈맥 및 불규칙하고 넓은 QRS파가 관찰되는 환자는 자동심장충격기를 이용하여 제세동을 시행한다.

① 심전도에서 서맥이 관찰되고 환자가 반응이 없고 맥박이 동반되지 않으면 무맥성전기활동(PEA)으로 보고 심정지 표준 지침에 따라 응급처치를 시행한다.

② 빈맥 또는 서맥 환자의 기도를 유지한 후 산소포화도가 94% 이하로 측정되는 경우 저산소증 교정을 위해 비강캐뉼러를 통해 1 ~ 5L/min 또는 안면마스크를 통해 6 ~ 10L/min 산소를 투여한다.

③ 빈맥 또는 서맥 환자에게 산소를 투여한 후 산소포화도 측정 시 95% 미만인 경우 비재호흡마스크를 통해 11 ~ 15 L/min 산소를 투여한다.

20 ④ 쇼크 환자에 있어 첫 번째 발생하는 활력징후 변화는 맥박의 상승이다. 활력징후 측정 시 빈맥 여부를 우선으로 확인해야 한다.

답 17.② 18.① 19.④ 20.④

③ 관상동맥증후군

21 *

흉통을 호소하는 환자의 응급처치 순서로 옳은 것은?

> ㉠ 흉통이 5분 이상 지속되면 즉시 응급의료체계(119구급
> 대)에 연락한다.
> ㉡ 환자가 의식이 없어지면 즉시 기본소생술을 시작한다.
> ㉢ 환자가 휴식을 취하도록 앉히거나 눕힌다.
> ㉣ 환자의 의식이 명료하고 환자가 니트로글리세린(혀 밑 투여
> 용 또는 스프레이)을 가지고 있으면 복용하도록 한다.

① ㉢ - ㉠ - ㉣ - ㉡
② ㉠ - ㉣ - ㉢ - ㉡
③ ㉣ - ㉠ - ㉢ - ㉡
④ ㉡ - ㉠ - ㉢ - ㉣

22 *

급성 관상동맥증후군의 현장 및 이송 중 치료에 관한 내용으로 옳지 않은 것은?

① 이송될 병원에 환자에 상태 및 도착예정시간을 알린다.
② 자동제세동기로 심전도 감시를 시작한다.
③ 심부전 또는 저산소증이 동반되지 않아도 심근경색 환자에게 산소를 투여한다.
④ 가능한 경우에는 12유도 심전도를 기록하고 전송한다.

21 ㉢흉통을 호소하는 급성 관상동맥증후군 환자를 발견하면 즉시 환자가 휴식을 취할 수 있도록 한다. 휴식을 취하고 있는 상태에서 흉통이 지속하면 즉시 응급조치를 취한다. 환자를 앉히거나 눕힌다. ㉠흉통이 5분 이상 지속하면 응급의료체계(119구급대)에 연락한다. 응급의료체계에 연락한 후에 환자에게 돌아와 환자가 편안한 상태로 휴식을 가질 수 있도록 하고 회복 자세를 취해준다. ㉣의식이 명료하다면 소지한 니트로글리세린을 복용하도록 한다. ㉡환자가 의식이 없어지면 즉시 기본소생술을 시작한다.

22 ③ 환자에게 청색증이 있거나 호흡곤란이 있으면, 산소포화도를 측정하면서 산소를 투여하여 동맥혈 산소포화도가 90% 이상이 유지되도록 산소 투여량을 조절한다. 심부전 또는 저산소증이 동반되지 않은 모든 심근경색 환자에게 산소를 투여하는 것은 해가 될 수 있다. 따라서 모든 급성 관상동맥증후군 환자에게 산소를 투여하는 것은 금기이다.

23 [*] 급성 심근경색의 치료 과정에서 응급의료체계의 역할이 아닌 것은?

① 급성 심근경색에 의한 급사 방지
② 급성 심근경색 증상 및 심폐소생술의 교육
③ 급성 심근경색의 조기 진단
④ 현장 및 이송 중 치료

> **POINT** 급성 심근경색 치료 과정에서 응급의료체계의 역할
>
> ㉠ 급성 심근경색에 의한 급사 방지 : 심폐소생술, 자동 제세동을 한다.
> ㉡ 급성 심근경색의 조기 진단 : 12유도 심전도 분석 및 전송을 한다.
> ㉢ 조기 재관류 요법 : 관상동맥중재술이 가능한 병원으로 이송하고, 응급의료기관에 도착 전에 연락을 한다.
> ㉣ 현장 및 이송 중 치료 : 산소투여, 정맥로 확보, 심전도 감시, 약물투여 등을 한다.

24 ^{**} 관상동맥질환에 의한 흉통이 의심되는 환자에게 급사 또는 급성 심근경색이 발생할 수 있는 고위험 인자로 옳지 않은 것은?

① 휴식을 취하면 경감되는 흉통이 있는 경우
② 각차단의 발생
③ 트로포닌 또는 CK-MB의 상승
④ 제3심음 또는 수포음이 청진 되는 경우

> **POINT** 관상동맥질환에 의한 급사·급성 심근경색 고위험 인자
>
> ㉠ 흉통의 특징
> • 흉통이 최근 48시간 동안 악화한 경우
> • 휴식을 취해도 경감되지 않는 지속적인(20분 이상) 흉통이 있는 경우
> ㉡ 진찰 소견
> • 폐부종이 동반된 경우
> • 승모판 역류에 의한 심 잡음이 발생하거나 커진 경우
> • 저혈압, 서맥, 또는 빈맥의 발생
> • 제3심음 또는 수포음이 청진 되는 경우
> • 75세 이상인 경우
> ㉢ 심전도
> • 휴식 중 발생한 흉통과 함께 심전도상 0.5mm 이상의 ST분절 하강이 관찰되는 경우
> • 각차단의 발생
> • 지속성 심실빈맥이 발생하는 경우
> ㉣ 심장 표지자 : 트로포닌 또는 CK-MB의 상승

23 ② 급성 심근경색 증상, 심폐소생술 교육과 흉통 발생 증기 응급의료체계에 연락하는 것은 급성 심근경색의 치료 과정에서 지역사회의 역할이다. 급성 심근경색 치료에서 응급의료체계의 역할은 현장 응급 치료와 신속한 이송으로 심실세동에 의한 초기 사망을 줄이고 신속한 재관류 요법으로 급성 심근경색에 의한 사망률과 이환율을 낮추는 데 있다.

24 ① 급성 관상동맥증후군의 임상 증상 중 가장 전형적인 것은 흉통(chest pain)이다. 협심증에 의한 흉통은 통상 15분 내외이며, 15분 이상 지속하거나 휴식을 취해도 경감되지 않는 지속적인(20분 이상) 흉통이 있는 경우 급성 심근경색을 의심한다.
② 심전도 : 각차단이 발생한다.
③ 심장 표지자 : 트로포닌 또는 CK-MB가 상승한다.
④ 진찰 소견 : 저혈압, 서맥 또는 빈맥이 발생하거나 제3심음 또는 수포음이 청진 되는 경우이다.

답 21.① 22.③ 23.② 24.①

***
25 불안정형 협심증 또는 ST분절 비상승 심근경색환자에게 흉통 발생으로부터 14일 이내의 심근경색 또는 급사의 발생 가능성을 예측할 수 있는 지수는?

① LAPSS

② NIHSS

③ TIMI score

④ TIMI risk score

**
26 심근경색 환자에게 나이트로글리세린을 24 ~ 48시간 이상 투여하는 것이 권장되지 않는 이유는?

① 반응 급강현상(tachyphylaxis)

② 출혈

③ 골다공증

④ 피부 괴사

25 ③ TIMI score : 관상동맥질환에 의한 흉통에 의심되는 환자에서 흉통의 특징, 진찰 소견, 심전도, 심장 표지자의 상승 여부에 따라 급사 또는 급성 심근경색의 발생 가능성을 예측할 수 있다. 불안정형 협심증 또는 ST분절 비상승 심근경색환자에서 TIMI score이 높거나 고위험인자가 있으면 조기에 관상동맥중재술을 하는 것이 권장된다.

① LAPSS(Los Angeles Pre hospital Stroke Screen) : 급성 신경학적 임상 증상이 발생한 의식이 있는 환자에서 뇌졸중의 발생 여부를 알아보는 검사이다.

② NIHSS(Natonal Institute of Health Stroke Scale) : 뇌졸중의 중증도를 몇 가지의 복합적인 요소를 평가함으로써 판단하는 검사이다.

④ TIMI risk score : ST분절 상승 심근경색이 발생한 환자에서 위험요인을 판정하는 요소를 점수화하여 사망 가능성을 예측하는 방법이다.

26 ① 나이트로글리세린은 반응 급강현상이 빠르게 나타난다. 24 ~ 28시간 이상 투여하는 것은 권장되지 않는다. 반응 급강현상이 발생하면 최소 6시간 이상 약물을 중단하여야 약물투여 효과가 다시 나타난다.

②③④ 헤파린 투여의 부작용에 대한 설명이다.

27 나이트로글리세린 반복투여 중인 급성 심근경색 환자에게 모르핀 약물을 투여할 수 있는 경우는?

① 저혈압이 발생할 때
② 서맥이 발생할 때
③ 흉통이 경감되지 않을 때
④ 혈전용해제 투여 후

28 우심실 경색에 관한 설명으로 옳지 않은 것은?

① 급성 하벽 심근경색과 연관되어 발생한다.
② 저혈압 환자에게 산화질소를 흡입시킨다.
③ 난원공 개존증 환자는 저산소증이 발생할 수 있다.
④ 좌심실 경색과 비슷한 임상 양상을 나타낸다.

27 ③ 급성 심근경색은 나이트로글리세린 투여에도 통증이 지속될 수 있다. 반복투여에도 흉통이 경감되지 않으면 모르핀을 투여한다. 모르핀은 진통작용으로 흉통을 경감시켜 환자를 안정시켜 체내의 카테콜아민 분비를 줄인다. 환자가 흉통을 호소할 때마다 2 ~ 5 mg을 1 ~ 5분에 걸쳐 투여하며, 5 ~ 15분 간격으로 반복 투여한다.

①② 모르핀은 미주신경 작용을 항진시키고 교감신경 작용을 차단한다. 투여 후 서맥을 동반한 저혈압이 발생할 수 있다.

④ 모르핀은 P2Y12억제제의 항혈소판 효과를 감소시키고 급성 관상동맥증후군 환자의 병원 내 사망률을 높인다.

28 ④ 좌심실에 심근경색이 발생한 경우와 다른 양상이 나타난다. 우심실 경색이 발생하면 우심실의 수축기압이 떨어지고 이완기압이 올라가며 우심실의 심박출량이 급격히 감소한다.

① 급성 하벽 심근경색 환자의 약 30 ~ 50%에서 발생한다.

② 저혈압이 있는 환자에게 산화질소를 흡입시키면 체혈관 저항 감소 없이 폐혈관 저항을 감소시킨다. 좌심실 충만을 원활히 하여 심박출량을 증가시킬 수 있다.

③ 우심실 이완기압의 상승으로 우심방압과 중심정맥압이 상승한다. 우심방압의 상승과 우심실 탄력성의 감소로 난원공 개존증이 있는 환자는 우심방에서 좌심방으로 단락으로 저산소증이 발생할 수 있다.

답 25.③ 26.① 27.③ 28.④

29 다음 설명하는 Killip 분류(Killip classification)에 따른 환자의 혈역학적 상태와 적절한 치료방침은?

***

> • 중증 좌심실부전과 폐부종 환자
> • 혈압 110/80mmHg 측정
> • 제3심음

① Class Ⅰ - 도파민이나 도부타민을 투여한다.
② Class Ⅱ - 대동맥 내 풍선 펌프를 적용한다.
③ Class Ⅲ - 수액을 투여한다.
④ Class Ⅳ - 이뇨제나 혈관확장제를 투여한다.

⊙ POINT Killip 분류

㉠ 정의 : 급성 심근경색에 의한 좌심실부전은 폐부종의 정도, 제3심음 또는 저혈압의 발생 여부에 따라 분류되며 임상적으로 Killip 분류가 사용된다.
㉡ 분류에 따른 양상

Killip 분류	임상 양상	폐부종	제3심음	저혈압 · 쇼크
Class I	좌심실부전의 임상 소견 없음	없음	없음	없음
Class II	경증의 좌심실부전 및 폐부종	약간의 폐부종	있음	없음
Class III	중증의 좌심실부전 및 폐부종	중증도의 폐부종	있음	없음
Class IV	심장성 쇼크	심각한 폐부종	있음	있음

29 ③ 해당 환자는 심박출량이 감소하여 있고 폐 모세혈관 쐐기압이 낮은 환자로서 순환혈액량이 부족한 상태이다. 폐 모세혈관 쐐기압을 올려주어야 하므로 수액을 투여한다.
① 정상 심박출량과 정상 폐 모세혈관 쐐기압을 가졌으며 폐부종이나 좌심실부전이 없는 환자로 특별한 치료가 필요하지 않다.
② 폐 모세혈관 쐐기압은 상승하여 있으나 정상 심박출량을 유지하고 있는 환자로서 폐부종이 발생한 환자이다. 이뇨제 투여나 혈관확장제를 투여하는 것이 도움이 된다.
④ 폐 모세혈관 쐐기압이 상승하고 심박출량이 감소하여 심각한 좌심실부전과 폐부종이 발생한 환자이다. 심근수축력을 향상시키는 도파민, 도부타민 등의 약물을 투여한다. 약물에 반응하지 않을 때는 대동맥 내 풍선 펌프 등 적극적인 치료를 시행한다.

**

30 혈전용해제 투여가 절대 금기증인 환자는?

① 1개월 이내에 위장관 출혈이 있었던 45세 남성
② 흉통이 15분 지속된 75kg 남성
③ 감염성 심내막염 환자
④ 항응고제를 복용하고 있는 환자

🌐 **POINT** **혈전용해제 투여의 금기증**

㉠ 절대 금기증
- 두개 내 출혈 또는 원인불명의 뇌졸중의 과거력이 있는 경우
- 이전 6개월 이내에 허혈성 뇌졸중이 있었던 경우
- 중추신경계 손상, 두개 내 종양, 동정맥기형이 있는 경우
- 1개월 이내에 주요 외상, 수술, 두부 손상이 있었던 경우
- 1개월 이내에 위장관 출혈이 있었던 경우
- 출혈성 질환이 있는 경우
- 대동맥 박리인 경우
- 24시간 이내에 압박할 수 없는 신체 부위를 천자한 경우(예시로 간생검, 요추천자 등)

㉡ 상대적 금기증
- 조절되지 않는 고혈압(수축기 180mmHg 이상이거나 이완기 110mmHg 이상)
- 이전 6개월 이내에 일과성 허혈 발작이 있었던 경우
- INR이 2.0 이상이고 항응고제를 복용하고 있던 환자
- 출혈성 경향이 있는 환자
- 임신 또는 출산 후 1주일 이내인 경우
- 진행(advanced) 간 질환
- 10분 이상의 심폐소생술을 받은 경우
- 심폐소생술로 손상이 발생한 경우
- 감염성 심내막염
- 활동성 소화성 궤양

**

31 익수로 심정지가 발생한 환자에게 시행해야 하는 응급처치는?

① 환자기 일부러 뭄을 토하도록 하지 않는다.
② 경동맥이 촉지 되지 않는 경우 인공호흡을 우선적으로 시행한다.
③ 체온이 낮은 경우 재가온 치료 후 심폐소생술을 한다.
④ 전문기도삽입술 후 백밸브마스크로 호흡보조를 한다.

---

30 ① 혈전용해제를 투여하면 치명적인 출혈을 발생할 수 있는 환자, 1개월 이내에 주요 외상, 수술, 두부 손상, 위장관 출혈이 있었던 경우 절대 금기증이다.

② 혈전용해제 투여에 적응이 되는 환자는 흉통이 발생하고 12시간 이내에 내원한 경우 중에서 심근경색의 전형적인 흉통이 20분 이상 지속, 심전도상에서 전형적인 ST분절이 상승, 급성 심근경색 소견, 흉통과 함께 새롭게 발생한 좌각차단 관찰, 혈전용해제 투여금기가 없는 경우이다.

③④ 상대적 금기증에 해당한다.

31 ① 물을 일부러 토하도록 하지 않고 물을 토했을 때 기도로 흡인되는 것을 예방하기 위해 고개를 옆으로 돌려준다.

② 환자를 구조한 후 경동맥이 촉지 되지 않으면 가슴압박을 실시한다.

③ 저체온에서 심정지인 환자라도 저온이 아닌 경우의 심정지 처치방법에 따라 처치한다. 재가온 치료는 심폐소생술을 하는 사람 외에 추가 인력이 있는 경우에 한하여 시행한다.

④ 전문기도삽입술을 시행하였다면 시행 전에 적용한 백밸브마스크를 제거한 후에 전문기도 삽입장비로 분당 10회 속도로 호흡보조를 한다.

답 29.③ 30.① 31.①

**
32 다음이 설명하는 뇌졸중 스크리닝을 위한 병원 전 단계 검사 방법에 대한 옳은 설명은?

> 혈전용해제 치료가 가능한 환자를 찾아내기 위하여 의사가 하는 NIH(Natonal Institutes of Health) stroke scale 중 3가지 요소를 단순화한 검사이다.

① 11점 미만이면 심각한 신경학적 장애로 판단한다.
② 각 요소의 판정은 정상, 위험, 비정상으로 구분한다.
③ 안면 마비, 사지 마비, 언어 장애 증상으로 뇌졸중 발생을 확인한다.
④ LAPSS검사 방법에 대한 것이다.

> **⊕ POINT** CPSS(Cincinnati Prehospital Stroke Scale)
> ─────────────────────────────
> ㉠ 안면 마비 검사
> • 검사방법 : 환자에게 치아를 보이도록 하거나 웃어보도록 한다.
> • 정상 : 얼굴 양측이 대칭으로 움직이는 경우
> • 비정상 : 얼굴의 한쪽이 반대쪽과 비교하면 움직이지 않는 경우
> ㉡ 사지 마비 검사
> • 검사방법 : 환자에게 눈을 감고 양측 팔을 10초간 앞으로 펴서 들고 있게 한다.
> • 정상 : 양측 팔을 똑같이 들고 있을 수 있거나, 양팔을 모두 움직이지 못하는 경우
> • 비정상 : 한쪽 팔만을 들지 못하거나, 한쪽 팔이 다른 쪽 팔보다 아래로 내려가는 경우
> ㉢ 언어 장애 검사
> • 검사방법 : 간단한 문장을 말해보도록 한다.
> • 정상 : 어눌함이 없이 또렷하게 문장을 따라 하는 경우
> • 비정상 : 단어를 말할 때 어눌하거나, 다른 단어를 말하는 경우, 환자가 말을 할 수 없는 경우

32 ③ CPSS는 안면 마비, 사지 마비 및 언어 장애의 발생 여부로서 뇌졸중의 발생을 확인한다. 세 요소 중 한 가지라도 비정상이면 뇌졸중이 발생하였을 가능성은 70% 이상인 것으로 알려져 있다.
①② 판정은 정상, 비정상으로 구분하고 신체검사 항목은 안면 마비, 사지 마비, 언어 장애 3가지로 구성된다.
④ LAPSS(Los Angeles Pre-hospital Stroke Screen)는 급성 신경학적 임상증상이 발생한 의식이 있는 환자 중에서 뇌졸중의 발생 여부를 확인하는 검사이다.

33 뇌졸중이 의심되는 환자의 병원 전 응급치료로 옳지 않은 것은?

① 조기에 발견하여 재관류 치료가 가능한 응급의료기관으로 환자를 이송한다.

② 이송 중에 혈당 검사를 시행한다.

③ 초기 응급치료에는 기도 유지와 산소투여를 반드시 포함한다.

④ 저산소혈증이 없어도 예방적으로 저유량의 산소를 투여한다.

> **POINT** 뇌졸중이 의심되는 환자의 병원 전 응급치료 원칙
>
> ㉠ 초기 환자평가 및 응급치료는 기도 유지, 산소투여, 호흡보조가 있다.
> ㉡ 병원 전에 신경학적 검사 방법으로 뇌졸중을 조기에 확인한다.
> ㉢ 혈전용해제 투여가 가능한 병원으로 신속하게 이송한다.
> ㉣ 병원 도착 전에 환자의 상태 및 도착 예정시간을 통보한다.
> ㉤ 혈당검사로 저혈당 여부를 확인한다.

34 재관류 요법이 필요한 뇌졸중 환자의 치료 과정에서 권장 시간을 순서대로 나열한 것은?

> 뇌졸중 환자가 응급실에 내원해서 (㉠)분 이내에 간단한 평가와 치료로 진찰, 혈압, 맥박수의 측정, 산소투여를 하면 (㉡)분 이내에 재관류 요법을 받을 수 있도록 한다.

	㉠	㉡			㉠	㉡
①	10	60		②	10	45
③	20	45		④	20	60

> **POINT** 재관류 요법이 필요한 뇌졸중 환자의 치료과정에서 권장 시간
>
> | 내원 후 치료 과정 | 내원 후부터의 경과 시간(분) |
> |---|---|
> | 의사 면담 | 10 |
> | 뇌 영상검사 | 평균 20분 이내 |
> | 뇌 영상검사 판독 | 45 |
> | 혈전용해제 투여 | 60 |

33 ④ 저산소혈증이 없는 환자에게는 산소를 투여하지 않는다.

① 뇌졸중이 의심되는 환자에게 가장 중요한 것은 뇌졸중의 발생을 조기에 발견하여 재관류 치료가 가능한 응급의료기관으로 환자를 이송하는 것이다.

② 의식 소실의 원인인 저혈당을 배제하기 위하여 이송 중에 혈당검사를 시행한다.

③ 뇌졸중 환자는 의식장애로 인하여 기도가 폐쇄되거나 호흡장애가 발생하는 경우가 많다. 초기 응급치료에서는 기도 유지와 산소투여, 인공호흡을 포함한 호흡보조가 반드시 포함한다.

34 ① 응급실에서 진단 및 치료 과정은 뇌졸중에 의하여 발생하는 임상 증상에 대한 응급 치료로 기도 유지, 인공호흡 등을 시작한다. 이후에 뇌졸중을 확인하여 재관류 요법을 신속히 시작할 수 있도록 한다.

答 32.③ 33.④ 34.①

35 혈당 측정 결과 60mg/dl이 측정된 환자에게 즉시 수행해야 할 처치는?

① 산소를 투여한다.
② 인슐린을 투여한다.
③ 포도당이 함유된 수액을 투여한다.
④ 아세트아미노펜을 투여한다.

36 급성 뇌졸중의 응급치료 과정 순서로 옳은 것은?

┌───┐
│ ㉠ 자료수집 및 진단(data)   │
│ ㉡ 구급차 출동(dispatch)   │
│ ㉢ 접수 및 등록(door)   │
│ ㉣ 환자 발견(detection)   │
│ ㉤ 뇌졸중 센터로의 이송(disposition)   │
│ ㉥ 환자 이송(delivery)   │
│ ㉦ 혈전용해제 투여(drug)   │
│ ㉧ 치료 결정(decision)   │
└───┘

① ㉣ - ㉡ - ㉥ - ㉢ - ㉠ - ㉧ - ㉦ - ㉤
② ㉣ - ㉡ - ㉥ - ㉤ - ㉢ - ㉠ - ㉧ - ㉦
③ ㉣ - ㉦ - ㉡ - ㉥ - ㉢ - ㉠ - ㉧ - ㉤
④ ㉣ - ㉦ - ㉡ - ㉥ - ㉠ - ㉧ - ㉢ - ㉤

┌───┐
│ 🌀 **POINT** 뇌졸중 응급치료 과정   │
│ ─── │
│ ㉠ 병원 전 단계 : 환자 발견(detection) → 구급차 출동(dispatch) → 환자 이송 (delivery) │
│ ㉡ 병원 내 단계 : 접수 및 등록(door) → 자료수집 및 진단(data) → 치료 결정 (decision) → 혈전용해제 투여(drug) → 뇌졸중 센터로의 이송(disposition) │
└───┘

35 ③ 저혈당은 뇌졸중과 유사한 증상을 유발할 수 있다. 저혈당 (60mg/dl) 발견 즉시 포도당을 투여하여 저혈당을 개선한 후 환자를 재평가한다.
① 동맥혈 산소포화도가 94% 미만이거나 동맥혈 산소포화도를 알 수 없는 환자인 경우에는 산소를 투여한다.
② 고혈당 환자 처치에 대한 설명이다. 185mg/dl 이상의 고혈당이 있는 뇌졸중 환자는 인슐린을 투여하여 혈당을 조절한다. 혈당 범위는 140 ~ 180mg/dl를 유지한다.
④ 고체온 환자 처치에 대한 설명이다. 38℃ 이상의 고열이 발생하면 아세트아미노펜을 투여하여 적극적으로 체온을 낮춰야 한다.

36 급성 뇌졸중의 응급치료 과정은 크게 병원 전, 병원 내 단계로 나누어진다.

37 뇌졸중의 조절할 수 있는 위험인자가 아닌 것은?

    ① 신체활동의 부족
    ② 이상 지혈증
    ③ 가족력
    ④ 무증상 경동맥 협착

38 뇌졸중 응급처치에 대한 설명으로 옳은 것은?

    ① 정신을 잃은 경우 얼굴을 가볍게 때리거나 몸을 흔들어 깨운다.
    ② 쓰러진 환자에게 물이나 약을 먹인다.
    ③ 바늘로 손끝을 딴다.
    ④ 구토를 동반하는 경우 환자를 편안히 눕힌 후 고개를 옆으로 돌려준다.

37 조절할 수 있는 위험인자로 고혈압, 흡연, 감염 질환 및 염증성 질환, 고호모시스틴혈증, 이상지혈증(저밀도지방단백질), 일과성 허혈발작, 신체활동의 부족, 무증상 경동맥 협착, 비만 등이 있다. 가족력, 유전은 뇌졸중의 조절할 수 없는 위험인자이다.

38 ④ 구토물이 기도로 들어가는 것을 방지하기 위함이다.
    ① 뇌졸중으로 쓰러졌을 경우 단순히 기절한 것으로 오인하여 얼굴을 때리거나 몸을 흔드는 경우가 많다. 하지만 이런 행동은 뇌혈관 출혈을 더욱 심하게 할 수 있고, 환자의 혈압을 높여 10분 내 사망에 이르게 할 수도 있다. 뇌졸중의 골든타임은 세 시간이다. 뇌졸중은 발병 즉시 병원에 가서 치료한다. 뇌졸중의 후유증을 줄이려면 세 시간 이내에 치료를 받아야 한다.
    ② 뇌가 멈춰 기침과 같은 반사행동을 할 수 없는 뇌혈관 출혈 환자에게 물이나 약을 먹이는 것은 매우 위험한 행위이며 5분 이내에 사망할 수 있다.
    ③ 손끝을 따면서 발생하는 통증이 환자의 뇌에 부담을 줄 수 있어 환자의 상태가 급격히 나빠질 수 있다.

답 35.③ 36.① 37.③ 38.④

39 일과성 허혈 발작(TIA)에 대한 설명으로 옳지 않은 것은?

① 뇌졸중의 임상 증상이 발생한 후 24시간 이내에 사라진다.
② 주요 임상 증상은 편측마비, 안면장애, 언어장애 등이다.
③ 헤파린이나 아스피린 투여를 금기한다.
④ 뇌경색이 발생할 가능성이 크다.

⊕ POINT 일과성 허혈 발작(TIA)

ⓐ 정의 : 일시적으로 뇌혈류에 부전이 생기면서 허혈성 뇌졸중 증상이 발생하였다가 24시간 이내에 증상이 소실되는 것이다.

ⓑ 증상
- 팔과 다리의 편측이 마비가 되거나 비정상적인 감각이 생긴다.
- 말을 할 때 발음이 분명하지 않고 원활하게 하지 못한다.
- 일어나거나 걸을 때 한쪽으로 넘어진다.
- 주위가 도는 것처럼 느끼면서 어지러움이 생긴다.
- 시야가 잘 안보이거나 물체가 두 개로 보인다.

ⓒ 수술적 치료
- 목적 : 국소적으로 좁아진 뇌혈관이나 목동맥혈관을 수술적인 방법으로 넓혀주기 위해 시행한다.
- 목동맥내막절제술 : 속목동맥 시작부위가 동맥경화로 인해 70% 이상 좁아졌을 때 고려하는 치료 방법이다.
- 목동맥 스텐트삽입술 : 혈관 내로 카테터를 삽입해 좁아진 부위를 넓힌 후에 유지하기 위한 망인 스텐트를 삽입하는 방법이다. 전신 마취가 필요 없고 회복 시간이 짧은 장점 때문에 많이 이용되고 있다.

---

39 ③ 일과성 허혈 발작이 발생하였던 환자에게 아스피린을 일일 160 ~ 320 mg 투여하면 재발률이 감소된다. 뇌경색 환자는 t-PA로 혈전용해치료를 한 후 24시간 이내에는 헤파린이나 아스피린을 투여하지 않는다.

① 일과성 허혈 발작은 뇌졸중의 임상 증상이 발생한 후 24시간 이내에 임상 증상이 없어지는 경우를 말한다. 보통 일과성 허혈 발작은 15분 이내에 임상 증상이 사라진다.

② 뇌졸중의 주요 임상 증상은 의식의 변화, 한쪽의 마비 또는 감각 이상, 언어 장애, 현기증, 시야 장애 또는 시력 상실, 실신, 보행 장애 등이다.

④ 일과성 허혈 발작이 발생하였던 환자는 뇌경색이 발생할 가능성이 크다.

40 *** 50대 뇌졸중 환자 응급처치로 옳은 것은?

① 의식이 있는 경우 최소 2개 이상의 정맥로를 미리 확보한다.

② 구역반사가 소실된 환자의 경우 입인두기도기를 통해 기도를 확보한다.

③ 혈당이 70 이상이면 정맥로를 확보한 후에 50% 포도당액을 투여한다.

④ 말초 산소포화도가 95% 이상이면 우선적으로 비재호흡마스크로 산소를 투여한다.

🌀 **POINT** 병원전 뇌졸중 선별검사

㉠ 뇌졸중 증상을 보이는 의식이 있는 환자에게 뇌졸중 선별을 위해 시행하는 검사이다.

㉡ 아래 선별검사 항목 중 한 가지 이상 해당하는 경우 양성으로 판정하며, 양성인 경우 즉각적인 혈전용해치료가 가능한 지역응급의료기관 이상의 의료기관 이송이 원칙이며 119구급상황관리센터에 관련 병원 정보 요청이 가능하다.

• 얼굴을 찡그리도록 한 후 양쪽이 동일한 지 확인한다.

• 손바닥이 하늘을 향하도록 양팔을 어깨높이로 들고 양쪽 팔 높이가 동일한지 확인한다.

• 환자에게 이름, 나이 등을 질문한 후 답변이 어눌하거나 질문에 맞지 않는 대답을 하는지 확인한다.

---

41 ** 의식이 없는 뇌졸중 환자의 활력징후를 측정한 결과 수축기 혈압이 95mmHg로 측정되었을 때, 환자에게 취해주어야 할 체위는?

① 상체를 15 ~ 30°올린다.

② 상체를 앞으로 숙이인다.

③ 고 파울러씨 자세를 취하도록 한다.

④ 변형 트렌델렌버그 자세를 취하도록 한다.

---

40 ② 의식이 없는 환자에게 구역반사를 확인하여 반응이 없는 경우 입인두기도기를 사용하여 기도를 확보한다.

　① 환자가 의식이 있다면 저혈당으로 인한 포도당 주입이 요구되는 경우를 제외하고 정맥로 확보 시도를 하지 않는다.

　③ 환자 의식 유무와 관계없이 즉시 환자의 혈당을 측정하여 70 미만이면 정맥로 확보 후 50% 포도당액을 주입한다.

　④ 환자의식이 A 또는 V이고 말초 산소포화도가 94% 이하인 경우 비강캐뉼러로 1 ~ 5L/min 또는 안면마스크로 6 ~ 10L/min 산소를 투여한다. 이후에도 교정되지 않으면 비재호흡마스크로 10 ~ 15L/min 산소를 투여한다. 의식이 없는 환자의 말초 산소포화도가 94% 이하라면 백밸브마스크 또는 비재호흡마스크로 11 ~ 15L/min 산소투여를 하거나 필요시 양압 환기를 실시한다.

41 ① 의식이 없는 뇌졸중 환자의 수축기 혈압이 90mmHg 이상인 경우에는 흡인 및 뇌압 상승 방지를 위해 환자의 상체를 15 ~ 30° 정도 상승시킨 체위를 취해준다. 단, 수축기 혈압이 90mmHg미만이면 변형 트렌델렌버그 자세를 취해준다.

05 특수상황 심정지

42 임신과 무관하게 임산부에게 심정지가 발생하는 원인은?

① 폐색전
② 양수 색전증
③ 울혈성 심근병증
④ 급성 심근경색

43 체온 환자의 기본소생술 시 주의할 점으로 옳지 않은 것은?

① 환자를 이송할 때 환자를 수평자세로 유지하고 환자의 머리가 심장의 위치보다 높아야 한다.
② 약간의 자극에 의해서도 심실세동이 발생할 수 있으므로 환자의 체위를 바꿀 때 주의한다.
③ 지속적인 체온손실을 막기 위해 담요 등으로 환자를 싸주고 따뜻한 산소를 흡입시킨다.
④ 자발순환이 있으면 심박수가 매우 느리더라도 가슴압박을 하지 않는다.

44 익수환자에서 경추 보호대를 사용해야 하는 경우가 아닌 것은?

① 임산부인 경우
② 술에 취한 환자인 경우
③ 외상이 관찰되는 경우
④ 높은 곳에서 물로 떨어진 경우

---

42 ④ 외상, 선천성 심장질환의 악화, 급성 심근경색은 임신과 무관하다.
①②③ 임신과 관련된 원인에는 폐색전, 출산과 연관된 출혈, 양수 색전증, 임신중독증, 출산 중 사용되는 약물에 의한 부정맥, 울혈성 심근병증이 있다.

43 ① 환자를 이송할 때 환자를 수평자세로 유지하고 환자의 머리가 심장의 위치보다 높아지지 않도록 한다.
④ 맥박이 있는 환자에서는 가슴압박에 의해 심실세동이 유발될 수 있으므로 자발순환이 있으면 심박수가 매우 느리더라도 가슴압박을 하지 않는다.

44 모든 익수환자를 구조하면서 경추 보호대를 사용할 필요는 없다. 일반적으로 익수환자에서 경추손상이 항상 동반되지 않으므로 익수환자에게 경추 보호대를 하는 것은 권장되지 않는다. 다이빙을 한 경우, 높은 곳에서 물 썰매를 타다가 익수된 경우, 외상이 있는 경우, 술에 취한 경우는 경추 보호대를 사용한다.

45 익수로 인해 심정지가 발생한 환자에게 해야 하는 응급처치로 옳지 않은 것은?

① 익수 환자에게 흔하게 발생하는 것은 심정지로부터 회복된 후 저산소증이다.

② 편평한 곳으로 옮긴 후 가슴압박을 시작한다.

③ 물로부터 구조된 환자의 폐 속에는 물이 거의 없다.

④ 호흡이 있는 경우에는 산소를 투여하지 않고 이송한다.

46 보기 중 외상환자에서 즉각적인 기관내삽관이 필요한 경우를 모두 고른 것은?

> ㉠ 무호흡 또는 호흡정지
> ㉡ 임산부
> ㉢ 중증의 머리손상(GCS 8점 미만)
> ㉣ 기도를 보호할 수 없는 경우
> ㉤ 흉곽의 관통 손상 같은 중증의 흉곽 손상이 있는 경우
> ㉥ 술에 취한 환자의 경우
> ㉦ 산소공급에도 불구하고 호흡부전이 계속 되는 경우

① ㉡㉢㉣

② ㉢㉤㉥㉦

③ ㉠㉢㉣㉤㉦

④ ㉠㉡㉢㉣㉤㉥㉦

45 ④ 호흡이 있는 환자에게도 반드시 산소를 투여한다.

① 가장 흔히 발생하는 문제는 저산소증이다. 따라서 모든 환자에게 고농도의 산소를 투여한다.

② 수평상태로 유지할 수 없는 상황이면 뇌로의 혈류를 유지할 수 없으므로 편평한 곳에서 가슴압박을 시작한다.

③ 익수환자의 폐로 흡인된 물은 폐모세혈관을 통해 쉽게 흡수될 만큼 소량이다. 따라서 익수환자의 폐 속으로 흡입된 물을 배출시키려 시도하지 않는다. 배출시도는 기본소생술을 지연시키고 경추 손상을 악화시킬 수 있다.

46 무호흡 또는 호흡정지, 산소공급에도 불구하고 호흡부전이 계속되는 경우, 중증의 머리손상(GCS 8점 미만), 구토 반사의 소실 또는 의식장애로 인해 기도를 보호할 수 없는 경우, 동요 가슴이나 중증 흉곽 손상(폐좌상이나 흉곽의 관통손상 등)이 있는 경우, 안면의 분쇄손상, 경부손상으로 기도폐쇄의 가능성이 있는 손상이 있는 경우 즉각적인 기관내삽관이 필요하다.

***

47 감전으로 발생되는 손상의 유형에 적절한 응급치료가 아닌 것은?

① 혈관 손상 : 모세혈관 재충만 시간 측정, 맥박 확인
② 추락에 의한 손상 : 경추 고정, 골절이 의심되는 부위의 방사선 촬영
③ 마이오글로빈뇨 : 만니톨 투여, 소변의 산성화
④ 심근손상 : 심전도 기록, 심근표지자 측정

> 🌐 **POINT** 마이오글로빈뇨
>
> 소변량을 분당 1.0 ~ 1.5mL이상, 동맥혈 pH를 7.45 이상으로 유지해야 신부전을 방지할 수 있다. 소변량을 증가시키기 위해 만니톨을 투여할 수 있다.

***

48 낙뢰로 인해 심정지가 발생한 환자에게 해야 하는 응급처치로 옳지 않은 것은?

① 내부 장기의 손상이 발생하면 다량의 수액투여가 필요하다.
② 호흡 정지가 발생하면 인공호흡이 즉시 시작되어야 한다.
③ 다수의 낙뢰 환자가 발생하였을 때는 심정지의 발생 가능성이 큰 환자부터 치료한다.
④ 자발 순환이 회복된 환자는 심전도와 혈역학적 감시를 시작한다.

> 🌐 **POINT** 낙뢰
>
> ㉠ 강력한 직류이므로 낙뢰에 감전된 사람은 마치 제세동을 당한 것과 같은 효과로 일시적으로 무수축이 유발된다.
> ㉡ 낙뢰에 의해 발생한 호흡정지는 심정지보다 오래가므로 인공호흡이 즉시 시작되어야 한다.

47 ③ 마이오글로빈뇨가 의심되면 1L의 생리식염수에 중탄산나트륨을 섞어서 투여해 소변을 알칼리화한다.

48 ① 낙뢰의 직접 손상을 받은 경우를 제외하면 내부 장기의 손상이 발생하는 경우는 드물다. 다량의 수액투여는 오히려 뇌부종을 유발하거나 뇌압을 올릴 수 있어 권장되지 않는다.

*

49 아나필락시스 쇼크로 심정지가 발생한 환자의 증상 및 우선적으로 해야 하는 응급처치로 옳은 것은?

① 수혈을 하여 혈액을 보충한다.
② 에피네프린을 투여한다.
③ 컴퓨터 단층촬영(CT)을 시행한다.
④ 찬물로 반복적으로 몸을 닦는다.

> **🌐 POINT 아나필락시스**
>
> ㉠ 정의 : 알레르기를 일으키는 물질로 인해 나타나는 인체의 면역반응으로 어떠한 물질에 의해 염증매개 화학물질이 분비되면서 호흡곤란, 혈압 감소, 의식소실 등의 쇼크 증상이 나타난다.
> ㉡ 원인 : 음식, 약물, 곤충 등의 다양한 원인으로 발생한다.
> ㉢ 에피네프린 약물투여 목적 : 혈관이완, 부종감소, 기관지 확장, 아나필락시스 유발 물질 분비 억제이다.

***

50 아나필락시스 반응을 보이는 환자의 응급처치 방법이 아닌 것은?

① 저장백이 있는 안면마스크를 통해 100% 산소를 투여한다.
② 쇼크가 지속되면 수액 투여를 중단한 후 기관내삽관을 한다.
③ 산소포화도 유지가 불가능하면 전문 기도유지술을 시행한다.
④ 혈압이 낮으면 정맥로 확보 후 300mL 생리식염수를 투여한다.

> **🌐 POINT 알레르기 및 아나필락시스 응급처치**
>
> ㉠ 목적 : 환자 평가를 통해 질환의 중증도를 결정하여 중증도에 따른 치료지침에 맞게 응급처치를 시행한다.
> ㉡ 경증 알레르기 질환
> • 환자가 알고 있는 알레르기 원인이 있는 경우 유발인자 등을 즉시 제거한다.
> • 소양감으로 인한 과도한 피부 긁음을 방지한다.
> ㉢ 아나필락시스 응급처치
> • 기도유지 및 산소투여 : 저장백이 있는 안면마스크를 통해 100% 산소투여를 시작한다. 산소포화도 유지가 불가능한 경우 기관내삽관 또는 후두마스크 등을 통해 전문 기도유지술을 시행하고, 정맥로를 확보하여 300mL 생리식염수 또는 젖산링거액을 투여한다.
> • 수액투여 : 환자의 수축기혈압이 90mmHg 미만으로 측정되는 경우, 다리를 올린 체위를 취해주고 정맥로를 확보하여 300mL 생리식염수 또는 젖산링거액을 투여한다. 혈압이나 환자의 의식 등이 정상범위로 회복되지 않으면 1L까지 수액을 투여한다.
> • 기관내삽관 : 환자가 숨을 들이쉴 때 그렁거리는 호흡음과 함께 입술이 심하게 부어있다면, 상기도 부종으로 인한 기도폐쇄가 임박함을 의미하므로 기도유지를 위해 조기 기관내삽관을 고려한다.

49 ② 에피네프린을 투여하여 혈관을 이완하고 부종을 낮춘다.
① 아나필락시스는 면역 반응으로 나타난다. 순환 혈액량이 부족하여 발생하지 않는다.
③ 컴퓨터 단층촬영에 사용되는 조영제가 아나필락시스를 일으킬 수 있다.
④ 아나필락시스 쇼크의 응급처치에 해당하지 않는다.

50 ② 300mL 생리식염수 또는 젖산링거액 투여에도 쇼크가 지속되면 1L까지 수액투여를 지속한다.
① 환자의 기도유지 및 산소투여를 위해 저장백이 있는 안면마스크로 100% 산소를 투여한다.
③ 환자의 산소포화도가 유지되지 않으면 기관내삽관 또는 후두마스크 등을 통해 전문 기도유지술을 시행한다.
④ 환자의 혈압이 낮으면 정맥로를 확보하여 300mL 생리식염수 또는 젖산링거액을 투여한다.

탑 47.③ 48.① 49.② 50.②

CHAPTER

02

전문소아소생술

❶ 신생아 · 영아 · 소아 심정지

① 신생아 심정지

㉠ 정의 : 출산~생후 4주까지의 신생아의 심정지로 인한 사망의 19%는 질식성 호흡부전에 해당한다.

㉡ 증상

• 빠른 호흡이 나타나다가 호흡이 멈추는 일차적 무호흡이 나타난다. 아기의 발을 두드리면서 자극을 주면서 호흡을 회복시킨다.

• 일차적 무호흡 이후에 원활하게 산소 공급이 공급되지 않으면 이차적 무호흡이 나타난다. 이차적 무호흡 이후에는 호흡이 회복되지 않아 호흡보조가 필요하다.

㉢ 환자평가

• 소생술이 필요하지 않은 상태 : 만삭 출생아인 경우, 잘 울거나 숨을 잘 쉬는 경우, 근육 긴장도가 좋은 경우이다.

• 두 손가락으로 상완동맥의 맥박을 5~10초 동안 측정한다.

• 자동제세동기의 리듬을 확인한다.

㉣ 응급처치

• 산소투여와 적절한 양압환기에도 심박동수가 분당 60회 미만이면 가슴압박을 시행한다.

• 태변을 흡입하면 태변흡인 증후군이 나타날 수 있으므로 어깨가 나오기 전에 구인두를 흡인한다.

• 가슴압박과 환기는 3:1 비율로 한다. 1분 동안 90번의 가슴압박, 30번의 환기 총 120번의 활동을 시행한다.

• 상태가 안정적이라면 모포를 덮어 체온을 유지한다.

② 영아 · 소아 심정지

㉠ 정의 : 1세 미만의 영아나 만 1세 이상~만 8세 미만의 소아에게서 발생한 심정지이다. 호흡부전이나 쇼크에 의한 질식성 심정지 비율이 높다.

㉡ 환자평가

• 어깨를 가볍게 흔들거나 부르면서 의식을 확인한다.

• 호흡여부와 비정상적인 패턴의 호흡양상을 확인한다.

• 5~10초 동안 상완동맥(영아), 대퇴동맥 · 목동맥(소아)에서 맥박 여부를 확인한다.

• 연령에 따라 자동(소아)과 수동(영아)으로 구분하여 심장충격기 리듬을 확인한다.

ⓒ 응급처치
- 가슴압박 후에 심폐소생술을 2분 간 진행해도 자발순환이 되지 않으면 병원으로 신속히 이송한다. 이송할 때에도 가슴압박은 계속 시행한다.
- 전문기도유지술을 시도한다.
- 백밸브마스크로 양압환기를 통해 호흡을 유지한다.
- 이송병원이 선정되면 소아 심폐소생술 준비를 위해 사전 연락을 취한다.

02 신생아 · 영아 · 소아 심폐소생술

① 소아 · 영아의 기본소생술

구분	소아	영아
맥박확인	목동맥, 대퇴동맥	상완동맥
가슴압박 위치	흉골의 아래쪽 반 부분	젖꼭지 연결선과 흉골이 만나는 지점의 아래
인공호흡	의료종사자에 의한 인공호흡인 경우 • 호흡보조 : 12~20회/분 • 전문기도기 삽관된 경우 : 10회/분	
압박 방법	두 손으로 압박	2개의 손가락이나 엄지손가락으로 압박
압박 깊이	가슴전후 두께의 1/3(4~5cm)	가슴 전후 두께의 1/3(4cm)
압박 호흡비율	• 일반인인 경우에는 30:2 • 의료종사자가 2인 이상인 경우에는 15:2	
자동제세동	소아 충격량 감쇠기를 사용한다.	수동제세동기 사용을 권장한다.

② 주의사항

㉠ **심전도 리듬** : 2분간 가슴압박을 시행하고 심전도 리듬을 분석하기 위해 역할을 교대한다.

㉡ **제세동** : 처음에는 2J/kg, 두 번째에는 4J/kg을 하고 이후에는 4J/kg 이상으로 한다. 최대 10J/kg까지 가능하다.

㉢ **에피네프린** : 10,000:1로 희석한 에피네프린 용액을 0.1ml/kg을 정맥으로 투여한다.

㉣ **가슴압박** : 분당 120회가 넘시잎도록 최소 분당 100회 실시한다.

㉤ **순환** : 정맥이나 골강내 주사를 우선적으로 시행한다.

㉥ **몸무게** : (1~10세 연령)−{(나이+4)×2}를 이용한다.

㉦ **심정지 원인조사**
- 6H : 저혈량증, 저산소증, 산증, 저 · 고칼륨혈증, 저체온, 저혈당 등
- 5T : 폐혈전증, 심근경색, 긴장성 기흉, 심장눌림증, 약물중독 등

출제예상문제

01 신생아소생술

**

1 신생아 소생술 가슴 압박에 대한 설명으로 옳지 않은 것은?

① 양압환기 요법을 적용했음에도 심장박동수가 분당 60회 미만
이면 가슴 압박을 시작한다.

② 가슴 압박은 양 엄지 방법, 두 손가락 방법으로 두 가지가
있다.

③ 압박의 깊이는 흉곽의 앞뒤 간격의 1/3로 한다.

④ 가슴 압박과 환기 요법을 함께 시행할 때 두 가지를 동시에
적용한다.

**

2 자발 호흡이 있는 신생아에게 코산소주입관을 사용하여 산소를 투
여할 때 알맞은 농도는?

① 0.5 ~ 1L/min   ② 1 ~ 2 L/min

③ 4L/min   ④ 6L/min

🌐 POINT 시기별 코산소주입관 농도

㉠ 연령별 농도
- 신생아 : 0.5 ~ 1L/min
- 영아 : 1 ~ 2L/min
- 학령전기 소아 : 4L/min
- 학령기 소아 : 6L/min

㉡ 산소의 농도 : 체구, 호흡수, 호흡 노력에 따라 조절한다.

---

1 ④ 가슴 압박과 환기 요법을 동
시에 적용하지 않는다. 가슴
압박의 이완 시기에 환기 요
법이 충분하게 이루어져야 한
다. 신생아의 경우 대부분 가
스교환의 문제로 심폐부전이
유발된다. 신생아 소생술에서
가슴 압박 대 환기 요법의 비
율은 항상 3:1로 시행하지만,
심부전의 경우에는 15 : 2의
비율로 시행할 수 있다.

2 ① 가습화된 산소를 투여하면 점
막의 건조와 폐 분비물이 진
해지는 것을 막을 수 있다.
산소는 마스크 또는 코산소주
입관을 사용하여 투여한다.

3 ** 신생아 소생술의 초기 단계에 포함되지 않는 처치는?

① 체온 유지

② 약물요법과 수액 투여

③ 기도 확보를 위한 자세 취하기

④ 몸을 가볍게 흔들어 호흡 자극

🌀 **POINT** 분만실에서 신생아 체온유지 방법

ⓐ 임신 나이 32주 이상으로 출산한 신생아는 분만 즉시 포로 닦은 후 미리 가온된 포로 얼굴을 제외한 머리와 몸통을 감싸준다.

ⓑ 심폐소생술이 필요한 경우는 온열기 아래에서 소생술을 시행한다.

ⓒ 심폐소생술이 필요하지 않은 경우는 산모와 피부−피부접촉을 하도록 한다.

---

4 * 신생아에게 산소포화도 측정기 사용이 권장되는 경우가 아닌 것은?

① 소생술이 예측될 때

② 양압환기가 필요할 때

③ 생후 5 ∼ 10분간 중심성 청색증이 지속할 때

④ 산소포화도 95% 이상일 때

3 ② 갓 태어난 신생아의 소생술에서 약물은 잘 사용하지 않는다. 폐의 불충분한 팽창이나 극심한 저산소증에서 유발되는 신생아의 서맥은 적절한 환기를 도와주면 대부분 교정된다. 100% 산소로 적절한 환기 요법과 가슴압박을 60초 이상 시행했음에도 불구하고 심장박동수가 분당 60회 미만이라면 에피네프린이나 혈장 확장을 위한 수액 요법을 고려한다.

① 출생 직후에 체온을 유지하는 것은 신생아 안정화의 초기 단계이다. 비−가사 신생아의 입원 당시의 체온은 모든 주수에서 사망 예측에 중요한 인자이다.

③ 머리는 신전, 목은 굴곡된 채 환자의 입, 인두, 기관을 일직선상으로 놓는 기도 확보를 위한 자세이다.

④ 초기 단계에서 자발적인 호흡 노력이 없는 경우에는 추가적인 자극을 주는 것이 필요하다. 자극을 주는 방법은 데워진 포로 신생아의 등, 몸통, 사지를 짧고 부드럽게 문지르는 방법과 발바닥을 2 ∼ 3회 정도 가볍게 치는 것이다. 신생아를 흔들거나 과도하게 자극하는 것은 호흡에 도움이 되지 않는다.

4 ①②③ 산소포화도 측정기 사용이 권장되는 경우이다.

답 1.④ 2.① 3.② 4.④

5 태변이 착색된 양수에서 분만하고 활발하지 않은 상태의 신생아에게 시행해야 하는 응급처치는?

① 가온된 포로 머리를 감싸준다.
② 양압환기를 적용하여 호흡 회복을 돕는다.
③ 기도 내 태변 흡입을 시행한다.
④ 즉시 후두경을 삽입한다.

🌐 **POINT** 태변이 착색된 양수에서 분만한 신생아

- ㉠ 활발한 신생아 : 신생아가 심장박동수가 분당 100회 이상이고 호흡 노력이 강하며 근육 긴장도가 좋은 활발한 상태를 보이면 머리가 분만된 직후 어깨가 분만되기 전 입인두 부위의 일률적인 태변 흡입 행위는 권장하지 않는다. 초기 처치 후 산모와 머물러도 좋으나 필요 시 흡입용 망울 주사기 또는 흡입 카테터를 이용하여 입과 코의 태변을 부드럽게 제거한다.
- ㉡ 활발하지 않은 신생아 : 심장박동수 분당 100회 미만이고 근육 긴장도가 저하되었으며 호흡노력 감소한 활발하지 않은 상태의 신생아의 경우, 일률적인 후두경 삽입 및 기도 내 태변 흡입 없이 즉시 소생술을 시행한다.

---

6 출생 직후 소생술이 필요하지 않은 신생아를 구별하기 위한 3가지 평가항목에 대한 설명으로 ㉠에 들어갈 말로 옳은 것은?

- 미숙아인가?
- 잘 울지 못하거나 숨을 잘 못 쉬는가?
- (㉠   )
---

① 심박수가 100회/분 미만인가?
② 얼굴, 사지에 청색증이 보이는가?
③ 근육 긴장도가 떨어지는가?
④ 흉곽 움직임이 관찰되는가?

---

5 ② 즉각적인 후두경 삽입 및 기도 내 태변 흡입의 효과는 명확하지 않다. 즉시 양압환기를 적용해 호흡이 빨리 회복될 수 있도록 돕는다.
① 분만 즉시 미리 가온된 포로 얼굴을 제외한 머리와 몸통을 감싸주는 것은 분만실에서 신생아의 체온을 유지하는 방법이다.
③ 양압환기 도중 태변으로 인한 기도폐쇄가 의심될 때는 기관 내삽관을 통한 기도 내 태변 흡입이 필요할 수 있다.

6 ③ 소생술 필요 여부를 구별하기 위한 3가지 질문으로 미숙아인지, 잘 울지 못하거나 숨을 잘 못 쉬는지, 근육 긴장도가 떨어지는지가 있다. 만삭 아이고 근육 긴장도가 양호하며 잘 우는 신생아는 엄마에게로 옮겨 피부접촉을 유지한 채 초기 단계를 진행하되 호흡, 활동성, 피부색 등을 지속적으로 관찰한다. 위의 3가지 질문 중 하나라도 "예"에 해당하면 소생술 단계를 시행하기 위해 복사 온열기로 옮긴다.

7 신생아의 제대 관리에 대한 설명으로 옳지 않은 것은?

***

① 전치태반의 경우 반드시 조기 제대결찰을 고려한다.
② 소생술이 필요하지 않은 미숙아에게 제대결찰의 지연은 비효과적이다.
③ 임신 나이 28주 미만의 초미숙아는 제대용출을 하지 않는다.
④ 30초 이내의 조기 제대결찰은 정상적인 이행을 방해한다.

8 신생아 심장박동수의 평가에 대한 설명으로 옳은 것은?

**

① 청진을 통한 심장박동수의 평가는 신뢰성이 높아 초기 평가에 선호된다.
② 심장박동수의 상승은 소생술의 과정에서 가장 예민한 반응 지표이다.
③ 심전도 모니터링이 신생아의 산소화를 평가하는 산소포화도 측정기를 대체할 수 있다.
④ 소생술이 필요한 미숙아의 경우 2-유도(2-lead) 심전도를 사용하는 것이 유용하다.

7 ② 소생술이 필요하지 않은 미숙아에게 제대결찰의 지연은 혈압 보조와 수혈의 필요성을 낮추고 생존율을 향상시킨다.
① 산모에게 출혈, 혈역학적 불안정, 태반 조기박리, 전치태반과 같이 태반수혈이 일어날 가능성이 있다면 조기 제대결찰을 고려한다.
③ 임신 나이 28주 미만의 미숙아에게 제대용출은 뇌실 내 출혈의 빈도를 높일 수 있다.
④ 30초 이내의 조기 제대결찰은 태아 혈액이 신생아의 순환 혈액을 채우지 않고 태반에 남아 정상적인 이행을 방해한다.

8 ② 출생 직후의 신생아 심장박동수 평가는 출생 후 자발 호흡의 효율성과 소생술 필요성 여부의 판단에 중요하다. 가장 예민한 반응 지표로 빠르고 정확하게 심장박동수를 평가한다.
① 초기 평가에서 선호되는 방법이나 부정확하고 신뢰성이 떨어진다.
③ 심전도는 가장 빠르고 정확하게 심장박동수를 측정하여 가슴압박을 시행하는 경우 권장한다. 하지만 심전도 모니터링이 산소포화도 측정기를 대체할 수 없다.
④ 소생술이 필요한 미숙아와 만삭아의 경우 빠르고 정확한 심장박동수를 확인하기 위하여 3-유도(3-lead) 심전도를 사용하는 것이 유용하다.

답 5.② 6.③ 7.② 8.②

9 다음에서 설명하는 신생아 소생술의 양압환기 도구는?

> • 압축가스가 연결되지 않은 곳에서 양압환기를 전달하기에
>   유용한 도구이다.
> • 다른 도구들에 비해 지속성 기도 양압을 줄 수 없다.
> • 양압환기 시 호기말 양압을 유지할 수 있다.

① 자가 팽창 백
② T형 소생기
③ 후두 마스크 기도기
④ 유량 팽창 백

POINT 양압환기

㉠ 정의 : 기도 내에 압력을 대기압보다 높게 설정하여 환기를 발생시키는 방법
을 의미한다.
㉡ 도구 : 유량 팽창 백, 자가 팽창 백, t형 소생기 중에서 익숙함과 선호도에
따라 선택할 수 있다.

---

9 ② T형 소생기 : 목표 흡기 압력을
좀 더 긴 흡기시간 동안 지속
적으로 줄 수 있어 효율적일
것으로 생각되나, 예후 향상
에 있어서 T형 소생기가 도움
이 된다는 근거는 부족하다.
③ 후두 마스크 기도기 : 만삭아와
임신 나이 34주 이상의 미숙
아에 대한 효율적인 환기를
도울 수 있으나 임신 나이 34
주 미만 혹은 출생 체중 2kg
미만의 미숙아에 대한 자료는
부족하다. 만삭아와 임신 나
이 34주 이상의 미숙아에게
시행한 기관내삽관이 실패하
거나 가능하지 않을 때 후두
마스크 기도기의 사용이 권장
된다.
④ 유량 팽창 백 : 효과적으로 적
응하려면 훈련이 필요하다.

10 ** **신생아 소생술 후 관리에 대한 내용으로 옳은 것은?**

① 소생술을 진행하고 난 이후에 24시간 내에 혈당을 감시한다.

② 신생아 고혈당은 뇌 손상 및 불량한 신경학적 예후의 위험성을 높인다.

③ 임신나이에 근거하여 초미숙아의 사망이나 이환을 예측할 수 없다.

④ 선천적 기형으로 인해 생존 가능성이 희박하더라도 소생술을 보류할 수는 없다.

10 ② 신생아에게 고혈당과 저혈당은 모두 뇌 손상 및 불량한 신경학적 예후의 위험성을 높인다. 혈당 조절을 위한 프로토콜을 적용하여 혈당을 조절하고 혈당이 큰 폭으로 변하는 것을 방지한다.

① 소생술 이후에 가능한 빠르게 혈당을 감시한다. 적절한 치료를 통해 저혈당과 고혈당을 조절한다.

③ 초미숙아가 출생 후에 생존 예후가 어떠할 것인지 또는 장애가 얼마나 남을 것인지에 대해 출생 전에 판단할 때에는 임신 나이에 근거한다. 예후를 예측하는 노력의 목적으로 성별, 산전 스테로이드 사용 여부, 다태아 여부 등의 변수를 이용한 여러 예측체계가 사망이나 이환을 예측하는 데에 사용될 수 있다.

④ 임신 나이, 출생체중의 기준으로 볼 때 극도로 미숙하거나 선천적 기형으로 인해 생존의 가능성이 희박한 경우는 소생술을 보류할 수 있다. 그러나 임신 나이 25주 미만에서 가족들과 상담을 하거나 생존 예후에 대해 조언을 할 때는 임신 나이 추정의 정확성 여부, 융모양막염의 여부, 분만 지역의 의료서비스 수준 등을 고려하여 사례별로 적용하는 것이 합당하다.

답 9.① 10.②

02 소아소생술

**
11 다음 ㉠ ~ ㉢에 들어갈 말로 옳은 것은?

> 생후 1 ~ 8세는 소아로 구분한다. 소아의 심정지는 (㉠)에
> 의한 심정지보다 (㉡)에 의한 질식성 심정지 또는 (㉢)에
> 의한 심폐정지가 대부분이다.

	㉠	㉡	㉢
①	심실세동	호흡정지	쇼크
②	심실세동	호흡부전	내상
③	쇼크	호흡부전	심실세동
④	쇼크	호흡정지	심실세동

**
12 다음 ㉠ ~ ㉢에 들어갈 말로 옳은 것은?

> • 심폐소생술 시 가슴압박 위치는 영아와 소아에서 다르다.
> • 소아는 한손을 이용해 최소 (㉠)cm가 눌리도록 압박한다.
> • 영아는 엄지와 중지 두 손가락으로 가슴두께의 (㉡) 깊
>   이로 최소 (㉢)cm 압박한다.

	㉠	㉡	㉢
①	1	1/2	3
②	3	1/4	1
③	5	1/3	4
④	5	1/4	3

11 ① 소아의 심정지는 심실세동에
의한 심정지보다 호흡정지로
인한 질식성 심정지 또는 쇼
크로 인한 심폐정지가 대부분
이다.

12 ③ 소아는 한 손 혹은 두 손의
손꿈치를 이용하여 흉부 전후
직경의 최소 5cm 눌리도록
하며 적어도 분당 100회 이
상 압박한다. 영아는 두 손가
락으로 흉부 전후 직경의 최
소 1/3 깊이(4cm)로 눌리도
록 하며 적어도 분당 100회
압박한다.

13 소아 심폐소생술에 대한 설명으로 옳지 않은 것은? ******

① 소아도 성인과 동일하게 자동제세동기를 적용한다.
② 소아의 가슴압박 위치는 젖꼭지 연결선 바로 아래 흉골이다.
③ 구조자가 혼자인 경우 2분간 5주기로 심폐소생술을 시행한다.
④ 심폐소생술 전에 먼저 의식과 호흡을 확인한다.

14 심폐소생술 시 성인과 소아의 다른 점은? *******

① 가슴압박 위치
② 가슴압박 속도
③ 2인구조자의 가슴압박과 인공호흡 비율
④ 압박 주기

🌐 **POINT** 2인 구조자 일 때 가슴압박과 인공호흡의 비율

㉠ 성인은 '가슴압박 : 인공호흡 = 30 : 2'의 비율이다.
㉡ 소아는 '흉부압박 : 인공호흡 = 15 : 2'의 비율이다.

---

15 소아 목격자 심폐소생술 순서는? *****

㉠ 심폐소생술
㉡ 제세동기 적용
㉢ 의식 및 호흡 확인
㉣ 맥박 확인
㉤ 도움요청

---

① ㉢ - ㉤ - ㉣ - ㉠ - ㉡
② ㉣ - ㉢ - ㉤ - ㉠ - ㉡
③ ㉢ - ㉣ - ㉤ - ㉠ - ㉡
④ ㉣ - ㉢ - ㉤ - ㉡ - ㉠

13 ② 영아의 가슴압박 위치는 젖꼭지 연결선 바로 아래 흉골 지점이며, 소아는 가슴 압박 위치는 흉골 하부 1/2 지점이다.

14 ① 가슴압박 위치는 흉골 하부 1/2지점으로 동일하다.
② 가슴압박 속도는 최소 100회/분당으로 동일하다.
④ 압박과 이완이 50대 50으로 압박주기는 동일하다.

15 소아 목격자 심폐소생술 순서는 ㉢ 의식과 호흡 확인 ㉤ 도움요청 ㉣ 맥박 확인 ㉠ 심폐소생술 ㉡ 제세동기 적용이다.

16 소아 비목격자 심폐소생술 과정은?

> ㉠ 2분간(5주기) 심폐소생술
> ㉡ 의식 및 호흡 확인
> ㉢ 제세동기 적용
> ㉣ 도움요청
> ㉤ 맥박확인

① ㉡ - ㉣ - ㉤ - ㉠ - ㉢
② ㉤ - ㉡ - ㉣ - ㉠ - ㉢
③ ㉤ - ㉡ - ㉠ - ㉣ - ㉢
④ ㉡ - ㉤ - ㉠ - ㉣ - ㉢

17 소아소생술에 대한 설명으로 옳지 않은 것은?

① 소아는 입-코 인공호흡을 한다.
② 8세 미만 소아 및 영아는 소아용 충격량 감쇠기가 있는 자동 제세동기를 사용한다.
③ 소아의 가슴압박 시 칼돌기와 갈비뼈를 압박하지 않도록 주의해야 한다.
④ 맥박 확인 시 10초 이내에 맥박을 촉지하지 못하면 바로 가슴압박을 시작한다.

16 소아 비목격자 심폐소생술 과정은 ㉡ 의식 및 호흡 확인 ㉤ 맥박 확인 ㉠ 2분간(5주기) 심폐소생술 ㉣ 도움요청 ㉢ 제세동기 적용 순서이다.

17 ① 소아에서는 입-입 인공호흡을 수행한다. 영아에게 인공호흡을 수행할 때는 입-입 인공호흡 또는 입-코 인공호흡을 수행한다.

***

18 **맥박이 없고 무호흡이 관찰된 소아 심폐소생술 시 옳은 것은?**

① 분당 최소 120회 이상의 가슴압박을 시행한다.

② 기관 내 튜브 삽관 전까지는 분당 10회의 환기를 시행한다.

③ 영아는 심장충격기를 통한 리듬 확인을 하지 않는다.

④ 전문 기도유지가 어렵다면 백밸브마스크 양압 환기로 호흡을 유지한다.

⊛ POINT 영아 및 소아 심정지

⊙ 정의
- 영아 심정지 : 만 1세 미만 아동에서 발생한 심정지이다.
- 소아 심정지 : 만 1세 이상부터 만 8세 미만 아동에서 발생한 심정지이다.

⊙ 원인 : 영아 또는 소아 심정지는 성인의 심정지와 달리 호흡 부전 및 쇼크로 인한 질식성 심정지 비율이 높다.

⊙ 맥박 확인
- 영아는 상완동맥
- 소아는 대퇴동맥 또는 목 동맥

⊙ 심정지 원인과 관련한 조사항목
- 6H : 저체온, 저혈당, 저산소증, 저혈량증, 산증, 저칼륨혈증
- 5T : 심근경색, 심장 눌림증, 긴장성 기흉, 폐혈전증, 약물 중독

---

18 ④ 소아 전문기도에 대한 교육을 받은 구급대원이 없거나, 소아 전문기도 확보에 자신이 없는 경우 백밸브마스크 양압 환기를 통해 호흡을 유지한다.

① 영아 또는 소아 심폐소생술 시 가슴 압박은 분당 최소 100회 이상으로 하되 분당 120회는 넘지 않도록 한다.

② 전문기도 확보를 위해 기관 내 튜브 삽관을 한 경우 삽관 후 분당 10회 환기한다. 과 환기는 흉강내압을 상승시킨다. 심박출량 감소 및 과환기로 인해 저하된 이산화탄소 분압은 뇌혈류를 직접 감소시키므로 절대 하지 않는다.

③ 영아의 경우 수동 심장충격기, 소아의 경우 자동 심장충격기를 통해 심장 리듬을 확인한다.

전문외상처치술

01 **손상기전과 외상진료체계**

① 외상

   ㉠ **정의** : 외력이나 폭력 등으로 인해서 발생한 신체손상이나 창상으로 몸의 겉에 생긴 상처를 의미한다.

   ㉡ **구분** : 무딘 손상, 관통상이 있다.

   ㉢ **질환으로서의 외상의 공중보건 관리모델**

     • 감시 : 질환의 유무, 속성 등을 알기 위해서 자료를 수집하는 과정이다.

     • 위험분석 : 질환을 관찰하고 질환과 관련한 다양한 요소를 결정하는 단계이다. 외상위험분석에서 사고 피해자, 사고원인, 사고환경 등의 요소를 '해던 매트릭스'를 통해 분석한다.

     • 의료중재 개발 : 외상의 발생과 중증도를 낮추기 위해서 의료중재 프로그램을 개발 및 수정하는 단계이다.

     • 실행 : 개발한 의료중재 프로그램을 적용하는 단계이다.

     • 평가 : 의료중재 프로그램의 효과를 조사하는 것이다.

② 중증외상

   ㉠ **정의** : 운수사고, 추락, 둔상, 열상, 자상, 관통상 등과 같은 외상적 요인에 의해 신체에 발생한 손상 중에서, 의식상태나 혈압·호흡 등이 비정상적일 정도로 심각하게 다친 경우이다.

   ㉡ **손상기전**

     • 운수사고 : 사람이나 화물을 운반하기 위하여 사용되는 기계장치와 관련된 사고이다.

     • 추락 : 땅이나 바닥 혹은 더 낮은 장소에 부딪혀 멈추게 되면서 발생하는 사고이다.

     • 부딪힘 : 움직이거나 정지된 상태의 사람, 동물, 물체 등 넓적한 개체와 접촉하여 발생하는 사고이다.

     • 관통 : 긁힘, 찢어짐, 찔림, 베임, 총상, 물림, 곤충에 쏘임 등을 포함한 찔리거나 뚫리면서 발생하는 사고이다.

     • 기계 : 기계와 관련된 외력으로 인한 손상이다. 폭발에 의한 타격, 기계적인 힘에 접촉으로 인해 발생하는 사고이다.

   ㉢ **외상지수 비정상** : 다음 중 한 가지 이상에 해당하는 경우

     • 의식상태가 정상이 아니고 음성자극이나 통증자극을 줬을 때만 반응하거나 전혀 반응이 없는 상태

     • 수축기 혈압 90mmHg 미만

     • 분당 호흡수 10회 미만 또는 29회 초과

③ 무딘손상 : 자동차, 오토바이, 자전거 등과 관련하여 발생하는 차량 충돌사고로 발생한다. 이외로 낙상, 폭발, 압좌 등으로 발생할 수 있다.

④ 차량 충돌

　㉠ 차량 전방 충돌 : 가장 흔한 충돌유형에 해당한다.

　　• 제어된 이동 경로 : 안전벨트 착용으로 복부장기 손상, 요추 손상, 고관절 탈구, 갈비뼈 골절 등이 나타날 수 있다.

　　• 상향 이동 경로 : 안전장치 미착용으로 차량이 급감속하면서 전방 상향으로 이동하는 것이다. 양측성 골절, 연조직 손상, 안면부위 골절, 두개내 손상 등을 발생시킨다.

　　• 하향 이동 경로 : 안전장치 미착용으로 차량이 급정지하고 상체가 밀리면서 무릎이 최초로 충격을 받는다. 이후에 상체가 급작스럽게 움직이면서 운전대에 부딪히는 것이다. 동요가슴, 심장손상, 대동맥 파열 등이 나타날 수 있다.

　　• 튕김 : 안전장치 미착용으로 차량 밖으로 탑승자가 튕겨져 나가는 것이다. 차량 내부 앞에 있는 유리창과 부딪히거나, 외부 물체와 충돌할 수 있다.

　㉡ 차량 측면 충돌 : 탑승자 옆을 충돌하여 발생하는 것이다. 상지와 하지에 손상이 크다. 빗장뼈, 위팔뼈, 골반, 넙다리뼈에 충격이 가해진다.

　㉢ 차량 회전 충돌 : 대각선 방향으로 충돌이 나타난다. 충돌유형이 혼재되어 발생한다. 차량의 손상에 따라 외상 수준을 확인할 수 있다.

　㉣ 차량 후방 충돌 : 차량을 앞으로 밀어내는 충돌의 힘으로 경추손상이 발생확률이 높다.

　㉤ 전복 충돌 : 회전하면서 전복하는 동안 탑승자는 모든 충격을 받게 된다. 손상 유형은 차량의 부서진 부위를 통해 예상할 수 있다. 탑승자가 차량에서 이탈될 확률이 높다.

⑤ 오토바이 충돌

　㉠ 전방 충돌 : 오토바이 앞부분이 충돌한 물체 아래로 깔리면서 운전자는 전방 상향으로 튕겨져 나가면서 복부 및 골반에 손상이 발생한다.

　㉡ 각진 충돌 : 각진 방향으로 충돌하면서 발생한다. 충돌물체와 오토바이 사이에 운전자의 하지가 끼면서 발, 다리 골절이 발생할 수 있다.

　㉢ 미끄러짐 충돌 : 바닥에 오토바이를 눕히면서 발생한다. 중상이 발생할 확률은 낮다.

　㉣ 튕김 : 물머리 손상, 척추손상, 내부장기 손상, 사지 골절 등이 나타날 수 있다.

⑥ 추락 : 유아, 아동, 노년층에게서 많이 발생한다. 접촉 부위에 따라 중증도가 정해진다.

　㉠ 발이 먼저 착지한 경우 : 발뒤꿈치뼈, 넙다리뼈, 요추를 타고 통증이 올라간다.

　㉡ 앞으로 넘어지는 경우 : 충돌을 막기 위해 무의식적으로 손으로 충돌부위를 막으면서 손목, 어깨 부위가 골절을 입을 수 있다.

　㉢ 뒤로 넘어지는 경우 : 골반, 흉부, 두부 손상이 나타난다.

　㉣ 환자 키의 3배 이상 높이에서 추락하는 경우 : 내부손상, 큰출혈이 발생할 수 있다.

⑦ **관통상** : 물체가 몸 안으로 들어가면서 발생하는 손상을 의미한다.

 ㉠ **직접손상** : 물체가 신체 조직에 충돌하여 좌성과 열상을 유발하는 것이다.

 ㉡ **저속손상** : 칼, 검, 송곳 등의 물체가 유발시키는 손상이다.

⑧ **관통상 처치**

 ㉠ **얼굴** : 기관를 유지하기 위해서 기관내삽관이 중요하다. 가슴을 압박할 때 기포가 발생하는지, 삽관튜브 통과 여부가 가능한지 확인한다.

 ㉡ **가슴 부위** : 상처부위에 거품이 낀 혈액이 있다면 긴장성 공기가슴증을 의심한다. 창상 부위의 주변을 폐쇄 드레싱으로 부착한다. 창상 부위를 완전히 덮는 경우 공기흐름이 차단되면서 중증도가 증가할 수 있다.

 ㉢ **박힌 물체** : 억지로 물체를 빼거나 움직이는 것은 출혈을 증가시킬 수 있어서 위험하다. 물체를 유지하고 병원으로 이송한다. 물체는 붕대를 통해 고정한다. 하지만 뺨, 목, 기도 등을 막아 기도를 막고 있는 물체는 제거한다. 큰 물체로 이송이 어려운 경우에는 물체의 일부분을 절단하고 이송한다.

⑨ **응급의료기관**

 ㉠ **운영** : 24시간 응급환자를 진료할 수 있도록 시설, 인력, 장비 등을 유지하고 운영한다. 인력 및 장비에는 보안의 인력·장비가 포함되어야 한다.

 ㉡ **중앙응급의료센터** : 대형재해가 발생하면 응급의료지원을 할 수 있는 시설·장비·인력을 갖춘 병원이다. 이외에 응급의료종사자 교육·훈련, 응급의료기관 평가 등의 업무를 한다.

 ㉢ **권역응급의료센터** : 중증응급환자를 중심으로 진료하는 병원으로 재난 대비 및 대응을 위한 거점병원이다.

 ㉣ **응급의료지원센터** : 응급의료를 효율적으로 제공할 수 있도록 응급의료자원의 분포와 주민의 생활권을 고려하여 지역별로 설치한 곳이다.

 ㉤ **전문응급의료센터** : 소아, 화상, 독극물 중독 등의 환자에 대한 응급의료를 위해 권역응급의료센터, 지역응급의료센터 중에서 지정할 수 있다.

 ㉥ **지역응급의료센터** : 지역별로 응급환자를 진료하기 위해 지정된 곳이다.

⑩ **응급구조사의 역할** : 외상평가, 현장조사, 일차평가, 이차평가, 재평가, 골든타임 파악, 이송병원 선정, 손상방지, 자료 등록, 질 개선의 역할을 한다.

② 연조직 손상

① **위험인자** : 아동, 고령자, 약물중독, 기계를 다루는 노동자 등이 손상을 입을 위험이 크다.

② **폐쇄성 상처** : 타박상, 혈종, 압좌손상이 있다.

   ㉠ **타박상** : 외부의 충격, 구타, 넘어짐 등으로 연부조직과 근육에 손상을 입는 것이다. 혈액이 염증부위로 몰리면서 홍반이 띠고 혈액이 유출된다. 손상 후에 2~3일이 지나면 반상출혈이 나타난다.

   ㉡ **혈종** : 내부에서 발생한 출혈로 혈액이 조직을 분리시켜 형성된 주머니를 의미한다. 머리 손상에서 흔하게 나타난다.

   ㉢ **압좌 손상** : 중량의 물체의 압력에 의해서 조직, 혈관, 신경 등이 압박되면서 남는 손상이다. 압력이 오랜 시간 유지되면 다량의 독소가 몸에 축적된다. 압력이 풀리고 나면 독소가 혈관을 통해 전신으로 순환되어 대사성 산증을 유발한다.

③ **개방성 상처**

   ㉠ **찰과상** : 피부막을 훼손하는 강도가 낮은 손상 유형을 의미한다.

   ㉡ **열상** : 진피 깊숙하게 파여 피부가 찢어지면서 생기는 상처이다. 충돌한 조직 부위에 손상을 일으킨다.

   ㉢ **절상** : 칼, 유리조각 등과 같은 날카로운 도구로 상처가 베이면서 발생하는 손상이다.

   ㉣ **천자상** : 손상의 범위가 신체 내부까지 미치는 것으로 손상 부위가 드러나지는 않는다. 하지만 피부 깊숙이 발생한다면 근육, 신경, 장기까지 감염될 위험성이 높다.

   ㉤ **박힌 물체** : 물체가 신체에 박힌 손상이다. 뽑아낼 때 발생하는 손상 정도에 따라 영향이 있다.

   ㉥ **결출 상처** : 피부가 찢기거나 잘리기는 했으나 신체에서 떨어져 나가지 않은 상처를 의미한다.

   • 털장갑 손상 : 손상기전으로 피부 아래에 근육, 조직, 혈관, 골격 등이 드러나게 되는 상처이다.

   • 반지 손상 : 끼고 있던 반지가 다른 물체에 끼면서 손가락 피부가 벗겨지는 상처를 의미한다.

   ㉦ **절단** : 손가락, 발가락, 사지부분이 잘려서 생기는 손상을 의미한다. 분명하게 손상된 경우에는 출혈이 제한적이다.

④ **출혈**

   ㉠ **구분** : 동맥성, 정맥성, 모세혈관성으로 나뉜다.

   • 정맥성 : 암적색 혈액

   • 모세혈관성 : 석색 혈액

   • 동맥성 : 선홍색 혈액

   ㉡ **특징** : 반듯하게 잘린 열상, 절단 손상은 다량의 출혈이 나타나지 않는다. 혈관이 불규칙하게 잘리고 개방된 경우에는 출혈량이 증가한다.

   ㉢ **지혈 단계** : 지혈 → 염증 → 상피화 → 신생혈관 증식 → 콜라겐 합성

⑤ 감염

    ㉠ 원인 : 포도알균, 사슬알균 세균이 대부분이다.

    ㉡ 증상 : 감염 후 2~3일이 지난 후에 발생한다. 통증, 압통, 홍반 등을 동반한다. 걸쭉한 고름이 흐르고 색상은 흐린 노랑이나 녹색을 띈다.

    ㉢ 합병증 : 세균으로 신체 조직이 분해되는 괴저와 파상풍이 있다.

⑥ 출혈 응급처치

    ㉠ 지혈을 한다. 지혈법 중 가장 효과가 좋은 것은 압박 방법이다.

    ㉡ 일정한 강도로 혈액이 흘러나온다면 출혈지점에 드레싱을 대고 손가락으로 압박한다. 빠르게 출혈을 막을 수 없을 것 같은 경우에는 지혈대를 사용하여 지혈을 한다.

    ㉢ 지혈대를 한번 착용한 경우에 환자가 이송될 때까지 풀지 않고 재출혈 징후를 확인하면서 이송한다.

    ㉣ 청결을 유지한다. 일반적으로 손상 부위를 세척하지 않지만 감염 상태가 심각하고 이송시간이 긴 경우에는 생리식염수 세척을 고려한다.

    ㉤ 붕대를 감아 손상부위를 고정한다. 고정되면서 지혈 기전이 작동되고 환자의 불편감이 낮아진다. 말초 순환 장애를 감시하며 붕대 적용부위를 주기적으로 확인한다.

    ㉥ 얼음 팩으로 손상부위에 냉찜질을 한다. 손상부위에 바로 찜질팩이 닿는 경우 피부가 얼 수 있으므로 직접적으로 닿지 않게 한다.

⑦ 특수 손상 응급처치

    ㉠ 절단

      • 손상부위에 두꺼운 드레싱으로 지혈을 한다. 출혈이 지속된다면 지혈대 착용을 한다.

      • 절단된 신체부위는 함께 이송한다. 절단 부위는 생리식염수로 적힌 거즈로 감싸 비닐봉지에 넣고 봉지를 찬물에 넣어 이동한다.

    ㉡ 박힌 물체

      • 박혀 있는 물체는 고정해서 이송한다. 움직임이 있다면 내출혈이 지속적으로 발생할 수 있으므로 환자를 이송할 때에는 최대한 움직임이 없도록 한다.

      • 긴 물체나 이송이 어려운 물체의 경우는 물체를 절단하여 이송한다. 이송 시에 박힌 물체를 제거하지 않는 것이 원칙이나 뺨이나 목 부위에 있어 기도유지나 심폐소생술 시행이 어려운 경우에는 제거가 가능하다.

    ㉢ 압좌증후군

      • 구조물에 묻혀 있는 경우 접근이 힘들 수 있다. 우선 현장 안전을 확보하고 환자를 평가한다.

      • 기도유지를 위해 머리, 목, 가슴 주변에 잔해를 제거하고 지혈을 한다.

      • 오랜 시간 갇혀 있는 경우 구획증후군을 유발할 수 있다.

      • 혈액과 소변의 알칼리화를 하여 산증을 교정하여 신부전을 방지한다.

      • 구조물로 인해 가해지던 압력이 해제되면서 부정맥이 발생할 수 있으므로 심전도 검사를 주의깊게 한다.

      • 구출 이후에 쇼크 치료를 즉각적으로 제공한다.

ⓔ 구획증후군

- 심각한 통증이 두드러지게 나타난다.
- 증상은 손상 이후 6시간 또는 하루가 지나야 발생할 수 있다.
- 원인 손상부위를 처치가 첫 번째 단계로 진행된다.

03 화상

① 피부의 기능

ⓐ 외부세계에 대한 기계적 방어

ⓑ 온도, 압력, 통증을 느끼는 감각기관

ⓒ 체온 조절

ⓓ 미생물이나 세균의 침투 방어

② 화상의 깊이

구분	1도 화상	2도 화상	3도 화상
원인	햇빛, 경미한 화염 등	뜨거운 액체, 화염 등	화학, 전기, 뜨거운 금속 등
손상의 정도	표피	표피 전층과 진피 일부	진피 전층과 피하조직의 대부분
피부 색상	붉은 색	얼룩덜룩한 붉은 색	갈색 또는 흰색
증상	수포는 나타나지 않지만 통증은 있다.	통증과 수포가 발생한다.	통증과 수포가 발생하지 않고 건조하다.
치유기간	1주	표재성 2~3주 심부성 3~8주	피부이식이 필요하다.

③ 종류

ⓐ 열화상 : 뜨거운 물체나 액체에 접촉 또는 노출된 경우에 발생하게 되는 화상이다.

ⓑ 전기 화상 : 전기 설비, 낙뢰, 고압전선 등에 의해 발생하게 되는 화상이다.

ⓒ 화학 화상 : 강산성, 강알칼리성, 유기체 혼합물 등에 접촉하거나 흡입한 경우 발생하게 되는 화상이다.

ⓓ 방사선 화상 : 방사능 물길이나 자외선에 과다하게 노출되는 경우 발생하게 되는 화상이다. 방사선의 종류로는 알파선, 베타선, 감마선, 중성자선 등이 있다.

ⓔ 흡입 화상 : 뜨거운 공기를 흡입하면서 발생하게 되는 화상이다. 빈번하게 발생하는 흡입화산은 일산화탄소가 있다.

④ 체표면적

　㉠ 9의 법칙

　　• 성인 : 머리와 목 9%, 상배부(윗쪽 몸통 뒷면) 9%, 전흉부(윗쪽 몸통 앞면) 9%, 각각의 상지 9%, 하복부(아래쪽 몸통 앞면) 9%, 하배부(아래쪽 몸통 뒷면) 9%, 외부 성기 1%, 각 하지의 뒷 표면 9%, 각 하지의 앞 표면 9%이다.

　　• 영아 : 머리와 목 9%, 팔 9%, 후배후(몸통 뒷면) 위·아래 각 9%, 성기 1%, 각 하지 13.5%이다.

　㉡ 손바닥의 법칙 : 화상 부위를 손바닥 면적과 비교하여 범위를 가늠하는 것이다.

⑤ 합병증

　㉠ 저체온증 : 화상 과정 중에 혈장과 수분들이 방출되어 증발하면서 열에너지의 손실이 증가하면서 발생한다.

　㉡ 저혈량증 : 수분흡수 능력이 떨어지면서 수분 손실로 유발된다.

　㉢ 건조가피 : 진피 세포가 파괴되면서 피부가 가죽처럼 되는 현상이다.

　㉣ 감염 : 세균이 침입하면서 발생한다.

　㉤ 장기 기능부전 : 손상조직이나 죽은 세포에서 발생한 물질이 혈류를 타면서 기능부전을 유발한다.

⑥ 전문화상센터에서 치료가 유익한 화상

　㉠ 체표면적 5% 이상의 3도 화상

　㉡ 체표면적 20% 이상의 2도 화상

　㉢ 얼굴, 발, 손, 발, 회음부, 주요 관절의 2도 이상 화상

　㉣ 전기·화학 화상 및 흡입 손상

　㉤ 심각한 손상이나 중증 외상이 동반된 경우

⑦ 평가

　㉠ 현장평가

　　• 사고발생 당시의 상황과 현장의 안전을 확인하다. 환자가 걸치고 있는 가죽, 금속 등은 열 손상을 유발할 수 있으므로 제거한다.

　　• 위험물질이 있는 경우 안전지역을 확보한다. 구급차는 바람을 등지고 사고 지점보다 높은 지역에서 접근하면서 위험지역으로 설정하여 인근 주민의 접근을 차단하고 오염 확산을 방지한다.

　　• 위험물질에 접촉한 환자를 평가하기 전에 전제되어야 하는 것은 위험물질이 규명되었는가, 환자의 제염이 시행되었는가, 개인보호장구를 착용이 되었는가이다.

　㉡ 일차평가

　　• 의식수준, 외상, 머리·척추 손상 여부를 확인한다.

　　• 화상환자에게 기도상태 확인은 중요하다. 기도 유지를 확인하고, 기도에 열손상이나 흡입손상 징후를 확인한다.

- 얼굴 · 두피 · 목 주변의 화상, 불에 탄 코털과 눈썹, 입 주변이 그을음을 확인하여 흡입손상을 확인한다.
- 협착음, 쉰 목소리, 기침이 나타나는 경우 점막에 자극이 있다는 것으로 기도 부종이 발생할 수 있다.
- 100%에 가까운 고농도 산소를 제공한다.

    © 이차평가 : 9의 법칙이나 손바닥 법칙에 따라 화상의 깊이를 확인한다. 이후 화상의 깊이, 화상부위, 위험인자, 손상부위 등을 평가하여 중증도를 분류한다.

⑧ 응급처치

    ㉠ 고농도 산소 투여
- 구조된 환자는 비재호흡마스크를 통해 100% 산소를 투여한다.
- 산소투여에도 의식이 악화되거나, 호흡곤란, 기도부종 등의 증상이 나타나면 기관내삽관술을 진행한다.

    ㉡ 경증화상
- 국소적인 화상인 경우에 냉각법을 사용하여 처치를 하여 화상의 진행을 방지하고 통증을 경감시킬 수 있다. 체표면적이 넓은 화상의 경우는 저체온증이 발생할 수 있다.
- 부종이 발생하므로 의복, 금속 등의 몸을 조이게 하는 것은 제거한다.

    ㉢ 중등 · 중증 화상
- 현장 처치시간은 최대 10분미만으로 최소화 한다. 처치로 이송을 지연하지 않고 신속하게 이송한다.
- 화상이 주요 원인이 아닌 합병증으로 쇼크가 발생할 수 있다.
- 전층 화상의 경우에는 건조한 무균 드레싱으로 상처를 덮어두면 통증경감, 오염방지, 충격보호 등의 역할을 한다.
- 체온유지을 위해 주변 환경을 따뜻하게 유지한다.
- 화상부위가 맞닿는 손가락이나 발가락의 부위 사이에 붕대를 덧대어 상처가 들러붙지 않도록 한다.
- 화상 후 시간이 지체되면 수분 손실의 위험이 높으므로 직접의료지도에 따라서 생리식염수나 젖산링거액을 투여한다.

    ㉣ 흡입 손상
- 기도 확보를 위해 면밀히 기도를 확인한다.
- 일산화탄소 연기 흡입 손상의 경우는 산소포화도가 95% 이상이 되더라도 고농도 산소를 투여한다.

    ㉤ 전기 손상
- 전기가 들어오는 부위와 나가는 부위에서 심한 조직 손상이 발생한다.
- 고전압인 경우에는 근수축이 유발되어 심부조직이 파괴되거나 골절, 척추손상 등이 발생할 수 있다.
- 심장 부위를 전기의 흐름이 지나가는 경우 부정맥 발생확률이 높다.
- 전기가 차단 된 이후에도 화상이 지속적으로 발생할 수 있으므로 착용하고 있는 금속, 의복 등과 압박을 가하는 것은 제거한다.

ⓗ 낙뢰 손상
- 손상환자에게 접촉되어도 전기에 감전되지 않는다.
- 의복은 불이 붙어서 탈 것 같은 경우에 제거한다.
- 낙뢰로 호흡 정지가 유발하므로 기도, 호흡, 순환을 처치한다.

ⓢ 화학 화상
- 위험물질 판정에 필요한 정보 : 위험물질 수송자의 인적사항 및 차량번호, 위험물질 제조회사 및 판별숫자, 위험물질의 양, 발생상황, 현장상황, 기후조건, 선적자·수취인을 확인한다.
- 화학물의 성상을 확인하고 현장안전을 확인하고 개인보호장구를 착용하고 처치와 평가를 한다.
- 오염이 의심되는 의복은 제거하고 제거한 의복에 다른 사람이 접촉하지 않도록 격리한다.
- 화상부위는 순한 비누와 스펀지를 사용하여 조심스럽게 닦고 흐르는 물로 세척하여 손상이 더 이상 진행되지 않도록 한다. 응급실 도착할 때까지 세척은 진행하지만 해독제, 중화제 사용은 하지 않는다.
- 눈에 충혈·변색, 눈꺼풀 경련 등의 여부를 확인한다. 손상된 경우 눈에 다량의 물 또는 생리식염수로 세척을 한다.
- 세척은 염기화상은 15분가량, 산 화상은 5분 동안 한다. 물질이 파악되지 않는 경우 20분가량 진행한다.

ⓞ 방사선 화상
- 평가와 치료를 진행하기 전에 소독을 먼저 진행하여 오염을 제거한다.
- 오염부위를 물로 세척한다. 식기 세제, 세척제를 사용하면 효과적이다.
- 이송 전에 오염제거를 먼저 시행한다.

❹ 출혈

① 구분
- ㉠ 출혈 : 혈관이 손상되면서 혈관에서 혈액이 손실되는 것이다. 모세혈관, 정맥, 동맥 출혈로 구분된다.
- ㉡ 모세혈관 출혈 : 가장 크기가 작은 혈관으로 상처부위에서 스며 나오는 혈액이다. 찰과상에서 대개 유발되고 자발적으로 응고가 진행된다. 밝은 분홍빛이다.
- ㉢ 정맥 출혈 : 빠르게 출혈이 진행되지만 금방 지혈이 된다. 암적색을 띈다.
- ㉣ 동맥 출혈 : 급속하게 출혈이 진행되고 솟구쳐서 나오게 된다. 혈액량이 많고 혈액 손실이 크다.

② 종류
- ㉠ 외부출혈
  - 붕대로 상처 부위를 지혈하여 혈류의 흐름을 느리게 하고 응고 기전을 돕는다.
  - 동맥부위인 경우 출혈부위를 정확하게 파악하여 직접 압박을 가한다.
  - 출혈이 지속되는 경우에 지혈대를 사용한다. 지혈대 사용으로 관류가 상실되어 나타나는 독성 물질의 축적을 주의한다.

ⓒ 내부출혈

- 관통상, 타박상과 관련이 있는 것으로 혈종이 형성될 수 있다.
- 내부출혈이 심각한 경우에는 다량의 혈액 손실과 쇼크 징후가 나타날 수 있다.
- 저체온증, 산혈증, 혈액희석 등에 의해서 혈액응고장애가 발생할 수 있다.

③ 단계

- ㉠ 1단계 출혈 : 전체 혈액량의 15% 가량이 손실된 것이다. 불안감, 차갑고 창백한 피부, 카테콜아민 방출 징후 등이 나타난다.
- ㉡ 2단계 출혈 : 전체 혈액량의 15~30% 가량이 손실된 것이다. 갈증, 불안, 빈맥, 호흡수 증가, 차갑고 축축한 피부 등이 나타난다.
- ㉢ 3단계 출혈 : 전체 혈액량의 30~40% 가량이 손실된 것이다. 쇼크 징후가 발생한다. 호흡곤란, 빈맥, 심한 갈증 및 불안감 등이 나타난다.
- ㉣ 4단계 출혈 : 전체 혈액의 40% 이상이 손실된 것이다. 약한 맥, 무기력증, 무의식 등이 나타난다.

④ 처치

- ㉠ 기도와 호흡의 우선적으로 처치하여 환기 보조를 제공한다.
- ㉡ 중증 출혈 부위를 압박하여 지혈을 한다. 부목을 통해 손상 부위 안정성을 유지한다.
- ㉢ 뇌손상, 눈, 목 등의 외상에는 두개골이나 뇌에 직접적으로 압력이 가지 않도록 손가락을 이용하여 조심스럽게 압박한다.
- ㉣ 안구의 경우 안구를 직접적으로 압박하지 않고 손상되지 않은 안구 주변의 뼈를 압박한다.
- ㉤ 손상 부위를 거상하고 동맥점을 압박한다.
- ㉥ 출혈지점을 파악하기 어렵고 출혈이 지속되는 경우에 지혈대를 사용한다.
- ㉦ 심각한 개방성 상처에는 대형 드레싱으로 손상 부위를 덮고 붕대로 고정한다.

05 쇼크

① 단계

- ㉠ 보상성 쇼크 : 쇼크 초기 단계이다. 맥박수 증가, 맥압 감소, 차갑고 축축한 피부, 불안, 초조, 갈증, 허약 등이 나타난다. 막바지에 이르게 되면 산소부족과 빈호흡이 나타난다.
- ㉡ 비보상성 쇼크 : 신체 보상기전에서 전부하를 유지가 불가능하면 발생한다. 맥박이 없고 혈압이 급감하고 무의식 상태가 된다.
- ㉢ 비가역적 쇼크 : 신체 세포가 심하게 손상되어 발생하는 것으로 죽음에 이르게 된다.

② 유형

  ⊙ **저혈량성 쇼크** : 구토, 설사, 출혈 등으로 발생한 체액 손실로 혈액량이 줄어들어 발생한다. 체액이 소실되면서 저혈량증을 유발한다.

  ⓒ **심장성 쇼크** : 심장 기능약화 및 심부전에 의해서 발생한다. 심근에 혈액공급이 되지 않아 저산소증, 허혈, 괴사 등으로 악화된다.

  ⓒ **신경성 쇼크** : 중추신경계의 손상으로 혈관이 확장되면서 발생한다. 피부는 핑크빛이 돌지만 신경손상이 발생한 부위의 피부는 창백하고 차가우며 축축한 피부이다.

  ⓔ **아나필락시스 쇼크** : 알레르기 요소가 유입되어 발생한다.

  ⓜ **패혈성 쇼크** : 광범위한 감염으로 체액이 혈관 외부로 이동하면서 발생한다.

③ 평가

  ⊙ 반복적인 구토 및 설사, 토혈, 객혈, 수분섭취 여부를 확인한다.

  ⓒ 심장 질환, 폐렴, 욕창, 알레르기성 물질 노출 여부 등을 확인한다.

  ⓒ 전반적으로 피부 상태를 확인한다. 피부가 청색 또는 회색이며 창백하다거나, 차갑고 축축한 경우에는 말초혈관 수축으로 쇼크 초기 징후에 해당한다.

  ⓔ 머리 주변을 평가할 때 머리 내부 출혈의 경우 쇼크징후가 나타나지 않을 수 있다.

  ⓜ 목정맥이 평평한 경우에는 저혈량증을 의심한다.

  ⓗ 가슴과 복부를 검사하여 긴장성 공기가슴증, 심장눌림증의 가능성을 확인한다.

  ⓦ 골절유무를 위해 사지를 평가하고 중증 손상이 예상되는 부분을 확인한다.

④ 처치

  ⊙ 기도확보를 하여 맥박산소측정기 수치가 96% 이상을 유지한다.

  ⓒ 호흡곤란이 지속되는 경우에는 호기말양압과 지속기도양압을 한다.

  ⓒ 무의식 환자에게 목동맥이 촉진되지 않는다면 심폐소생술을 실시한다.

  ⓔ 지혈을 진행하고, 담요를 덮어 주거나 주변 환경을 따뜻하게 하여 체온을 조절한다.

  ⓜ 활력징후가 정상범위로 회복될 때까지 생리식염수나 젖산링거액을 투여하여 회복여부를 확인한다.

06 근골격계 손상

① 근육 손상

    ㉠ **타박상** : 손상 부위 아래의 근육이 눌려지면서 근육세포 손상이 발생할 수 있다.

    ㉡ **관통상** : 물체가 피부와 피하조직을 관통하면서 근육과 힘줄에 손상이 발생할 수 있다.

    ㉢ **구획증후군** : 팔이나 다리 안에 근육끼리 무리를 지어 구획 안에 존재한다. 구획 안의 압력에 이상이 생기면서 근육, 신경, 혈관이 손상을 받아 생긴다.

    ㉣ **근육피로** : 근육의 활동이 한계에 도달하면서 근육이 약화된 상태이다.

    ㉤ **근육경련** : 지속적으로 근육조직이 연축되면서 발생한다.

    ㉥ **근육연축** : 근육이 간대성 · 긴장성 경련을 하는 것이다.

    ㉦ **근육긴장** : 근육섬유가 늘어나고 파열한 경우 발생하는 것이다.

② 관절 손상

    ㉠ **염좌** : 관절을 지지하는 인대나 근육이 늘어나거나 일부분이 파열되면서 발생하는 손상이다. 급성 통증, 염증, 부종이 나타난다.

    ㉡ **아탈구(불완전탈구)** : 관절낭 내부에 있는 뼈끝의 일부가 제 위치에서 이탈하면서 발생한 손상이다. 스트레스를 받은 관절이 분리되어 인대가 늘어나면서 발생한다.

    ㉢ **탈구** : 관절에서 뼈끝이 완전히 이탈되는 손상이다.

③ 골절

    ㉠ **개방성 골절** : 골절된 뼈끝이 피부 바깥으로 뚫고 나온 골절이다.

    ㉡ **폐쇄성 골절** : 뼈가 피부 바깥으로 나오지 않고 내부에서 뼈가 골절된 것이다.

    ㉢ **분쇄 골절** : 뼈가 여러 조각으로 쪼개지면서 발생하는 골절이다.

    ㉣ **가로 골절** : 수직으로 가해진 힘으로 뼈가 가로로 골절되는 것이다.

    ㉤ **빗금 골절** : 사선 방향으로 골절이 생긴 것이다.

    ㉥ **생나무 골절** : 소아 환자에게 빈번하게 발생한다. 뼈의 한 부분만 구부러진 잔가지와 같은 모양으로 손상되는 것이다.

④ 평가

    ㉠ 머리, 목, 가슴, 배, 골반까지 신체를 검진한다.

    ㉡ 골반골절의 경우 다량의 출혈을 발생하므로 안정을 취하게 한다. 골반, 양측 넙다리뼈에서 골절이 있다면 고정대나 척추고정판의 사용을 고려한다.

    ㉢ 사지 손상평가를 위해 6P(통증, 창백, 마비, 감각이상, 압력, 맥박)를 평가한다.

⑤ 처치

    ㉠ 추가적인 손상을 막기 위해서 환자의 자세를 편안하게 하고 부목을 적용한다. 또한 손상부위를 고정하여 움직임으로 발생할 수 있는 추가 손상을 방지한다.

    ㉡ 개방성 상처가 있다면 상처부위를 멸균 드레싱으로 덮고 부목으로 고정을 한다.

    ㉢ 부목을 적용하기 전에 신체기능과 감각상태를 확인한다.

    ㉣ 손상 부위에 얼음팩으로 국소적으로 냉각처치를 한다. 직접적으로 손상 부위에 닿지 않게 한다.

    ㉤ RICE 치료 : 휴식(Rice), 냉찜질(Icing), 압박 · 고정(Compression), 거상(Elevation)

⑦ 흉부·복부 손상

① 흉부손상

    ㉠ 개방성 공기가슴증
- 정의 : 폐에 탄환 등과 같은 관통상으로 발생한 구멍으로 공기가 새어나가면서 늑막강 안으로 공기가 차면서 발생하는 질환이다.
- 증상 : 손상부위에 거품이 섞인 혈액이 있고 호흡곤란, 저혈량증이 나타난다.
- 처치 : 삼면 밀봉 드레싱을 진행한다. 외부출혈을 거즈로 압박하며 지혈을 진행한다.

    ㉡ 긴장성 공기가슴증
- 정의 : 흉부 외상이나 선천적으로 결함이 있는 환자가 의료시술 중에 폐에 구멍이 생기는 것이다.
- 증상 : 심각한 호흡곤란이 발생하고 환기와 관류가 불균형해진다. 저산소증, 청색증, 발한, 저혈압, 저혈량증이 나타난다.
- 처치 : 고압산소 공급에도 저산소혈증이 나타난다면 백밸브마스크로 산소를 보충하며 삽관을 한다.

    ㉢ 혈액가슴
- 정의 : 내출혈로 가슴막강 안에 혈액이 고이면서 발생하는 것이다. 갈비뼈 골절, 관통상 등의 손상기전으로 유발된다.
- 증상 : 청색증, 평평한 목정맥, 호흡곤란이 나타난다. 혈액이 고인 부위를 타진하면 둔탁한 소리가 들린다.

    ㉣ 폐좌상
- 정의 : 폐 실질에 직접적으로 타박이 가해지면서 폐포에 부종과 출혈이 발생하는 질환을 의미한다.
- 증상 : 호흡곤란, 빈호흡, 빈맥 등이 나타나고 늑골 골절이 동반되는 경우가 잦다.

ⓜ 동요가슴

- 정의 : 3개 이상으로 인접하게 있는 갈비뼈의 2부위가 골절되면 흉벽운동이 정상적으로 수행되지 않아 발생하는 것이다.
- 증상 : 촉진 시에 비빔소리가 들린다. 흉벽의 모순운동이 나타난다.
- 처치 : 척추 손상이 없다면 손상된 부위 쪽으로 환자를 눕히고, 손상이 있는 경우에는 앙와위를 유지하면서 동요가슴의 분절을 붕대나 패드로 압박·고정한다. 산소공급을 충분히 하고 활력징후를 확인한다.

ⓗ 심장눌림증

- 정의 : 심낭에 혈액이 고이면서 심장 내부로 혈액이 채워지지 않는 것을 의미한다.
- 증상 : 목정맥이 팽대하게 나타난다. 피부는 잿빛이 되며 호흡곤란, 청색증, 약한 맥박, 혈압감소, 쇼크가 나타나게 된다.
- 처치 : 산소 공급을 유지하고 정맥로를 확보하여 수액을 공급한다.

ⓢ 외상성 대동맥 파열

- 정의 : 교통사고나 추락사고에서 자주 발생하는 것으로 동맥관 인대 부위의 파열이 잦다.
- 증상 : 등까지 방사하는 통증이 나타나고 맥박이 약하게 촉지된다. 고혈압, 저혈량증, 저혈압, 수축기 잡음이 나타난다.

ⓞ 갈비뼈 골절 : 동요가슴을 유발하며 흡기를 제한한다. 호흡장애와 저산소증이 발생한다. 처치 시에 비장, 간 등에 손상을 염두에 두고 주의한다.

② 복부손상

㉠ 복부 둔상

- 교통사고, 추락, 타격 등으로 복부에 압력이 가해지면서 장기 손상으로 발생하는 손상이다. 내장이 적출되거나 장간막, 대혈관 등의 손상이 나타난다.
- 적출된 내장을 다시 밀어 넣는 경우 세균이 침투할 수 있다.

㉡ 복부 관통상 : 상복부에 발생하는 경우가 많다. 내장이 적출될 수 있으며 간, 소장, 횡격막, 대장 등이 손상될 수 있다.

㉢ 장기손상

- 속빈 장기(위, 창자, 방광, 담낭 등) : 혈변, 토혈, 혈뇨가 발생할 수 있다.
- 비장 : 다량의 혈액이 손실되어 쇼크가 발생한다. 케르니그 징후가 나타난다.
- 이자 : 상복부 통증을 호소한다. 이자 효소가 주변 조직에 유출되면서 중증 내부 손상이 유발될 수 있다.
- 신장 : 등이나 옆구리의 통증, 혈뇨를 유발한다
- 간 : 우측 아래 흉부와 오른쪽 윗 어깨에 압통이 발생한다. 중증 내출혈이 발생한다.

㉣ 복막염 : 복막에 감염이 발생하면서 유발된다. 약하게 압통이 발생하다가 점차 압통부위가 넓어진다. 이후 반동압통이 나타나게 되고 전방 복근이 수축되는 근성방위가 발생한다.

⑩ 복부 외상환자 응급처치
- 외부출혈에는 압박지혈을 하면서 이송을 진행한다.
- 물체가 박혀있는 경우 현장에서 제거하지 않고 물체가 움직이지 않도록 고정시켜놓고 이송을 한다.
- 장기가 외부로 적출이 된 경우는 생리식염수를 적신 거즈로 장기를 덮어두고 압력을 가하지 않는다. 장기를 다시 밀어 넣지 않는다.
- 골반 뼈의 골절이 의심되는 경우 고정장치를 사용하여 고정한다.

08 뇌 · 척추 · 두경부 손상

① 뇌 손상
  ㉠ 뇌타박상 : 뇌에 타박상에 의해서 발생한다. 의식장애, 신경학적 장애가 유발되며 손상부위의 기능부전이 동반된다.
  ㉡ 뇌출혈 : 경질막바깥출혈, 경질막밑출혈, 뇌내출혈이 있다.
  ㉢ 뇌진탕 : 머리에 받은 충격으로 발생하는 질환이다. 두통, 어지럼증, 이명, 시야장애, 감각저하, 불면증, 우울 등의 증상이 나타난다.
  ㉣ 뇌탈출 : 부종에 의해서 뇌가 밀려져 나온 것이다. 혈액 공급이 어려워지고 구토, 의식변화, 동공확대 등이 나타난다. 호흡 이상, 동공반사 이상, 제뇌경직 등의 뇌탈출 징후가 나타나는 경우에는 두부거상체위로 30° 이상 머리를 높이고 100% 산소를 투여한다.

② 척추 손상
  ㉠ 유형 : 척수 진탕, 척수 타박상, 압박 손상, 척수 열상, 척수 출혈, 척수 절단이 있다.
  ㉡ 손상기전 : 고위험손상의 여부를 확인한다. 고속 충돌사고, 중량의 물체가 환자 위를 지나가는 사고, 1m이상의 높이에서 낙상, 다이빙 또는 자전거 · 오토바이에 의한 사고 등에 의한 손상이다.
  ㉢ 손상 위치에 따른 증상

손상 위치	증상
1~5번 목뼈	• 호흡 담당 근육, 팔 · 발 근육이 마비된다. • 치명적인 손상을 유발한다.
5~6번 목뼈	• 발이 마비된다. • 팔을 굽히는 기능이 저하된다.
6~7번 목뼈	• 발, 손목 관절, 손이 마비된다. • 어깨 움직임과 아래 팔 관절을 굽히는 것은 일정량 보존된다.
8번 목뼈~1번 가슴뼈	• 발과 상체가 마비된다. • 눈꺼풀이 처지면서 이마에 발한 기능이 손실된다. • 팔의 기능은 정상적으로 수행이 가능하다. • 손의 마비가 나타난다.

손상 위치	증상
2~4번 가슴뼈	• 발과 상체의 마비가 나타난다. • 젖꼭지 이하 부분의 감각이 상실된다.
5~8번 가슴뼈	• 말과 아래 다리가 마비된다. • 가슴 이하의 감각이 상실된다.
9~11번 가슴뼈	• 발이 마비된다. • 배꼽 이하에 감각이 상실된다.
12번 가슴뼈~1번 허리뼈	• 샅고랑 이하가 마비되고 감각이 상실된다.
2~5번 허리뼈	• 하지근력이 저하된다.
1~2번 엉치뼈	• 감각이 둔화된다.
3~5번 엉치뼈	• 방광과 창자 조절 기능이 상실한다. • 회음부의 감각이 둔화된다.

③ 척수 쇼크

㉠ 일시적으로 손상 부위 하단이 충격을 받는 것이다.

㉡ 초기에는 손상부위 이하의 이완성 마비, 저혈압, 서맥이 나타난다. 이후에는 반사의 과흥분성, 경련성마비 이후의 이완성마비, 호흡곤란이 나타난다. 이외로는 심한 고혈압, 피부 충혈, 두통, 발한, 비울혈 등의 자율신경반사부전이 발생한다.

㉢ 신경성 쇼크 : 뇌의 능력이 저하하면서 발생한다. 심박수 감소, 혈압저하 등이 나타난다.

④ 두경부 손상

㉠ 머리뼈 손상

• 탈구가 없는 선상 골절, 함몰 골절, 개방성 골절, 물체가 관통되는 골절이 있다.

• 너구리 눈, 귀 뒷부분에서 나타나는 반상출혈이 나타나는 두개골 골절 징후가 나타나는 경우에는 코나 귀에서 흐르는 혈액이나 뇌척수액을 막지 말고 닦는다.

㉡ 얼굴 손상

• 얼굴 연조직 손상 : 대량 출혈이 발생하기 쉬워서 저혈량증이 유발된다.

• 얼굴 탈골 및 골절 : 아래턱뼈, 위턱뼈, 코·눈확 골절 및 탈구가 자주 발생한다.

• 코 손상 : 외양은 변화가 크지만 치명적이지는 않다. 기도 조절이 중요하다.

• 귀 손상 : 급속한 압력치이, 폭발음 등으로 고막을 자극하여 파열되거나 귓속뼈가 골절된다.

• 안구 손상 : 외력에 의해 눈꺼풀, 안구, 안와골의 손상이다. 응급처치 중에 안구를 압박으로 인하여 안압이 상승되지 않도록 주의한다.

• 목 손상 : 목 혈관 또는 기도 외상, 피하기종 등이 나타날 수 있다. 목동맥과 관련하여 발생한 깊은 열상은 중증 출혈로 나타날 수 있다.

ⓒ 치아 손상
- 외력으로 치아와 연조직이 손상하는 것이다. 치아 손상은 파절, 진탕, 탈구, 적출이 있다. 연조직은 좌상, 반상출혈, 열상 등의 손상이 있다.
- 적출된 치아를 처리하기 위해 치아 뿌리를 만지거나 닦지 않고, 이송 중에는 치아를 우유 또는 생리식염수에 넣어서 이송한다. 출혈이 심한 연조직은 압박 드레싱을 한다.

⑤ 처치
ⓐ 척추 고정 : 척추손상이 의심되는 경우에 시행한다.
- 척추를 조심스럽게 배열하고 고정한다.
- 경부를 평가하고 경추 고정 기구를 적용한다.
- 몸통부위를 확인하고 움직임을 방지하기 위해 고정 기구를 적용한다.
- 머리, 목, 등 부위에 패드를 적용하여 척추를 일직선으로 유지한다.
- 환자 머리, 팔, 다리가 움직이지 않도록 고정한다.
- 장시간으로 시행하는 경우 압박으로 괴사나 궤양의 발생위험이 있다.
- 적용된 척추 고정 기구는 현장에서는 제거하지 않는다.
ⓑ 환자 의식이 명료하거나, 알코올 섭취를 하지 않았거나, 글라스고우 혼수척도가 15이거나, 골절과 관련한 손상, 호흡장애가 없거나, 척추 손상 증상이 없는 경우에는 척추 고정은 중단이 가능하다.

09 환경응급

① 고체온증
ⓐ 정의 : 체온이 비정상적으로 높아지는 것이다.
ⓑ 증상 : 발한, 피부온도 증가, 혈관 확장, 의식변화가 나타난다.
ⓒ 특징 : 소아 또는 노인, 당뇨환자의 경우 취약성이 높다. 이뇨제, 베타차단제, 항정신제, 항히스타민제 투여환자는 체온 조절에 영향을 준다.
ⓓ 처치 : 충분한 수분을 섭취한다.

② 열경련
ⓐ 정의 : 고온의 날씨에 과도한 활동으로 나타나는 근육에 통증을 동반한 경련이 발생하는 것이다.
ⓑ 증상 : 팔, 다리, 배 등의 큰 근육에 통증이 동반된 경련이 나타난다. 의식은 명료하지만 쇠약감, 축축하고 따뜻한 피부 등이 나타난다.
ⓒ 처치
- 환자를 신체활동을 중단하게 하고 시원한 곳에서 안정을 시킨다.
- 전해질 스포츠 음료나 물을 섭취하게 하고 경련 부위를 부드럽게 마사지를 한다.

③ 열피로

　　㉠ 정의 : 열에 대한 노출로 발생하는 급성 반응으로 경미한 온열 질환에 해당한다.

　　㉡ 증상 : 심한 발한(37.8℃ 이상), 축축하고 서늘한 피부, 실신, 오심, 복통 등이 나타난다.

　　㉢ 처치

　　　• 빠르게 처치하지 않으면 열사병으로 발생할 수 있으므로 서늘한 곳으로 환자를 대피한다.

　　　• 물 또는 전해질 스포츠 음료를 섭취하게 한다.

　　　• 환자를 바르게 누운 자세를 취하게 하고 옷을 벗겨 선풍기로 열을 식혀준다. 이때 떨림이 나타나지 않을
정도로 시행한다.

④ 열사병

　　㉠ 정의 : 시상하부에서 체온조절 기능이 상실하면서 열 발산이 원활하지 않아 고체온의 상태가 발생하는 증상
이다.

　　㉡ 증상 : 급성으로 나타난다. 40℃ 이상의 체온, 혼동, 무의식, 지남력 장애, 어지러움, 건조하고 축축하면서
뜨거운 피부, 발작, 두통, 감각 이상 등이 나타난다.

　　㉢ 처치

　　　• 서늘한 곳으로 환자를 이송하고 신속하게 냉찜질을 하여 체온을 39℃ 이하로 떨어뜨린다.

　　　• 저산소증이 나타나는 경우에는 백밸브마스크로 산소를 투여한다.

　　　• 물 또는 전해질 스포츠 음료를 투여한다.

　　　• 의식이 없는 경우에는 정맥로를 확보하여 생리식염수를 투여한다.

　　　• 심부정맥 위험성이 높다. ST분절 하강, 비특이적 T파 변화 등의 심전도를 감시한다.

　　　• 지속적으로 체온을 측정하여 환자의 상태를 확인한다.

⑤ 저체온증

　　㉠ 정의 : 심부체온이 35℃ 이하로 낮아진 경우를 의미한다.

　　㉡ 중증도에 따른 증상

구분	심부체온 온도	증상
경증	34℃ 이상	빈맥, 떨림, 혈관수축, 빈호흡, 피로, 판단력 장애, 창백하고 축축한 피부 등이 나타난다.
중등도	30~34℃	부정맥, 저혈압, 호흡저하, 의식변화 등이 나타난다.
중증	30℃ 이하	떨림이 사라짐, 혼수, 무호흡, 부정맥, 심정지 등이 나타난다.

　　㉢ 처치

　　　• 환자의 젖은 옷은 벗기고 담요 등을 적용하여 열손실을 방지한다.

　　　• 환자를 수평으로 눕히고 과도한 움직임은 부정맥을 발생시킬 수 있으므로 조심스럽게 이송한다.

　　　• 심부체온과 심장리듬을 지속적으로 측정한다.

⑥ 동상

    ㉠ **정의** : 신체 조직이 얼면서 세포가 파괴되는 것이다. 외피가 얼어붙는 표면동상, 진피와 피하 조직층까지 얼어붙는 심부동상이 있다.

    ㉡ **증상** : 저체온증이 동반된다.

    ㉢ **처치**

- 안정적인 환경이 아니라면 동상부위를 녹이지 않는다. 침수법이 가능한 공간이라면 39~40℃ 가량으로 데워진 물에 동상부위를 담가서 동상부위를 녹인다.
- 조직이 손상될 위험이 높으므로 동상 부위를 문지르거나 마사지를 하지 않는다.
- 수포를 터트리지 않는다.

⑦ 익사

    ㉠ **정의** : 액체에 빠져서 호흡곤란을 겪는 것이다.

    ㉡ **증상** : 다량의 물이 흡입되며 폐부종, 저산소증이 나타나다가 악화되면 무호흡, 심정지까지 나타날 수 있다.

    ㉢ **처치**

- 환자를 물에서 구출하여 안전한 곳으로 이송한다.
- 이물질로 기도폐쇄가 생긴 것이 아니라면 폐에서 물을 제거하는 시도를 하지 않는다.
- 다이빙으로 인한 척추 손상을 고려한다. 척추 손상이 예상되면 척추 고정 기구를 하며, 손상이 없다면 고정을 하지 않는다.
- 물 밖에서 구조되면 젖은 의류를 벗기고 담요 등을 덮어 체온손실에서 보호한다.

⑧ 이송 중에 냉온 처치

    ㉠ 구급차 내부에 에어컨을 작동하여 실내 온도를 낮추고, 환자의 전신에 물을 뿌리거나 부채질을 하여 열을 식히면서 체온을 낮춘다.

    ㉡ 혹서기에 얼음주머니를 겨드랑이, 사타구니에 적용한다.

    ㉢ 냉찜질을 적용하는 중에 환자가 오한을 느끼거나 떨림이 있다면 즉시 중단한다.

⑩ 다발성 손상 및 중증 외상소생술

① 중증외상의 기준

구분		특징
AVPU 의식수준		V 이하
수축기 혈압		90 미만
신체 증상		관통상, 자상, 동요가슴, 두 개 이상의 근위부 긴뼈 골절, 절단, 골반 골절, 두개골 골절, 마비
손상 기전	추락	성인은 6m 이상, 소아는 3m 이상
	교통사고	차체 눌림, 자동차에서 이탈, 동승자 사망, 차량 전복

② 중증 환자 처치

㉠ 처치 시간은 최대 10분미만으로 진행하고 신속하게 이송한다.

㉡ 환자의 자세변환은 통나무 굴리기 법으로 시행한다.

출제예상문제

01 손상기전과 외상진료체계

*
1 주요 손상기전으로 옳지 않은 것은?

① 추락
② 관통
③ 기계
④ 골절

*
2 손상과 손상기전이 맞지 않은 것은?

① 동물의 교상 – 관통상
② 기계 폭발에 의한 타격 – 기계
③ 휘둘린 칼에 의해 절단된 손가락 – 관통상
④ 둔기에 의한 신체 관통 – 둔상

> 🌐 **POINT** 주요 손상기전
>
> ㉠ **추락 및 미끄러짐** : 땅이나 바닥 혹은 더 낮은 장소에 부딪혀 멈추게 된다.
> ㉡ **부딪힘(둔상)** : 움직이거나 정지된 상태의 사람, 동물, 물체 등 넓적한 개체와 접촉, 신체 눌림(꼬집힘, 끼임, 깔림 등), 압궤(찧음, 압착), 사람과의 접촉 (폭행, 맞음, 차임, 비틀림) 등이 있다.
> ㉢ **운수사고** : 사람이나 화물을 운반하기 위하여 사용되는 기계장치와 관련된 사고 이다.
> ㉣ **관통** : 긁힘, 찢어짐, 찔림, 베임, 총상, 물림, 곤충에 쏘임 등을 포함한 찔리 거나 뚫리는 것이다.
> ㉤ **기계** : 기계와 연관된 외력으로 인한 손상으로 폭발에 의한 타격, 기계적인 힘에 의한 접촉으로 생기는 것이다.

1 ④ 골절은 손상으로, 기전이 아니다.

2 ④ 둔기에 의한 신체 관통은 관통상이다.

3 차량 충돌 기전 중 전면 손상에 대한 경로가 아닌 것은?

① 제어된 이동 경로　　　② 상향 이동 경로
③ 각진 충돌 경로　　　　④ 튕겨져 나감

POINT 차량 충돌 손상기전(어떠한 기전의 손상이라도 손상이 없다는 가정은 금물)

㉠ 전면
 • 제어된 이동 경로 : 안전벨트(무릎벨트, 어깨띠)로 인한 손상이다.
 • 상향 이동경로 : 대개는 머리, 목, 가슴 그리고 배에 생긴 손상이다.
 • 하향 이동경로 : 엉덩이, 무릎, 발에 생긴 손상이다.
 • 튕겨져 나감 : 앞 유리창에 부딪치며 생긴 손상이다.
㉡ 후면 : 목, 머리, 가슴 손상을 유발한다.
㉢ 측면 : (운전석 쪽, 조수석 쪽) 머리, 목, 가슴, 배, 골반외상을 유발한다.
㉣ 회전 : (전방 좌측, 전방 우측, 후방 좌측, 후방 우측) 차량손상보다 신체손상은 적다.
㉤ 전복 : 회전하는 동안 충돌 사이 강한 모든 충격 가능하다.

---

4 폭발의 대표적인 손상기전이 아닌 것은?

① 화상　　　　　　　② 추락
③ 열폭풍　　　　　　④ 파편

5 폭발 1차 유형의 기전으로 생긴 손상은?

① 압괴 손상　　　　　② 외상성 절단
③ 개방성 골절　　　　④ 고막 파열

POINT 폭발 손상기전

㉠ 종류 : 압력파, 열폭풍, 파편, 피해자 이탈 충돌, 협소 공간의 폭발, 건물 붕괴, 화상이 있다.
㉡ 1차 유형 : 폭발열, 충격파가 있다.
 • 공기가 차 있는 귀, 폐, 위장 등에 손상을 유발한다.
 • 고막손상은 폭발손상의 민감한 지표이다.
 • 안구파열, 폭발성 폐손상, 소화기관파열, 복강내출혈, 뇌신탕 등이 있다.
㉢ 2차 유형 : 파편에 의한 손상이다.
 • 대표적으로 안구손상이 있다.
 • 여러 다발성 관통상, 출혈이 있다.
㉣ 3차 유형 : 밀려나가 다른 물체 충돌, 주변 구조물 붕괴, 몸무게 가벼운 어린이, 골절, 압괴손상, 관통상, 열상, 충격 뇌진탕 등이 있다.
㉤ 4차 유형 : 화상, 위험 물질 노출, 질환 악화, 신경 손상으로 인한 정신과 손상 등의 기타손상이다.

---

3 ③ 각진 충돌은 오토바이가 각진 방향으로 장애물과 충돌했을 때의 기전이다.

4 ② 폭발 손상기전은 압력파, 열폭풍, 파편, 피해자 이탈 충돌, 협소 공간의 폭발, 건물 붕괴, 화상 등이 있다.

5 ④ 폭발 1차 유형 기전에 의해 귀, 폐, 위장 등에 손상이 생긴다.

답 1.④ 2.④ 3.③ 4.② 5.④

6 외상진료체계에서 중증외상환자에 해당되지 않는 것은?

① 차량 이탈 환자

② 8m 높이 추락 환자

③ 손목 관통상

④ 차량 전복

POINT 중증외상환자 기준(생리학적 소견 > 신체검사 소견 > 손상기전 > 그 외)

㉠ 생리학적 소견
- AVPU 척도 ≤ V
- 글라스고우 척도 ≤ 13
- 수축기 혈압이 90mmHg 미만인 경우
- 호흡수 10회/분 미만이거나 29회/분을 초과하는 경우

㉡ 신체검사 소견
- 관통상, 자상(머리, 목, 가슴, 배, 상완부, 대퇴부)
- 동요가슴
- 두 개 이상의 근위부 긴뼈 골절(상완골, 대퇴골)
- 압궤(crushed), 벗겨진(degloved), 썰린(mangled) 사지
- 손목·발목 상부의 절단
- 외상성 마비
- 골반뼈 골절, 열린 또는 함몰 두개골 골절

㉢ 손상기전
- 추락
  - 성인 : 6m 이상(건물 3층 높이 이상)
  - 소아 : 3m 이상(건물 2층 높이 이상)
- 고위험 교통사고
  - 30cm 이상 차체 내부 밀림, 45cm 이상 차체 눌림(찌그러짐), 자동차 이탈 (튕겨져 나감)
  - 동승자의 사망
  - 차량이 전복하거나 폭발에 의한 직접적 영향
  - 자동차와 충돌한 보행자나 자전거 탑승자 : 충돌로 나가떨어짐, 치임, 시속 30km 이상의 속도로 충돌
  - 오토바이 시속 30km 이상의 속도로 충돌

㉣ 의학적 질병상태 및 특수상황(이송병원 선정은 직접 의료지도 요청)
- 나이 : 성인 55세 이상, 소아 15세 이하
- 두부 외상 환자에게서 항응고 또는 출혈성 질환
- 화상과 외상이 동반
- 임신 20주 이상

㉤ 구급대원의 판단

---

6 ③ (단순)사지 관통상은 중증에 해당되지 않는다.

7 외상진료체계에서 중증외상환자에 해당되지 않는 것은? *

① 3층에서 낙상
② 골반뼈 골절
③ 다발성 늑골 골절
④ 수축기 혈압 85mmHg

7 ③ (단순)다발성 늑골 골절은 중증에 해당되지 않는다.

8 외상진료체계에서 중증외상환자에 해당되는 것은? *

① 손가락 3개의 절단
② 대퇴골 골절
③ 30km/h로 달리던 오토바이 탑승자
④ 하지 감각 저하

8 ③ 30km/h 이상 속도의 오토바이 사고 및 차량은 중증 외상에 속한다.
① 손목 기준으로 근위부 절단이 중증 외상이다.
② 두 군데 이상의 긴 뼈 골절이 중증 외상이다.
④ 마비 혹은 감각 이상은 외상성인지, 질병(디스크 등)에 의한 것인지 구분이 필요하다.

9 우리나라에서 전문응급의료센터로 지정된 치료 분야는? *

① 신경
② 독극물
③ 재접합
④ 심혈관

9 ② 현재 우리나라의 전문응급의료센터 분야는 화상, 독극물, 소아이다.

답 6.③ 7.③ 8.③ 9.②

10 다음 응급의료와 관련된 기관 중 의료법상 다른 유형의 기관은?

① 중앙응급의료센터　　　② 권역응급의료센터
③ 전문응급의료센터　　　④ 응급의료지원센터

> **POINT** 응급의료 관련기관
>
> ㉠ 응급의료기관
> • 중앙응급의료센터(국립중앙의료원)
> • 권역응급의료센터
> • 응급의료센터
> ‒ 전문응급의료센터(화상전문, 독극물전문, 소아전문)
> ‒ 지역응급의료센터
> • 지역응급의료기관
> ㉡ 외상센터(응급의료기관에서 지정)
> • 권역외상센터(중앙응급의료센터, 권역응급의료센터, 전문응급의료센터, 지역
>   응급의료센터 중 지정)
> • 지역외상센터(응급의료기관 중 지정)
> ㉢ 응급의료지원센터

11 중증외상환자의 이송병원 선정 시 다음 중 직접 의료지도를 요청을 하여 지도에 따라야 하는 환자의 의학적 상태 또는 특수상황에 해당하지 않는 것은?

① 임신 15주차 산모
② 항응고 질환 보유자
③ 화상과 외상이 동반된 환자
④ 투석이 요구되는 말기 신장 질환자

> **POINT** 의료지도를 통한 이송병원 선정 대상
>
> ㉠ 항응고 질환 또는 출혈성 질환 보유자
> ㉡ 화상과 외상이 동반된 경우
> ㉢ 투석이 요구되는 말기 콩팥 질환 보유자
> ㉣ 시간 지연에 민감한 사지 손상
> ㉤ 임신 20주 이상 산모
> ㉥ 구급대원의 판단

10 ④ 우리나라의 응급의료기관은 중앙응급의료센터, 권역응급의료센터, 전문응급의료센터, 지역응급의료센터, 지역응급의료기관이다. 응급의료기관 중 외상센터를 지정한다.

11 ① 중증외상으로 인한 이송병원 선정 시 직접 의료지도를 요청하는 산모의 임신 주차 기준은 20주 이상이다.

02 연조직 손상

*
12 피부의 기능으로 옳지 않은 것은?

① 배설

② 충격완화

③ 호흡

④ 비타민C 합성

⊗ POINT 피부의 구조

㉠ 구조
- 표피 : 피부의 가장 바깥층, 혈관이 없으며 5개의 세포층으로 구성한다.
- 진피 : 혈관, 신경말단, 모낭, 피지선 등이 있다.
- 피하조직 : 지방조직 포함, 체온유지의 기능을 한다.

㉡ 피부의 주요 기능
- 보호, 방어
- 체온 조절
- 감각
- 비타민D 생성

---

*
13 52세 남성이 지게차에 오른쪽 다리가 깔리면서 짓무른 개방성 상처가 발생했다. 손상된 상처는 매우 지저분하고 근육과 관절이 노출된 상태를 의미하는 것은?

① 열상(lacceration)

② 견출상(avulsion)

③ 절상(incision)

④ 천자상(puncture)

12 ④ 피부에서는 비타민 D를 합성한다.
　① 피지와 땀 등을 배설한다.
　③ 전체 호흡의 1% 미만이지만 피부에도 호흡기능이 있다.

13 ② 손에서 장갑을 벗을 때처럼 뼈를 제외한 피부 등이 벗겨져 나온 탈장갑 손상은 결출상의 특수 유형 중 하나이다.

답 10.④ 11.① 12.④ 13.②

14 15세 여성이 담을 뛰어내리다가 왼손 중지에 끼고 있던 반지가 담 벼락에 끼이면서 손가락이 피부가 벗겨진 경우 해당하는 손상은? **

① 결출상(avulsion) ② 찰과상(abrasion)
③ 열상(lacceration) ④ 절상(incision)

> 🌏 **POINT** 연부조직 손상의 종류
>
> ㉠ 폐쇄성 : 피부 표면은 찢기지 않았지만 그 아래 조직은 손상 받은 상태이다.
> • 타박상(contusion) : 진피내로 출혈되어 반상출혈(멍)
> • 혈종(hematoma) : 진피 밑의 피하지방까지의 조직 손상
> • 압좌상(crush injury) : 망치로 손가락을 친 상태 등 무거운 물체에 의한 피부 안쪽의 손상
> ㉡ 개방성 : 피부 표면에도 상처를 입은 경우이다.
> • 찰과상(abrasion) : 표피 또는 진피의 손상으로 쓸린 상처
> • 열상(lacceration)·절상(incision) : 날카로운 물체에 피부가 잘린 상처
> • 결출상(avulsion) : 피부나 조직이 일부 혹은 완전히 찢겨 너덜거리는 상태로 조직이 결손된 형태
> • 관통상(penetraing)·천자상(puncture) : 찔린 상처, 내부출혈이 진행될 수도 있다.
> • 절단(amputation) : 완전절단 또는 부분절단

15 폐쇄성 연조직 손상 시 응급처치 중에서 추가 손상 방지를 위한 처치법은? *

① 부목(Splint) ② 얼음(Ice)
③ 압박(Compression) ④ 거상(Elevation)

> 🌏 **POINT** 폐쇄성 연조직 손상 응급조치(RICES)
>
> ㉠ 휴식(Rest) : 충격 보호
> ㉡ 얼음(Ice) : 혈관수축으로 내부출혈 억제, 붓기 감소, 통증 및 염증 완화
> ㉢ 압박(Compression) : 붓기 감소, 출혈 방지, 충격 보호
> ㉣ 거상(Elevation) : 출혈 예방, 붓기 감소, 통증 완화
> ㉤ 부목(Splint) : 지혈, 통증감소, 추가 손상 방지(근육, 신경, 혈관 손상 등)

14 ① 반지 손상은 결출상의 특수 유형 중 하나이다.

15 ① 골절 유무에 관계없이 손상부위 고정은 추가 손상 방지의 효과가 있다.

16 개방성 연조직 손상 응급조치로 옳지 않은 것은?

① 의복을 가위 등으로 잘라 제거한다.
② 출혈이 있는 경우 직접 압박으로 지혈을 우선시 한다.
③ 너덜거리는 피부조직은 감염예방을 위해 가위로 제거한다.
④ 멸균 거즈로 덮어 오염을 방지한다.

17 개방성 연조직 손상 응급조치로 옳은 것은?

① 재출혈 시 거즈를 덧대어 붕대를 더 감아준다.
② 출혈 부위는 지혈대를 사용하여 지혈한다.
③ 골절이 의심되는 경우에만 부목을 적용한다.
④ 관통된 물체는 절대로 제거해서는 안 된다.

🌐 **POINT** 개방성 연조직 손상

㉠ 응급처치
• 보호장구를 착용한다.
• 가위로 의복을 제거하고 몸에 걸친 액세서리를 빼준다.
• 출혈 부위 압박 지혈한다. 가능한 지혈대는 사용하지 않는다.
• 소독 거즈로 덮어 오염을 방지한다.
• 부목으로 움직이지 않도록 고정한다.
㉡ 주의 사항
• 아직 벗겨지지 않은 조직 : 원래 위치로 놓고 지혈 압박 드레싱을 한다.
• 지속 출혈 시 : 거즈를 덧대고 그 위에 붕대를 감아 준다.

---

18 연부조직의 응급처치방법으로 옳은 것은?

① 파상풍 예방을 위하여 박혀있는 이물질은 즉시 제거하고 소독한다.
② 상처를 심장 밑으로 향하게 하여 출혈을 방지한다.
③ 차가운 용기에 분리된 조직을 보관하되 얼지 않도록 유지한다.
④ 절단부위는 알코올에 넣어둔 상태로 이동한다.

---

16 ③ 결출된 조직은 원래 위치에 놓아두어야 한다.

17 ① 생리식염수를 적신 거즈를 덧대어 오염을 방지하고 습도를 유지한다.

18 ③ 절단된 부위는 얼음으로 차갑게 보관하여 이동한다. 다만, 절단부위가 얼지 않도록 유지한다.
① 박힌 물건을 억지로 제거하지 않는다.
② 상처 부위는 심장보다 높이 들어서 지혈한다.
④ 알코올에 담가 보관 시 조직이 불어나거나 손상되어 재접합이 어려울 수 있다. 절단부위가 오염되었다면 생리식염수로 세척하고 생리식염수가 적셔진 거즈나 수건에 감싸서 이동한다.

14.① 15.① 16.③ 17.① 18.③

19 신체를 관통하여 물체가 삽입된 환자의 응급처치 방법으로 옳지 않은 것은?

① 기도 유지가 어렵더라도 관통한 물체는 유지한 채로 이송한다.

② 관통되거나 삽입된 부위의 옆을 압박하며 지혈한다.

③ 2m 이상의 긴 물체가 관통한 경우 절단한 후에 이송한다.

④ 깊게 관통된 이물질은 제거하지 않는다.

> **POINT** 연조직 손상 시 관통되거나 삽입된 이물질
>
> ㉠ 응급처치
> - 제거하지 않는다.
> - 옆 부위를 압박하여 지혈한다.
> - 긴 물체의 경우 조심하며 절단한다.
> ㉡ 이물질을 제거해야 하는 상황
> - 이송할 수 없는 경우
> - 응급처치에 방해되는 경우
> - 기도 폐쇄를 유발하는 경우
> - 뺨을 관통하여 추가 손상과 기도 유지가 우려되는 경우

20 압박 드레싱의 처치방법으로 옳은 것은?

① 지혈은 붕대, 지혈대 순으로 사용한다.

② 감염예방을 위해 멸균거즈로 상처를 덮고 붕대를 감는다.

③ 붕대 감는 방향은 상처부위에서 원위부로 감아올리는 것이다.

④ 붕대는 출혈이 멈추는 지점까지 압박하며 감는다.

> **POINT** 소독 및 붕대(압박 드레싱)
>
> ㉠ 목적: 지혈(직접 압박), 청결유지(오염 방지), 고정(부목 고려), 통증 및 부종 조절이다.
> ㉡ 소독 및 붕대 방법
> - 출혈이 있는 경우 멸균 거즈로 압박 후 금기가 없다면 상처부위를 위로 올린다.
> - 소독된 거즈로 상처를 덮은 후에 붕대를 감는다.
> - 붕대는 원위부에서 근위부로 감아 올라간다.
> - 각 붕대의 겹치는 부분은 붕대 폭의 50% 정도가 적당하다.
> - 붕대는 혈액 순환이 장애가 생기지 않도록 고정한다.
> - 손가락, 발가락은 보이도록 붕대를 감은 후에 말초의 맥박, 운동, 감각, 순환 상태를 사정해야 한다.

19 ① 기도 유지가 어렵다면 예외적으로 제거를 진행하여 기도 폐쇄를 막는다.

20 ② 추가 오염 방지를 위해 거즈를 덮어 준다.
① 붕대는 고정하기 위한 것이다. 지혈은 직접 압박이 일차적이다.
③ 붕대는 원위부에서 근위부로 감아올린다.
④ 지혈대의 사용 방법이다.

***

21 분리되거나 절단된 조직의 처치에 대한 내용으로 옳지 않은 것은?

① 추가 손상 방지를 위해 모든 조직은 세척하지 않고 이동한다.

② 적신 멸균거즈의 물기를 최대한 제거 후 조직을 감싸준다.

③ 밀폐용기에 보관 후 최대한 차가운 물에 직접 닿지 않게 하
여 감싼다.

④ 오염과 손상이 심한 조직이라도 잘 보관하여 병원에 가져간다.

🌐 POINT 분리되거나 절단된 조직

ⓒ 습식 냉각
- 멸균생리식염수로 세척한다.
- 멸균생리식염수로 적신 멸균거즈의 물기를 제거한 후 절단된 조직을 감싼다.
- 밀폐용기(플라스틱이나 비닐 주머니)에 보관한다.
- 밀폐용기를 차가운 물(얼음물)로 감싸거나 냉장용기에 넣는다.

ⓒ 치아
- 치아의 뿌리를 만지거나 씻어내지 않는다.
- 우유 또는 생리식염수에 넣어 보관한다.

ⓒ 기타 사항
- 얼음에 조직이 닿는다면 괴사하므로 주의한다.
- 사용하지 못할 조직(손톱 등)이라도 일단 가져온다. 회복 시 보존적 용도로
  사용될 수 있다.

21 ① 생리식염수나 물로 가볍게 세
척한다. 치아의 경우 뿌리에
있는 세포들의 역할이 중요하
기에 특히 주의한다.

03 화상

22 ★★

3도 화상의 특징으로 옳은 것은?

① 통증이 있다.
② 수포를 형성한다.
③ 감각이 마비된다.
④ 피부가 붉게 변한다.

> **⑩ POINT** 화상의 깊이
>
> ㉠ 1도 화상 : 피부 표피층에만 국한. 홍반과 국소적 통증은 있으나 수포는 없다.
> ㉡ 2도 화상 : 표피와 진피 일부에 수포가 생긴다.
> ㉢ 3도 화상 : 진피의 전체(피하지방), 진피(털주머니, 땀샘, 피지선, 신경말단, 모세혈관)의 손상으로 감각 상실, 피부색 변화(갈색이나 흰색)가 나타난다.
> ㉣ 4도 화상 : 피부 밑에 있는 지방층, 인대, 근막, 골조직까지 침범된 경우이다.

23 ★★

성인의 화상 '9의 법칙'에 대한 설명으로 옳지 않은 것은?

① 양측 상지와 편측 하지의 면적은 같다.
② 머리와 편측 상지의 면적은 같다.
③ 편측 상지와 편측 하지 앞면의 면적은 같다.
④ 머리와 몸통 뒷면의 면적은 같다.

> **⑩ POINT** 9의 법칙(화상의 범위)
>
> ㉠ 성인 : 목 포함한 머리(9%), 우상지(9%), 좌상지(9%), 우하지 앞면(9%), 우하지 뒷면(9%), 좌하지 뒷면(9%), 좌하지 앞면(9%), 몸통 앞면(18%＝흉부 9%, 복부9%), 몸통 뒷면(18%), 생식기(1%)이다.
> ㉡ 어린이 : 목 포함한 머리(18%) 양측 하지(27%) 나머지는 성인과 동일하다.
> ㉢ 범위가 작은 경우 : 손바닥의 법칙(손바닥 면적은 체표면적의 1% 정도를 차지)을 적용한다.

---

22 3도 화상의 특징은 신경말단의 손상으로 감각 기능이 상실되어 오히려 통증이 별로 없고, 혈관 손상으로 인한 출혈 및 피부 괴사 등으로 인해 갈색이나 흰 피부색을 보인다.

23 ④ 머리(9%), 몸통 뒷면(18%)이다.

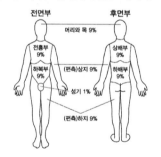

24 화상의 응급처치로 잘못된 것은? **

① 추가 화상을 막기 위해 신체에 남아 있는 화염을 진화한다.
② 중증 손상 시 사고현장에서 즉시 응급 처치를 시행한다.
③ 불에 탄 의복이 있다면 가위로 제거한다.
④ 화상 부위를 물로 세척하고 소독거즈로 덮는다.

25 화상의 응급처치법으로 옳은 것은? ***

① 일산화탄소 중독이 의심된다면 100% 산소를 투여한다.
② 구축 예방을 위해 화상 부위에 부목을 대준다.
③ 피부에 박혀 눌러 붙은 물질은 핀셋으로 제거한다.
④ 화상 부위에 보호막 형성을 위해 바세린 연고를 발라준다.

🌐 POINT 화상 응급처치

㉠ 안전한 곳으로 대피한다.
㉡ 기도 평가
 • 흡입 기도 손상을 파악하고 기도 확보 및 산소 투여를 한다.
 • 일산화탄소 중독이 의심되면 100% 산소 투여를 한다.
 • 흡입 화상, 의식이 저하된 안면부 화상, 상기도 폐색 위험 등으로 필요하다 면 기도 삽관을 시행한다.
㉢ 추가 화상 진행을 막기 위하여 화기 제거, 신체에 남아 있는 화염 진화 및 화상 부위를 물로 세척한다.
㉣ 가위 이용하여 의복을 제거(반지, 목걸이, 귀걸이 등 장신구도 제거)한다. 피 부에 직접 녹아 달라붙은 물질이 있다면 제거하지 않는다.
㉤ 화상 부위를 건조시키고 거즈로 덮어 감염 예방 및 보온을 유지한다.
㉥ 중증도 평가전문응급센터 이송 여부를 결정한다.
㉦ 추가 산소 및 수액 투여를 한다.
㉧ 심전도 및 산소포화도 모니터링을 관찰한다.

---

24 ② 안전지대로 대피하는 것이 우 선순위다. 화재 현장에서 벗 어나는 것이 추가 손상을 막 고, 구조자의 안전이 환자의 안전보다 우선된다.
 ④ 감염예방을 위해 필요하다.

25 ② 골절이 의심되지 않다면, 부 목을 대지 않는다.
 ③ 피부에 녹아 달라붙은 물질일 수 있으므로 제거하지 않는다.
 ④ 바세린은 감염 위험성 및 열 기 보존으로 상태를 더 악화 시킬 수 있다.

26 화학 화상의 응급처치법이 아닌 것은?

① 고체 화학물질은 제거하지 않고 가볍게 물로 닦아낸다.

② 중화열로 인하여 중화제는 사용하지 않는다.

③ 눈에 들어간 경우 세척할 때 반대 쪽 눈에 들어가지 않도록 주의한다.

④ 알칼리성 화학액체인 경우 60분 이상 물로 세척한다.

> **POINT** 화학 물질 화상 세척법
>
> ㉠ 중화제 : 중화열로 조직손상 악화 가능성으로 사용하지 않는다.
> ㉡ 액체 : 물로 세척한다.
> • 산성 물질 : 20 ~ 30분 이상
> • 알칼리성 물질 : 60분 이상
> ㉢ 고체 : 솔로 털어낸 후 물로 세척한다.
> ㉣ 눈으로 들어간 경우
> • 손상된 눈이 아래로 향하게 한다.
> • 눈꺼풀이 닫히지 않도록 벌린다.
> • 다른 눈에 들어가지 않도록 조심히 지속적으로 세척한다.

27 30세 성인 남성에게 발생한 화상에서 중증이 아닌 경우는?

① 전기 화상

② 체표면적 20% 이상의 2도 화상

③ 골절 등의 외상이 동반된 화상

④ 생식기 및 회음부 화상

26 ① 고체 화학물질은 물로 세척 전에 솔로 털어낸 후에 물 세척을 시행한다.

27 ② 체표면적 20% 이상의 2도 화상이 중증 화상이 되려면 나이 10세 미만, 50세 초과이어야 한다.

28 전문화상센터로 이송해야 하는 화상 환자로 옳지 않은 것은?

① 복부에 3도 화상을 입은 40대 남성
② 실험실에서 화학 물질이 눈에 튄 경우
③ 얼굴에 2도 화상을 입은 20대 남성
④ 폐쇄된 공간에서 화재를 당한 경우

> **POINT** 전문화상센터로 이송하는 중증 화상(major burn injuries)의 기준
>
> ㉠ 화상의 깊이, 범위(면적), 부위, 환자의 나이, 건강상태(질병) 등으로 판단한다.
> ㉡ 영아, 노인, 기왕력 환자
> ㉢ 체표면적 10% 이상의 3도 화상 환자
> ㉣ 10 ~ 50세까지 체표면적 25% 이상(기타 나이는 20% 이상)의 2도 화상 환자
> ㉤ 거동이 어려워지는 손, 발 등의 주요 관절 부위 및 골절 등의 동반된 중증 외상
> ㉥ 감염 위험성이 높은 생식기 및 회음부 화상
> ㉦ 저작기능 곤란 및 흡입 화상 가능이 되는 얼굴 화상
> ㉧ 흡입 화상, 전기 화상, 화학 화상

29 전기화상에 대한 설명으로 옳지 않은 것은?

① 근수축으로 골절 및 탈골 등의 발생
② 신경 손상이나 의식 상실 등의 발생
③ 중증도 판별을 빠르게 하여 해당 병원으로 이송
④ 전기 충격으로 심정지 및 부정맥 발생

> **POINT** 전기 화상의 특징
>
> ㉠ 특징
> • 보이는 곳보다 신체 내부 손상이 더 심할 수 있다.
> • 입구 상처는 작으나, 출구 상처는 더 심하다.
> ㉡ 계통별 증상
> • 심혈관계 : 심근육 경련으로 혈액순환이 정상적이지 않아 심성시, 부정맥이 발한다(교류 〉직류).
> • 근골격계 : 근육수축 유발로 골절이나 탈골 유발, 연부조직의 손상으로 인한 구획증후군 · 횡문융해증이 발생한다.
> • 뇌신경계 : 발작, 의식상실, 신경손상 등이 있다.
> • 기타 : 혈관 손상, 급성 신부전, 고칼륨혈증, 백내장 등이 있다.

28 ① 몸통 앞면은 흉부(9%) 복부(9%)이다. 복부에 3도 화상은 9%가 된다. 전문화상센터로 이송해야 하는 환자는 10% 이상이 되어야 한다.
② 화학 화상으로 중증이다.
③ 얼굴 화상으로 중증이다.
④ 구조된 환자의 얼굴이나 기도 등에 화상이 있는 경우에는 흡입 화상의 가능성을 염두에 두고 이송한다.

29 ③ 전기화상은 내부 손상이 더 클 수 있기 때문에 중증도로 판별할 수가 없다. 전기화상은 중증으로 전문화상센터로 이송해야 한다.

답 26.① 27.② 28.① 29.③

30 열사병 환자에게 관찰되는 임상적 증상이 아닌 것은?

① 오심

② 의식저하

③ 혼수상태

④ 차갑고 축축한 피부

🌏 POINT 온열 질환

㉠ **열사병**
- 발생원인 : 직접 태양에 노출되거나 온도가 높은 실내에서 강한 열에 장기간 노출되어 발생한다.
- 응급처치
  - 환자를 시원한 장소로 이동한 후 119에 신고한다.
  - 젖은 물수건, 찬물 등을 이용하여 빠른 시간 내에 환자의 체온을 낮춘다.
  - 머리를 다리보다 낮추고, 가능한 경우 욕조 또는 통에 시원한 물을 받아 머리를 제외한 신체를 잠기도록 한다.
  - 의식저하 또는 혼수상태 위험이 있으므로 물과 음식은 함부로 주지 않는다.

㉡ **일사병**
- 발생원인 : 강한 햇볕에 장시간 노출되어 혈류 저하 및 체액과 전해질이 땀으로 다량 배출되어 발생한다.
- 열사병과 달리 피부가 차갑고 끈끈하며 축축히 젖어있는 것이 특징이다.
- 응급처치
  - 의식이 있는 경우 전해질 및 수분 보충을 위해 이온음료 등을 섭취하도록 한다.
  - 시원한 장소로 옮겨 휴식을 취한다.
  - 차가운 수건으로 얼굴을 닦고 손, 발 등의 체온을 낮춘다.

㉢ **열경련**
- 발생원인 : 땀의 과다한 배출로 인해 체내 전해질 고갈로 인해 발생한다.
- 피로감, 근육 경련 등의 임상증상을 보인다.
- 응급처치
  - 시원한 장소로 옮겨 휴식을 취하도록 한다.
  - 전해질 보충을 위해 이온음료를 섭취하도록 한다.

㉣ **열실신**
- 발생원인 : 열로 인한 체온 증가 시 열 발산을 위해 체표면 혈액량을 증가시켜 뇌로 가는 혈액량이 줄어든다. 이로 인해 일시적인 의식소실이 발생할 수 있다.
- 응급처치
  - 휴식 및 수분섭취를 통해 회복이 가능하다.
  - 휴식 시 다리를 머리보다 높게 올린다.

---

30 ④ 열사병은 피부가 뜨겁고 땀이 나지 않고 건조한 것이 특징이다.

①②③ 열사병 초기에는 빠르고 강한 맥박을 보이고 점차 약해진다. 두통, 오심, 의식저하와 함께 심한 경우 혼수상태에 빠질 위험이 있다.

**

31 화재현장에서 구조된 화상환자의 응급처치에 대한 내용으로 옳은 것은?

① 화상 부위에 붙은 옷은 제거한 후 냉찜질을 적용한다.

② 연기흡입손상 환자는 고농도 산소를 투여한다.

③ 단독 중증 화상환자는 가장 가까운 의원 등으로 이송함이 원칙이다.

④ 산소투여 후 수축기 혈압이 90mmHg 미만이면 기관내삽관을 시행한다.

31 ② 화재로 발생한 연기를 흡입하여 손상을 입은 환자는 산소포화도 측정 결과가 95% 이상이라도 비재호흡마스크를 사용해서 100% 산소를 투여한다.

① 화상 부위에 옷 등이 붙어있는 경우 제거하지 않고 화상 부위가 적을 경우 깨끗한 물로 냉각시켜 화상부위의 통증을 감소시킨다. 냉찜질로 괴사 및 저체온 발생 위험에 주의한다.

③ 화상과 동반된 손상이 없는 단독 중증 화상 환자이더라도 화상전문병원 또는 가까운 지역응급의료센터 이상의 의료기관으로 이송한다.

④ 환자에게 산소를 투여한 후에도 환자의 의식상태 악화, 호흡수 분당 29회 초과와 같은 심각한 호흡곤란, SpO_2 90% 미만, 호흡 시 천명음 증가, 빠른 속도의 기도 부종 악화 시 기관내삽관을 시행한다.

04 출혈 및 쇼크

***
32 교통사고 환자의 다리에서 나오는 검붉은 출혈의 특징은?

① 큰 혈관에서 출혈이 일어나면 공기가 유입되어 색전증을 유발한다.

② 가장 심한 출혈 형태로 즉시 지혈하지 않으면 생명이 위험하다.

③ 찰과상 등으로 가장 흔히 볼 수 있는 출혈 형태이다.

④ 폐쇄성 뼈골절로부터의 출혈로 산화된 삼출성 혈액이다.

◎ POINT 출혈

ⓐ 종류
- 동맥 출혈 : 밝은 선홍색이다. 심박동와 일치하는 속도와 압력으로 분출되면서 지혈이 어렵다.
- 정맥 출혈 : 어두운 적색이다. 일정하게 흘러내리고 지혈이 쉽다.
- 모세혈관 출혈 : 지속적으로 느리게 흐르는 삼출성이다. 적은 실혈량과 자연적으로 지혈된다.

ⓑ 형태
- 외출혈 : 출혈 부위 인지 → 지혈(직접 압박 → 거상 → 압박붕대 → 압박점 → 지혈대)
- 내출혈 : 출혈 부위 인지 → 쇼크 방지 → 신속한 이송

---

33 지혈대를 사용 시 설명으로 옳지 않은 것은?

① 괴사 위험성이 있으므로 가장 마지막에 사용한다.

② 심한 통증 호소 시, 지혈대 압력을 살짝 풀어준다.

③ 출혈이 멈추는 압력 이상에 도달할 때까지 조여야 한다.

④ 고정 후 적용한 일시 및 시간을 표기해야 한다.

> **POINT 지혈대**
>
> ㉠ 방법
> • 폭 5cm 이상, 상처의 근위부 10cm 정도 윗부분에 적용한다.
> • 맥박이 잡히지 않고 출혈이 멈출 때까지 압력을 가한다.
> • 풀리지 않도록 고정을 한 후에 적용한 일시와 시간을 표기한다.
> ㉡ 주의사항
> • 허혈 위험성으로 마지막에 고려한다.
> • 관절이나 상처 부위에는 금기이다.
> • 넓은 면적의 지혈대를 사용한다. 없을 경우 혈압계 대용이 가능하다. 혈압계 사용 시 초기 압력을 같이 표시한다.
> • 조인 지혈대는 풀지 않고 재출혈이 생긴다면 더 강하게 압력을 주어 지혈한다.
> ㉢ 합병증 : 신경 및 혈관 손상, 조직 괴사, 대사성 산증, 재출혈 등이 있다.

34 이송 도중 감은 붕대가 전부 젖을 정도의 재출혈이 발생한 경우 해야 하는 응급처치 방법은?

① 계속 되는 심한 출혈이므로 지혈대를 사용한다.

② 출혈 부위를 심장보다 높게 올려주고 얼음팩을 대어 준다.

③ 붕대를 풀고 새로운 거즈를 대준 후 더 단단히 감아준다.

④ 추가 거즈를 덧대고 붕대를 한 차례 더 감아준다.

> **POINT 지혈 응급 처치**
>
> ㉠ 지혈 순서 : 직접 압박 → 거상 → 압박붕대 → 압박점 → 지혈대
> ㉡ 지혈 방법
> • 직접 압박법 : 가장 먼저 해야 하는 지혈방법, 손가락 또는 손으로 출혈부위를 직접 압박한다.
> • 거상 : 금기사항이 없다면 손상된 부위를 위로 올린다.
> • 소독 거즈 후 압박 붕대를 사용한다.
> • 압박점 사용 : 출혈부위에 가까이 위치한 근위부의 동맥부위를 압박한다.
> ㉢ 재출혈 시
> • 그대로 두고 소독거즈로 덮고 직접 압박한다.
> • 압박 붕대로 한차례 더 감아준다.
> • 붕대는 의사에게 도착 전까지 제거하지 않는다.

33 ② 한 번 착용한 지혈대는 일반적으로 풀어서는 안 된다. 마지막으로 쓰는 지혈 목적으로 통증보다 효과에 집중한다.

34 ③ 한 번 시행된 소독과 붕대는 의사에게 도착 전까지 제거하면 안 된다.

답 32.① 33.② 34.④

35 출혈 시 신체 보상 기전 반응으로 옳지 않은 것은?

① 정맥압 상승　　　　　② 심근 수축력 증가
③ 혈관 수축　　　　　　④ 말초저항 감소

> **POINT** 출혈의 단계
>
> ㉠ 보상 기전 : 혈관 수축 → 심박동수 증가 → 심근수축력 증가
> ㉡ 단계
> • 1단계 : 전체 혈액 15% 이하의 출혈이다. 1차 보상기전으로 혈관이 수축한다.
> • 2단계 : 전체 혈액 15 ~ 30% 출혈이다. 2차 보상기전으로 심박동수와 호흡
> 　수가 증가하고 갈증이 나타난다.
> • 3단계 : 전체 혈액 30 ~ 40% 출혈이다. 쇼크 증세로 혈압 감소, 호흡곤란,
> 　의식 소실이 나타난다.
> • 4단계 : 전체 혈액 40% 이상의 출혈이다. 무의식과 사망 가능성이 있다.

36 쇼크 징후의 대표적인 5P가 아닌 것은?

① 탈진　　　　　　　　② 감각이상
③ 무맥박　　　　　　　④ 호흡부전

> **POINT** 쇼크
>
> ㉠ 정의 : 순환혈액량의 감소로 조직에서 산소 결핍이 나타나는 관류장애이다.
> ㉡ 증상
> • 일반적 : 혈압 저하, 맥박 증가, 차가운 피부, 경정맥의 수축이 나타난다.
> • 신경성 쇼크 : 맥박수는 정상 혹은 감소, 따뜻한 피부온도, 신경마비 증세가
> 　나타난다.
> • 심인성 쇼크 : 경정맥의 평대를 보인다.
> • 5P 징후 : 창백(Pallor), 탈진(Prostration), 식은땀(Perspiration), 무맥박
> 　(Pulselessness), 호흡부전(Pulmonary insufficiency)이다.
> ㉢ 단계
> • 1단계(보상)
> -정의 : 보상기전이 일어나는 단계이다.
> -기전 : 심박출량 감소 → 교감신경 자극 → 혈관 수축 → 혈압 유지
> • 2단계(비보상)
> -정의 : 보상기전의 부전이 발생하는 단계이다.
> -기전 : 혈관 수축 지속 → 혈액 정체 → 혈압 하강
> • 3단계(비가역)
> -증상 : 대사성 산증, 호흡성 알칼리증이 나타난다.
> -기전 : 심박출량 감소 → 혈류 소실 → 무의식 → 사망

35 ④ 말초저항 증가로 혈압이 상승
　　한다.

36 ② 감각이상은 구획증후군 5P 징
　　후 중 하나이다.
　　①③④ 쇼크의 5P 징후는 창백,
　　탈진, 식은땀, 무맥박, 호흡
　　부전이 있다.

**

37 58세 남성의 발열 및 의식 저하 신고가 접수되었다. 가족들은 지방간 소견 외에는 건강했고, 이틀 전 회를 먹고 어제 밤부터 설사를 시작했다고 한다. 양쪽 다리에는 출혈성 수포가 관찰되었을 때, 예상되는 쇼크는 무엇인가?

① 저혈량성 쇼크   ② 심장성 쇼크

③ 신경성 쇼크   ④ 패혈성 쇼크

**

38 30세 남성이 계단에서 미끄러지는 사고로 관절 운동에는 지장이 없는 상태이나 골반과 복부 통증을 호소한다. 복부팽만이 관찰되었고 혈압은 70/50mmHg, 맥박은 120회/분, 호흡은 28회/분일 때 예상되는 쇼크는?

① 저혈량성 쇼크   ② 패혈성 쇼크

③ 신경성 쇼크   ④ 과민성 쇼크

POINT 쇼크의 종류 및 증상

㉠ 종류
- 저혈량성 : 출혈, 화상, 탈수 등으로 인한 체순환량이 감소한다.
- 위험 실혈 : 성인 1L, 소아 0.5L, 신생아 0.1L
- 심장성 : 심부전, 부정맥 등의 심장 문제이다.
- 신경성 : 척수 손상 등으로 인한 교감신경계 장애로 인한 혈관의 평활근의 이완이다.
- 과민성 : 면역 과민 반응에 의한 순환 부전이다.
- 패혈성 : 광범위한 전신 세균 독소로 인한 혈액 순환 문제이다.

㉡ 증상
- 혈압 저하
- 맥박 증가(예외 : 신경성은 정상이거나 감소)
- 차가운 피부(예외 : 신경성은 따뜻함, 패혈성은 초기에는 따뜻하지만 이후에 진행 시 차가움)
- 목정맥 수축(예외 : 심장성은 팽대)
- 기타 : 신경성은 신경마비가 나타난다.

**

39 신경성 쇼크에 대한 초기 증상으로 볼 수 없는 것은?

① 혈압 저하   ② 신경 마비

③ 차가운 피부   ④ 목정맥 수축

---

37 ④ 비브리오 균에 의한 패혈성 쇼크로 예상할 수 있다. 최근 기후변화로 여름철이 아니더라도 발생하는 하는 등 환자 발생의 증가로 위험성이 커지고 있는 추세이다.

38 ① 내부출혈에 의한 저혈량성 쇼크로 추정할 수 있다.

39 ③ 초기 혈관이완으로 따뜻한 피부가 나타난다.

답 35.④ 36.② 37.④ 38.① 39.③

40 *쇼크 시 응급처치 중 하지 거상에 유의해야 하는 유형은?

① 저혈량성 쇼크
② 심장성 쇼크
③ 신경성 쇼크
④ 패혈성 쇼크

40 ② 심부전 환자는 하지 거상 시 정맥 환류량의 증가로 호흡곤란 위험성이 더 커진다.

41 ** 대출혈이 있는 환자의 기도를 유지한 후 가장 먼저 시행해야 하는 처치는?

① 상처 가까운 곳에 지혈대를 맨다.
② 출혈이 발생한 상처를 직접 압박한다.
③ 쇼크 예방을 위해 온찜질을 적용한다.
④ 출혈 부위의 가까운 동맥부위를 지압한다.

> **POINT** 대출혈 환자의 응급처치
>
> ㉠ 가장 먼저 기도유지를 하고 출혈이 있는 경우 지혈을 한다.
> ㉡ 쇼크예방과 상처보호를 통한 감염을 예방한다.
> ㉢ 체온이 내려가면 쇼크 상태가 악화될 위험이 있어 보온중재를 한다.
> ㉣ 온찜질과 같은 직접적인 보온은 피하고 담요 등을 이용하여 체온을 유지한다.

41 ② 대출혈로 상처 부위를 통한 감염위험이 있더라도 출혈 부위를 직접 압박하여 출혈을 막아 환자의 생명을 구하는 것이 우선이다. 직접 압박 시 출혈부위를 심장보다 높여 출혈 속도를 늦춘다.
① 직접 압박이나 지압법을 사용해도 출혈이 멎지 않는 경우 최후에 사용한다.
③ 상처에 직접적으로 보온효과가 있는 온찜질은 피한다.
④ 출혈 부위와 가까이에 있는 동맥 부위를 손가락으로 눌러 지혈한다.

05 근골격계 손상

*
42 다음 그림의 골절에 해당하는 것은?

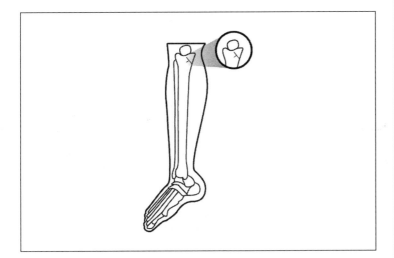

① 불완전 골절(Incomplete fracture)

② 분쇄성 골절(Comminuted fracture)

③ 개방성 골절(Open fracture)

④ 나선 골절(Spiral fracture)

🟢 POINT 근골격계 골절의 종류

ㄱ 해부학적 위치 : 골단(epiphysis), 골간단(metaphysis), 골간(diaphysis), 근
    위부(proximal), 중간부(middle,shaft), 원위부(distal) 등
ㄴ 조각 수 : 선상(linear, 금만 감), 단순(Simple, 한 번만 동강), 분쇄
    (Comminuted, 으스러짐), 분절(Segmental, 여러 번 동강)
ㄷ 방향 : 가로(transverse), 사선(Oblique), 나선(spiral), 세로(longitudinal)
ㄹ 개방성 : 개방(open, 골절된 뼈가 외부로 노출), 폐쇄(closed, 피부 안에서만)
ㅁ 정도 : 완전(complete), 불완전 골절(incomplete)
ㅂ 기타 : 병적(pathologic, 질병에 의한), 피로(fatigue or stress, 누적된 부하)

---

42 ① 뼈의 연속성이 끊어진 상태를
     의미한다. 다른 일면의 연속
     성은 유지되는 경우를 불완절
     골절이라 한다.

② 뼈가 작은 조각으로 부서진
   골절을 의미한다.

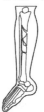

③ 부러진 뼈가 외부로 노출되는
   골절을 의미한다.

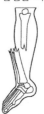

④ 골전면의 방향이 나선모양인
   골절을 의미한다.

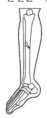

43 탈구에 대한 증상이 아닌 것은?

① 부종
② 통증
③ 반상출혈
④ 피로

43 ④ 피로는 근육 손상의 한 종류로 탈구에 대한 증상이 아니다.

44 염좌에 대한 설명으로 옳지 않은 것은?

① 부종과 압통이 대표적인 증상이다.
② 근육이 손상된 것이다.
③ 필요시 부목으로 고정한다.
④ 1도, 2도, 3도로 분류된다.

44 ② 염좌는 관절 손상이다. 치료하지 않고 지속적으로 사용하면 관절기능이 상실되면서 악화될 수 있다.

> 🌐 **POINT** 근골격계 손상
>
> ㉠ 근육 손상 : 좌상, 관통상, 피로, 경련, 연축, 긴장
> ㉡ 관절 손상
> • 염좌(1도 · 2도 · 3도) : 인대나 관절낭의 손상으로 부종, 압통, 운동소실, 반상출혈 등의 증상
> • 불완전탈구(아탈구)
> • 탈구 : 관절 접촉이 완전히 벗어난 형태(변형, 부종, 통증, 소실, 촉진 압통, 멍 등)
> ㉢ 뼈 손상(골절) : 변형, 압통, 운동제한, 부종, 반상출혈, 노출된 골편, 골마찰 등의 뼈가 부러진 형태

45 사지손상평가를 위한 6P에 해당하지 않는 것은?

① 통증(pain)
② 창백(palor)
③ 무맥박(pulselessness)
④ 압력(pressure)

45 통증, 창백, 마비, 감각이상, 압력, 맥박이 사지손상평가에 해당한다.

46 근골격계 손상의 부목 적용 장점이 아닌 것은?

① 지혈 작용
② 움직임 최소화
③ 추가 열상 방지
④ 혈관축소

47 근골격계 손상의 부목 적용에 대한 설명으로 옳지 않은 것은?

① 통증을 지속 호소 시 골절에 준하여 부목을 사용한다.
② 피부 보호를 위해 솜 패드 등을 대어주고 적용한다.
③ 출혈이 있는 변형된 손상은 정복한다.
④ 부목 전 · 후의 순환 · 운동 · 감각을 지속적으로 평가한다.

> ⊕ **POINT** 근골격계 손상 응급처치(부목)
>
> ㉠ 지속적 통증 호소 시 골절에 준하여 처치하며 부목을 사용한다.
> ㉡ 손상 부위의 의복을 모두 가위로 잘라 제거하여 피부상태를 확인한다.
> ㉢ 변형된 손상은 무리하게 정복을 시도하지 않는다.
> ㉣ 관절의 위 · 아래를 포함하여 고정한다.
> ㉤ 신체 돌출 부위나 부목 자체의 딱딱한 곳은 피부보호를 위해 솜이나 패드를 댄 후에 고정한다.
> ㉥ 손상 및 고정 부위의 순환 · 운동 · 감각을 확인 후 지속 평가한다.

46 ④ 냉찜질을 하면 혈관이 축소화면서 국소적 염증과 부종 등을 감소시킨다. 부목의 장점은 아니다.
① 혈관의 추가 손상을 방지하여 지혈 작용을 한다.
② 불필요한 움직임을 줄여주어 통증을 낮춰준다.
③ 부러진 뼈의 끝에서 발생할 수 있는 추가적인 열상을 막아준다. 또한 손상된 곳이 안정되면서 가해지는 긴장을 완화시킨다.

47 ③ 무리하게 정복을 시도하려고 하지 않는다.

답 43.④ 44.② 45.③ 46.④ 47.③

48 근골격계 손상 중 탈구에 대한 설명으로 옳지 않은 것은?

① 모든 관절은 움직이지 않도록 고정을 우선시한다.

② 어깨 탈구는 편한 자세로 고정한다.

③ 고관절은 베개로 지지하며 부목으로 고정한다.

④ 발목 골절이 있다면 반대 쪽 발과 허리 손상도 고려한다.

> **POINT 대표적인 탈구의 종류 및 처치**
>
> ㉠ 종류 : 주관절 탈구(팔꿈치 관절), 견관절 탈구(어깨 관절), 슬관절 탈구(무릎 관절), 고관절 탈구(엉덩이 관절)
> ㉡ 증상 : 관절 변형, 부종, 통증(특히 촉진 시 심한 압통), 운동 제한 및 소실
> ㉢ 처치
> • 정복하려하지 않고 움직이지 않도록 고정만 한다.
> • 상지의 경우 편한 자세로 고정한다.
> • 하지의 경우 베게나 담요로 지지하며 그대로 부목을 고정한다.
> • 피부 상태와 혈액 순환, 감각 상태를 확인한다.
> ㉣ 예외 : 무릎관절과 주관절은 신경과 동맥의 손상 동반 가능성이 크기 때문에 증상이 있다면 우선 견인을 시도한다.

49 골반 골절에 대한 설명으로 옳지 않은 것은?

① 수직력과 앞뒤 압박력에 의해 생길 수 있다.

② 다량의 외출혈이 유발될 수 있다.

③ 골반 고정장치를 적용하여 고정시켜준다.

④ 골반 옆부분 혹은 앞부분의 압통을 호소한다.

> **POINT 골반 골절**
>
> ㉠ 위험성 : 2L 이상의 다량의 내출혈과 방광·생식기관·소화기계 일부 손상 가능성을 염두에 둔다.
> ㉡ 응급처치 : 고정하기 위해서 지지대나 고정대를 적용하고, 저혈량성 쇼크를 유의한다.

48 ① 무릎 관절의 경우 동맥 동반 손상 가능성이 높다. 신경혈관 손상 증상이 있다면 견인부터 시도한다.

49 ② 골반강과 후복강내의 내출혈이 유발될 수 있다.

50 다음과 같은 증상이 있는 82세의 여성에게 특이사항이 발견되지 않은 경우 해야 하는 처치는?

• 낙상으로 오른쪽 다리 통증
• 심한 통증으로 떨어진 낙상 이후의 상태 그대로로 발견
• 오른쪽 발이 안으로 돌아간 상태
• 무릎을 구부릴 수 없고 통증으로 움직일 수 없다고 호소

---

① 척추고정판에 고정하고 신속히 이송한다.
② 특이사항이 없으므로 견인부목을 시도한다.
③ 악화가능성이 낮으므로 추가 문진 후에 귀가시킨다.
④ 손상부위인 오른쪽 다리를 움직이는 활동을 격려한다.

51 고관절 손상 시 설명으로 옳지 않은 것은?

① 최대한 움직임을 제한한다.
② 손상을 그대로 고정한다.
③ 후방탈구 시 발이 바깥으로 돌아간다.
④ 심한 출혈로 저혈량 쇼크에 주의한다.

🌐 POINT 넙다리뼈 골절(대퇴 골절)

ⓐ 위험성 : 약 1.5L 이상의 다량 출혈 가능성과 방광·생식기관·소화기계 일부 손상 가능성을 염두에 둔다.
ⓑ 특징 : 발이 바깥으로 돌아간다.
ⓒ 응급처치 : 발견한 그대로 고정하고 척추고정판을 사용하여 이송한다. 단순 몸통 골절이라면 견인부목으로 지속적 견인으로 출혈을 감소할 수 있다.

🌐 POINT 고관절 탈구

ⓐ 대퇴골머리가 살고랑으로 돌출된다.
ⓑ 후방(발이 안으로 돌아감)탈구가 전방(발이 바깥으로 돌아감)탈구보다 더 빈번하게 발생한다.

---

50 ① 고관절 후방탈구에서 좌골신경 손상 가능성이 높다. 척추고정판에 고정하고 즉시 이송을 한다.
② 탈구가 의심되는 상황으로 골절 정복법은 시도하지 않는다.
③ 탈구된 대퇴골 머리가 좌골 신경 손상을 일으켜 무릎관절 굴곡이 안 되는 상황으로 의심된다. 고령 및 신경 손상 위험성으로 악화 가능성이 높다.
④ 최대한 손상부위 움직임을 제한한다.

51 ③ 후방탈구 시 발이 안으로 돌아간다.

답 48.① 49.② 50.① 51.③

52 응급구조사가 골절 환자에게 시행해야 하는 응급처치는?

① 환부는 심장보다 낮게 위치하도록 한다.
② 골절된 부위를 강제로 펴거나 과한 움직임을 시도하지 않는다.
③ 환부 부종이 심한 경우 국소적 온찜질을 한다.
④ 골절로 인해 돌출된 골절편은 집어넣어 고정한다.

> 🌐 **POINT** 골절 부위별 응급처치
>
> ㉠ 쇄골 골절 : 삼각건을 몸체에 묶어 고정한다.
> ㉡ 척추 골절
> • 대부분 폐쇄성 골절의 형태이다.
> • 앙와위를 취하게 하여 기도유지 및 경추를 고정하고, 척추고정판을 이용하여 척추를 고정한다.
> • 체위 변경 시 log roll법을 이용한다.
> • 환자의 머리를 들거나 앉히지 않는다.
> ㉢ 두개골 골절
> • 귀나 코 등에서의 출혈과 뇌압 상승 위험이 있다.
> • 경추 손상이 없다면 머리와 어깨를 상승시킨 후 붕대를 감아 이송한다.
> • 두개내압 상승을 예방하기 위해서 귀나 코에서 흘러나오는 혈액이나 뇌척수액을 막지 않는다.
> ㉣ 골반 골절
> • 주요 장기손상 동반 위험이 높다.
> • 골절부위 사정과 추가적으로 장기 손상 여부에 대한 사정이 필요하다.
> • 전신 부목을 적용하여 몸의 선열을 바르게 유지한다.
> • 환자를 앙와위로 눕힌 상태에서 고정하여 이송한다.

> 🌐 **POINT** 골절 시 응급처치
>
> ㉠ 이송 전 골절부위를 우선적으로 고정하여 이송 시 움직이지 않도록 한다.
> ㉡ 골절 시 똑바로 펴거나 돌출된 골절 편을 넣으려는 시도는 하지 않는다.
> ㉢ 통증이나 부종 등이 심한 경우 국소적 냉찜질을 적용한다.
> ㉣ 환부는 상승시킨 상태로 유지한다.
> ㉤ 출혈이 있는 경우 직접 압박을 통해 지혈한다.
> ㉥ 감염 예방을 위해 부목을 적용하기 전에 상처소독을 시행한다.

52 ②④ 골절부위를 원상태로 돌리기 위해 골절 부위를 똑바로 피거나 돌출된 골절편을 집어넣는 시도 등을 할 경우 주위 근육, 신경, 혈관 등을 자극하여 2차적 손상 위험이 있으므로 교정하려는 시도는 하지 않아야 한다.
① 환부는 심장보다 높게 위치시켜서 붓지 않도록 않다.
③ 골절 부위에 발열, 부종 등이 심한 경우 국소적 냉찜질을 하여 혈관을 수축시켜 골절 부위 주위에서 발생할 수 있는 출혈을 감소시킬 수 있다.

53 골절환자에게 부목을 적용할 경우 기대되는 효과로 옳지 않은 것은?

① 조직 및 혈관 손상 감소

② 개방성 골절에서 폐쇄성 골절로의 악화 예방

③ 단순골절에서 복합골절로의 악화 예방

④ 골절된 뼈에 의한 근육과 신경 손상 최소화

POINT 부목 종류 및 적용

㉠ 종류
- 고정부목 : 골절환자의 신체 고정을 목적으로 적용하는 부목이다.
- 견인부목 : 골절부위 끝 부분을 부드럽게 당기어 골절 주위 부위 조직의 손상을 예방할 목적으로 적용하는 부목이다.

㉡ 적용 원칙
- 부목을 적용하기 전에 손상된 사지말단부의 맥박, 움직임, 감각상태를 먼저 사정한다.
- 손상된 부위의 위와 아래쪽의 관절을 고정시킨다.

53 ② 골절부위에 부목을 사용 시 폐쇄성 골절에서 개방성 골절로 악화되는 것을 예방할 수 있다.

06 체강손상

**
54 지게차 후진 중 조정핸들이 가슴에 부딪치면서 **흉통과 호흡곤란을 호소하는 신고가 접수되었다. 흡기 시 흉벽의 함몰, 호기 시 흉벽 의 팽만**이 관찰될 때 예상되는 손상은?

① 복장뼈 골절
② 동요 가슴
③ 종격동 공기종
④ 피하 공기증

POINT 늑골(갈비뼈) 골절

㉠ 특징
• 가장 빈번하게 발생하는 흉부 손상이다.
• 통증 감소 위한 외부고정 시행은 호흡억제로 금지한다.
㉡ 기전 : 통증(압통, 특히 심호흡, 기침, 운동 시 악화) → 얕고 잦은 호흡, 감소 된 흉벽 움직임 → 저산소증, 저환기, 근육경련 → 무기폐, 폐렴 위험성
㉢ 처치 : 통증 조절, 호흡 조절, 동반 손상을 확인한다.
㉣ 부위
• 상부 : 중증 손상(기관, 기관지, 주요 혈관 등)을 항상 고려한다.
• 하부 : 복부 손상(간, 비장 등)을 항상 고려한다.

POINT 동요가슴(연가양 흉부)

㉠ 특징
• 3개 이상의 인접한 갈비뼈들이 2부위에서 골절 → 비정상적 호흡 → 저산소증
• 모순운동 : 흡기 시 흉벽 함몰되고 호기 시 흉벽이 팽만한다. 손상과 정상과 흉벽 운동이 반대로 움직이는 것이 관찰된다.
• 촉진상 뼈비빔 소리가 난다.
㉡ 치료
• 분절의 안정화를 위해서 손상된 부위를 아래로 향하게 자세를 취한다.
• 목뼈 손상의 가능성이 있는 환자의 경우 바로 누운 자세를 취한다.
• 손상 부위를 두꺼운 패드 및 붕대 등으로 압박하고 고정한다. 흉곽 팽창 방 해와 무기폐 발생 위험으로 모래 주머니는 금지된다.
• 진통제 투여, 산소공급, 심전도 감시, 기관내삽관, 양압환기를 고려한다.

55 개방성 공기가슴증의 응급처치로 옳지 않은 것은?

① 관통상이 있는 경우 이물질을 제거하지 않는다.

② 천공 부위에서 출혈이 관찰되는 경우 완전히 밀폐시킨다.

③ 호흡음의 감소, 목정맥 팽대 등이 나타나는 경우 폐쇄 드레싱 제거 후 다시 덮고 관찰한다.

④ 산소를 투여하며 긴장성 기흉으로 악화 주의를 요하며 병원으로 이송한다.

🌐 **POINT** 개방성 공기가슴증(기흉)

㉠ 기전 : 외상 · 천공 → 흡기 시 많은 양의 공기가 외부로부터 흉강 내로 유입 → 폐 허탈 → 호흡장애

㉡ 증상 : 손상 부위에 거품 섞인 혈액, 호흡곤란, 저혈량증

㉢ 처치
- 기도 확보, 산소 투여를 한다.
- 관통상의 경우 이물질 제거는 금지된다.
- 창상부위 폐쇄(멸균 폐쇄 드레싱) : 거즈의 4면 중 3면만 밀폐하여 긴장성 기흉 진행을 방지한다.
- 호흡음 감소, 목정맥 팽대 등이 나타나면 폐쇄 드레싱을 제거하고 다시 덮은 뒤에 주의를 관찰한다. 지속된다면 긴장성을 의심한다.

---

56 교통사고 후 운전자가 가슴통증과 호흡곤란 증세를 호소한다. 입술에 청색증이 보이며 긴장성 기흉이 의심될 때, 다음 중 설명으로 옳지 않은 것은?

① 손상된 부위에서 과다 공명음이 들린다.
② 목정맥 팽대가 관찰된다.
③ 빈맥과 저혈압이 나타난다.
④ 손상된 폐 부위의 반대쪽 흉부의 과팽창이 보인다.

POINT 긴장성 공기가슴증(기흉)

㉠ 기전 : 흉부 외상, 천공, 폐손상 → 흉강 내로 유입된 공기 → 폐 압박 및 압력 증가 → 폐종격의 밀림(+혈관 눌림) → 저산소증, 산증, 쇼크
㉡ 증상 : 호흡곤란, 빈맥, 목정맥 팽대, 호흡음 소실, 청색증, 저혈압, 과다공명음, 과팽창, 피하기종(후기) 등이 있다.
㉢ 조치 : 조기 발견과 늑막에 대한 감압조치를 한다.

POINT 흉부 손상 응급처치

㉠ 응급처치
• 산소 공급, 호흡 유지, 기도 유지, 기관내삽관을 고려한다.
• 외부 출혈을 지혈하고 개방 관통상을 폐쇄한다.
㉡ 주의점
• 양압 환기 시 : 기관지 손상, 공기가슴증, 긴장성 공기가슴증, 심장 정맥 환류 악화가 나타난다.
• 수액 투여 시 : 지혈 지연, 출혈 증가, 부종 증가, 수포음 및 호흡곤란 악화가 나타날 수 있어 주의 관찰이 필요하다.

56 ④ 공기가 손상된 흉강 내로 유입되지만 배출되지 못하여 압력이 높아지며, 손상된 흉부가 과팽창된다. 적절한 처치가 없다면 쇼크로 사망에 이를 수 있다.

**

57 운전자가 버스를 좌측 후면에서 들이받으면서 차체가 아래에 끼이는 교통사고가 발생했다. 안전벨트를 착용 중이었고 복부에 점상출혈 외에는 특이외상은 없는 상태에서 다음과 같은 증상이 있는 경우에 예상되는 것은?

- 활력징후 : 혈압은 160/90mmHg, 맥박은 80회/분, 호흡은 20회/분
- 문진 초기 시 증상 : 전반적인 복부 통증
- 추가 문진 시 증상 : 갑자기 복부, 허리, 등 쪽으로 쪼개지는 극심한 통증을 호소하며 호흡곤란 증상과 함께 우측 다리가 차갑고 우측 대퇴동맥에서 맥이 느껴지지 않음

---

① 심장 눌림증
② 장간막 손상
③ 심장 진탕
④ 대동맥 박리

🌐 **POINT** 대동맥 박리

㉠ 정의 : 심장에서 몸 전체로 혈액을 공급하는 대동맥에 미세한 파열이 발생한 것이다. 대동맥의 높은 압력으로 대동맥의 중막이 장축방향으로 찢어지면서 피가 흐르던 혈관이 박리로 인해서 새로운 공간으로 분리되는 것이다.

㉡ 대동맥의 분류
- 상행 대동맥 : 심장에서 나와서 뇌에서 양팔로 혈관이 나눠지기 이전까지의 대동맥이다.
- 대동맥궁 : 뇌와 양팔로 나눠지는 혈관이 나오는 부분이다.
- 하행 대동맥 : 대동맥궁에서부터 그 이하 부위이다.

㉢ 통증
- 통증이 가슴 앞쪽에서 느껴진다면 찢어지는 부위는 상행 대동맥이다.
- 통증이 등 쪽 견갑골 사이에서 느껴진다면 찢어진 부위는 하행 대동맥이다.

㉣ 증상
- 찢어지거나 도끼로 내려찍는 것과 같은 통증이 있다.
- 급성 동맥부전에 의한 말초 맥박의 감소 및 감각이상이 있다.

㉤ 치료 : 신속한 진단과 치료가 필요한 초응급질환이다. 항고혈압제를 정맥주사하여 혈압과 맥박을 낮춰준다.

---

57 ④ 복부 대동맥 박리를 의심할 수 있다.

58 40세의 남성이 교통사고 후 흉통과 호흡곤란을 호소한다. 들숨 시
혈압은 70/40mmHg, 날숨 시 혈압은 90/60mmHg, 맥박은 120
회/분이었다. 심박동은 매우 약했으며, 경정맥의 팽대가 관찰될 때
예상되는 상태는?

① 긴장성 기흉
② 종격동 공기종
③ 심낭 압전
④ 피하 공기증

🌐 POINT 심낭 압전(심장눌림증)

㉠ 정의 : 심장을 둘러 싼 막에 혈액이 고이면서 심장을 누르게 되면서 심박출량
이 감소하면서 쇼크가 생기는 것이다.
㉡ 기전 : 관통상 또는 자상 → 심장이나 대혈관의 파열 → 심장막 혈액 유입 → 심
낭 내의 혈액이 심장 압박 → 심박출량 감소 → 혈압 저하 → 경정맥 팽대
㉢ 증상
• 가슴이 답답함이 나타난다.
• 가슴에서부터 목, 어깨, 복부, 허리로 통증이 퍼져나간다.
• 기침에 통증이 악화된다.
• 누워있을 경우 통증이 심하지만 앉거나 몸을 앞으로 숙이고 있을 때는 통증
이 완화된다.
㉣ 특징
• beck의 3 징후 : 혈압 저하, 목정맥 팽대, 청진상 심장음의 감소이다.
• 쿠스말 호흡 : 숨을 쉴 때 압력이 증가한 결과 경정맥이 확대된다.
• 모순맥박(기이맥) : 흡기 시 수축기 혈압이 10mmHg 이상 감소한다.
• 교대맥
–얇고 빠른 맥박, 긴장성 기흉과 감별에 주의한다.
–혈액량 감소 쇼크가 동반된 경우에는 목정맥 팽대가 없을 수 있다.
㉤ 처치
• 산소를 투여한다.
• 수액을 주의하여 투여한다.
• 신속하게 전문의료센터로 이송한다.

58 ③ beck의 3 징후와 모순맥박은
심장눌림증의 특징이다.

59

59 42세 남성이 교통사고로 인한 좌측 흉부 및 복부 통증과 왼쪽 어깨로 뻗치는 방사통을 호소한다. 신체 관절 가동 능력 및 외관상 특이 사항은 없을 때 손상을 의심할 수 있는 장기는?

① 간 ② 비장
③ 신장 ④ 췌장

60

60 8살 남아가 자전거 타던 중 골목길의 차량과 부딪치면서 자전거 핸들 손잡이가 우측 상복부를 짓누른 사고가 접수되었다. 복부 통증을 호소했으며, 약간 팽만 소견과 우상복부의 반발 압통이 있을 때 손상이 의심되는 장기는?

① 간 ② 비장
③ 십이지장 ④ 콩팥

🌏 POINT 복강 내 장기

㉠ 위치
- 우상복부 : 간, 담낭, 대장일부, 십이지장, 콩팥
- 좌상복부 : 위. 비장, 대장일부, 췌장, 콩팥
- 우하복부 : 상행결장, 충수
- 좌하복부 : 하행결장, s자 결장
㉡ 속빈장기 : 위, 소장(작은 창자), 대장(큰 창자), 직장(곧 창자), 방광, 담낭, 자궁
㉢ 고형장기(실질장기)
- 구성 : 간, 비장, 췌장, 신장
- 손상기전 : 혈관 풍부 → 손상 시 대량 출혈 → 혈압저하 → 출혈성 쇼크
㉣ 장기의 손상 특징
- 통증이 정도 ; 비장 > 간 > 소장
- 비장 : 심한 복부 압박이 있다. 좌측 넓구리 둔상으로 좌상복부에 통증이 있다. 왼쪽 어깨에 연관통이 나타날 수 있다.
- 콩팥 : 등과 옆구리의 손상으로 관련 통증과 혈뇨가 나타난다.
- 간 : 우측 상복부 및 어깨 통증이 있다.
- 소장 : 주요 원인은 잘못 착용한 안전벨트이다.
- 십이지장·췌장 : 주요 원인은 자전거 핸들 등에 의한 직접 둔상이다.
- 위·대장 : 주요 원인은 관통상이다.

---

59 ② 비장은 복부 둔상으로 가장 손상이 높은 장기이다. 좌상복부와 어깨에 통증이 특징이다.

60 ③ 자전거 핸들 등에 의한 손상은 췌장 및 십이지장 손상의 주요 원인이다.

61 40세 남성의 심한 복통 신고가 접수되었다. 전일 가벼운 접촉교통 사고 후 집에서 안정 중이라고 한다. 복부 옆구리에는 푸른색의 피부 변화가 발견되었을 때 손상을 의심할 수 있는 장기가 아닌 것은?

① 콩팥　　　　　　　② 췌장
③ 위　　　　　　　　④ 부신

> 🌐 **POINT** 복강 출혈
>
> ㉠ 복막 뒤(후복막) 장기
> • 구성 : 부신, 신장, 췌장, 십이지장
> • 복막자극 증상의 정도(반발통 등) : 복막내 출혈 > 후복막 출혈
> ㉡ 특징
> • 그레이-터너 징후 : 후복강 내 출혈로 측부가 변색된다.
> • 쿨렌 징후 : 배꼽 주위가 변색된다. 적색은 염증이고 푸른색은 복강내출혈이다.
> • 복강 내 혈액 2,000cc 이상의 혈복강이 있는 경우 양쪽 어깨나 목에 통증이 있다.
> • 흉부 관통상은 복강 내 및 후복강 내 출혈 가능성을 염두에 둔다.

62 33세 남성이 강도가 휘두른 칼에 찔려 쓰려져 있는 상태이고 그 옆에는 칼이 떨어져 있었다. 복부에는 장기가 적출된 상태일 때 응급처치로 옳은 것은?

① 감염 예방을 위해 상의를 벗긴다.
② 적출된 장기는 소독 후 집어넣는다.
③ 적출된 장기를 소독된 거즈에 생리식염수를 적셔 덮는다.
④ 붕대로 꼼꼼히 감아 출혈 예방을 한다.

> 🌐 **POINT** 개방성 복부 손상 응급처치
>
> ㉠ 복부의 옷은 잘라서 제거한다.
> ㉡ 관통된 이물질을 제거하지 않는다. 길이가 긴 경우에는 자른다.
> ㉢ 소독거즈와 붕대로 단단히 고정한다.
> ㉣ 적출 장기는 다시 집어넣지 않고, 생리식염수로 적신 거즈로 덮어준다.
> ㉤ 습도유지를 위해 비닐이나 랩으로 덮어준다.
> ㉥ 이송 도중 상태를 살피면서 상처부위를 식염수로 촉촉하게 유지한다.

61 그레이-터너 징후이다. 복막 뒤 공간에서 출혈하면 12~24시간 후에 옆구리에 반상출혈이 나타난다. 복강출혈로 부신, 신장, 췌장, 십이지장 장기에 손상을 의심할 수 있다.

62 ① 환자 안정을 위해 옷은 잘라서 제거해야 한다.
② 감염 위험성이 더 크므로 다시 집어넣으면 안 된다.
④ 출혈 예방보다 습도 유지를 위해 랩이나 비닐로 덮는다.

63

복부 손상 환자 응급처치로 옳지 않은 것은?

① 금식을 교육하고 수액을 공급한다.

② 반발통 호소 시 더 이상의 촉진은 시행하지 않는다.

③ 구토 증세 가능성으로 대비를 한다.

④ 저혈량성 쇼크 예방을 위해 다리를 높게 올린다.

POINT 복부 손상의 응급처치

㉠ 가능하면 무릎을 구부린다.
㉡ 구토 시 좌측으로 눕힌다.
㉢ 기도 확보 및 유지, 산소공급을 한다.
㉣ 출혈을 조절한다.
㉤ 수액을 투여한다.
㉥ 금식 교육을 한다.
㉦ 저체온증에 유의한다.

---

63 ④ 복근을 이완시켜 통증 감소를 위해 무릎을 구부린 자세를 취해준다.

07 두경부 척추 손상

64 ***
52세 남성이 머리를 부딪친 후 두통 및 구토, 의식 소실이 있고 동공 확대가 관찰될 때 추가로 확인할 수 있는 증상은?

① 혈압 상승
② 맥박 상승
③ 호흡수 상승
④ 안구 운동 증가

> **POINT** 뇌손상 변화
>
> ㉠ 뇌압 상승
> • 쿠싱 3징후(Cushing's triad) : 혈압 상승, 맥박수 감소, 불규칙적인 호흡
> • 증상 : 두통, 구토, 안구 마비, 의식변화, 의식소실, 유두부종 등
> ㉡ 동공 변화
> • 양측 1mm 차이 날 경우
> • 동공 반사가 느리거나 없을 경우
> • 측면으로 머리를 돌릴 때 움직임에 따라 안구가 같이 움직이는 뇌안신경반사 (눈머리반사) 안구운동이 없는 경우
> ㉢ 신경계 이상 : 기억상실, 감각 이상 및 마비, 편측마비 등

65 *
뇌기능의 일시적 장애 및 손상을 의미하는 것은?

① 뇌진탕
② 뇌타박상
③ 머리내출혈
④ 미만성 축삭 손상

> **POINT** 뇌 손상의 종류
>
> ㉠ 뇌진탕(Cerebral concussion)
> • 뇌기능의 일시적 장애 및 손상이다.
> • 의식소실, 기억장애, 호흡장애 등이 나타나며 3 ~ 5분이 지나면 사라진다.
> ㉡ 뇌좌상(뇌 타박상, Cerebral contusion)
> • 충격에 의한 혈관 손상으로 국소적인 출혈과 부종이 유발된 상태이다.
> • 충격 받은 부위에 따른 기능 상실된 상태이다. 영구적으로 기능이 상실될 가능성이 있다.
> ㉢ 두개 내 출혈(Intracranial hemorrhage)
> • 중간뇌막동맥 출혈이 흔하다.
> • 급속하게 뇌압이 상승하고 대뇌 압박, 의식상실, 의식악화, 동공 산대가 나타난다. 반신마비 증상 시 두개강 내 출혈 가능성이 높다.
> • 위치
> −경막외(경질막 바깥, Epidural) : 두개골 하부와 경막 상부에 위치
> −경막하(경질막 밑, Subdural) : 경막 하부와 뇌의 외부에 위치
> −지주막하(Subarachnoid) : 연막과 지주막 사이에 위치
> −뇌실질 내(Intracranial) : 뇌실질 내에 위치

64 ① 두부 외상으로 인하여 뇌압 상승 증상을 보인 상황이다. 대표적인 쿠싱 3징후인 혈압 상승, 맥박수 감소, 불규칙한 호흡와 함께 병변측 안구의 산동, 반사, 운동 소실이 있다.
② 맥박수는 감소한다.
③ 호흡수는 불규칙적이다.
④ 안구운동은 하지 않는다.

65 ① 뇌진탕은 구조의 이상을 초래하지 않는 뇌의 일시적인 기능부전이다. 3 ~ 5분 뒤에 증상이 사라진다.

66 45세 여성이 자전거를 타다 넘어지는 신고가 접수되었다. 왼쪽 머리, 목, 팔에 작고 박리된 열상과 출혈 외에는 특이소견을 보이지 않은 경우 옳지 않은 것은?

① 팔과 다르게 머리의 열상은 작더라도 출혈이 많이 발생할 수 있다.

② 목 정맥에 관여하는 손상은 공기색전을 일으킬 수 있다.

③ 감염 예방을 위해 박리된 피부 조직은 제거한다.

④ 재출혈이 있을 시 상처부위 위에 거즈를 다시 덮고 압박을 한다.

> 🌏 **POINT** 머리 손상
>
> ㉠ 두피열상 : 혈관이 많고 수축 능력이 약하다.
> ㉡ 두개골 골절(Skull fracture)
> • 종류
> ─개방성 : 골절과 두피열상이 동반되어 두개강과 외부가 통하는 경우
> ─폐쇄성 : 두개강과 외부가 통하지 않는 경우
> ─선상 : 가장 흔한 두개골 골절로, 두개골 골절이 있으나 변형이 없이 선만 확인되는 경우
> ─함몰 : 골절부위가 전위되어 두개강 내로 함몰된 경우
> ─두개 기저골 : 두개강의 하부를 구성하는 기저골이 골절된 경우
> • 특징
> ─두개부 이상소견 : 변형(함몰골절), 골절선(열상부위) 등
> ─양쪽눈확뼈막얼룩출혈(Raccoon eye's sign) : 눈 주위의 반상출혈
> ─귓바퀴뒤얼룩출혈(Battle's sign) : 유양돌기 부위의 반상출혈
> ─귀나 코에서의 혈액이나 액체의 유출 : 경막과 두개골을 통하여 외부로 누출되어 뇌척수액이 코나 귀로 흘러나온다.
> ㉢ 안면부 손상
> • 구강 내 이물질로 인해서 발생할 수 있는 기도 폐쇄를 유의한다.
> • 뺨과 목에 있는 이물질은 호흡 방해가 되니 제거하지만 무리하게 시도는 하지 않는다.

66 ③ 박리된 조직은 원래 위치에 놓고 지혈을 시켜야 한다.

답 64.① 65.① 66.③

67 머리 손상 환자의 응급처치로 옳은 것은?

① 고체온을 유지하며 보온에 신경 쓴다.

② 착용한 헬멧은 즉시 제거하고 추가 손상을 사정한다.

③ 과환기는 뇌손상 유발 가능으로 제한적으로 사용한다.

④ 수액 투여 중 혈압이 급격히 상승되면 속도를 줄인다.

🌐 POINT 머리 손상 응급처치

㉠ 사정
- 기도 확보, 경추 고정, 의식상태
- 다른 손상 및 사고기전
㉡ 자세 : 뇌압상승 방지를 위한 30° 두부를 거상한다.
㉢ 산소 및 수액 공급
- 뇌탈출 징후 시 100% 산소 및 제한적 과환기를 시행한다.
- 저장성 용액은 뇌부종을 야기하므로 금지한다.
㉣ 지속적 의식 및 신체 상태의 변화 감시
- 고혈압 : 뇌관류압 유지현상으로 지속적으로 감시한다.
- 고체온 : 체온이 상승하면 뇌의 대사가 증가한다.
- 혈당 측정
- 경련, 쇼크
㉤ 이동 : 신속하게 이동하고 사이렌 사용을 자제한다.
㉥ 소독 및 지혈
- 귀나 코의 출혈은 그대로 흐르게 한다.
- **빰, 목 등의 이물질은 호흡 방해가 되기 때문에 제거를 해야 하지만 무리한 시도는 하지 않는다.

🌐 POINT 헬멧 착용 시 응급처치

㉠ 제거가 가능한 경우
- 안면이나 척추의 골절로 고정을 해야 할 때 방해되는 경우
- 기도 사정 및 확보에 방해되는 경우
- 헬멧 뒤의 보이지 않는 출혈의 확인이 필요한 경우
㉡ 제거 금기 : 헬멧이 파손된 경우이다. 파편에 의한 손상이 악화될 수 있다.
㉢ 시행 : 2인이 함께 한다. 1명은 반드시 목의 부동을 유지한다.

---

67 ③ 뇌압상승소견에서만 PCO_2 35mmHg 정도만 유지되도록 경한 과한기를 제한적으로 시행한다.

① 시상하부 손상 시 체온 변동에 취약하지만, 뇌 손상 시 고체온은 대사 증가로 추가 손상 위험 있어 주의가 필요하다.

② 헬멧은 처치 방해 및 추가 확인이 필요한 경우에 제거를 시행한다.

④ 뇌압상승 시 고혈압은 정상적인 기전의 결과로 지켜보는 것이 원칙이다.

68 ***

골프장에서 일행이 친 공에 눈을 맞은 환자가 사물이 찌그러져 보이는 증상과 검은 그림자가 시야를 절반 정도 가린다고 호소할 때 예상되는 응급 질환은 무엇인가?

① 전방출혈   ② 결막하출혈

③ 안구함몰   ④ 망막박리

> 🌏 **POINT** 망막박리의 증상
>
> ㉠ 날파리증(비문증), 광시증이 나타난다.
> ㉡ 위, 아래, 좌우의 시야가 커튼을 친 것 같이 가려 보이는 시야 장애가 나타난다.
> ㉢ 사물이 찌그러져 보인다.

69 *

심각한 안면부 손상으로 의식이 없는 환자에게 할 수 있는 기도 확보 방법은?

① 두부후굴법   ② 하악거상법

③ 하악견인법   ④ 하임리히법

> 🌏 **POINT** 경부 외상 시 응급처치
>
> ㉠ 특징
> • 동맥 손상은 뇌경색, 정맥 손상은 공기색전 유발 위험이 있다.
> • 기도 손상은 호흡곤란 위험이 있다.
> ㉡ 응급처치
> • 심각한 두부손상으로 의식이 없는 환자는 경추손상을 의심한다.
> • 기도 유지는 변형된 하악견인법을 사용한다. 이때 목을 뒤로 젖혀서는 안 된다.
> • 심한 출혈은 고정보다 지혈을 우선한다.
> • 경부고정장비와 두부고정장비로 고정한다.
> • 이송 시 척추판에 고정시켜야 한다.
> • 구토가 발생할 경우 흡인되지 않도록 주의한다.

70 *

척추 고정 적응증이 아닌 것은?

① 의식 소실   ② 운동 및 감각 이상

③ 고속차량 충돌사고   ④ 척추방선의 압통

---

68 ① 전방출혈 : 홍채와 동공 전방에 혈액 고여 있는 현상이 특징이다.
② 결막하출혈 : 결막 아래쪽으로 혈액 고여 있는 현상이 특징이다.
③ 안구함몰 : 눈이 함몰되어 보이는 형태이다.

69 ③ 두부손상(전두부, 안면부 등)이 있는 환자는 경추손상을 의심한다. 경추손상환자의 경우 기도 확보 시 머리를 신전시키지 않는 하악견인법(턱 밀어올리기)을 사용한다.

70 ④ 척추 정중선의 압통 유무로 고정 여부를 결정한다.

답 67.③ 68.④ 69.③ 70.④

***

71 35세 여성이 스키를 타다가 사고가 났다. 잠시 의식을 잃고 금방 되찾았으나 통증과 마비 증세를 호소한다. 다음과 같은 증상이 있을 때 여성에게 해야 하는 처치 방법으로 적절하지 않은 것은?

> • 팔을 구부릴 수 있으나, 펼 때와 손목에 힘이 들어가지 않는다.
> • 안색은 창백하며, 오른쪽 다리의 바지는 출혈로 흥건히 젖은 상태이다.

① 기도 확보를 할 때 머리를 뒤로 젖히지 않는다.
② 고정장비는 경부와 두부에 사용한다.
③ 목을 우선적으로 고정한 뒤에 지혈을 시행한다.
④ 구토 발생 가능성을 염두에 두고 흡인을 주의한다.

🌐 POINT 척추 손상으로 인한 움직임의 영향

ⓐ C2~C5 사이 : 호흡에 사용되는 일부 또는 전체의 근육, 팔·다리 전체 근육이 마비된다. 산소호흡기를 적용하지 않을 경우 위험하다.
ⓑ C5~C6 사이 : 몸통, 손, 손목, 다리가 마비된다. 어깨와 팔꿈치를 움직이는 근육은 미약하게 움직일 수는 있다.
ⓒ C6~C7 사이 : 몸통, 다리가 마비된다. 손, 손목은 부분적으로 마비가 나타난다. 하지만 어깨, 팔꿈치는 정상적으로 움직일 수 있다.
ⓓ C7~C8 : 몸통, 손, 다리가 마비된다.
ⓔ C8~T1 : 몸통, 다리가 마비된다. 손, 손가락은 미약하게나마 움직일 수 있다. 눈꺼풀이 처지고 동공이 수축되는 증상이 있다. 얼굴에서 땀이 한쪽 방향에서만 흐른다. 어깨와 팔꿈치는 정상적으로 움직일 수도 있다.
ⓕ T2~T4 : 몸통, 다리가 마비된다. 유두 아래 부위에서부터 감각상실이 나타난다. 어깨와 팔꿈치는 정상적으로 움직인다.
ⓖ T5~T8 : 하체가 마비가 나타난다. 흉곽 아래로는 감각상실이 나타난다.
ⓗ T9~T11 : 다리가 마비된다. 배꼽 아래로 감각상실이 나타난다.
ⓘ T11~L1 : 엉덩이와 다리의 감각상실이 나타난다.
ⓙ L2~S2 : 손상을 입은 부위에 따라 마비의 정도가 다양하다. 다리에 힘이 없는 증상이 있다.
ⓚ S3~S5 : 항문이나 회음부 부위에 감각이 사라진다.

---

71 ③ 바지가 흥건히 젖을 정도로 심한 출혈이 있으므로 골절부위를 고정하는 것보다 지혈을 하는 것이 시급하다.
① 경추 6번의 손상이 의심되므로 기도를 확보할 때에는 머리를 뒤로 젖히지 않는다.

72 사고 이후 환자에게 시행하는 척추 고정에 대한 설명으로 옳은 것은? **

① 무의식 환자는 척추 고정을 해야 한다.
② 서거나 걸을 수 있는 환자에게 고정은 불필요하다.
③ 고정 시 저항이 느껴져도 중립자세로 고정한다.
④ 고위험 손상기전 사고나 압통이 없다면 고정은 불필요하다.

⊛ POINT 척추 고정

ⓐ 고정 방법
• 척추를 일직선상의 중립 자세로 위치시킨다.
• 예외 : 통증 혹은 저항이 느껴질 때는 발견한 그대로 고정한다.
ⓑ 주의사항
• 척추 손상 의심되는 환자라면 척추 고정을 시행한다.
• 무의식 환자는 척추 손상 가능성이 있다고 봐야 한다.
• 걸을 수 있거나 설 수 있거나, 압통 등이 없다 해도 의심될 경우 척추 고정을 시행한다.
• 손상 파악을 위해 척추를 움직이지 않도록 한다.
• 척추 고정 상태에서는 '통나무식 굴리기'로 이동한다.
ⓒ 척추고정 적응증
• 의식 소실 등의 의식 변화
• 척추 정중선의 압통
• 운동 및 감각의 이상
• 고위험 손상기전 사고
 −1m 또는 계단 5개 이상 낙상
 −다이빙, 승마 등으로 인한 척추 손상 낙상
 −고속주행 차량 사고 등

---

73 기저 두개골절의 징후로 볼 수 있는 것은? *

① 심인반응   ② 배틀 징후
③ 인형 눈 징후   ④ 말로리 바이스 증후군

⊛ POINT 두개골절 징후

ⓐ 배틀 징후(Battle's sign) : 유양돌기 주위의 반상출혈이다.
ⓑ 라쿤 징후(Raccoon's Sign) : 안와 주위의 반상출혈이다.
ⓒ 할로 징후(Halo sign) : 귀 또는 코에서 흐르는 액체를 거즈 등에 떨어뜨린 후 액체의 양상을 통해 확인하는 방법이다. 누출된 액체가 뇌척수액인 경우 혈액은 안쪽으로 모이고 노란 액체가 그 주위를 둘러싸는 모양을 보인다.

---

72 ① 무의식 환자는 척추 손상 가능성이 있어 척추 고정이 필요하다.
② 서거나 걸을 수 있다 해도 척추손상이 있을 수 있다.
③ 고정 시 통증이 악화되거나 저항이 느껴지면 중립자세로의 고정을 멈춰야 한다.
④ 압통이 없더라도 척추손상이 있을 수 있으므로 고정이 필요하다.

73 ② 배틀 징후 : 두개골 골절 시 특징적으로 나타나는 징후 중 하나이다. 유양돌기 주위에 반상출혈이 관찰된다.
① 심인반응 : 사람의 일반 대처 능력으로는 대처하기 어려운 경험으로 강한 공포, 절대적 무력감과 같은 감정반응이 초래되어 발생된 신체·정신적 장애이다.
③ 인형 눈 징후 : 혼수상태 환자의 뇌간 기능평가를 위한 검사이다. 환자의 머리를 한 쪽으로 기울였을 때의 안구 움직임을 평가한다.
④ 말로리 바이스 증후군 : 음주 빈도가 잦은 사람에게 흔히 발생하는 질환이다. 식도 쪽 점막의 상처로 출혈이 발생하는 것이다.

답 71.③ 72.① 73.②

74 **낙상사고로 누워있는 환자에게 바빈스키 반사를 시행한 결과 엄지 발가락이 발등 쪽으로 굽어졌을 때 환자에게 시행할 응급처치는?**

***

① 척추고정을 하여 구토 시 흡인 위험을 낮춘다.

② 동공반사 이상이 관찰되면 앙와위를 취하도록 한다.

③ 환자가 운동용 헬멧을 착용한 경우 헬멧 제거 후 고정한다.

④ 이상호흡이 관찰되면 백밸브마스크를 통해 과호흡을 적용한다.

🌐 **POINT** 바빈스키 반사(Babinski's sign)

─────────────────────────────────

ⓞ 발꿈치에서 발가락 방향으로 문지르면 엄지발가락은 발등 방향으로 굽어지고 다른 발가락은 펼쳐지는 현상이다.

ⓛ 추체로에 장애가 있는 경우에 나타나는 병적 반사 중에 하나이다.

ⓒ 뇌종양, 뇌졸중, 척수염 등이 있다면 나타날 수 있다.

ⓔ 이상이 없다면 엄지발가락이 발바닥 방향으로 굽는다.

---

74 ④ 척추 손상이 의심되는 환자이다. 호흡이 비정상적인 경우 환자의 머리를 30°이상 상승시켜 두부거상 체위를 취한다. 100% 산소 투여 및 백밸브마스크를 통해 과호흡을 적용한다.

① 환자의 경추, 머리 등을 고정하는 과정 중 또는 고정 후 구토가 발생할 경우 흡인 위험이 높아 주의해야 한다.

② 뇌 탈출 징후, 이상호흡, 동공반사 이상이 관찰되면 환자의 머리를 30°이상 상승시켜 두부거상 체위를 취한다.

③ 운동용 헬멧을 착용한 채 발견된 경우 헬멧은 제거하지 않고 얼굴부위 마스크만 제거하여 기도를 확보한다.

08 환경 응급

75 [*] 체온의 손실 기전으로 옳지 않은 것은?

① 복사
② 냉각
③ 전도
④ 증발

> 🌐 **POINT** 열 손실 기전
>
> ㉠ 복사 : 열에너지가 전자기파로 이동하는 열 손실이다.
> ㉡ 전도 : 차가운 물질의 접촉에 의한 직접적 열 손실이다.
> ㉢ 대류 : 공기 이동에 따른 열 손실이다.
> ㉣ 증발 : 기화, 땀, 호흡에 따른 열 손실이다.

76 [*] 열 손상에 대한 설명으로 잘못된 것은?

① 심한 신체 활동 후 나타나는 열경련은 근육경련이다.
② 열실신은 더위로 인한 일시적인 기립성 의식 소실이다.
③ 수분 및 전해질 손실에 의한 손상은 일사병이다.
④ 열사병은 축축하고 차가운 피부가 특징적이다.

> 🌐 **POINT** 열 손상 유형
>
> ㉠ 더운 환경에서 체온 유지 기전 : 혈관 확장, 땀 분비, 심박출량 증가, 호흡수 증가 등이 있다.
> ㉡ 열경련(heat cramps) : 가장 경미한 유형이다. 탈수, 전해질 불균형, 과호흡 등으로 인하여 통증이 동반된 근육 경련 증상이 발생한다.
> ㉢ 일사병(열탈진, heat exhaustion) : 가장 흔한 유형이다. 심한 수분, 전해질 소실로 나타난다. 저혈량 쇼크와 비슷한 증상이 발생한다.
> ㉣ 열사병(heat stroke) : 가장 중증 유형이다. 체온조절 기능상실로 고열, 경련, 빈맥(이후 서맥), 빈호흡(이후 서호흡), 저혈압, 뜨겁고 건조한 피부, 의식변화 등이 나타난다.
> ㉤ 열실신(heat syncope) : 더위로 인한 일시적인 기립성 의식 소실이다.
> ㉥ 열부종(heat edema) : 더위로 인한 부종이다.

답 74.④ 75.② 76.④

77 온열질환 환자의 응급 처치로 옳은 것은?

① 열사병은 그늘에서 휴식을 취하며 호전여부를 살핀다.

② 일사병은 의식이 없다면 경구로 전해질 음료를 투여한다.

③ 일사병은 응급처치 후에도 의식이 없다면 즉시 병원으로 이송한다.

④ 열경련은 얼음팩이나 젖은 수건으로 냉요법을 시행한다.

⊕ POINT 온열질환 응급처치

㉠ 공통 사항
- 시원한 곳으로 옮긴다.
- 의식이 없다면 신속히 응급실로 이송한다.

㉡ 열경련
- 적당한 휴식을 취하도록 한다.
- 수분 섭취로도 증세 호전된다.
- 고농도 염분을 투여하지 않는다.

㉢ 일사병
- 옷을 느슨하게 하거나 벗긴다.
- 다리를 살짝 들어올린다.
- 의식이 있으면 경구로 전해질 음료를 섭취하도록 한다.
- 의식이 없다면 정맥으로 수액을 투여한다.
- 증상이 호전되지 않으면 즉시 병원으로 이송한다.

㉣ 열사병
- 보통 의식이 없다.
- 기도를 확보하며 산소 공급을 한다.
- 정맥으로 수액을 투여한다.
- 흡인 방지를 위해 상체를 살짝 올려준다.
- 옷을 느슨하게 하거나 벗긴다.
- 주요 동맥이 지나가는 부위(목, 겨드랑이, 서혜부)에 얼음 팩이나 젖은 수건 등으로 몸을 적신다.
- 즉시 병원으로 이송한다.

---

77 ③ 환자가 의식이 없다면 응급상황이므로 신속히 병원으로 이송한다.

① 열사병은 중증인 응급 상황이므로 신속한 응급처치가 필요하다.

② 일사병 환자의 의식이 없는 경우 경구 투여는 하지 않고 정맥으로 수분 투여를 한다.

④ 열경련은 체온은 정상이다. 충분한 휴식과 수분 공급으로 대개 증상이 완화 된다.

78 국소 한랭 손상에 대한 응급처치로 옳지 않은 것은?

① 따뜻하고 안전한 곳으로 이동한다.

② 손상 부위를 따뜻한 손이나 물체로 마사지를 한다.

③ 젖은 의복을 벗기고 손상부위를 거즈로 드레싱 한다.

④ 물집이 있다면 터트리지 않는다.

POINT 한랭질환

㉠ 종류 : 저체온증, 동창, 참호족, 동상이 있다. 비동결 손상으로는 동창, 참호족이 있다.

㉡ 국소 한랭질환
- 동창 : 반복적인 차고 습한 환경 노출 시 발생한다. 증상으로는 국소적 가려움, 홍반, 부종 등이 있다.
- 침수족 : 지속적으로 찬물에 노출되면 발생한다. 증상으로는 혈액순환 장애가 생기면서 부종, 감각이상 등이 나타난다.
- 동상 : 심한 추위에 노출되면 발생한다. 조직이 얼어서 혈액 공급이 원활하게 되지 않으면서 심한 경우 괴사된다.

㉢ 응급처치
- 추가 손상을 방지하고 조직의 결빙을 예방하기 위한 목적이다.
- 따뜻한 곳으로 이동한다.
- 젖은 의복 및 액세서리 등은 제거한다.
- 손상 부위를 보호하기 위해서 체중 부하를 금지하고 부목으로 고정한다.
- 조직 손상 악화 가능을 방지하기 위해서 마사지 및 직접적인 열적용을 금지한다.

---

78 ② 동상과 감별되지 않을 경우를 대비하여 마사지를 시행하지 않는다.

답 77.③ 78.②

79 ④ 중증도일 때 나타난다.

79 중증의 저체온증 환자에게 나타날 수 있는 징후가 아닌 것은? *

① 부정맥
② 오한
③ 혼수
④ 호흡 저하

> **POINT** 저체온증
>
> ㉠ 정의 : 체온이 35℃ 이하인 경우를 말한다.
> ㉡ 경증(34℃ 이상) : 오한, 호흡 · 혈압 · 맥박 상승이 나타난다.
> ㉢ 중증도(30 ~ 34℃) : 혼미, 반사 저하, 호흡 · 혈압 · 맥박 감소가 나타난다.
> ㉣ 중증(30℃ 이하) : 떨림이 사라지고 혼수, 부정맥, 심정지가 나타난다.

80 ③ 후두 경련 현상으로 기도폐쇄로 일어나는 사망이다.

80 수중 사고에 대한 설명으로 옳지 않은 것은? **

① 익사 : 물에 의한 질식사를 의미한다.
② 익수 : 수중 사고 후 일시적이라도 생존한 경우이다.
③ 건성 익사 : 심정지로 물을 흡입하지 않는 사망이다.
④ 저산소증 : 담수가 폐에 유입되면 환기 장애로 발생한다.

> **POINT** 수중 사고
>
> ㉠ 종류
> • 익사 : 물에 의해 질식으로 사망하는 것이다.
> • 건성 익사 : 추가적으로 물이 유입되는 것을 막기 위한 일시적 방어기전인 후두 경련으로 기도폐쇄가 발생하여 사망하는 것이다.
> • 익수 : 물에 빠진 후 일시적이라도 생존한 경우를 의미한다.
> ㉡ 원인 : 폐로 물이 유입 → 환기장애(담수 사고 시) 및 폐부종(해수 사고 시) → 저산소증 → 무호흡 및 심부정맥(주로 심방세동이나 심실조기수축) → 심정지

81 ★★★ 수중 사고 시 응급처치로 옳지 않은 것은?

① 사고원인을 모르는 경우 척추 손상을 염두에 둔다.
② 흡인된 물을 제거하기 위해 하임리히법을 시행한다.
③ 저체온증 예방을 위해서 젖은 옷 제거 및 보온을 시행한다.
④ 수면으로 얼굴이 나오면 기도를 확보하고 인공호흡을 실시한다.

> **🌐 POINT** 익수 시 응급처치
>
> ㉠ 안전한 구조방법을 확인한 후 처치를 시행한다.
> ㉡ 얼굴이 수면에 나오자마자 가능하면 바로 기도확보 및 인공호흡을 실시한다.
> ㉢ 익수 심정지는 저산소증에 의해 발생하기에 인공호흡이 우선적이다.
> ㉣ 척추손상을 의심
> • 고정대를 사용하여 이동한다.
> • 고정대가 없다면 이동 후에 측위로 눕혀서 이물질을 배출한다.
> ㉤ 심폐소생술 시행하고 즉시 병원으로 이송한다.
> ㉥ 젖은 옷은 제거하고 산소를 제공하고 필요하다면 흡인을 한다.
> ㉦ 주의사항
> • 폐에 물을 제거하기 위한 시도는 하지 않는다.
> • 증상이 경미해도 지연흡입성 폐렴 가능성이 있기 때문에 반드시 의료기관으로 이송한다.
> • 차가운 물에서 생존이 더 높다. 적극적으로 처치를 하기 위해서 심폐소생술을 지속한다.

82 ★ 잠수 사고에서 상승 시 나타나는 사고와 거리가 먼 것은?

① 기흉
② 공기색전증
③ 피하기종
④ 고막 파열

> **🌐 POINT** 잠수 상승 시 사고
>
> ㉠ 폐의 압력 손상
> • 수면으로 빠른 상승 → 급격한 압력의 감소 → 폐 부피의 과도한 팽창 → 폐조직의 파열 → 폐포 공기 누출
> • 기흉, 기종격동, 피하기종, 폐출혈, 공기색전증 → 흉통 → 호흡곤란 → 심장발작 → 사망
> ㉡ 감압병
> • 수면으로 빠른 상승 → 급격한 압력 감소 → 혈액 내 녹아있던 질소가 기포를 생성 → 혈관 폐쇄 및 신경 압박
> • 제1형(근골격계, 관절 통증 등), 제2형(신경, 심폐, 전정기관 장애 등)

---

81 ② 익수 환자의 폐로 흡입된 물의 양은 체내에 흡수될 수 있는 소량이다. 제거하기 위한 행위는 오히려 기도 폐쇄 및 다른 손상의 위험성을 줄 수 있다.

82 ④ 보통 이비인후과 영역의 손상은 잠수 하강 시 사고 빈도가 높다.

답 79.④ 80.③ 81.② 82.④

83　감압병의 응급 처치 중 옳지 않은 것은?

① 지속적으로 산소를 투여한다.

② 호흡음을 청진하여 기흉의 유무를 판단한다.

③ 안전한 곳으로 이동시킨 후에 심폐소생술을 시행한다.

④ 증상이 경미하다면 경과를 관찰한다.

> 💿 **POINT** 공기 색전증 및 감압병 손상 시 응급 처치
> ───
> ㉠ 안전한 곳으로 이동한다.
> ㉡ 기도를 확보하고 심폐소생술을 시행한다.
> ㉢ 지속적으로 산소를 투여한다.
> ㉣ 뇌부종 예방을 위해 수평자세 유지한다. 이전에는 뇌색전을 예방하기 위해
> 　머리를 낮게 유지했으나 현재는 권장하지 않는다.
> ㉤ 즉시 가압치료가 가능한 병원으로 이송한다.
> ㉥ 호흡음이 감소하는 경우 기흉의 가능성이 있으므로 항공 후송은 금기이다.
> ㉦ 지속적으로 산소를 투여하고 수분을 공급한다.

83 ④ 증상이 경미하더라도 상태가 악화될 수 있기 때문에 즉시 병원으로 이송한다.

09 중증 손상

[84~85] 다음 지문에서 주어진 상황을 확인하고 물음에 답하시오.

37세 남성이 뜨거운 기계에 신체의 우측부분이 눌리는 사고 신고가 접수되었다. 등 2/3와 오른쪽 상지에 2도 화상을 입었다. 흡기 시 흉벽 함몰, 호기 시 흉벽 팽만이 관찰되었으며 혈압은 140/90mmHg, 맥박은 64회/분, 호흡은 30회/분이었다.

***
84 지문에서 주어진 상황에 대한 설명으로 옳은 것은?

① 신체의 우측이 아래로 가도록 하고 안정을 취한다.
② 모래주머니로 흉부를 압박하여 고정한다.
③ 호흡 저하 가능성으로 진통제는 투여하면 안 된다.
④ 다발성 늑골 골절에 의한 무기폐로 예상할 수 있다.

🌐 POINT 동요가슴(연가양 흉부)

- ㉠ 특징
  - 3개 이상의 인접한 갈비뼈들이 2부위에서 골절 → 비정상적 호흡 → 저산소증
  - 모순운동 : 흡기 시 흉벽이 함몰하고 호기 시 흉벽이 팽만한다. 정상일 때와 손상일 때 나타나는 흉벽 운동이 반대로 움직인다.
  - 촉진을 하면 뼈비빔 소리가 들린다.
- ㉡ 치료
  - 분절의 안정화를 위해서 손상된 부위를 아래로 향하게 자세를 취한다.
  - 목뼈가 손상될 가능성이 있는 환자는 바르게 누운 자세를 취한다.
  - 손상 부위를 두꺼운 패드 및 붕대 등으로 압박 및 고정한다.
  - 흉곽 팽창 방해와 무기폐를 예방하기 위해서 모래 주머니는 사용하지 않는다.
  - 진통제 투여, 산소공급, 심전도 감시, 기관내삽관, 양압환기 등을 고려한다.

**
85 상기 환자의 몸무게가 80kg일 때 이송 시 병원전 투여해야 하는 시간당 락테이트 링거액 투여량은? (소수점 둘째 자리에서 반올림한다)

① 210ml ② 225ml
③ 270ml ④ 420ml

🌐 POINT 파크랜드 공식(Parkland formula)

- ㉠ 화상 시 투여량 : 2mL × 몸무게(kg) × 화상 면적(%)
- ㉡ 전기 손상 시 투여량 : 4mL × 몸무게(kg) × 화상 면적(%)
- ㉢ 처음 8시간 동안 투여량의 절반을 투여, 이후 16시간 동안 나머지 절반을 투여한다.

---

84 ① 분절 안정화를 위해 손상부위가 아래로 가도록 자세를 취한다.
② 무기폐 등의 위험으로 모래주머니는 사용하지 않는다.
③ 필요 시 진통제를 사용한다. 진통제를 투여하지 않으면 극심한 통증으로 저환기가 될 수 있다.
④ 동요가슴으로 예상된다.

85 • 화상 : 2mL
• 화상 면적 : 등 2/3 + 오른쪽 상지
$= 18 \times \dfrac{2}{3} + 9 = 21(\%)$

• 병원 전 이송 시 처음 8시간 동안 총량의 절반을 투여
$\therefore 2mL \times 80(kg) \times 21(\%) \div 8(hrs) \div 2 = 210mL$

답 83.④ 84.① 85.①

86 ② 심장 눌림증이 의심되는 상황이다.

[86~87] 다음 지문에서 주어진 상황을 확인하고 물음에 답하시오.

55세 남성의 오토바이 교통사고 신고가 접수되었다. 남성은 오토바이 운전대에 가슴을 부딪친 후 흉통이 시작되었다고 한다. 흉부의 푸르게 변색된 부위과 부종이 발견되었으며 대화 도중에 호흡곤란을 호소하였다. 과거력은 없었으며, 혈압은 70/50mmHg, 맥박은 108회/분으로 측정되었다. 맥박은 빠르지만 박동이 약한 상태였다. 또한 오토바이 배기통에 양 쪽 다리가 깔리면서 앞 쪽 전체적으로 2도 화상을 입은 상태였다.

***
86 지문에서 주어진 상황에 대한 설명으로 옳은 것은?

① 목정맥 팽대도 추가로 발견될 수 있다.
② 긴장 기흉으로 의심되는 상태이다.
③ 즉시 기도를 유지하고 산소를 공급한다.
④ 화상부위를 세척 후 건조 드레싱을 시행한다.

> 🌐 **POINT** 기흉(공기가슴증)
>
> ⊙ 정의 : 폐에 구멍이 생겨 공기가 새어 나가면서 늑막강 안에 공기가 차는 것이다.
> ⊙ 증상 : 흉통과 호흡곤란이 가장 흔하게 나타난다. 흉통은 갑자기 시작되고 24시간이 지나면 점차 사라진다.
> ⊙ 주의사항
> • 높은 고도에서는 폐의 공기주머니가 쉽게 손상될 수 있으므로 항공이송은 의사와 협의하고 진행한다.
> • 복압과 흉부압을 높이는 활동은 주의한다.

87 • 화상 : 2mL
• 화상 면적 : 양 다리 앞면
  $= 9 \times 2 = 18(\%)$
• 병원 전 이송 시 처음 8시간 동안 총량의 절반을 투여
  $\therefore 2mL \times 60(kg) \times 18(\%) \div 8(hrs) \div 2 = 135mL$

**
87 상기 환자의 몸무게가 60kg일 때 이송 시 병원전 투여해야 하는 시간당 락테이트 링거액 투여량은? (소수점 둘째 자리에서 반올림한다)

① 135ml   ② 210ml
③ 240ml   ④ 540ml

[88~89] 다음 지문에서 주어진 상황을 확인하고 물음에 답하시오.

> 62세 남성이 용접 작업 중 감전되었다는 신고가 접수되었다. 오른팔부터 오른쪽 복부, 오른쪽 다리로 앞부분으로만 2도 화상으로 추정되는 손상을 입었다. 쓰러지면서 바닥에 놓아둔 철사에 의해 왼쪽 흉부 관통상도 입은 상황이었다. 관통 손상 부위로 거품 섞인 혈액과 호흡곤란이 관찰되었다. 의식은 있었으며, 혈압은 142/85mmHg, 맥박은 88회/분이었고, 심전도는 정상이었다.

***

88 지문에서 주어진 상황에 대한 응급처치로 옳은 것은?

① 목정맥 팽대, 저혈압 등이 나타나면 긴장성 기흉 및 심장 눌림증을 의심할 수 있다.

② 관통 손상 부위를 느슨하게 덮고 거즈로 고정한다.

③ 관통 손상 부위에서 호흡음 감소가 나타나면 즉시 흉부 감압술을 시행한다.

④ 화상 부위에 부목을 대어 추가 손상을 예방한다.

POINT 개방성 공기가슴증(기흉)

㉠ 기전 : 외상, 천공 → 흡기 시 많은 양의 공기가 외부로부터 흉강 내로 유입 → 폐 허탈 → 호흡장애

㉡ 증상 : 손상 부위에 거품 섞인 혈액, 호흡곤란, 저혈량증 등이 있다.

㉢ 처치
- 기도 확보, 산소 투여를 한다. 관통상의 경우 이물질 제거는 금지된다.
- 창상부위 폐쇄(멸균 폐쇄 드레싱) : 거즈의 4면 중 3면만 밀폐하여 긴장성 기흉 진행을 방지한다.
- 호흡음 감소, 목정맥 팽대 등이 나타날 경우 폐쇄 드레싱 제거 후 다시 덮고 주의 관찰한다. 지속 시 긴장성을 의심한다.

**

89 상기 환자의 몸무게가 70kg일 때 이송 시 병원진 투여해야 하는 시간당 락테이트 링거액 투여량은? (소수점 둘째 자리에서 반올림한다)

① 197mL 　　　② 315mL

③ 394mL 　　　④ 472.5mL

---

88 ① 왼쪽 흉부 관통상 및 개방성 공기가슴증으로 상태 악화 시 긴장성 기흉 및 심장 눌림증 전부를 예상해봐야 한다.
② 개방성 공기가슴증의 드레싱은 3면 폐쇄로 시행한다.
③ 개방성 공기가슴증의 상태 악화 시 우선 손상 부위의 폐쇄 드레싱을 떼어낸다. 환자 상태를 다시 살핀 후 호전되면 다시 폐쇄드레싱을 하고 상태를 관찰한다.
④ 골절이 의심되지 않으면 화상 부위 부목은 불필요하다.

89 • 전기 손상 : 4mL
• 화상 면적 : 오른 팔 앞면＋오른 복부＋오른 다리 앞면
= 4.5 ＋ 4.5 ＋ 9 = 18(%)
• 병원 전 이송 시 처음 8시간 동안 총량의 절반을 투여
∴4mL × 70(kg) × 18(%) ÷ 8(hrs) ÷ 2 = 315mL

답 86.② 87.① 88.① 89.②

> 90세 여성의 침대 낙상 사고 신고가 접수되었다. 오른쪽 상완과
> 대퇴부는 심하게 붓고 멍이 들어 있었다. 추가 신체 검진에서 등
> 절반에 2도 화상을 발견하였다. 자기 전에 전기장판을 틀고 잤다
> 고 했다. 혈압은 110/70mmHg, 맥박은 98분/회였다.

***
90 지문에서 주어진 상황에 대한 설명으로 옳지 않은 것은?

① 손상부위인 상의만 탈의한 뒤에 처치한다.
② 상완은 부목을 대고 등은 화상 처치를 시행한다.
③ 저혈량성 쇼크와 복부장기 손상 가능성을 의심한다.
④ 발견 자세 그대로 척추 고정판을 사용하여 고정 후 이송한다.

🌐 **POINT** 넙다리뼈 골절(대퇴 골절)

ⓐ 위험성
• 다량의 출혈 가능성이 있다.
• 방광, 생식기관, 소화기계 일부 손상 가능성을 염두에 둔다.
ⓑ 특징 : 발이 바깥으로 돌아간다.
ⓒ 응급처치
• 발견 그대로 고정 후 이송한다.
• 단순 몸통 골절이라면 견인부목으로 지속적 견인을 취함으로 출혈 감소가 가
  능하다.
• 척추고정판을 사용하여 이송한다.

**
91 상기 환자의 몸무게가 56kg일 때 이송 시 병원전 투여해야 하는
시간당 락테이트 링거액 투여량은? (소수점 둘째 자리에서 반올림
한다)

① 31.5mL   ② 63mL
③ 126mL   ④ 168mL

---

90 ① 골절이 된 다리도 의복 제거
하여 추가손상 및 기능감각
등을 확인해야 한다.

91 • 화상 : 2mL
• 화상 면적 : 등 절반
  = 18 ÷ 2 = 9(%)
• 병원 전 이송 시 처음 8시간
동안 총량의 절반을 투여
∴ 2mL × 56(kg) × 9(%) ÷
8(hrs) ÷ 2 = 63mL

[92~93] 다음 지문에서 주어진 상황을 확인하고 물음에 답하시오.

> 48세 남성이 옥상에서 작업 중 고압전류에 손상을 입었다는 신고가 접수되었다. 옥상에는 고압 변압기가 설치되어 있었고, 왼쪽 다리에 접촉되어 뒷부분에 3도 화상 자국이 관찰되었다. 의식은 명료하고 혈압은 130/85mmHg, 맥박은 82회/분, 심전도는 정상이다. 뒤로 쓰러졌는데 다리에 힘이 들어가지 않고 감각이 느껴지지 않으며, 촉진 시 척추의 압통을 호소하였다.

***
92 지문에서 주어진 상황에 대한 설명으로 옳은 것은?

① 추가 운동신경 검사를 위해 '통나무식 굴리기'로 평가해본다.

② 부정맥 유발 가능으로 쇼크에 대비한다.

③ 화상범위가 넓지 않으므로 근처 종합병원으로 이송한다.

④ 피부에 달라붙은 이물질을 제거하여 감염을 예방한다.

🌐 POINT 전기 화상

㉠ 특징
- 보이는 곳보다 신체 내부 손상이 더 심할 수 있다.
- 입구 상처는 작으나 출구 상처는 더 심하다.

㉡ 계통별 특징
- 심혈관계 : 심근육 경련으로 혈액순환이 정상적이지 않기 때문에 심정지나 부정맥(교류 > 직류)을 유발한다.
- 근골격계 : 근육이 수축되면서 골절 및 탈골을 유발한다. 연부조직의 손상으로 인한 구획증후군 또는 횡문용해증이 나타난다.
- 뇌신경계 : 발작, 의식상실, 신경손상 등이 나타난다.
- 기타 : 혈관 손상, 급성 신부전, 고칼륨혈증, 백내장 등이 나타난다.

**
93 상기 환자의 몸무게가 88kg일 때 이송 시 병원 전 투여해야 하는 시간당 락테이트 링거액 투여량은? (소수점 둘째 자리에서 반올림한다)

① 49.5mL   ② 99mL

③ 132mL   ④ 198mL

---

92 ② 전기 화상으로 심장 근육 경련에 의해 부정맥 유발이 가능하므로 주의한다.
- ① 척추 손상이 의심되는 상황으로 추가 평가는 하지 않고, 즉시 고정이 필요하다.
- ③ 전기화상은 내부 손상이 더 클 수 있어 전문화상센터로 가야 한다. 3도 화상에다가 하반신 마비로 예측되니 통증은 별로 없을 수 있다.
- ④ 피부가 녹으면서 달라붙은 이물질은 억지로 떼어내려고 하지 않는다.

93 • 전기 손상 : 4mL
- 화상 면적 : 왼 다리 뒷면 = 9(%)
- 병원 전 이송 시 처음 8시간 동안 총량의 절반을 투여
∴ 4mL × 88(kg) × 9(%) ÷ 8(hrs) ÷ 2 = 198mL

답 90.① 91.② 92.② 93.④

내과응급

01 호흡기계

① 기능

   ㉠ 환기 : 허파에서 공기가 이동하는 과정이다. 들숨과 날숨 단계를 통해서 이루어지게 된다. 동맥내 이산화탄소분압이 환기율의 주요한 결정요인이다.

   ㉡ 확산 : 허파꽈리와 허파모세혈관에서 가스가 교환되는 과정이다.

   ㉢ 관류 : 충분한 혈액량, 이상이 없는 허파모세혈관, 효율적인 심박출량에 조화로 혈액에서 산소와 이산화탄소를 원활하게 확산시킨다.

② 평가

   ㉠ 현장평가 : 환자가 발견된 현장의 상태와 환자가 호소하는 증상을 파악한다.

   ㉡ 일차평가 : 호흡을 할 때의 환자자세, 청색증, 의식상태, 호흡곤란 여부, 기도폐쇄 여부 등을 평가한다.

   ㉢ 이차평가

     • 환자의 주호소 증상, 과거력, 복용약물, 알레르기 여부 등을 청취한다.

     • 신체검진은 시진, 촉진, 타진, 청진 순으로 진행한다.

     • 활력징후, 맥박산소, 최대유량, 호기말이산화탄소분압, 일산화탄소 등을 측정한다.

③ 응급처치

   ㉠ 최우선으로 기도관리를 한다. 목뼈가 손상된 외상환자는 목을 신전시키지 않고 기도개방을 유지한다.

   ㉡ 질병 또는 손상이 있는 환자가 저산소증으로 진행될 우려가 있다면 산소를 투여한다.

   ㉢ 과도한 산소투여는 고산소혈증이 나타나고 활성산소를 생성한다. 고산소혈증 예방을 위해서 맥박산소측정기를 사용한다.

❷ 호흡기계 응급질환

① 상기도폐쇄

  ㉠ 정의 : 폐로 통하는 통로인 기도가 막히면서 환기가 충분하게 이뤄지지 않는 상태이다.

  ㉡ 원인 : 이완된 혀, 이물질, 종양, 외상, 화상, 성대마비, 알레르기, 감염 등에 의해서 발생한다.

  ㉢ 증상

    • 완전폐쇄 : 당황하며 질식 징후가 나타난다. 소리가 나지 않는 기침, 청색증, 호흡곤란이 나타난다.

    • 부분폐쇄 : 숨이 가쁜 증상이 나타난다. 협착음이나 천명음이 청진된다.

  ㉣ 환자평가

    • 이물질에 의한 기도폐쇄 과거력을 확인하고, 뇌졸중이나 약물에 의한 것은 아닌지를 고려한다.

    • 음식 섭취 중에 나타난 경우에는 말을 할 수 있는지 평가한다.

    • 화상환자는 후두부종을 의심한다.

    • 알레르기에 의한 것이라면 쉰 목소리, 협착음이 나타나고 완전기도막힘으로 진행될 수 있다.

  ㉤ 응급처치

    • 부분기도폐쇄인 경우 기침을 격려하면서 즉시 이송을 한다.

    • 의식이 있는 성인이 완전기도폐쇄가 되었다면 복부 밀어내기를 신속하게 시행한다.

    • 의식이 없는 경우에는 기도를 개방하고 심폐소생술을 시행한다. 후두경으로 기도검사를 하고 이물질은 마질 겸자로 제거한 뒤에 신속하게 이송한다.

    • 이물질 제거를 위해 손가락을 목 안으로 집어넣지 않는다.

    • 저산소증이 나타나면 백밸브마스크로 산소공급을 시행한다. 막힌 부위에 강한 공기를 넣어 환기를 할 수 있다.

    • 직접의료지도를 받아서 정맥로를 확보하고 에피네프린을 투여한다.

② 호흡곤란

  ㉠ 정의 : 숨을 쉬는 것이 불편하다고 느끼는 것이다. 다양한 요인들이 상호작용하면서 발생하게 된다.

  ㉡ 원인 : 불안, 천식, 심부전, 폐부종 등에 의한 급성호흡곤란이 있고 폐 관련 질환에 의한 만성호흡곤란이 주요하다. 질환으로는 주로 폐기종, 만성폐쇄성폐질환, 만성기관지염, 천식 등에 의한다.

  ㉢ 증상

    • 천식, 심부전, 만성폐쇄성폐질환에 의해 기좌호흡이 나타난다.

    • 폐질환, 폐 절제술 후 편평호흡이 나타난다.

    • 심장질환이나 한쪽 폐에 이상이 있을 때 측위호흡이 나타난다.

ⓔ 환자평가
- OPQRST평가로 질문하여 병력을 청취한다.
- AVPU측정법으로 의식상태를 확인한다.
- 활력징후 : 혈압, 맥박수, 호흡수, 산소포화도를 측정한다. 빈맥의 경우는 교감신경항진이나 저산소증의 징후이고 서맥은 심한 저산소증에서 심정지에 임박할 때 나타난다.
- 신체검진 : 청색증을 확인하고 호흡양상을 평가한다. 경정맥 팽창을 확인하고 흉부 외상이나 만성질환의 징후를 확인한다.

ⓜ 응급처치
- 저산소증을 완화시키는 것이 주요한 목표이므로 기도확보를 한다.
- 똑바로 앉거나 반쯤 앉은 자세를 취한다.
- 3유도 심전도 검사를 시행한다.
- 산소포화도가 94% 이하이면 비강캐뉼러로 1~5L/min, 안면마스크로 6~10L/ml 산소를 투여한다.
- 산소투여에도 산소포화도가 완화되지 않으면 100% 산소를 투여한다. 저장낭을 갖춘 백밸브마스크로 15L/min 산소의 양압환기를 시행한다.
- 심혈관계, 호흡기계, 신경계에 과거력이 있다면 산소포화도가 95% 이상이 되지 않는 경우 비재호흡마스크로 11~15L/min 산소를 투여한다.
- 호흡기계 질환자는 환자가 휴대하고 있는 흡입용 기관지 확장제를 투여한다.
- 의식이 있고 혈압이 안정적인 급성호흡곤란 환자는 가스교환과 양압환기를 지속적으로 한다.
- 양압환기에도 의식과 반응이 없고 청색증이 심해지면 성문외기도유지기를 삽입하거나 기관내삽관을 실시한다.

③ 만성폐쇄성폐질환
ⓐ 정의 : 유해입자나 가스노출로 기도나 폐포에 문제가 생겨 기도가 폐색되면서 폐기능이 서서히 저하되는 질환이다.
ⓑ 원인 : 폐기종, 만성기관지염의 질환이 원인이다. 주요한 원인으로는 흡연, 독성물질 등이 있다.
ⓒ 증상 : 초기에는 증상이 발현되지 않는다. 만성적으로 호흡곤란, 기침, 가래 등이 나타난다.
ⓓ 환자평가 : 위험인자 노출 여부, 과거력, 가족력, 증상발현 양상 등을 확인한다.
ⓔ 응급처치
- 호흡곤란이 심한 경우에는 단계적으로 저농도에서 고농도로 산소를 투여한다.
- 만성폐쇄성폐질환자는 SpO_2 수치를 96% 이상으로 유지하기 위해 충분한 산소를 투여한다.

④ 폐기종
ⓐ 정의 : 종말 세기관지 원위부인 폐포 벽이 파괴되면서 폐포 공간이 확장된 상태이다.
ⓑ 원인 : 흡연이 가장 큰 위험인자이다. 이외에 화학물질, 분진, 대기오염 등이 있다.
ⓒ 증상 : 체중감소, 운동 시 호흡곤란 증상이 나타난다. 만성폐쇄성폐질환으로 악화되지 않은 경우에는 증상이 없는 경우가 많다.

ⓔ 환자평가

- 신체검진에서 가슴 앞뒤의 술통의 가슴모양을 관찰한다. 또한 적혈구증가증으로 피부가 분홍색이 되므로 피부색을 평가한다.
- 대부분의 환자가 마른체형이다.
- 무의식적으로 입술 오므리기 호흡을 하므로 호흡양상을 확인한다.

⑤ 만성기관지염

ⓐ 정의 : 2년 연속, 일 년에 3개월 이상 가래가 동반된 기침이 지속되는 질환이다. 기관지에 점액분비세포가 증가하면서 발생한다.

ⓑ 원인 : 흡연, 대기오염 등의 기관지 손상으로 발생한다.

ⓒ 증상 : 만성 기침, 가래, 운동할 때 호흡곤란이 주증상이다. 불면증, 지적능력 저하, 두통, 성격변화가 나타난다.

ⓓ 환자평가

- 호흡기 감염이 자주 있었다면 나타날 수 있으므로 과거력을 확인한다.
- 과량의 객담이 있는지 여부를 확인한다.
- 대부분의 환자가 과체중인 경향이 있다.
- 피부에 청색증이 나타난다.
- 건성수포음을 확인한다.

ⓔ 응급처치 : 호흡곤란. 폐기종과 처치가 동일하다.

⑥ 천식

ⓐ 정의 : 기도의 만성염증장애로 호흡곤란, 기침, 거친 숨소리 등과 같은 증상이 반복적이고 발작적으로 나타나는 것이다.

ⓑ 원인 : 유전, 비만, 성별, 알레르기, 감염, 촉발인자 노출, 흡연, 대기오염, 음식 등을 통해서 나타난다.

ⓒ 증상 : 가래, 천명음, 호흡곤란, 가슴 답답함, 기침 등이 있다. 갑작스럽게 나타나는 천식발작은 증상이 급속도로 진행된다.

ⓓ 환자평가

- 호흡곤란, 천명, 가슴 답답함, 기침의 전형적인 증상이 두 가지 이상 발생하는지 확인한다.
- 촉발인자에 노출되었는지를 확인한다.
- 흉통, 객담이 동반되는 기침, 어지럼증 등의 증상이 동반된다면 다른 질병도 고려한다.

ⓔ 응급처치

- 저산소증을 교정하기 위해서 산소를 투여한다.
- 심전도 감시를 하고 악화 시에는 정맥로 확보를 한다.
- 기관지 경련을 멈추게 하는 것에 집중한다. 경련회복에 사용되는 약제는 네블라이저로 투여가 가능한 이프라트로피움 브로마이드, 흡입용 베타작용제 알부테롤 등이 있다.

⑦ 폐렴

  ㉠ 정의 : 폐의 세기관지 이하 부위에 미생물 감염, 다양한 원인 물질로 인하여 염증이 발생한 것이다.

  ㉡ 원인 : 미생물로 인한 감염이 가장 흔하다. 감염성 폐렴 이외에 화학물질, 이물질 흡인, 방사선 치료와 같은 비감염성 폐렴도 있다.

  ㉢ 증상 : 기침, 황색의 객담, 혈액이 섞인 객담, 호흡곤란 등이 나타난다. 발열, 허약감, 권태감도 동반된다. 증상이 악화된 경우 구역, 설사, 근육통 등 전신 질환이 발생할 수 있다.

  ㉣ 환자평가
   • 발열, 빈호흡, 빈맥, 기침 등이 주된 증상으로 나타나므로 신체 검진 시 확인한다.
   • 가슴 청진 시에 쌕쌕거리는 소리, 그르렁거리는 소리, 거품소리가 들린다.

  ㉤ 응급처치
   • 신체검진, X-ray 촬영, 세균배양검사를 통해 진단해야 하기 때문에 현장진단은 어려운 편이다.
   • 환자에게 편안한 자세를 취하게 하고 저산소증 교정을 위한 산소를 투여한다.
   • 중증으로 악화된 경우에 기관내삽관이 필요하다. 또한 직접의료지도를 받아 정맥로를 확보하고 수액을 투여한다.
   • 고열이 나타나면 아세트아미노펜이나 이부프로펜과 같은 해열제를 투여하고 차가운 물수건을 적용한다.
   • 65세 이상의 환자를 처치할 때에는 합병증 위험도가 높으므로 주의한다.

⑧ 과호흡

  ㉠ 정의 : 무의식적으로 호흡이 빨라지면서 이산화탄소가 과다배출되면서 발생하는 것이다.

  ㉡ 원인 : 정신적 스트레스가 주된 원인이다. 불안, 흥분, 긴장으로 나타나며 이러한 증상이 더욱 증상을 악화시킨다. 이외에 폐질환, 심장 질환, 저산소증, 대사성 산증, 발열, 약물 등에 의해서 나타난다.

  ㉢ 증상 : 호흡이 힘들어진다. 어지러움, 시력장애, 의식저하가 나타난다. 팔다리 감각 이상, 수족경련, 근력 저하 등이 동반되고 심해지면 부정맥이 발생하거나 흉통이 나타날 수 있다.

  ㉣ 환자평가
   • 기초문진과 병력청취를 한다. 불안, 스트레스 상황을 확인하고 다른 질환의 과거력을 확인한다.
   • 과호흡을 유발하는 중증질환을 고려한다.

  ㉤ 응급처치
   • 산소포화도 감시를 하며 산소가 연결되지 않은 비재호흡마스크를 씌운다.
   • 산소포화도가 90% 이하로 지속적으로 측정된다면 안면마스크로 6~10L/min 산소를 공급한다.
   • 편안히 환자가 숨을 쉬도록 안정시켜 준다.
   • 활력징후를 측정하고 심전도 측정으로 평가한다.
   • 비닐봉투 등을 이용한 재호흡요법은 혈중 산소분압 감소가 심해지므로 사용하지 않는다.
   • 심근경색, 폐색전증 등의 중증질환의 원인을 고려한다.

03 심혈관계

① 평가

  ⊙ **현장평가** : 현장의 안정성이 확인되었다면 환자의 반응수준을 평가한다. 말이 가능한지, 반응을 하는지를 평가한 뒤에 기도, 호흡, 활력징후 등을 평가한다.

  ⓒ **병력평가**

- 흔한 주증상은 흉통, 가슴 불편감, 호흡곤란, 기침, 실신, 심계항진이 있다.
- 복용 중인 약물 평가와 과거력, 마지막으로 섭취한 음식물, 발병 이전에 하고 있었던 것을 평가한다.

② 신체검진

  ⊙ **시진** : 기도위치, 호흡패턴, 피부, 심장질환 미세징후, 부종 등을 확인한다.

  ⓒ **청진** : 숨소리, 심장음, 목동맥 잡음을 확인한다.

  ⓒ **촉진** : 맥박, 가슴촉진을 통한 비빔소리, 명치부위에서 복부대동맥류 촉진을 한다.

③ 응급처치

  ⊙ 일차적인 기본술기인 기본심폐소생술을 시행한다.

  ⓒ 심전도 감시, 미주신경흥분수기, 약물처치, 제세동, 동시성 심장율동전환, 경피적 인공심박조율, 진단전 12유도 심전도의 전문심폐소생술을 수행한다.

④ 심전도 감시

  ⊙ 기본전극을 통해서 표준유도(Ⅰ, Ⅱ, Ⅲ)와 팔다리증폭유도(aVR, aVL, aVF)를 감시가 가능하다.

  ⓒ 감시장치 전원을 켜고 패드를 부착할 가슴벽을 닦아준다. 감시장치에 전극을 연결하고 양전극은 왼쪽 아래가슴, 음전극은 오른위 가슴에 부착하여 감시장치를 보며 기록을 확인한다.

  ⓒ 환자의 움직임, 오한, 근육경련, 느슨한 전극, 잘못된 부착 등으로 피부접촉 불량으로 기록이 잘못될 수 있다.

⑤ 약물처치

  ⊙ **항부정맥제**

- 아트로핀 : 심방의 느린맥에 작용하는 부교감신경억제제이다.
- 리도카인 : 심실세동과 무맥성 심실빈맥에 작용한다. 약한 나트륨 통로차단제이다.
- 아데노신 : 굴심방결절과 방실결절에 작용한다. 천식환자에게는 금기이다.

  ⓒ **혈압상승제**

- 에피네프린 : 심장 소생에 제일 중요한 약물이다. 1:10,000으로 희석한 약물 1mg을 3~5분 동안 정맥으로 투여한다.
- 노르에피느프린 : 서맥치료에 주로 사용된다. 불안, 어지러움, 구토 등이 나타날 수 있다.
- 도파민 : 혈압상승제로 심박출량을 증가시킨다.

ⓒ 심근허혈 사용약물

- 니트로글리세린 : 말초동맥과 정맥을 확장시킨다. 약병이 열리면 효능이 낮아지므로 투여 전에 제조일을 확인해야 한다.
- 모르핀 : 심근경색 치료에 중요한 약물이다. 심근산소요구량을 낮춰준다. 구역, 구토, 호흡억제, 저혈압 등이 나타날 수 있으므로 용량은 정맥에서 3~5mg에서 천천히 늘리면서 투여한다.
- 아스피린 : 혈소판 응집을 억제하여 뇌졸중 치료에 효과적이다. 급성위염이 나타날 수 있으므로 주의한다.

⑥ 니트로글리세린 금기

ⓐ 수축기 혈압이 90mmHg 이하인 경우

ⓑ 분당 맥박이 50회 미만인 서맥환자인 경우

ⓒ 심부전이 없는 상태에서 분당 100회/분 이상의 빈맥환자인 경우

ⓓ 24시간 이내에 비아그라, 레비트라 또는 48시간 이내에 시알리스 등의 발기부전제를 복용한 경우

ⓔ 니트로글리세린을 1회 투여하고 수축기 혈압이 20mmHg 이상 감소한 경우의 추가투여

ⓕ NTG에 알레르기 반응이 있었던 환자

ⓖ 녹내장, 두부외상, 뇌출혈, 중증 빈혈, 우심실경색 의심 환자

❹ 심혈관계 응급질환

① 협심증

ⓐ 정의 : 동맥경화, 혈전, 연축 등으로 관상동맥의 일부가 협착 및 폐색으로 심근에 혈액이 공급되지 않아 허혈이 나타나는 질환이다.

ⓑ 원인 : 고령, 흡연, 고혈압, 당뇨병, 가족력, 운동부족 등의 위험인자가 주요한 원인이다. 위험인자로 내피세포가 손상되어 죽상경화증이 진행되면서 혈전이 형성된다. 혈전이 혈관을 막으면서 혈관의 흐름이 원활하지 않아서 가슴통증이 유발한다.

ⓒ 증상 : 가슴을 쥐어짜는 느낌의 통증을 주로 호소한다. 흉통과 호흡곤란이 동반되며 좌측 어깨나 좌측 팔로 통증이 방사된다. 가슴통증은 3~5분 정도 지속되다가 휴식을 취하거나 니트로글리세린을 투여하면 완화한다.

ⓓ 환자평가

- 말초맥박이 약화 또는 소실되는 것은 쇼크가 임박한 것이다. 청색증, 피부색 변화, 체온변화 또한 쇼크를 의미하므로 신속하게 치료가 필요하다.
- 당뇨환자는 흉통질환이 나타나지 않을 수 있다.
- 흉통에 대한 병력을 청취한다. 흉통의 발생 시간, 지속 시간, 위치, 방사여부, 유발인자, 완화인자, 니트로글리세린을 복용할 때 변화, 강도 등을 확인한다.

- 발기부전제 복용이나 아스피린 알레르기 유무를 확인한다.
- 과거력, 가족력, 음주, 흡연 등의 위험인자를 확인한다.
- 활력징후와 산소포화도를 실시한다.
- 수포음, 경정맥 팽대의 유무를 확인한다.

ⓜ 응급처치
- 3유도 심전도 검사를 시행한다.
- 비강캐뉼러로 1~5L/min의 산소를 투여한다. 산소포화도는 94% 이상으로 유지한다.
- 니트로글리세린 1알을 설하투여한다. 3~5분 간격으로 총 3회까지 투여가 가능하다.
- 심인성 흉통으로 의심되는 경우에는 정맥로를 확보하여 생리식염수를 500mL 주입한다.
- 심장성 폐부종이 의심되는 경우 지속적 양압환기를 사용한다. 하지만 의식저하, 자발호흡 없는 경우, 안면부에 심한 외상, 혈역학적으로 불안정한 경우, 기흉이 있는 경우에는 금기이다.

② 심근경색증

ⓞ 정의 : 관상동맥이 혈전이나 연축 등으로 폐색되면서 심근 조직이나 세포가 괴사하는 질환이다.

ⓛ 원인 : 고령, 흡연, 고혈압, 당뇨병, 가족력, 비만 등의 위험인자로 발생한다. 위험인자로 내피세포가 손상되어 죽상경화증이 진행되면서 혈전형성이 유리해진다. 혈전이 혈관을 막으면서 심근의 일부가 괴사된다.

ⓒ 증상 : 가슴의 정중앙이나 좌측이 쥐어짜는 것과 같은 느낌과 명치나 턱 끝에 통증을 호소한다. 소화가 잘 되지 않고 속이 쓰리는 것을 호소하는 경우도 있다. 흉통이 30분 이상 지속되며 니트로글리세린을 투여해도 증상이 호전되지 않는다.

ⓔ 환자평가
- 주된 증상인 흉통을 OPQRST 방법으로 병력을 청취한다.
- 환자의 개도를 개방하고 허파음을 청진한다.
- 피부를 검진한다. 차갑고 창백하며, 발한이 나타나기도 한다.
- 심전도를 감시한다. 부정맥 가능성을 확인하고 ST분절과 Q파를 확인한다.

ⓜ 응급처치
- 편안한 상태로 휴식을 취하는 자세를 취한다.
- 적절한 산소를 투입하되 다량의 산소를 피한다.
- 정맥로를 확보하고 직접의료지도에 따라서 약물을 투여한다. 의심환자에게 적응증이 되는 약물은 아스피린, 니트로글리세린, 황산모르핀, 펜타닐 등이 있다.
- 심전도를 지속적으로 확인하며 악화 시에 제세동이나 동시성 심장율동전환이 필요할 수 있다.

③ 심부전

ⓞ 정의 : 심장의 구조·기능적인 이상으로 심장의 기능이 상실하여 신체 조직에 혈액이 공급되지 못하는 질환이다. 좌심부전, 우심부전으로 분류된다.

ⓛ 원인 : 관상동맥 질환이나 심근경색 등의 질환이 가장 주요한 이유이다. 이외에는 수액 과다투여, 염분이나 알코올 등의 과다섭취, 패혈증, 고혈압, 폐색전증, 약물남용 등이 있다.

© 증상
- 왼심부전 : 청색증, 빈맥, 호흡곤란, 거품소리, 기침, 혈액이 섞인 객담, 심장의 말발굽 리듬 등이 있다.
- 오른심부전 : 빈맥, 목정맥 울혈, 전신 부종(발목이나 종아리에 심하다.), 간과 비장에 울혈, 복수 등이 있다.

② 환자평가
- 신체에 피부색 변화, 부종의 유무를 확인한다.
- 병력청취를 OPQRST 방법을 사용하여 한다.
- 환자의 복용약물을 확인한다. 푸로세마이드 등과 같은 이뇨제 또는 항고혈압 약물을 처방받았는지 확인한다. 처방받은 약물을 거르지 않고 먹었는지 확인한다.
- 의식수준을 확인한다. 호흡기능상실 징후가 나타나면 백밸브마스크로 100% 산소로 호흡을 보조한다.
- 호흡곤란, 객담이 동반된 기침이 나타나는 것을 확인한다.

② 응급처치
- 환자가 스스로 움직이거나 걸어다니지 않도록 한다. 반드시 눕히지 않고 앉은 자세에서 다리를 늘어뜨려 놓는다.
- 저산소증 치료를 위해 적정량의 산소를 투여한다.
- 심전도, 맥박산소포화도, 호기말이산화탄소분압, 활력징후 등을 측정한다.
- 니트로글리세린을 투여하고 지속성기도양압(CPAP) 치료를 제공한다.
- 지속성기도양압(CPAP) : 호기말양압(PEEP) 5cm/H_2O를 제공한다. 치료에 따른 환자의 변화를 감시한다. 호전되지 않는다면 호기말양압을 7.5~10cm/H_2O를 제공한다.
- 직접의료지도에 따라서 약물을 투여한다. 캡토프릴, 에날라프릴 등이 있다.

⑪ 지속성기도양압(CPAP) 적응증
- 천식, 만성폐쇄성폐질환, 폐부종, 호흡곤란 등의 환자
- 의식이 있고 지시를 따를 수 있는 자
- 12세 이상이며 CPAP 마스크를 착용할 수 있는 자
- 호흡수가 분당 25회 이상이며 SpO_2가 94% 미만, 호흡 중에 보조호흡근을 사용하는 자

④ 심장눌림증

㉠ 정의 : 과량의 수액이 심장막 내에 압력을 증가시켜 심장이 압박되면서 심장이 원활하게 이완되지 않아 발생하는 질환이다.

㉡ 원인 : 악성 종양, 심장막염, 요독증 등이 있다. 수술, 외상, 결핵 등으로 심장막 내에 출혈이 생겨서 나타난다.

㉢ 증상 : 주된 호소는 흉통과 호흡곤란이다. 만성인 경우에는 전신 무력감, 체중감소, 발한 등이 동반된다.

㉣ 환자평가
- 기도, 호흡, 순환, 활력징후를 평가한다.
- 심장눌림증으로 의심되는 경우에는 유발원인을 OPQRST 방법을 사용하여 집중해서 찾는다.

ⓜ 응급처치

　　　• 기도를 유지하고 고농도 산소를 투여한다.

　　　• 기관내삽관으로 기도를 확보하고 직접의료지도를 통해 정맥로를 확보한다.

　　　• 직접의료지도를 통해 도부타민, 도파민, 푸로세미드, 황산모르핀 등의 약물을 투여한다. 투여하기 전에 알레르기 증상을 확인한다.

⑤ 심정지

　　㉠ 정의 : 심실이 수축되지 않으면서 자발순환 기능이 상실되면서 나타나는 질환이다.

　　㉡ 원인 : 산-염기 장애, 전해질불균형, 부정맥, 익사, 약물중독, 감전, 고칼륨혈증, 저체온증, 폐색전증, 외상 등이 있다.

　　㉢ 증상 : 무의식, 무호흡, 무맥박으로 긴급한 상태이다. 임종호흡이 나타나기도 한다.

　　㉣ 환자평가

　　　• 의식, 호흡, 맥박을 평가하여 심정지 여부를 확인하고 원인을 파악한다.

　　　• 심폐소생술 여부에 관련한 정보를 수집한다.

　　㉤ 응급처치

단계	심정지 이후 시간	처치	생존가능성
전기	0~4분	신속하게 제세동을 시행한다.	높음
순환	4~10분	• 최소 90초간 가슴압박과 제세동을 시행한다. • 에피네프린이나 바소프레신 투여를 고려한다.	낮음
대사	10분 이후	• 체온저하를 유도한다. • 대사에 중점을 두고 처치를 시행한다. • 재관류요법을 신속하게 시행하기 위해서 준비한다. • 내독소에 대한 항체치료를 시행한다.	없음

05 내분비계

① 기능

　　㉠ 호르몬을 통해서 신체의 항상성 유지를 위한 작용을 한다. 순환, 소화, 흡수, 생식 등의 기능을 조절한다.

　　㉡ 내분비샘으로 시상하부, 뇌하수체, 갑상샘, 부갑상샘, 가슴샘, 이자, 부신, 생식샘, 솔방울샘이 있다.

② 샘과 주요 호르몬

　　㉠ **시상하부** : 성장호르몬분비호르몬, 성장호르몬억제호르몬, 부신겉질자극호르몬분비호르몬, 갑상샘자극호르몬분비호르몬, 생식샘자극호르몬분비호르몬, 젖분비자극호르몬분비호르몬, 젖분비자극호르몬억제호르몬

ⓛ 뇌하수체
- 뇌하수체 뒤엽 : 항이뇨호르몬, 옥시토신
- 뇌하수체 앞엽 : 성장호르몬, 부신겉질자극호르몬, 갑상샘자극호르몬, 난포자극호르몬, 황체형성호르몬, 프로락틴

ⓒ 갑상샘 : 티록신, 삼요오드티로닌, 칼시토닌

ⓓ 부갑상샘 : 부갑상샘호르몬

ⓔ 가슴샘 : 티모신

ⓕ 이자 : 글루카곤, 인슐린, 소마토스타틴

ⓖ 부신
- 속질 : 에피네프린(또는 아드레날린), 노르에피네프린
- 겉질 : 글루코코르티코이드, 코티솔, 미네랄코르티코이드, 알도스테론, 안드로겐호르몬, 에스트로겐, 프로게스테론, 테스토스테론

ⓗ 생식샘
- 난소 : 에스트로겐, 프로게스테론
- 고환 : 테스토스테론

ⓧ 솔방울샘 : 멜라토닌

06 내분비계 응급질환

① 당뇨병
   ㉠ 정의 : 인슐린의 분비가 정상적으로 이루어지지 않는 대사질환으로 고혈당이 특징인 이자장애이다.
   ㉡ 원인
   - 제1형 당뇨병 : 이자에서 인슐린을 적게 생산하거나 전혀 생산하지 않는 것이다. 주로 소아당뇨로 부른다.
   - 제2형 당뇨병 : 유전, 비만, 체중증가, 식생활, 스트레스 등의 다양한 원인으로 인슐린이 적당량 분비되지 않고 적은 양이 생산된다.
   ㉢ 환자평가
   - 병력을 청취한다. 기저질환, 투약력, 의식저하 전에 환자의 상태, 동반 증상 등을 확인한다.
   - 활력징후, 산소포화도, 체온, 혈당을 측정한다.

② 당뇨병 케톤산증
   ㉠ 증상 : 다뇨, 다갈, 다식, 피부와 점막이 따뜻하고 건조, 구역·구토, 복통, 빈맥, 쿠스마울 호흡, 호흡에서 달콤한 냄새, 의식혼수

ⓛ 응급처치
- 기도, 호흡, 순환을 일차평가를 한다.
- 병력청취를 하고 신체검진을 한다. 주변사람들에게 환자의 병력에 대한 정보를 확인한다.
- 혈당검사를 시행한다. 일반적으로 혈당이 500mg/dl이 초과한다.
- 기도, 호흡, 순환을 평가한다.
- 탈수 교정을 위해 수액을 생리식염수를 1~2L를 투여한다.
- 직접의료지도에 따라 레귤러 인슐린을 투여한다.

③ 고삼투성 고혈당 증상 : 다뇨, 다갈, 다식, 피부와 점막이 따뜻하고 건조, 기립성 저혈압, 빈맥, 의식혼수 등이다.

④ 저혈당증

ⓖ 증상 : 빈맥, 차갑고 습한 피부, 허약, 두통, 불안, 초조를 느낀다.

ⓛ 응급처치
- 혈당검사를 시행하여 혈당이 60mg/dl 미만인 경우 정맥로를 확보하여 생리식염수를 투여한다.
- 환자가 의식이 있거나 구역반사가 있다면 포도당을 섭취한다. 10세 미만은 25g(50mL), 10세 이상은 50g(100mL)를 마시게 한다.
- 무의식상태인 경우 직접의료지도를 얻어 정맥로를 확보하여 포도당을 투여한다. 10세 미만은 10% 포도당 2mL/kg, 10세 이상은 50% 포도당 50mL를 주입한다.
- 병원에 도착하기 전까지 30~60분 간격으로 말초혈관 포도당 농도를 반복적으로 측정한다.
- 구토증상이 나타나는 경우 흡인기로 흡인을 한다.
- 포도당 투여에도 의식회복이 되지 않는다면 뇌졸중, 두부외상, 경련, 심정지, 대사성 의식장애 등을 의심한다.

⑤ 그레이브스병

ⓖ 정의 : 갑상선에서 호르몬이 과다하게 분비되면서 갑상샘 중독증에 이르는 상태이다.

ⓛ 원인 : 자가면역이 원인이 된다.

ⓒ 증상 : 초조, 불안, 불면, 식욕증가에도 체중이 감소, 허약, 호흡곤란, 빈맥, 심방세동, 근력 약화, 안구건조, 복시 등이 나타난다.

ⓔ 환자평가 : 병력을 청취하고 호소하는 증상을 면밀히 확인한다. 과거력과 복용약물을 확인한다.

⑥ 쿠싱증후군

ⓖ 정의 : 코르티솔이 부신장애로 고농도로 생산되면서 발생하는 부신항진증이다.

ⓛ 원인 : 당류코르티코이드, 프레드니손 등과 같은 약물, 종양 등에 의해서 발생한다.

ⓒ 증상 : 특징적으로 체중증가가 나타난다. 달덩이 얼굴 외관과 중심성 비만이 나타난다. 피부가 얇아지고 색소침착이 나타나며 쉽게 멍이 생긴다. 상처 회복이 더디다.

ⓔ 환자평가 : 스테로이드 복용력을 확인한다.

ⓜ 응급처치 : 심혈관 질환으로 악화될 가능성이 높으므로 주의한다. 피부가 약해져 있으므로 정맥로 확보를 할 때 유의한다.

⑦ 애디슨병

　　㉠ 정의 : 부신기능상실증으로 코르티솔과 알도스테론의 생산에 이상이 생겨서 발생하는 질환이다.

　　㉡ 원인 : 흔히 자가면역반응으로 나타난다. 이외에 결핵, 진균감염, 종양 등의 질환으로 발생하기도 한다.

　　㉢ 증상 : 허약, 피로, 식욕저하, 체중감소가 나타난다. 피부가 과다하게 색소침착이 나타난다.

　　㉣ 환자평가 : 병력청취와 함께 피부상태를 확인한다.

　　㉤ 응급처치 : 심전도, 산소포화도, 혈당 유지에 중점을 둔다.

07 신경계

① 인지변화

　　㉠ 정의 : 외부자극에 대한 반응과 인지상태가 변화하는 것이다.

　　㉡ 혼수상태
　　　• 종양, 좌상 등의 구조적 병변이 강력한 자극으로 인해 뇌에 이상이 생기는 것이다. 뇌종양, 퇴행성 질환, 두개내출혈, 외상 등이 있다.
　　　• 대사물질 부족이나 독성물질에 의해서 나타난다. 무산소증, 당뇨병 케톤산증, 고탄산혈증, 저혈당증 등이 있다.

② 의식장애 유발원인

　　㉠ 약물 : 억제제, 환각제, 마약제가 있다.

　　㉡ 심혈관성 : 아나필락시스, 심정지, 뇌졸중, 부정맥, 쇼크 등이 있다.

　　㉢ 호흡성 : 만성폐쇄성폐질환, 저산소증, 독성가스 흡입 등이 있다.

　　㉣ 감염성 : 에이즈, 뇌염, 뇌막염 등이 있다.

③ 평가

　　㉠ 현장평가 및 일차평가
　　　• 전반적인 모습, 언어, 피부를 평가한다.
　　　• AVPU를 사용하여 의식상태를 평가한다. AVPU는 기분, 사고, 지각, 판단, 기억력, 주의력을 평가한다.

　　㉡ 이차평가
　　　• 외상이 있는 경우에는 사고 발생시간, 사고 손상기전, 의식상실 여부, 요실금 · 변실금 여부, 주호소 증상, 합병증 등을 평가한다.
　　　• 외상이 없는 경우에는 주호소 증상, 발생 질병, 기저질환, 과거력, 약물복용, 이전 의료정보, 유발 원인요인 등을 확인한다.

08 신경계 응급질환

① 뇌졸중

　㉠ 정의 : 뇌혈류가 차단되면서 뇌조직이 손상 또는 죽게 되는 질환이다. 85%는 뇌혈관이 막히면서 발생하는 뇌경색이고, 15%는 뇌혈관이 터지면서 발생하는 뇌출혈으로 나눠진다.
- 허혈성 뇌졸중 : 뇌전혈증, 뇌색전증, 열공성 뇌졸중, 일과성 뇌허혈발작 등이 있다.
- 출혈성 뇌졸중 : 뇌실질내출혈, 지주막하출혈, 경막하출혈 등이 있다.

　㉡ 원인
- 뇌경색 : 뇌혈관 죽상경화증, 뇌혈관 병변, 심장성 색전증 등으로 발생한다.
- 뇌출혈 : 뇌내출혈이나 거미막밑출혈로 발생한다. 격렬한 운동, 흥분 등에 의해서 발생하기도 한다.
- 위험인자 : 고혈압, 당뇨병, 심장질환, 뇌혈관 질환 과거력, 고지혈증, 흡연, 운동부족, 피임약, 편두통, 고요산혈증, 빈혈, 심내감염 등이 있다.

　㉢ 증상
- 손상된 뇌의 부위에 따라서 신경학적인 증상이 나타난다. 편측마비, 언어장애, 시야장애, 어지럼증, 두통 등이 주요하게 나타난다. 악화시에는 혼수, 호흡정지, 심정지가 나타난다.
- 일과성 허혈발작은 국소 허혈에 의해 나타난다. 가역적·일시적·반복적인 양상으로 나타나면 뇌경색으로 발전한다.

　㉣ 환자평가
- 환자에 대한 병력을 청취한다. 증상 발생시간을 확인 할 때에는 증상이 없었던 마지막 정상시간(LNT)와 최초로 이상소견을 발견한 시간(FAT)를 확인하여 기록한다.
- 처음으로 나타난 증상과 변동된 증상을 작성한다.
- 증상에 대한 기왕력을 확인하고 뇌질환이나 심장질환, 당뇨병, 고지혈증 등에 대한 과거력을 확인한다.
- 의식이 있다면 혈압, 호흡수, 산소포화도, 혈당, 의식수준을 확인하고 선별검사를 진행한다.
- 의식이 없다면 활력징후, 산소포화도, 체온, 혈당, 의식수준, 동공반응, 운동반응을 확인한다.

　㉤ 선별검사
- 무의식환자 동공반응 : 중앙에 위치하고 고정되어 있다면 중뇌 이상에서 병변이 있는 것이다. 한쪽 동공이 산대되고 고정된 경우에는 눈돌림신경에 이상이 있는 것이다. 양측 동공이 수축되어있지만 대광반사는 나타나는 경우 간뇌나 교뇌에 병변이 있는 것이다.
- 무의식환자 통증 자극으로 운동반응 : 안면부 일측에 통증을 줄 때 비대칭적으로 얼굴을 찡그리거나 하지가 외회전이 되는 경우 동측 운동력이 약화된 것이다. 심부건반사와 바빈스키반사 등을 통해 조사한다.
- 의식이 있는 경우 선별검사에서 양성인 경우 : 얼굴을 찡그릴 때 양쪽 표정이 다른 경우, 손바닥을 하늘로 향하게 하여 어깨 높이까지 들 때 팔의 높이가 다른 경우, 질문에 대한 답이 적절하지 않거나 어눌한 경우이다.

ⓑ 응급처치
- 머리, 가슴, 배 등의 옷을 느슨하게 하여 호흡을 편하게 한다.
- 심전도를 지속적으로 감시한다.
- 무의식 환자가 수축기혈압이 90mmHg 이상인 경우 흡인과 뇌압상승을 방지하기 위해 상체를 15~30°가량을 올려준다. 수축기혈압이 90mmHg 이하인 경우에는 변형 트렌델렌버그 자세를 취한다.
- 무의식 환자가 구역반사가 나타나지 않는 경우 입인두기도기를 통해 기도를 확보한다.
- 무의식 환자가 말초 산소포화도가 94% 이하인 경우에는 백밸브마스크나 비재호흡마스크로 11~15L/min 산소를 투여한다. 필요하다면 양압환기를 시행한다. 의식이 A, V인 경우 비강캐뉼라로 1~5L/min 산소를 투여한다.
- 혈당이 70미만이면 정맥을 확보하여 50% 포도당액 50mL(10세 미만인 경우에는 10% 포도당액 2mL/kg)을 투여한다.
- 의식이 없다면 경구로 공급하지 않고 신속하게 이송한다.
- 최초 이상소견 발견시간이 6시간 이내라면 즉시 치료를 받을 수 있는 기관으로 이송한다. 의식이 있다면 혈압조절을 위한 특별한 처치는 하지 않는다.
- 의식이 있다면 저혈당이 발견되지 않는 이상 정맥로 확보를 시도하지 않는다.
- 의식이 있는 환자가 기도유지가 어렵다면 좌측 측와위를 취하게 한다.

② 경련 및 뇌전증
ⓐ 정의 : 뇌의 뉴런 그룹이 전기를 광범위하게 방출하면서 나타나는 비정상적인 발작이다. 뇌전증은 만성적인 기저의 병변으로 반복적으로 경련이 나타나는 상태이다.
ⓑ 원인
- 영아기(1~6개월) : 분만 전후의 손상, 뇌발달 이상, 선천성 기형, 영아 연축, 감염 등이 있다.
- 초기 아동기(6개월~3세) : 분만 전후의 손상, 뇌발달 이상, 저산소증, 영아 연축, 급성 열성경련, 감염, 외상 등이 있다.
- 아동기(3세~10세) : 분만 전후의 손상, 특발성, 주산기 저산소증, 감염, 뇌혈전, 뇌종양 등이 있다.
- 사춘기(10~18세) : 특발성, 뇌종양, 뇌발달 이상, 원발성 뇌전증, 외상, 약물 등이 있다.
- 성인기 : 외상, 감염, 뇌종양, 뇌졸중, 알코올, 약물금단 등이 있다.
- 노년기 : 혈관질환, 종양, 퇴행성, 외상 등이 있다.
ⓒ 증상
- 초기 : 호흡곤란, 청색증, 심박수 · 혈압 증가, 동공 산대 등이 나타난다.
- 후기 : 무반응, 근육이완, 요실금, 두통, 피로, 근육통 등이 나타난다.
- 전신발작의 과정 : 전조(환후, 환시, 환청 등) → 의식상실 → 근육강직이나 과신전 → 리듬감 있는 근육경련 → 간질 후 혼수상태 → 발작 후 착란상태 → 소발작 → 가성간질

ⓔ 환자평가

- 환자의 병력을 청취한다.
- 뇌전증 병력이 있다면 복용약물에 대해 확인한다.
- 뇌전증 병력이 없다면 병력청취를 할 때 발작병력, 두부외상 유무, 알코올 섭취 유무, 복용약물이나 남용한 약물의 유무, 머리나 혀 손상의 증거, 혈당수치, 저산소증, 부정맥 등을 확인한다.

ⓜ 응급처치

- 기도관리와 외상방지에 주의를 한다.
- 경련이 지속된다면 경련자세를 억지로 바꾸려 하지 않고 유지한다.
- 말초 산소포화도가 94% 이하인 경우 안면마스크로 6~10L/min 산소를 투여한다.
- 혈당이 70 미만이면 정맥을 확보하여 50% 포도당액 50mL(10세 미만인 경우에는 10% 포도당액 2mL/kg)을 투여한다.
- 경련이 종료된 환자는 편평한 곳에 반듯이 눕혀 안정을 취하게 한다.
- 경련이 진행 중에는 경구투여는 하지 않고 주변에 위험물질을 제거하고 환경을 안정적으로 유지한다.
- 경직상태에서 혀를 깨물지 않도록 보호대를 적용하기 어렵기 때문에 경련이 종료되면 기도를 유지한다.
- 체온을 유지하고 심장리듬, 맥박산소측정기, 호기말이산화탄소분압을 측정한다.

③ 실신

ⓐ 정의 : 뇌혈류가 부적절하게 공급되면서 일시적으로 의식을 상실하는 것이다. 지속시간이 짧고 자발적으로 회복이 된다.

ⓑ 환자평가 : 심혈관 질환, 저혈량증, 저혈당증, 불안장애, 일시적인 뇌혈류장애, 대사성, 특발성 등의 범주로 의식상실의 원인을 확인한다.

ⓒ 응급처치

- 안전한 환경을 조성하고 기도를 유지한다.
- 저산소증 교정을 위해 산소를 투여하고 활력징후, 심전도 등의 순환상태를 확인한다.
- 정신상태를 확인한다.

④ 퇴행성 신경질환

ⓐ 알츠하이머병 : 노인 치매로 대뇌겉질의 신경세포가 소실되거나 죽으면서 나타나는 질환이다.

ⓑ 헌팅톤병 : 염색체의 유전적 결함으로 발생한다. 반사회적 행동, 안절부절 못함, 환청, 불안전한 보행, 치매 등이 나타난다.

ⓒ 다발성 경화증 : 중추신경계의 예측이 불가능한 질환으로 팔다리 허약감, 감각소실, 지각이상, 시야장애 등이 나타난다.

ⓓ 파킨슨병 : 운동계 장애 질환이다. 진전마비가 나타나는 만성에 진행성 질환이다. 떨림, 강진, 운동완만, 불안정한 자세가 주요하게 나타난다.

◎ 환자평가 : 병력청취가 중요하다.

㉾ 응급처치

   • 주로 호소하는 증상에 대한 응급처치를 시행한다.

   • 활력징후, 심전도를 감시한다.

   • 혈당수치를 측정하고 저혈당으로 인한 의식변화가 나타나는지 확인한다.

   • 직접의료지도를 통해 정맥로를 확보하여 생리식염수를 투여한다.

⑨ 소화기계

① 위장관 질환의 위험요소 : 알코올 섭취, 흡연, 스트레스, 독성물질, 원활하지 않은 배변습관이 있다.

② 평가

   ㉠ 현장평가 : 내과인지 외상인지 환자를 확인하고 평가한다. 외상의 경우에는 의식수준 평가와 기도유지를 시행한다. 신체검진과 호흡 평가를 확인하며 신속하게 이송을 한다.

   ㉡ 이차평가

     • 병력청취 : SAMPLE 방법으로 발병시점, 유발요인, 통증, 부위, 중증도, 시간, 증상 등을 확인한다. 특히 마지막에 섭취한 음식을 주요하게 확인하고 과거력을 기록한다.

     • 신체검진 : 환자가 편안해 하는 자세를 확인하여 질환의 정도를 확인할 수 있다.

⑩ 소화기계 응급질환

① 토혈 및 혈변

   ㉠ 토혈 : 토사물에 혈액이 섞여 있는 것이다. 거품이 없고 검붉은 색의 피가 있으며 음식물이 보이기도 한다. 하부기도 출혈로 발생하는 객혈과 구분이 필요하다. 위장관 염증·궤양, 간질환으로 인한 식도정맥류 파열, 식도점막 파열 등 상부 위장관 구조물의 출혈이 흔하다.

   ㉡ 혈변 : 선홍색 혈액이 대변에 있는 것이다. 흑색변과 구분을 한다. 가벼운 치질, 게실증, 대장용종, 대장암 등 하부 위장관 출혈에서 흔하다.

   ㉢ 증상

     • 토혈 환자 : 무력증, 창백한 안색, 어지럼증, 호흡곤란, 빈혈 증상 등이 나타난다.

     • 혈변 환자 : 복통, 오심, 구토 등이 동반된다.

   ㉣ 환자평가

     • 토혈 및 혈변의 양이나 과거력에 대한 병력을 청취한다

     • 의식수준, 기도유지, 호흡, 활력징후 등을 확인한다.

     • 쇼크징후를 확인한다.

     • 복부팽만, 피부의 거미혈관종 등은 황달이나 복수를 의심한다.

ⓜ 응급처치

- 산소포화도가 94% 이하인 경우는 비강캐뉼러 또는 안면마스크로 산소를 투여한다.
- 토혈가능성이 있다면 기도유지에 주의하고 고개를 옆으로 젖혀서 투사물이 흡인되지 않도록 한다.
- 쇼크징후나 혈압이 90mmHg 이하인 경우에는 하지를 거상하고 정맥로를 확보하여 생리식염수나 젖산링 거액 300mL(소아 5mL/kg)를 투여한다. 의식이 회복되지 않는 경우에는 1L(소아 10mL/kg)까지 수액을 투여한다.
- 이송시간이 20분 이상 소요되는 경우 정맥로 확보를 한다.
- 현장이나 이송 중에 습득한 토사물이나 혈변은 버리지 않고 이송병원에 전달한다.

② 식도정맥류

ⓐ **정의** : 식도정맥에 피가 고이면서 생긴 울혈이 터져 출혈을 일으키는 것이다.

ⓑ **원인** : 문맥압 증가가 주요한 원인이다. 유발원인으로는 알코올이나 독성물질 섭취가 있다.

ⓒ **증상** : 초기에는 무통성 출혈, 선홍색 토혈, 연하곤란, 속 쓰림이 나타난다. 악화되어 출혈량이 증가하면 강하고 반복적인 토혈이 나타나게 되고 간 기능 상실이나 간경화가 나타날 수 있다.

ⓓ **응급처치**

- 출혈을 막을 수 없기 때문에 기도유지, 수액공급, 신속한 이송이 중요하다.
- 토사물은 자주 제거하여 기도유지를 한다.
- 저산소증이 나타나면 고농도 산소를 비재호흡마스크로 공급한다.

③ 게실염

ⓐ **정의** : 대장 벽에 생긴 주머니 안으로 오염물질이 들어가 합병증을 일으키는 질환이다.

ⓑ **원인** : 노화, 섬유질 섭취 부족, 변비 등이 주요한 원인이다.

ⓒ **증상** : 미열을 동반한 통증, 구역·구토, 촉진 시 압통 등이 있다. 악화되어 심한 출혈이 나타나는 경우 차고 축축한 피부, 빈맥, 식은땀이 나타난다.

ⓓ **응급처치** : 대증요법이 주된 처치이다. 환자의 기도와 산소포화도를 감시한다.

④ 장폐색

ⓐ **정의** : 장관이 부분 또는 전체가 막히면서 장의 내용물이 통과하지 못하는 것이다. 작은창자에 흔히 발생한다.

ⓑ **원인** : 탈장, 장중첩증, 창자꼬임, 창자유착 등이 가장 흔하다. 이외에 이물질, 종양, 수술, 경색 등이 있다.

ⓒ **증상**

- 토사물에서 담즙이 섞여 있다. 심하게 막힌 경우 토사물이 대변과 비슷하다.
- 쇼크 증상이 나타나면 복부팽만, 복막염 등으로 악화될 수 있다.

ⓓ **환자평가** : 초기에는 창자에서 고음의 폐색음이 들리지만 대부분 소리가 들리지 않는 편이다. 촉진으로 인해 장이 파열될 수 있으니 주의한다.

ⓔ **응급처치** : 신체·정신적으로 안정을 유지한다. 기도와 산소포화도를 감시하며 저산소증이 나타나면 산소를 공급한다. 쇼크방지를 위해 편안한 자세를 취하게 한다.

⑤ 충수염

  ㉠ 정의 : 맹장 끝에 있는 충수돌기에 염증이 발생한 것이다.

  ㉡ 증상 : 복통이 제일 흔하다. 이외에 식욕부진, 오심, 구토 등이 나타난다. 통증은 배꼽 주위에서 시작되어 맥버니점에서 통증이 국한된다. 막창자꼬리가 파열되면 복막염으로 악화되어 통증이 광범위하게 퍼진다.

  ㉢ 환자평가 : 배꼽 주위나 오른쪽 하복부를 촉진할 때 강직이 나타난다.

  ㉣ 응급처치

    • 막창자꼬리의 파열 위험이 있으므로 반복적으로 촉진을 진행하지 않는다.

    • 환자가 편안한 자세를 유지하도록 한다.

⑥ 담낭염

  ㉠ 정의 : 담낭이 폐쇄되어 생긴 세균감염으로 생긴 염증으로 발생한다.

  ㉡ 원인 : 대부분이 담석에 의해서 발생한다. 담석이 담낭관 입구를 막으면서 생긴 염증으로 담즙이 막히면서 염증이 발생한다.

  ㉢ 증상 : 오른쪽 상복부에서 급성통증을 일으킨다. 이후에 통증이 오른쪽 어깨로 방사하고 담석이 담낭관을 막고 있다면 통증이 심해진다. 식후에 통증이 심하게 나타난다.

  ㉣ 환자평가 : 머피징후가 나타나는지를 확인한다.

  ㉤ 응급처치 : 기도, 호흡, 순환에 대한 응급처치를 시행한다.

⑦ 췌장염

  ㉠ 정의 : 췌장에 발생한 염증으로 발생한다.

  ㉡ 원인 : 알코올로 인한 담석이 주된 원인이다. 또한 만성 췌장염의 경우 장기간 음주로 혈관이 손상되면서 발생하게 된다.

  ㉢ 증상 : 급성인 경우에는 심한 복통이 나타난다. 왼쪽 상복부 통증으로 국한되어 나타나다가 명치나 등으로 통증이 방사된다. 구역과 구토가 심해지면서 토혈까지 나타날 수 있다.

  ㉤ 응급처치 : 대증요법이 주된 치료이다. 기도, 호흡, 순환을 관리하면서 악화 시에는 수액투여를 시행한다.

⑪ 비뇨기계 및 생식기계 응급질환

① 콩팥결석

　ㄱ 정의 : 소변 안에 물질이 결석으로 침착되어 콩팥 안에 생기면서 발생하게 되는 질환이다.

　ㄴ 증상
- 옆구리에서 불분명한 불편감을 호소하다가 30~60분 이내에 강렬한 통증이 나타난다. 통증의 이동은 결석이 이동하는 것을 의미한다.
- 야뇨증, 낮에 자주 보는 빈뇨, 급뇨, 혈뇨, 배뇨시 통증이 있다.

　ㄷ 환자평가
- 병력을 청취한다. 신장결석의 위험인자를 파악한다. 나이, 성별, 음수량, 가족력, 과거력, 통증 호소부위, 증상 등을 조사한다.
- 통증이 커지면서 혈압과 맥박이 급격하게 상승하여 최고치에 달한다.
- 복부검사에서 복부의 윤곽과 대칭성을 확인한다. 청진과 타진을 통해 위장관 질환과 감별한다.

　ㄹ 응급처치
- 기도, 호흡, 순환을 평가하고 환자를 최대한 편안한 자세를 취하게 한다.
- 환자가 식사를 한 경우에는 구토에 대비한다.

② 요로감염

　ㄱ 정의 : 요도, 방광, 요관, 콩팥을 포함하는 요로계에 감염이 발생한 질환이다. 감염된 부위에 따라 질병의 이름이 달라진다. 요도염, 방광염, 콩팥염, 신우신염 등으로 부위에 따라 부른다.

　ㄴ 원인
- 방광염 : 여성이나 소아가 남성보다 발병률이 높다. 요도가 짧아 대장균과 같은 장내 상주균이 쉽게 번식한다. 요정체를 앓고 있는 경우 더욱 쉽게 발생한다. 방광도뇨관을 사용하는 환자의 경우 카테터를 통해 병원성 세균이 유입되어 발생하기도 한다.
- 전립샘염 : 염증성 질환, 세균감염으로 발생한다.
- 신우신염 : 콩팥단위의 실질에서 감염성 염증이 생기는 것으로 임신한 경우에 발병률이 높다.
- 지역사회 획득감염으로는 대장균, 방광도뇨, 콩팥결석, 기형 등의 요인이 크다.
- 도뇨관 사용으로 병원내 감염이 빈번하다. 프로메테우스균, 녹농균 등이 흔한 원인이다.

　ㄷ 증상 : 배뇨 시 통증, 잦은 배뇨의 충동. 배뇨 시작과 유지의 어려움이 주된 증상이므로 관련하여 병력청취를 힌다.

　ㄹ 환자평가
- 병력청취를 한다. 통증의 과정, 부위 등을 심도깊게 확인한다.
- 하부요로감염의 경우 피부가 창백하고 차가우며 축축하지만 열성 상부요로감염은 따뜻하고 건조하다.
- 하부요로감염의 경우에는 치골부위를 누르면 통증이 나타난다.
- 신우염의 경우 로이드징후가 나타난다.

　ㅁ 응급처치 : 통증이 심한 환자의 경우 자세를 편안하게 취하게 하며 구토를 한다면 흡인을 한다.

⑫ 조혈계 응급질환

① 백혈병

- ㉠ 정의 : 조혈세포에 암이 생긴 것으로 골수에서 백혈구 전구물질이 비정상적으로 증식하여 백혈구, 적혈구, 혈소판의 생성을 억제시키는 질환이다.
- ㉡ 증상 : 중증의 빈혈과 혈소판감소증을 앓는다. 이차감염으로 발열, 허약감, 체중감소, 식욕부진, 복통, 피로 등이 나타난다.
- ㉢ 응급처치 : 지지요법이 주된 처치이다. 저산소증이 나타난다면 산소를 투여하고 젖산링거액이나 생리식염수를 정맥로로 투여한다.

② 혈우병

- ㉠ 정의 : X염색체의 결함으로 혈액응고인자에 결함이 있는 혈액장애이다. A형 혈우병은 제8인자가 결핍된 것이고 유전적 지혈장애이다. B형 혈우병은 제9인자가 결핍되어 발병한 것이다.
- ㉡ 증상 : 멍이 잘 생기고 통증, 근육 당김, 심부근육 출혈, 관절출혈 등이 나타난다.
- ㉢ 응급처치 : 출혈과 재출혈의 위험이 있으므로 외상을 예방하고 주의한다. 관절손상이 의심되는 경우에는 부목으로 교정하여 통증을 조절한다.

③ 파종성 혈관내응고(DIC)

- ㉠ 정의 : 소모성 응고장애로 감염, 악성종양, 외상, 출혈, 염증 등에 응고인자가 지혈 작용을 정상적으로 하지 못하여 지혈이 되지 않는 출혈이 발생하는 증후군이다.
- ㉡ 원인 : 감염(그람음성균 패혈증, 세균, 진균, 바이러스, 말라리아 등), 산과 합병증(양수색전증, 자궁내 사망 태아 잔류, 태반조기박리, 임신중독증, 자간증, 패혈유산 등), 악성종양(췌장암, 샘암, 급성전골수구백혈병), 간부전, 급성 췌장염, 유독동물 외상, 수혈 부작용, 호흡곤란증후군, 외상, 쇼크, 뇌손상, 화상, 지방색전증, 저산소증, 혈관질환 등이 있다.
- ㉢ 증상 : 손가락이나 사지에 괴사가 나타날 수 있다. 피브리노겐의 수치 감소, 응고인자의 소비, 혈소판감소증이 있다.
- ㉣ 응급처치 : 직접의료지도에 따라 신선냉동혈장과 혈소판을 정맥로를 확보하여 수액 투여한다.

⑬ 아나필릭시스

① 정의 : 항원-항체면역 반응으로 급성 호흡곤란, 혈압감소, 의식소실 등의 쇼크증상이 전신반응으로 나타나는 것을 의미한다.

② 원인 : 음식, 약물, 곤충, 운동, 투석 등 다양한 원인으로 발생한다. 약물은 페니실린, 세팔로스포린, 설파제 등의 주사약물이 가장 흔하다.

③ 증상

계통	증상
피부	홍조, 두드러기, 부종, 청색증, 소양감, 식은땀
호흡기계	호흡곤란, 저산소증, 코막힘, 콧물, 재채기, 기침, 천명음, 협착음, 후두부종, 후두 및 기관지 연축
심혈관계	혈관 확장, 심박수 증가, 혈압 저하, 빈맥
위장관계	오심, 구역, 구토, 복통, 설사
신경계	어지러움, 두통, 경련

④ 환자평가

㉠ 알레르기 원인 약물이나 유발물질의 노출을 확인하고 과거력을 확인한다.

㉡ 침을 삼키거나 호흡을 하는 것에 어려움이 없는지 확인한다.

㉢ 활력징후, 심전도, 산소포화도를 감시하며 빈맥, 저혈압, 쇼크 증상을 확인한다.

㉣ 두드러기, 부종의 위치를 확인하고 청진을 통해 협착음과 천명음의 유무를 파악한다.

⑤ 응급처치

㉠ 환자 주변에 알레르기 유발물질에서 안전한 곳으로 이송한다.

㉡ 저장백이 있는 안면마스크로 100% 산소를 공급한다.

㉢ 산소포화도를 유지할 수 없다면 기관삽관과 후두마스크 등으로 전문기도유지술을 시행한다.

㉣ 혈압이 90mmHg 이하일 경우 하지거상 후에 정맥로를 확보하여 생리식염수나 젖산링거액을 300mL(소아 5mL)를 투여한다. 활력징후가 정상수치로 돌아오는지 확인하면서 쇼크증상이 지속되는 경우 투여량을 1L(소아 10mL/kg)로 늘려서 투여한다.

⑥ 약물투여 : 응급 치료약물은 산소, 에피네프린, 항히스타민제, 코르티코스테로이드, 혈압상승제가 있다.

㉠ 산소 : 고농도 산소를 투여하고 산소포화도를 적절하게 유지한다.

㉡ 에피네프린 : 교감신경 작용제로 심박수를 높이고 말초혈관을 수축시킨다. 1:10,000 에피네프린을 정맥주사한다. 정맥로에 투여하는 경우 3~5분 이후에 효과가 사라지므로 반복투여가 필요할 수 있다.

㉢ 항히스타민제 : 이차 약제로 에피네프린 투여를 한 다음에 투여한다.

㉣ 코르티코스테로이드 : 응급상황에 염증반응을 억제한다.

㉤ 혈압상승제 : 혈압유지를 위해 사용된다.

㉥ 알부테롤 : 베타작용제이다. 기관지 연축과 후두부종 완화를 위해 사용된다.

⑭ 응급감염질환

① 패혈증

　㉠ **정의** : 감염으로 발열, 빈맥, 호흡수 증가, 백혈구 증가 등 전신으로 염증반응이 발생하는 상태이다.

　㉡ **원인** : 미생물에 의한 감염이 주된 원인이다. 이외에 폐렴, 신우신염, 뇌막염, 봉와직염, 복막염, 담낭염 등이 원인이 되기도 한다.

　㉢ **증상**

　　• 심작박동수가 분당 90회 이상, 비정상적인 체온(38℃ 이상이거나 36℃ 이하), 빈맥 등이 있다.

　　• 중증으로 악화되는 경우 얼룩덜룩한 피부, 모세혈관이 3초이상 지연되고 소변량이 줄어든다. 지남력이 떨어지고 적혈구 수가 100,000cells/mL 이하로 내려간다.

　　• 패혈쇼크로 악화되면 혈압 평균이 60mmHg 이하로 내려가고 평균동맥압이 60mmHg 이상을 유지한다.

　㉣ **환자평가** : 갑작스러운 발병인지, 근육통·관절통·두통·안구통이 있는지, 구역·구토·설사가 있는지, 뇌수막염 증상이 있는지 등으로 세균감염 특징을 확인하고 체온을 측정한다.

　㉤ **응급처치**

　　• 수축기혈압을 90mmHg로 유지한다.

　　• 저산소증일 경우에는 기도를 유지하고 비강캐뉼러로 1~5L/min 또는 안면마스크로 6~10L/min 산소를 투여한다. 삽관은 하지 않는다.

　　• 산소 투여에도 산소포화도가 95% 이상 되지 않는 경우에 비재호흡마스크로 11~15L/min을 투여한다.

　　• 이송시에 감염병이나 공기매개 감염병 등의 위험이 있으므로 개인보호장구를 착용한다.

　　• 수막구균패혈증이나 헤모필루스 뇌수막염이 의심되는 경우에 이송을 한 구급요원인 항생제 요법을 시행한다.

② 간염

　㉠ **정의** : 간세포나 간 조직에 염증이 발생한 것이다.

　㉡ **원인** : 바이러스, 알코올, 약물, 외상, 자가면역 등이 주된 요인이다.

　㉢ **증상** : 오른쪽 상복부에서 통증이 제산제 등을 섭취해도 완화되지 않는다. 쓸개즙 생산이 줄어 대변이 점토색으로 나오고 빌리루빈의 정체로 황달이 나타난다. 이외에 구역, 구토, 피로, 인두염 등이 나타난다.

　　• A형간염 : 대변과 구강에서 전파된다. 특징적인 증상이 없어서 간기능검사를 통해서만 확인이 가능하다.

　　• B형간염 : 비경구적인 성적접촉이나 혈액 또는 체액을 통해 전파된다. 관절통과 발진이 빈번하게 나타나는 증상이다.

　　• C형간염 : 비경구적인 성적접촉이나 혈액 또는 체액을 통해 전파된다. 알코올 섭취량이 많거나 50세 이상의 연령에서 발병률이 높다.

　　• D형간염 : B형간염의 표면 항원에 의존하여 단백질 외형을 생성한다. B형간염 환자가 중복감염이 되어 사망률이 높다.

　　• E형감염 : 대변과 구강을 통해 전파된다. 오염식수와 관련하여 발병률이 높다.

　㉣ **응급처치** : 기도, 호흡, 순환을 관리한다.

③ 결핵

  ㉠ 정의 : 폐결핵 환자에게서 나온 결핵균에 의해서 감염되는 질환이다. 비말전파가 가장 흔하지만 피부상처나 오염된 우유 섭취 등에 의해서도 발병한다.

  ㉡ 증상 : 특징적인 증상은 없다. 호흡기 증상인 기침이 심하며 객담과 혈담, 객혈이 동반되기도 한다. 전신증상으로 체중감소, 발열, 쇠약감, 식욕부진 등이 나타난다.

  ㉢ 응급처치 시 주의사항
    • 결핵균과 접촉하여 전염될 위험성이 높으므로 환자에게 마스크를 쓰도록 한다.
    • 결핵균 보균자와 접촉할 때에는 N95 마스크나 고효율 호흡보호장구를 착용한다.

④ 수두

  ㉠ 정의 : 수두대상포진바이러스로 발병하는 것으로 소아의 경우는 합병증 유발 가능성이 적지만 성인의 경우는 위험하다.

  ㉡ 증상 : 기침, 가래, 권태감, 경미한 발열이 초기에 나타난다. 발진이 나타나면서 수포가 생긴다. 궤양을 형성한 이후에는 전염성이 없다.

  ㉢ 응급처치 시 주의사항
    • 환자에게 마스크를 적용한다.
    • 노출이 된 경우에는 예방접종이 권고된다.

⑤ 뇌수막염

  ㉠ 정의 : 뇌막과 뇌척수액에 바이러스와 세균의 감염으로 염증이 발생하여 나타나는 질환이다.

  ㉡ 증상
    • 일반적으로 2~4일 잠복기가 있다. 노출 후에 1~2일이나 빠르면 몇 시간 이후에 두통, 발열, 오한, 관절통, 무기력, 혼수, 발작 등의 증상이 나타난다. 일부 환자는 패혈쇼크가 동반된다.

  ㉢ 환자평가 : 루진스키 징후와 커니그 징후를 통해 확인할 수 있다.

⑥ 광견병

  ㉠ 정의 : 광견병 바이러스를 보유한 동물이나 사람에게 물려서 생기는 질병이다.

  ㉡ 증상 : 불쾌감, 두통, 열, 오한, 인후통, 근육통 등 비특이적인 전구증상이 나타난다. 이후에는 불안, 혼돈, 공격적 성향, 정신이상, 발작 등이 나타난다. 빠른 치료를 받지 않은 경우에는 2~6일 이내에 사망할 수 있다.

  ㉢ 응급처치 : 물린 부위의 상처유형을 확인한다. 생리식염수로 상처부위를 헹군 후에 붕대를 감지 않고 이송하는 동안 배액이 자연스럽게 되도록 한다.

⑮ 중독

① **독성물질 노출경로** : 섭취, 흡입, 표면흡수, 주사가 있다.

② **중독물질 오염제거 원칙**

　㉠ 중독물질이 체내에 유입되는 것을 줄이기 위해 흡입환경에서 환자를 구출한다. 벌침을 제거하거나 중독물질이 묻은 의복을 제거하여 피부를 씻겨낸다.

　㉡ 흡수를 줄인다. 위세척, 활성탄 투여를 통해 진행한다. 중독물질을 섭취 후 1시간 이내에 시행해야 효과가 있다.

　㉢ 독소 배설을 증가시킨다. 설사제를 투여하거나 전장관세척을 통해 배설을 증가시킨다.

③ **중독 증후군**

　㉠ **마약성 진통제**(모르핀, 헤로인 등) : 의식저하, 동공수축, 호흡저하가 나타난다. 저체온, 서맥, 호흡부전, 급성 폐손상도 동반된다.

　㉡ **교감신경흥분제**(코카인, 암페타민 등) : 흥분, 동공확대, 발한, 빈맥, 고혈압, 고체온 등이 나타난다. 이외에 경련, 횡문근융해증, 급성 심근경색, 경련, 심장마비 등도 나타난다.

　㉢ **콜린성 약물**(유기인제, 카바메이트계 살충제) : 무스카린성 증상, 니코틴성 증상이 나타난다.

　㉣ **아세트아미노펜** : 초기에는 무증상이지만 구역, 구토가 나타난다. 독성용량이 기준치를 넘은 경우 간 손상이 나타날 수 있다.

　㉤ **삼환계 항우울제** : 경련, 부정맥제, 저혈압, 의식변화가 유발한다.

　㉥ **심장약물**(항고혈압제, 항부정맥제 등) : 저혈압, 서맥, 부정맥, 의식변화가 나타난다.

　㉦ **수면제 또는 진정제** : 의식저하, 어눌한 발음, 운동실조가 흔하다.

　㉧ **저혈당 약제**(설포닐유레아, 인슐린 등) : 의식변화, 발한, 빈맥, 고혈압이 흔하다. 마비, 어눌한 발음, 경련이 나타난다.

　㉨ **제초제** : 국소자극이 중증으로 발생한다. 빠르게 흡수되어 2시간이 지나면 혈중 최고 농도이다. 표피 궤양, 객혈, 코피, 기침, 호흡곤란, 부식성 손상, 다발성 장기손상, 심부전 등 광범위한 손상을 유발한다.

　㉩ **일산화탄소** : 시력감소, 구토, 혼미, 호흡곤란, 경련 등 다양한 증상이 발생한다. 고유량의 산소투여가 필요하다.

　㉪ **부식제** : 상기도 손상, 비심인성 폐부종, 점막손상 등 광범위한 손상을 유발한다.

　㉫ **시안화물** : 구강과 인후의 작열감, 두통, 혼돈, 공격적 행동, 발작, 폐부종 등이 나타난다.

　㉬ **리튬** : 갈증, 구강건조, 떨림, 혼돈, 구역, 구토, 서맥 등이 나타난다.

④ 해독제

중독물질	해독제
아세트아미노펜	N-아세틸시스테인
베타차단제, 칼슘차단제	글루카곤, 염화칼슘
메탄올, 글리콜 등	에탄올
비소	수은, 비소, 금 등
아트로핀	피조스티그민
벤조디아제핀, 바비튜레이트	플루마제닐
삼환계 항우울제	중탄산나트륨
설포닐유레아, 인슐린	포도당
일산화탄소	산소
철	디페록사민
디곡신	디곡신 면역 팹
질산염	메틸렌블루
마약(헤로인, 옥시코돈, 모르핀 등)	날록손
카바메이트계, 유기인제	아트로핀, 프라리독심
시안화물	시안화물 키트(아질산아밀 앰플, 아질산나트륨, 티오황산나트륨 용액)

⑤ 응급처치

㉠ 응급구조사의 안전을 확보하며 환자를 독성 환경에서 구출한다.

㉡ 신속하게 중독물질을 확인한다.

㉢ 독소가 퍼지는 것을 막기 위한 필요수단을 파악하기 위해 환자의 상태와 섭취한 독성물질을 확인한다.

㉣ 기도. 호흡, 순환을 유지하고 안정화 하는 것이 가장 우선이다. 환자에게서 오염원을 제거한다.

㉤ 제초제(파라쿼트) 중독의 경우는 호흡부전이 없다면 산소투여를 하지 않는다.

㉥ 일산화탄소 중독 환자는 산소포화도와 상관없이 비재호흡마스크로 15L/min 산소를 투여한다.

㉦ 쇼크징후가 보이면 5~10분마다 300mL(소아 5mL/kg)의 생리식염수나 젖산링거액을 투여한다. 쇼크가 지속되며 1L(소아 10mL/kg)을 투여한다.

㉧ 억지로 구토를 유발하지 않는다. 구토를 할 경우에는 흡인되지 않도록 고개를 돌리고 흡인기로 흡입한다.

🔟 곤충이나 동물에 의한 독소주입

① 절지동물

　㉠ 종류
- 곤충류로 장수말벌, 말벌, 호박벌, 불개미가 있다.
- 거미류로 거미, 전갈, 진드기 등이 있다.
- 갑각류에는 새우, 가재, 게 등이 있다.

　㉡ 증상
- 국소증상 : 쏘인 부위의 통증, 발적, 종창, 두드러기, 가려움, 발진이 나타난다.
- 독성반응 : 빈맥, 저혈압, 기관지 경련, 부종, 설사, 어지러움, 실신 등이 흔하게 나타난다.
- 아나필락시스 증상은 6시간 이내에 발생한다. 초기에는 홍조, 두드러기, 마른기침이 나타나다가 점차 심해지면서 호흡곤란, 청색증, 복통, 오심, 쇼크까지 나타나게 된다.

　㉢ 응급처치
- 벌침이 남아 있는 경우 신용카드와 같은 것으로 부드럽게 제거한다. 핀셋을 사용하지 않는다.
- 얼음 팩을 적용한다.

② 뱀 교상

　㉠ 종류 : 국내에서는 주로 살모사, 까치살모사, 쇠살모사가 흔하다.

　㉡ 증상

주입량	증상
소량	• 부종과 통증이 있다. • 전신증상이 나타나지 않는다.
중간량	• 점진적으로 부종이 나타난다. • 감각이상, 구역, 구토, 저혈압, 빈맥 등의 경미한 전신증상이 나타난다.
다량	• 심한 통증과 함께 몸이 급속히 붓는다. • 의식변화, 파종성혈관내응고증, 구역, 구토, 불안정한 활력징후 등의 전신증상이 나타난다. • 물린 부위에서 혈액이 스며나온다.

　㉢ 응급처치
- 환자와 뱀을 신속하게 격리하고 뱀독이 퍼지는 것을 막기 위해 물린 곳을 고정하고 음식섭취를 하지 않는다.
- 입으로 빨거나 절개하여 짜는 행위는 하지 않는다.
- 부목을 이용해서 움직임을 최소화 한다.
- 물린 부위의 윗부분을 탄력붕대로 감는다. 이때 동맥차단이 되지 않고, 말단부위의 맥박이나 모세혈관의 재충혈을 확인한다. 이후에 심장보다 상처부위를 낮게 위치시키고 산소를 공급하며 이송한다.
- 환자의 움직임을 최소화한다.
- 얼음팩을 적용하지 않는다.

③ 해파리

　ⓒ **종류** : 국내에서 흔하게 발견되는 해파리는 노무라입깃해파리, 보름달물해파리가 있다.

　ⓒ **응급처치**

　　• 어떤 해파리가 쏘았는지 명확하게 알 수 없으므로 바닷물로 세척하고 촉수를 제거한다.

　　• 수돗물로 세척을 하는 경우 독소가 분비될 수 있으므로 금지된다.

　　• 맨손으로 촉수를 제거하지 않는다. 장갑을 착용하고 신용카드 등을 이용하여 촉수의 자포를 긁어낸다.

④ 동물에게 긁히거나 물림

　ⓒ **증상** : 통증, 부종, 출혈 등이 나타난다. 전신감염이 유발된 경우 오한, 발열이 나타난다. 파상풍이나 광견병이 발생할 수 있음을 고려한다.

　ⓒ **응급처치**

　　• 멸균증류수나 식염수로 상처를 세척한다. 출혈이 있다면 10분정도 깨끗한 거즈로 압박을 한다.

　　• 수축기혈압이 90mmHg 미만인 경우에 하지거상을 하고 생리식염수나 젖산링거액을 투여하면서 활력징후를 확인한다.

🔟 눈, 귀, 코, 목 응급질환

① 눈

　ⓒ **이물질** : 이물질의 종류에 따라 처치를 한다. 깨끗한 식염수나 멸균증류수로 눈을 닦아주며 손으로 눈을 비비지 않는다. 오염된 물이 반대쪽 눈에 들어가지 않도록 한다.

　ⓒ **망막박리** : 망막이 지지조직에서 분리되는 것이다. 날파리증과 광시증이 나타난다.

　ⓒ **망막중심정맥폐쇄** : 망막정맥이 막혀서 생기는 것이다. 한쪽 시야가 흐려지거나 시력상실이 나타난다.

② 귀

　ⓒ **벌레** : 귀에 들어가서 외상이나 감염을 발생할 수 있다. 고막 손상이 없는 경우에만 귀에 물이나 오일을 넣어 익사를 시킨다.

　ⓒ **고막천공** : 고막이 천공이나 파열되어 발생하는 것이다. 청력감소, 통증, 소음들림 등이 발생한다.

　ⓒ **메니에르** : 속귀 내의 미로가 부으면서 발생한다. 급성으로 나타나며 어지러움, 현기증, 구역, 한쪽 귀의 청각소실 등이 나타난다.

③ 코

　ⓒ **비강출혈** : 코 내부에서 출혈이 생긴 것이다. 코를 잡아서 출혈을 멈추게 하는 것이 필요하다.

　ⓒ **이물질** : 코 안에 이물질이 들어가는 것으로 호흡할 때 휘파람 소리가 들린다.

④ 목

    ㉠ **편도선염** : 편도선에 생긴 감염성 질환이다. 목 앞부분이 비대해 지고 촉진 시 압통이 있다.

    ㉡ **이물질** : 목에 이물질이 막힌 것이다. 성인의 경우 목에 가시가 걸린 것이 흔하다. 기도를 확보하고 환자를 안정을 취하는 것이 중요하다.

    ㉢ **후두염** : 후두에 염증이 생기는 것이다. 바이러스, 배농이 흔한 원인이다. 열, 쉰 목소리가 주요 증상이다.

⑱ 비외상성 근골격계 질환

① **퇴행성**

    ㉠ **골관절염**

      • 정의 : 관절의 연골이 소실되면서 발병하는 것이다. 나이, 성별, 유전, 비만 등이 주요한 원인이다.

      • 증상 : 전신증상 없이 국소통증을 호소한다. 오전에 발생하는 통증, 비빔소리, 관절가동범위 제한, 종창 등이 있다.

    ㉡ **골다공증**

      • 정의 : 뼈에 양과 질적인 변화로 골밀도가 낮아지면서 뼈의 강도가 약해지고 골절이 쉽게 나타나게 되는 상태를 의미한다.

      • 증상 : 대부분은 증상이 없다. 질환이 많이 진행되면 외상없이도 골절이 되거나 압통, 허리통증, 목통증이 나타난다.

    ㉢ **퇴행성 추간판 질환**

      • 정의 : 퇴행성 디스크이다. 척추뼈 사이에 존재하는 추간판(디스크)의 수핵이 탈출하면서 발생한다.

      • 증상 : 개개인에 따라 증상이 다르지만 허리와 목 통증이 주요하다.

② **염증성**

    ㉠ **류마티스 관절염**

      • 정의 : 손과 손목, 발과 발목 등 관절과 주변조직에 염증이 나타나는 만성질환이다.

      • 증상 : 초기에는 피로, 미열, 권태, 허약이 있다가 점차 악화되면서 관절의 통증과 종창이 나타난다. 주요하게 손에 많이 발생한다.

    ㉡ **강직척추염**

      • 정의 : 척추뼈와 엉치엉덩관절에 발생한 염증에 점차적으로 척추마디가 굳어지는 만성 질환이다. 척추가 유연하게 움직이지 못하고 골절에 취약하므로 기도확보나 부목고정 등을 고려하여 이송하지 않는 경우에 척수손상이 쉽게 발생할 수 있다.

      • 증상 : 개개인마다 증상은 차이가 있지만 하부요통이 주된 원인이다. 악화되면서 동통과 강직감이 오전에 심해진다.

ⓒ 전신홍반루푸스
- 정의 : 만성 염증성 자가면역질환이다. 피부, 관절, 혈액, 신장 등 다양한 기관에 전신에 나타나는 질환이다.
- 증상 : 나비형 홍반, 구강궤양, 경련, 탈모, 정신장애, 가슴막염, 광과민증, 심장막염, 사이질폐렴, 원판상 피부발진, 손바닥 홍반, 루푸스콩팥염, 궤양, 그물울혈반, 동창성 홍반 등 다양한 증상이 전신에 나타난다.

ⓔ 통풍
- 정의 : 혈액에 요산의 농도가 높아져 요산염 결정이 연골, 힘줄 등에 축적되면서 발생하는 염증성 관절염이다.
- 증상 : 통증, 부기, 홍반 등이 나타난다.

③ 감염성
ⓐ 봉와직염
- 정의 : 진피와 피하 조직에 세균이 감염되어 화농성 염증이 생기는 것이다.
- 증상 : 감염부위에 홍반, 열감, 부종, 통증이 특징적으로 나타난다.
- 특징 : 당뇨 병력이 있다면 합병증 위험도가 증가한다.

ⓑ 건막염
- 정의 : 힘줄을 감싸는 활액막이 염증이 생기면서 발생하여 손상부위에 충혈과 부종이 발생하여 염증세포가 침윤되는 것이다.
- 증상 : 염증부위에 통증과 종창이 있다. 휴식을 취하면서도 통증이 나타난다.

ⓒ 골수염
- 정의 : 감염에 의해서 뼈에 염증이 발생한 것이다. 세균성 감염이 흔한 원인이다. 당뇨, 혈액투석, 마약중독자, 외상환자 등이 발병위험이 높다.
- 증상 : 질환에 따라 증상이 다양하다. 통증, 부종, 열감, 식욕감퇴, 권태감 등이 있다.

출제예상문제

01 호흡계 응급

1 호흡기계 구성 중 기능이 다른 장기는?

① 인두
② 후두
③ 기관
④ 횡격막

> **⊕ POINT** 호흡기계
>
> ㉠ 분류
> • 상기도 : 코안(비강), 코곁굴(부비동), 인두, 후두
> • 하기도 : 기관, 기관지, 허파(폐), 허파꽈리(폐포)
> ㉡ 구성
> • 공기통로 : 코, 입, 인두, 후두, 기관, 기관지
> • 보조적 기관 : 흉막, 횡격막, 늑간근, 흉벽, 근육
> ㉢ 호흡근
> • 주호흡근 : 가로막(횡격막), 바깥갈비사이근(외늑간근), 복부근육 등 횡격막,
>   내늑간근, 외늑간근, 내복사근, 외복사근, 복직근
> • 부호흡근 : 속갈비사이근(내늑간근) 흉쇄유돌근, 사각근, 승모근, 대흉근, 소
>   흉근, 전거근 등

1 ④ 횡격막은 호흡기계 부속구조
이다.

2 비정상적인 숨소리에 대한 설명으로 옳지 않은 것은?

① 협착음 : 상기도 협착 시 소견으로 흡기 시 잘 들린다.

② 천명음 : 하기도 협착 시 소견으로 호기 시 잘 들린다.

③ 수포음 : 분비물이 축적되어 공기 흐름의 방해로 들리는 소리로 호기 시 잘 들린다.

④ 흉막마찰음 : 호흡하는 동안 흉막과 마찰로 비비는 것과 같은 소리로 흉막염에서 청진된다.

⊛ POINT 호흡기계 응급

㉠ 응급 신체 사정
• 피부 : 창백, 발한, 청색증, 부종이 있다.
• 호흡 : 비익 확장(코 벌렁임), 부호흡근 사용, 입술을 오므림이 있다.
• 기타 : 경정맥 확장, 빈맥, 곤봉 손가락 등이 있다.

㉡ 비정상적 호흡음(숨소리)
• 협착음(그렁거림, stridor) : 상기도 협착으로 흡기 시 강하게 들리는 소리로 크룹에서 대표적이다.
• 천명음(쌕쌕거림, wheezing) : 하기도 협착으로 호기 시 강하게 들리는 소리로 천식, 부종, 만성폐쇄성폐질환 등이 있다.
• 건성수포음, 나음(rhonchi) : 기관지 분비물로 인하여 달각거리는 소리로 기관지염에서 나타난다.
• 악설음, 수포음(거품소리, crackles or rales) : 분비물 고인 허파꽈리(폐포) 열리면서 나는 소리이다.
• 흉막마찰음(가슴막 마찰음, pleural friction rub) : 염증 때문에 윤활능력을 상실한 흉막 표면의 마찰음으로 흉막염으로 인하여 들린다.

㉢ 호흡곤란 유발 응급질환 : 상하기도 감염, 급성 폐부종, 만성폐쇄성폐질환, 천식, 폐색전증, 폐렴, 과다호흡증후군 등이 있다.

㉣ 일반적 처치 원칙
• 기도를 확보하고 유지한다.
• 호흡에 어려움이 있는 모든 환자에게 산소를 적당한 농도로 투여한다.
• 심전도 감시, 정맥로 확보 등을 한다.

2 ③ 수포음은 닫혀있던 폐포가 흡기 시에 열리면서 나는 소리이다.

답 1.④ 2.③

3 산소 공급의 원칙으로 옳은 것은?

① 호흡곤란 증상이 있는 환자에게 제한적으로 산소를 공급한다.
② 청색증과 같은 심각한 저산소증 환자에게 즉시 고농도의 산소를 공급한다.
③ 저산소증을 교정하여 정상농도를 유지하기 위함이다.
④ 두부후굴, 하악거상 후 산소를 투여한다.

🌐 POINT 산소 투여 응급처치

㉠ 목적 : 저산소증을 정상 산소농도 유지하기 위함이다.
㉡ 원칙
  • 기도 보호 및 개방 유지 후 산소 공급을 시행한다.
  • 호흡곤란(질병, 손상 포함)의 모든 환자에게 산소 공급을 시행한다.
  • 적절한 산소 공급을 시행한다.
  • 과다한 산소투여는 환자 상태 악화 가능성이 있다.
㉢ 고압 산소
  • 정의 : 100% 산소와 최소 1 · 4기압 이상의 압력이다.
  • 적응증 : 감압병, 공기색전증, 일산화탄소 중독, 심각한 빈혈, 열화상, 압궤손상, 구획증후군 등이 있다.
  • 금기증 : 치료하지 않은 기흉, 폐기종, 만성 폐쇄성 폐질환, 과호흡 등이 있다.
  • 합병증 : 만성 폐성심인 폐섬유종을 초래한다.
㉣ 계통별 저산소증의 증세
  • 중추신경계 : 뇌혈관 확장 → 뇌혈류량 증가 → 뇌부종 → 뇌압 상승 → 이상행동 및 신경증상 → 의식소실
  • 심혈관계 : 혈관확장 → 심박출량 증가(혈압 유지) → 지속되면 심박동, 심박출량, 혈압이 감소 → 빈맥 → 서맥 → 심정지
  • 호흡기계 : 폐혈관 수축 및 연수 호흡중추 자극 → 과대환기 및 빈호흡
  • 기타 : 산소포화도 감소, 청색증

---

3 ① 산소 공급은 숨이 찬 것을 치료 위함이 아니다. 과호흡 환자에게 산소 공급을 하지 않는 것과 마찬가지다. 또한 호흡곤란 증세가 없더라도 저산소증의 가능성이 있는 모든 환자에게 산소 공급을 한다.
② 고농도의 산소는 독성을 나타낸다. 상태와 질환에 맞춰 적절한 산소를 공급한다.
④ 환자에게 가장 편안한 자세(보통 반좌위)를 취해준다.

4 　호기 산소를 다시 흡입하지 않고 가장 높은 농도의 산소를 공급하
는 장치는?

① 비강 캐뉼러
② 단순안면마스크
③ 벤츄리 마스크
④ 비재호흡마스크

🌐 **POINT** 산소요법

　㉠ 비강 캐뉼러
　• 단순하고 쉽게 적용이 가능하며 가장 흔하게 사용한다.
　• 농도 : 22 ~ 44%
　• 속도 : 2 ~ 6L/분(이 이상의 속도는 코점막을 자극)
　㉡ 비강 카테터
　• 비인두로 삽입하여 산소를 전달한다.
　• 삽입이 불편하고 자극이 심하다.
　㉢ 단순마스크
　• 짧은 기간에 많은 양의 산소공급이 필요할 때 사용한다.
　• 농도 : 40 ~ 60%
　• 속도 : 5 ~ 8L/분(이 이하의 속도에서는 호기 시 이산화탄소가 축적되고, 이
　　 이상 속도에서는 용적이 초과한다.)
　㉣ 부분재호흡마스크(마스크 + 저장백)
　• 일부 호기도 산소와 혼합된다.
　• 농도 : 60 ~ 90%
　• 속도 : 6 ~ 10L/분
　㉤ 비재호흡마스크(마스크 + 저장백, 고무마개)
　• 호기가 산소와 혼합되지 않는다.
　• 농도 : 90 ~ 100%
　• 속도 : 5 ~ 15L/분
　• 고농도의 산소를 투여한다.
　• 미리 산소주머니 팽창을 하고나서 환자에게 적용한다.
　㉥ 벤츄리 마스크 : 처방된 산소농도에 따라 가장 정확한 농도로 투여한다.

4　④ 산소가 호기와 혼합되지 않고
　　고농도의 산소를 공급할 수
　　있다.

답 3.③　4.④

5 급성 호흡곤란증후군(ARDS)에 대한 설명으로 옳은 것은? *

① 산소 공급은 저농도로 시작한다.

② 심인성과 비심인성으로 분류된다.

③ 양측 폐 하엽의 수포음이 특징이다.

④ 순환 보조를 위해 앉은 자세로 다리를 올려준다.

◉ POINT 급성 호흡곤란증후군(ARDS, acute respiratory distress syndrome)

ㄱ 정의 : 비심인성 폐부종, 폐포로 체액 축적되어 염증을 유발되는 저산소증 상태이다.

ㄴ 원인 : 패혈증, 폐렴, 흡인, 허파손상, 화상, 혈전, 색전, 저산소증, 저체온증 등이다.

ㄷ 특징 : 심한 호흡곤란, 부호흡근 사용, 양측 폐 하엽의 비정상적 거품소리(수포음), 보조적 산소치료에 반응하지 않는 저산소증, 핑크색 거품 가래, 마른 기침, 빈호흡 등이 있다.

ㄹ 응급처치
- 똑바로 앉고 다리를 내린 자세로 안정을 취한다.
- 기도 확보와 산소 투여를 한다.
- 필요 시 분비물 흡입 및 수액을 공급한다.

---

5 ③ 양측의 폐의 염증에 의해 수포음이 청진된다.

① 일반적인 산소공급으로 호전되지 않는 저산소증이 특징이다. 산소 공급 시에는 저일회호흡량 환기 및 높은 날숨 끝 양압(호기말양압)이 권고된다.

② 급성 호흡곤란증후군은 비심인성 폐부종이다. 심인성 폐부종과 감별이 필요하다.

④ 정맥 순환량 감소를 위해 다리를 내려줘야 한다.

6 '입술을 오므린 호흡'을 가쁘게 하며 술통형 가슴을 가진 환자에 대해 옳지 않은 것은?

① 청색증을 보이며 과체중인 사람들에게 발생한다.
② 가습된 산소를 저농도로 공급하고 필요 시 기도 흡인을 시행한다.
③ 청진 시 건성수포음이 특징적이며 빈맥과 빈호흡이 관찰된다.
④ 앉은 자세로 안정을 취하고 기관지 수축을 예방한다.

> **⊛ POINT** 만성폐쇄성폐질환(COPD, Chronic Obstructive Pulmonary Disease)
>
> ⊙ 증상 : 호흡곤란, 짧은 빈호흡, 건성수포음, 곤봉손가락 등이 있다.
> ⓛ 합병증 : 적혈구증가증, 폐고혈압증, 폐성심이 있다.
> ⓒ 응급처치
> • 앉은 자세로 안정을 취한다.
> • 기도를 확보하고 필요하다면 수액을 공급한다.
> • 저농도의 산소로 1 ~ 2L/min을 공급한다. 고농도 산소를 투여하면 이산화탄소 혼수 유발로 인하여 호흡이 저하되거나 소실이 될 위험성이 있다.
> • 정상인의 경우 동맥혈 이산화탄소 농도에 따라 호흡 조절이 되지만, 만성폐쇄성폐질환은 저산소증이 평소에 기본적인 호흡을 유지한다.
> ⓔ 기타 폐질환
> • 폐기종(폐공기증)
> –특징 : 종말 세기관지 이하에 폐조직이 손상된 것이다.
> –증상 : 마른 체형, 술통형가슴, 호기를 할 때 입술을 오므린 호흡 등이 있다.
> • 만성 기관지염
> –특징 : 만성 염증으로 만성 점액이 생성되고 기관의 마개 생성으로 기도가 좁아진다.
> –증상 : 과체중, 만성 기침 및 가래, 고탄산혈증, 청색증 등이 있다.

6 ① 만성기관지염
②③④ 폐기종

7 천식 과거력을 가진 환자가 호흡곤란 증세를 호소한다. 이틀 전부터 감기 기운이 있었으며 호기 시 쌕쌕거리는 소리가 들릴 때 가장 먼저 투여해야 하는 것은?

① 고농도의 산소

② 속효성 베타2항진제

③ 항히스타민제

④ 마그네슘 황산염

> **POINT** 천식
>
> ㉠ 정의 : 꽃가루, 먼지, 곰팡이, 진드기 등에 의해서 기관지에 알레르기 질환이 나타나는 것이다.
> ㉡ 증상
> • 3대 증상 : 호흡곤란, 호기성 천명(쌕쌕거림), 기침
> • 점액 분비량의 증가, 흉부 압박감, 기도경련 등이 있다.
> ㉢ 천식 응급 흡입 약물
> • 베타작용제(벤톨린) : 기관지 수축을 완화한다.
> • 코르티코이드(베타메타손, 베클로메타손) : 염증을 감소시킨다.
> • 항콜린성(아트로벤트) : 기관지 확장 효과가 있다.
> • 항알러지제(크로몰린) : 히스타민 과다분비를 완화하고 기관지 수축을 예방한다.
> ㉣ 응급처치
> • 베타2 항진제(항콜린성) : 기관지 근육의 경련을 완화한다. 기관지에 직접 작용하여 확장시키는 효과가 있다. 적은 양으로 효과를 볼 수 있고 부작용이 적다.
> • 부신피질스테로이드 : 항염증제이다.
> • 산소공급을 하고 병원으로 이송한다.
> • 기관지 확장제를 반복 투여 후에도 증상 완화 없이 천식발작 상태이면 즉시 기관내삽관을 시행한다.

8 자연 기흉에 대한 설명으로 옳지 않은 것은?

① 키가 크고 마른 10 ~ 30대 남성에게 호발한다.

② 원인으로는 유전, 흡연 등이 있다.

③ 청진 시 기흉이 발생한 쪽의 호흡음 감소가 특징이다.

④ 타진 시 기흉이 발생한 쪽의 탁음이 특징이다.

> **POINT** 자연 공기가슴증(자연 기흉)
>
> ㉠ 기전 : 폐의 약한 부분에 천공 → 흉막강 내로 공기 유입 → 폐 허탈 → 폐용적 감소 → 저산소증
> ㉡ 증상 : 갑자기 발생하는 흉통과 호흡곤란, 기침, 빈호흡, 기흉 발생한 쪽 호흡음 감소, 타진 과공명, 흉곽 팽창 등이 있다.
> ㉢ 처치 : 안정, 산소투여, 심전도 감시, 병원 이송을 한다.

7 ② 우선적으로 사용되는 흡입제이다. 증상을 최대한 신속하게 회복시키고 재발방지를 한다. 대표적인 증상완화제로 베타2항진제, 잔틴계 약물, 부교감신경차단제가 있다.

8 ④ 타진 시 과공명음이 특징이다.

9 과호흡증후군에 대해 옳은 내용은?

① 대부분 심인성이 원인이므로 안정을 시켜야 한다.
② 운동을 하고나서 악화되는 흉통이 특징이다.
③ 종이봉투를 사용하여 페이퍼백 요법으로 안정시킨다.
④ 뇌혈관의 확장으로 뇌신경이 압박을 받아 어지럼증이 생긴다.

> 🌐 **POINT** 과호흡증후군
>
> ㉠ 정의 : 몸 안의 이산화탄소가 과도하게 배출되어 나타나는 호흡곤란 현상이다.
> ㉡ 원인
> • 폐의 이상 : 기흉, 천식, 폐색전증, 폐부종 등
> • 중추신경계의 이상 : 뇌손상, 발열 등
> • 심인성 : 공황장애, 불안 등
> ㉢ 증상 : 심한 호흡곤란(들숨은 짧게, 날숨은 오래), 어지러움, 손발 저림, 감각
>   이상, 심계항진 등이 있다.
> ㉣ 처치
> • 대부분 심인성으로 안정을 취하거나 심호흡을 하면 5분 내로 소실된다.
> • 페이퍼백 요법은 오히려 저산소증 등을 유발하여 위험할 수 있어 권장되지
>   않는다. 특히 심인성이 아닌 과호흡일 경우 큰 문제가 될 수 있다.
> • 심호흡이 힘들다면 폭이 넓은 빨대나 종이를 말아서 물고 복식호흡을 한다.

10 만성폐쇄성폐질환 환자가 호흡곤란을 호소할 때 적용할 산소 공급
기구로 가장 적절한 것은?

① 산소 후드
② 단순 마스크
③ 벤츄리 마스크
④ 비재호흡 마스크

> 🌐 **POINT** 만성폐쇄성폐질환 환자의 산소공급
>
> ㉠ 저산소혈증에 의해 호흡중추가 자극된다.
> ㉡ 고농도의 산소를 투여하면 호흡중추가 억제될 수 있으므로 저농도 산소를 공
>   급한다.

9 ① 대부분 심인성이기 때문에 정
신적 안정 및 심호흡 시 5분
내로 소실된다.
② 운동과 무관하다.
③ 페이퍼백 요법은 저산소증 유
발 위험성으로 권장하지 않는
다. 비닐봉투는 금기이다.
④ 낮은 이산화탄소 농도는 혈관
을 수축시켜 뇌의 혈류량이
감소한다.

10 ③ 환자 호흡 양상과 관계없이 처
방된 산소농도에 맞춰 정확한
산소투여가 가능하기 때문에
만성폐쇄성폐질환 환자의 응
급처치 시 사용된다.
① 환자의 상반신을 텐트로 덮어
산소 농도, 습도 등을 조절하
며 장시간 산소를 공급한다.
주로 소아에게 사용한다.
② 6 ~ 10L/min 산소 유속으로 짧
은 시간 내 많은 양의 산소 공급
이 필요한 환자에게 사용한다.
④ 6 ~ 15L/min 산소 유속으로
자발 호흡이 가능한 대상자에
게 가장 높은 농도의 산소를
공급할 때 사용한다.

답 7.② 8.④ 9.① 10.③

02 심혈관계 응급

11 급성 심근경색증의 설명으로 옳지 않은 것은?
**

① 흉골부위의 쥐어짜거나 조이는 듯한 통증을 호소한다.
② 관상 동맥의 혈액 공급 차단으로 나타난다.
③ NTG(니트로글리세린) 복용 후에 호전 양상을 보인다.
④ 목과 왼쪽 어깨에 방사통이 있을 수 있다.

> **POINT** 급성 심근경색
>
> ㉠ 정의 : 관상동맥의 혈액 공급 차단으로 심근의 괴사가 일어나 나타난다.
> ㉡ 증상 : 30분 이상 되는 통증, 조이는 듯한 양상, 왼쪽 어깨·목·팔·복부 등까지의 방사통이 있다. 또한 부정맥, 빈맥, 피로, 오심이 있다.
> ㉢ 특징 : 휴식을 취하거나 NTG 복용 후에도 호전되지 않는다.
> ㉣ 심전도 : ST 분절의 하강 혹은 상승, T파의 역전, 이상 Q파가 나타난다.
> ㉤ 처치
> • 앉은 자세로 안정을 취한다.
> • 산소를 공급한다.
> • 심실세동을 주의하며 심전도를 감시한다.
> • 즉시 병원으로 이송한다.

12 갑작스런 흉통을 호소하는 59세 남성의 다음과 같은 심전도 검사 결과로 예상되는 질환은?
**

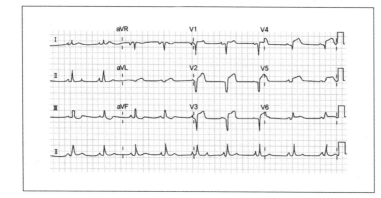

① 가쪽 심근경색　　　　② 앞가쪽 심근경색
③ 앞쪽 심근경색　　　　④ 아래쪽 심근경색

11 ③ 심근경색증은 이미 심근의 괴사가 일어났기 때문에, 휴식을 취하거나 NTG 복용 후에도 호전되지 않는다.

12 • 앞쪽 심근경색의 ST분절 상승 : V2, V3, V4
• 해당 EKG에서 관찰할 수 있는 ST분절 상승 : V1, V2, V3, V4, V5, V6
• 앞가쪽 심근경색(전벽 심근 경색) : lead I, aVL, V5 ~ 6의 ST분절 상승

13 62세의 남성의 갑작스런 흉통 호소 신고가 접수되었다. 다음의 심전도 결과로 예상되는 질환은?

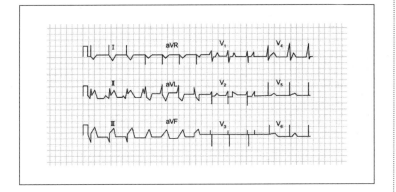

① 가쪽 심근경색 　　② 앞가쪽 심근경색
③ 위가쪽 심근경색 　④ 아래쪽 심근경색

14 80세의 남성의 갑작스런 흉통 호소 신고가 접수되었다. 다음의 심전도 결과로 예상되는 질환은?

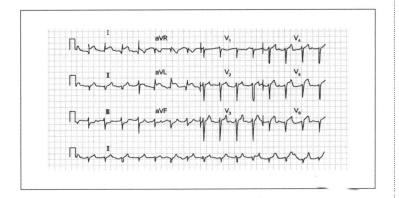

① 가쪽 심근경색 　　② 앞쪽 심근경색
③ 위가쪽 심근경색 　④ 아래쪽 심근경색

13 • 아래쪽 심근경색의 ST분절 상승 : lead Ⅱ, Ⅲ, aVF
• 해당 EKG의 ST분절 상승 : lead Ⅱ, Ⅲ, aVF

14 • 위가쪽 심근경색 ST분절 상승 : lead Ⅰ, aVL
• 해당 EKG에서 관찰할 수 있는 ST분절 상승 : lead Ⅰ, aVL

답 11.③ 12.③ 13.④ 14.③

15 67세의 여성의 갑작스런 흉통 호소 신고가 접수되었다. 다음의 심전도 결과로 예상되는 질환은?

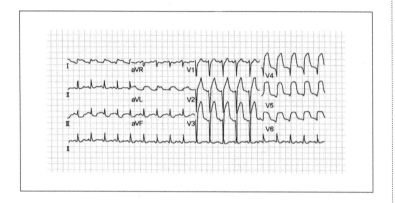

① 가쪽 심근경색　　　　② 앞가쪽 심근경색

③ 위가쪽 심근경색　　　④ 아래쪽 심근경색

16 58세 남성의 갑작스런 흉통 호소 신고가 접수되었다. 다음의 심전도 결과로 예상되는 질환은?

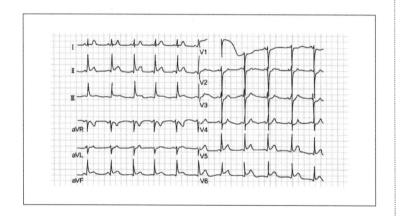

① 가쪽 심근경색　　　　② 앞가쪽 심근경색

③ 아래가쪽 심근경색　　④ 아래쪽 심근경색

15 • 앞가쪽 심근경색 ST분절 상승
　: lead Ⅰ, aVL, V5, V6
• 해당 EKG에서 관찰할 수 있는 ST분절 상승 : lead Ⅰ, aVL, V2, V3, V4, V5, V6

16 • 아래가쪽 심근경색 ST분절 상승 : lead Ⅱ, Ⅲ, aVF, V6
• 해당 EKG에서 관찰할 수 있는 ST분절 상승 : lead Ⅱ, Ⅲ, aVF, V5, V6

*

17 42세 남성이 자다가 갑작스러운 흉통을 호소하며 신고하였다. 과거력은 없으며, 전일 회식을 하고 자는 중이었다고 했다. 설하에 니트로글리세린을 복용하고 나서 호전되었다. 입원 당시에 검사한 EKG 리듬은 다음과 같을 때 해당하는 질환은?

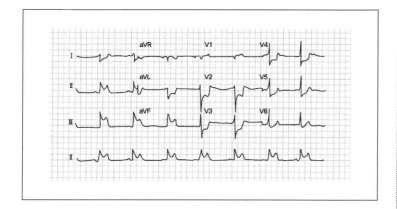

① 안정형 협심증   ② 불안정 협심증
③ 변이성 협심증   ④ Q파 심근경색증

POINT 협심증 종류

　㉠ 안정형 협심증
　• 스트레스 상황이 있을 때 증상이 발생한다.
　• 안정을 취하면 증상이 완화된다.
　• 가장 일반적인 협심증이다.
　㉡ 불안정 협심증
　• 대부분 안정형 협심증이 악화되면서 안정을 취하고 있을 때에도 증상이 나타나는 경우이다.
　• 심근경색으로 악화될 가능성이 높은 응급 질환이다.
　• 즉각적인 치료가 필요하다.
　㉢ 변이성(이형성) 협심증
　• 늦은 밤이나 이른 아침 등의 휴식 중에 나타나는 흉통이다.
　• 좁아진 혈관으로 인해 생긴 협심증과 달리 간헐적 관상동맥 경련에 의해 발생한다.
　• 흡연 및 과음 등과 관련이 있다.
　• 비교적으로 젊은 나이에 발생하는 편이다.

17 ③ 과음과 관련이 있으며 간헐적 관상동맥 경련에 의한 것이다.

답 15.② 16.③ 17.③

18 65세 남성의 호흡곤란 및 심계항진으로 신고가 접수되었다. 혈압은 110/70mmHg이며 약물 처방이 났을 때, 투여할 수 있는 약물은?

**

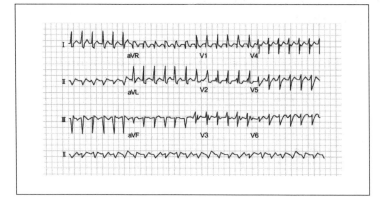

① 아트로핀
② 도파민
③ 아데노신
④ 아미오다론

🌐 **POINT** 발작성 심실상성 빈맥(PSVT, Paroxysmal Supraventricular Tachycardia)

㉠ 증상 : 발작성 심실위빠른맥, 매우 빠른 빈맥(150 ∼ 250회/분), 어지러움, 흉통, 실신 등이 있다.
㉡ 심전도 : 맥박이 빨라 T파에 숨어 P파를 거의 관찰할 수 없다.
㉢ 활력징후
　• 활력징후 정상
　－의식 있는 경우 : 미주신경흥분수기(Vagal maneuvers)
　－의식 없는 경우 : 아데노신 6mg IV bolus(1 ∼ 3초) → 생리식염수 통과 → 1 ∼ 2분 → 12mg 재투여 반복
　• 비정상일 경우 : 제세동기 동기화 충격(Synchronized shock)을 시행한다.

18 ③ 발작성 심실상성 빈맥으로 아데노신 약물을 투여한다.

***

19 70세 여성이 실신할 것처럼 현기증이 난다며 신고하였다. 기본 활력징후 측정 후 심전도 결과를 통해 알 수 없는 것은?

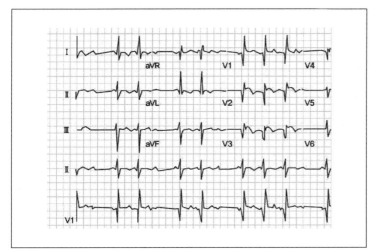

① 동성리듬(sinus rhythm)

② 심방세동(atrial fibrillation)

③ 2도 2형 방실차단(second-degree AV block, Mobitz II)

④ 완전 우각차단(complete right bundle branch block)

🌏 **POINT** 방실차단(AV block)

㉠ **특징** : AV node에 이상이 생기면서 심방과 심실 간의 전기흐름이 차단된다.

㉡ **1도** : 심방에서 나오는 전기자극이 심실에 도달은 하지만 방실 결절에서 속도가 늦춰진다. 운동선수, 청소년 등에게 관찰된다.

㉢ **2도**
- 1형 : PR간격이 점차 길어지는 주기 형태이다. 복용하는 약들 중 베타 차단제와 같은 원인을 제거하면 중지된다.
- 2형 : 맥박이 느리고 전조증상이 없다. P파가 나타나고 QRS파는 보이지 않는다. 숨이 가쁘거나 어지럼증과 같은 증상이 있다.

㉣ **3도** : 완전 방실차단이다. 서맥을 동반하며 심방과 심실이 따로 움직이는 현상이 나타난다.

19 ② **심방세동** : 심방에서 심실로 전도 속도가 빨라지면서 심장박동수도 높아진다. 표준 12유도 심전도를 통해 진단이 가능하다.

④ **완전 우각차단** : 심장의 우각이 완전히 차단된 경우이다. QRS파가 넓고 ST분절 하강, T파 전위, V5와 V6의 상반 변화가 나타난다.

🅐 18.③ 19.③

20 ③ 도부타민은 보통 좌심부전일
경우에 사용된다.

20 70세 남성이 쓰러질 것 같은 어지러움으로 신고를 하였다. 이때
치료방법이 아닌 것은?

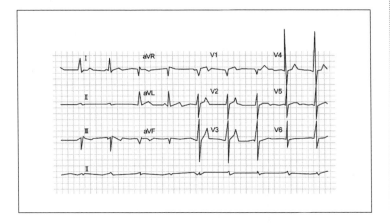

① 아트로핀

② 도파민

③ 도부타민

④ 경피삼박조율술

POINT 동기능 부전(sinus node dysfunction)

㉠ 원인 : SA node 기능 부전

㉡ 종류
- 동결절증후군(sick sinus node syndrome)
- 빈맥 – 서맥 증후군(tachycardia – bradycardia syndrome)
- 심박수 변동 기능부전(chronotrophic incompetence)

㉢ 빈맥 – 서맥 증후군(tachycardia – bradycardia syndrome)
- 빈맥이 발생 후 서맥 → 어지러움, 의식 상실 등
- 빈맥 : 심방세동 > 심방조동

㉣ 치료(증상 시)
- 아트로핀 1mg 3 ~ 5분 간격(최대 3mg)
- 경피심박조율술
- 도파민(5 ~ 20mcg/kg/min) 또는 에피네프린(2 ~ 10mcg/min)

21 60대의 유방암으로 항암치료 중인 여성이 호흡곤란을 호소한다. 들숨 시 혈압은 72/50mmHg, 날숨 시 혈압은 90/60mmHg이었다. 맥박은 120회/분이고 경정맥의 팽대가 관찰될 때 예상되는 상태는?

① 비후성 심근증
② 급성 심근경색
③ 급성 대동맥박리
④ 심장 눌림증

🌀 POINT 심낭압전(심장 눌림증, Cardiac tamponade)

ⓐ 정의 : 심장막에 체액이 차며 심장을 압박하여 생기는 응급 질환이다.
ⓑ 원인
  • 염증, 종양, 외상 등 다양하다.
  • 관통상을 입은 모든 환자는 고려한다.
ⓒ 기전 : 심낭 압력 증가 → 심장 압박 → 심박출량 감소
ⓓ 증상
  • 혈압 강하, 경정맥 팽대, 심음 감소, 빈맥, 의식소실, 호흡곤란 및 가슴 답답함(앉거나 숙일 때 완화)
  • 기이맥(pulsus paradoxus) : 흡기 시, 호기 시에 비해 혈압이 10mmHg 이상 하강(흡기 시 맥박이 만져지지 않기도함)
ⓔ 처치 : 기도 유지, 산소 공급, 수액 공급, 순환 유지, 즉시 이송을 한다.

🌀 POINT 고혈압성 응급

ⓐ 정의 : 180/120mmHg 이상의 혈압에 의해 표적장기가 손상되는 상황이다.
ⓑ 증상 : 표적장기 손상되면서 나타난다. 의식 혼미, 국소 신경학적 증세, 발작, 심전도 변화, 폐부종 등이 있다.
ⓒ 처치 : 안정, 산소제공, 병원 이송을 한다.

21 ④ 심장눌림증의 전형적인 특징인 기이맥, 저혈압, 경정맥 팽대, 빈맥, 호흡곤란 등이 나타난다.

답 20.③ 21.④

03 내분비계 응급

*
22 내분비계 응급 질환이 아닌 것은?

① 당뇨병성 케톤산증
② 갑상선 중독증
③ 말단 비대증
④ 부신 위기

> 🌐 **POINT** 내분비계 응급 질환
>
> ⊙ 당뇨 : 고혈당(제1형, 제2형), 저혈당
> ⓛ 갑상선 : 갑상선 중독증, 점액부종 혼수, 갑상선중독성 주기성 마비
> ⓒ 부신 : 급성 부신기능저하증

*
23 인슐린과 길항작용을 하는 호르몬이 아닌 것은?

① 글루카곤
② 카테콜아민
③ 당질코르티코이드
④ 바소프레신

> 🌐 **POINT** 혈당 조절 관련 호르몬
>
> ⊙ 탄수화물과 지방의 동화작용 촉진 호르몬 : 인슐린
> ⓛ 인슐린 길항 호르몬
> • 포도당신합성 증가 : 글루카곤, 코르티솔, 성장호르몬,
> • 인슐린 분비 억제 : 카테콜아민(에피네프린, 노르에피네프린, 도파민)
> ⓒ 저혈당 시 체내 기전 : 인슐린 분비 감소→ 글루카곤 분비→ 카테콜아민 분비
> →당질코르티코이드와 성장호르몬 분비

22 ③ 말단 비대증은 내분비계 만성 질환이다.

23 ④ 항이뇨호르몬(ADH)으로도 부른다. 체수분량과 혈압에 관여한다.
① 포도당의 신합성을 증가시킨다.
② 글리코겐을 분해하고 인슐린 분비를 억제시킨다.
③ 포도당의 신합성을 증가시키고 당 흡수를 억제한다.

24 1형 당뇨병을 앓고 있는 20대 여성이 쓰러졌다는 신고가 접수되었다. 최근 다이어트로 인슐린 투여량을 줄이고 있었다고 할 때 이에 대한 설명으로 옳지 않은 것은?

① 삼투성 이뇨로 탈수 증세가 동반된다.
② 인슐린 결핍으로 나타나는 저혈당 상태이다.
③ 호흡에서 과일향(아세톤향)이 특징적인 양상이다.
④ 저칼륨혈증으로 부정맥 발생 가능에 유의해야한다.

⊛ POINT 제1형 당뇨병의 고혈당 응급

ⓐ 정의 : 당뇨병 케톤산증(당뇨병 혼수, DKA, Diabetic Ketoacidosis)이다.
ⓑ 병태생리
  • 인슐린 결핍 → 지방을 에너지로 사용 → 케톤 대사 → 대사성 산증
  • 전해질 이상 → 삼투성 이뇨 → 탈수(아동 경우 10% 탈수 간주)
ⓒ 증상
  • 초기에 소변량이 증가한다.
  • 권태감, 갈증, 빈맥, 허약감을 호소한다.
  • 점차적으로 깊고 빠른 호흡 양상인 쿠스마울 호흡에서 과일이나 케톤 냄새가 난다.
  • 고칼륨혈증으로 부정맥 발생 가능성이 있다.
  • 혼수상태가 될 수 있다.
  • 산증으로 오는 구토, 구역, 복통으로 급성 췌장염의 감별이 필요하다.

---

25 당뇨병 케톤산증에 대한 내용으로 옳은 것은?

① 급성과 만성으로 분류된다.
② 쿠스마울 호흡으로 호흡성 산증이 나타난다.
③ 대사성 산증은 세포내의 칼륨을 세포 바깥으로 유출시켜 고칼륨혈증이 나타난다.
④ 고삼투성 고혈낭 상태보다 심가한 고혈당이다.

24 ② 인슐린 결핍으로 나타나는 고혈당 응급 상태이다.

25 ③ 전신적인 칼륨 결핍 상태이나, 대사성 산증으로 일시적으로 혈청 칼륨 수치는 고칼륨이다. 인슐린 치료 시작 시 저칼륨혈증이 나타나기 시작한다.
  ① 당뇨병성 케톤산증은 급성 합병증이다.
  ② 대사성 산증으로 보상하기 위해 쿠스마울 호흡이 나타난다.
  ④ 고삼투성 고혈당이 탈수 및 상태가 더 장기간 지속 후 발병되므로 예후가 나쁘다. 더 심각한 고혈당 질환이다.

26 *******

54세 여성이 혼수상태에 빠졌다. 탈수 상태이며 혈당 측정 결과는 750mg/dL이었다. 가족들은 과거 당뇨를 진단받은 적이 없고, 최근 건강 상태에 문제점이 없었지만, 며칠 전부터 음수량과 소변 횟수가 증가한 것 같다고 말하였다. 이에 대한 내용으로 옳은 것은?

① 고혈당 응급처치로 즉시 인슐린을 투여한다.
② 고혈당에 의한 혈관 수축으로 고혈압, 빈맥을 보인다.
③ 고혈당으로 인한 삼투성 이뇨작용으로 탈수 상태이다.
④ 대사성 산증으로 쿠스마울 호흡이 나타날 수 있다.

> 🌐 **POINT** 제2형 당뇨병의 고혈당 응급
>
> ㉠ 정의 : 고삼투성 고혈당 상태이다.
> ㉡ 기전 : 고혈당 → 삼투성 이뇨 → 탈수
> ㉢ 증상
> • 초기에는 소변 증가, 갈증이 나타난다.
> • 탈수로 인한 빈맥, 기립성 저혈압, 혼수를 유발한다.
> • 당뇨병 케톤산증과 차이점
> −산증이 없다.
> −오심 · 구토 · 복통 및 쿠스마울 호흡이 없다.
> ㉣ 응급처치
> • 혈당검사, 기도확보, 탈수를 교정한다.
> • 필요 시 산소를 투여한다.
> • 즉시 병원으로 이송한다.
> • 고삼투성 고혈당 상태일 경우에는 인슐린 투여는 금지된다.
> • 뇌부종, 신경학적 기능손상 유발 가능성이 있으므로 급속한 탈수 교정은 금지된다.
> • 저혈당, 저칼륨혈증 유발이 가능하므로 급속한 고혈당의 교정은 금지된다.

27 *****

저혈당 쇼크에 대한 설명으로 옳지 않은 것은?

① 당뇨성 케톤산증보다 매우 빠르게 진행된다.
② 인슐린의 과다 투여로도 나타난다.
③ 음식물의 섭취량이 줄거나 음주 후 발생할 수 있다.
④ 의식을 잃은 상태이면, 처치준비 동안 입 안에 사탕을 넣어준다.

26 ③ 가족 문진에서 당뇨병 케톤산증에서 특징적인 구역, 구토, 복통을 보지 않았기에 고삼투성 고혈당 상태(HHS)로 판단할 수 있다.
① 간이혈당측정기로 측정이 불가능한 수치는 500 ~ 600mg/dL이다. 의사의 지시 없이 인슐린을 투여하지 않는 것이 바람직하다.
② 탈수로 인하여 빈맥, 저혈압 등이 관찰될 수 있다.
④ DKA와 HHS의 큰 차이점은 케토시스의 유무이다. HHS에서는 산증이 관찰되지 않는다.

27 ④ 무의식일 경우 구강투여는 금기사항이다.

28 *
저혈당시 나타날 수 있는 증상으로 옳은 것은?

① 기립성 저혈압

② 건조한 피부

③ 발열

④ 빈맥

29 ***
82세 여성이 산에서 심한 현기증을 호소하며 신고하였다. 며칠 전 당뇨로 경구약 처방받아 복용 중이며 혈당 측정 결과는 56mg/dL 이었다. 당 섭취를 권유할 때 옳지 않은 것은?

① 사탕 3 ~ 5개

② 초콜릿 2조각

③ 각설탕 4 ~ 5개

④ 비스킷 5조각

🌐 **POINT 저혈당**

─────────────────────────────

㉠ 혈당 : 70mg/dL 미만이다.

㉡ 증상
• 3대 증상 : 기운 없음, 식은땀, 현기증
• 기타 : 빈맥, 발작, 저림, 경련, 혼수, 급격한 의식 변화 등이 있다.

㉢ 응급처치
• 혈당검사, 기도확보
• 의식이 있는 경우
  -15 ~ 20g의 당 섭취 : 설탕 15g, 요구르트 100mL 1개, 주스 3/4컵 (175mL)
  -15g의 단순 당은 15 ~ 30분 이내에 혈당을 45mg/dL정도로 상승시키는 것 이 예상된다.
  -과하게 먹으면 고혈당의 가능성이 있다.
  -섭취 후 15분 뒤 재측정하고 80mg/dL 이상이 될 때까지 반복한다.
• 무의식 혹은 중증인 경우
  -경구투여는 금시된다.
  -기도를 확보한다.
  -10 ~ 25g의 포도당을 1 ~ 3분에 걸쳐서 정맥에 주사한다.
• 포도당 15g에 해당하는 음식 : 사과나 오렌지주스 2/3컵, 우유 1.5컵, 사탕 5 ~ 6개, 설탕 어른 숟가락으로 하나 가득, 비스킷 5조각

---

28 ④ 저혈당의 증상으로 기운 없음, 현기증, 식은땀, 차고 축축한 피부, 빈맥, 발작, 저림, 경련, 두통, 급격한 의식 변화, 협동운동장애, 불안정, 초조함 등이 있다.
① 고삼투성 고혈당의 증상이다.
② 당뇨병성 케톤산증, 고삼투성 고혈당의 증상이다.
③ 당뇨병성 케톤산증의 증상이다.

29 ② 단순 당 식품이 없다면, 지방 이 함유된 초콜릿이나 아이스 크림이라도 섭취한다. 특히 혈당이 50mg/dL 이하의 상 황일 때는 초콜릿 3 ~ 4조각 은 섭취한다.
③ 〉 ① 〉 ④ 〉 ② 순서로 우선 섭취를 한다. ③ 각설탕 4~5개 는 단순 당이고 용량도 적정하 다. ① 사탕 3~5개는 단순 당이 지만 용량이 조금 모자랄 수 있 다. ④ 비스킷 5조각은 용량은 적정하지만 단순 당이 아니다. ② 초콜릿 2조각은 단순 당이 아 니며 용량도 부족하다.

---

30 ***

69세 여성이 의식이 혼미한 상태로 신고가 접수되었다. 가족들은 5년 전 우측 갑상선 절제술을 하였으나, 처방 받은 약은 없었다고 한다. 3개월 전부터 불면증 약을 복용중이며, 어제 외출에서 귀가 중 비를 잠깐 맞았지만 괜찮았다고 했다. 체온은 35.3 ℃로 사지가 매우 차가울 때 옳지 않은 내용은?

① 기도 유지와 산소 공급이 중요하다.
② 따뜻한 팩으로 보온을 유지하며 체온을 상승시킨다.
③ 심부건반사와 함께 DTRs의 저하가 특징이다.
④ 얇은 머리카락, 비대한 혀, 밀가루 반죽 같이 부은 피부 등이 관찰된다.

🌐 **POINT** 갑상선의 응급질환

───

㉠ 갑상선중독 발작
- 갑상선 항진
- 증상 : 고열(38.5℃ 이상), 홍분, 불안, 섬망, 혼수, 빈맥, 진전, 저혈압, 구토, 설사, 부정맥 등이 있다.
- 유발 인자 : 감염, 수술, 외상, 스트레스 등이 있다.

㉡ 갑상선중독 주기성 마비
- 갑상선 항진
- 특징 : 저칼륨혈증에 의해 평활근, 심근, 안면근 등을 제외한 골격근에 마비가 올 가능성이 있다.
- 원인 : 육체적 과로, 과식, 과음 후 밤에 자다가 혹은 이른 새벽에 갑자기 발병하는 경향이 있다.
- 처치 : 안정, 산소 투여, 수액 공급, 병원 이송을 한다.

㉢ 점액수종 혼수(Myxedema coma)
- 갑상선 저하
- 증상 : 저체온, 호흡감소, 의식 혼미, 혼수, 서맥 등이 있다.
- 원인 : 방치된 중증 갑상샘기능저하증, 감염, 신경안정제 복용 등이 있다.
- 처치 : 보온(지나치게 따뜻하게 하는 것은 저혈압 유발), 기도 확보(필요시 기관 삽관), 산소 투여, 심전도 감시, 혈당 검사, 수액 제한적 공급, 병원 이송을 한다.

---

30 ② 갑상샘기능저하증으로 점액수종 혼수상황이다. 고막체온이 낮은 것으로 능동적 재가온법을 시행하면 혈관 이완에 따른 심혈관계 위험성이 크다. 외부에서 가열하지 않고 담요로 덮는다.

① 폐포의 호흡 감소로 인한 이산화탄소 축적 때문에 오는 혼수상태이므로 산소 공급이 중요한 치료이다.

③ 심부건반사와 DTRs 측정은 깊은힘줄 반사이다. DTRs는 갑상선 항진증일 경우에 항진된다. 저하증일 경우 저하되는 양상을 보인다.

④ 압박해도 바로 돌아오는 부종, 추위에 민감, 거칠고 두꺼운 피부, 비대해지는 혀와 심장, 얇은 머리카락 및 탈모 등이 있다.

31 72세 여성이 의식저하에 빠졌다는 신고가 접수되었다. 가족들은 과거력으로 류마티스 관절염이 있었으며 소염진통제와 스테로이드제만 복용 중이었으나 5일 전부터 식욕부진, 구토, 설사 등으로 복용하지 않았다고 한다. 혈당은 72mg/dL로 측정되었을 때 이에 대한 설명으로 옳지 않은 것은?

***

① 고혈압성 발작이 동반되어 있고, 수술적 처치가 필요하다.
② 고칼륨혈증에 의한 부정맥에 유의한다.
③ 피로감과 체중감소 등의 증상이 비특이적이다.
④ 부신저하로 인한 부신 위기로 여길 수 있다.

POINT 부신 기능이상

ⓐ 부신 위기
• 정의 : 부신 겉질 호르몬의 분비가 급성으로 부족해진 상태를 의미한다.
• 원인
–수술, 패혈증, 스트레스, 장기간 스테로이드 투여 등의 원인으로 나타난다.
–부신부전, 에디슨 병과 같은 부신 질환에 의해서 발생할 수 있다.
• 증상
–구역, 구토, 체중 감소, 무기력, 피곤감, 복통, 오심, 구토, 발열, 탈수, 저혈압 등 같은 비특이적 증상이 나타난다.
–저나트륨혈증, 고칼륨혈증, 저혈당, 부정맥, 저혈압, 쇼크가 있다.
ⓑ 갈색세포종
• 정의 : 부신 수질의 종양이다.
• 원인 : 10 ~ 30%는 가족 유전으로 발생한다.
• 증상
–카테콜아민의 과다한 분비로 인해서 발작성 고혈압, 두통, 혈당 상승, 심계항진, 뇌졸중, 발한 등이 발생한다.
–어지럼증, 시력장애, 구토, 체중 감소, 이명, 사지가 차가워지는 증상 등이 나타난다.
–경우에 따라 증상이 나타나지 않을 수도 있다.
• 치료 : 종양을 완전히 제거할 수 있는 부신절제술이 필요하다.
ⓒ 부신 기능이상 시 해야 하는 처치 : 안정, 산소 공급, 심전도 감시, 수액 공급, 병원 이송이다.

---

32 부신 위기 시 나타나는 대표적 증상이 아닌 것은?

*

① 혼수 ② 청색증
③ 복부경련 ④ 심한 고혈압

---

31 ① 부신기능이 항진되어 갈색세포종일 때 나타나는 증상이다.
② 알도스테론의 부족으로 칼륨 증가하고 나트륨, 염소, 중탄산염은 감소한다.
③ 일차성 부신기능부전(에디슨 병)은 태양에 의한 과다색소 침착이 특징이지만, 이차성 부신 기능부전은 비특이적인 증상이 대부분이다.
④ 장기간 스테로이드 복용으로, 체내 코르티솔 생성 능력이 저하된 상태이다. 이럴 때 갑자기 약물을 중단하면 안 된다. 보통 스테로이드제는 점진적 감량(tapering)을 통해 중단한다.

32 체내 부신피질호르몬의 저하→ 알도스테론 분비가 감소→탈수와 저혈량을 유발→심한 저혈압이 발생

답 30.② 31.① 32.④

신경계 응급

*
33 GCS 점수 체계에 대한 내용으로 옳지 않은 것은?

① 성인과 소아 상태 척도가 다르다.

② 신경학적인 손상을 입은 환자에게 예후 예측이 가능하다.

③ 개안반응, 언어반응, 운동반응의 3가지 요소로 구성되어 있다.

④ 최고 점수가 15점, 최저 점수가 0점이다.

POINT GCS(글라스고우, Glasgow Coma Scale)

㉠ 운동반응(Motor response)
- 6점 : 명령에 따름
- 5점 : 통증부위 국소적 반응
- 4점 : 통증 도피성 반응
- 3점 : 부적절한 굴곡
- 2점 : 부적절한 신전
- 1점 : 아무 반응 없음

㉡ 언어반응(Verbal response)
- 5점 : 적절하고 지남력 있음
- 4점 : 지남력이 없고 혼돈된 말
- 3점 : 부적절한 단어
- 2점 : 이해할 수 없는 소리
- 1점 : 아무 반응 없음

㉢ 개안반응(Eye opening)
- 3점 : 말이나 소리에 눈 뜨기
- 2점 : 통증에 눈 뜨기
- 1점 : 눈을 뜨지 않음

㉣ 점수 분류(최고 15점, 최저 3점)
- 13 ~ 15점 : 경증, 손상이 적음
- 9 ~ 12점 : 중등도, 어느 정도 회복 가능성
- 3 ~ 8점 : 중증, 혼수상태

---

34   36세 여성이 수면제를 과다 복용 후 실려왔다. 눈을 감은 상태로 말을 걸었을 때 대답이 없고, 손을 주물렀을 때 회피하는 반응과 신음소리를 내었다. AVPU 척도를 사용한 의식 상태 평가로 옳은 것은?

① A   ② V

③ P   ④ U

POINT 의식 단계 (level of consciousness)

㉠ AVPU 척도 평가
- A(Alert) : 명료한 상태로 환자가 목소리에 반응하고 지남력도 완전한 상태이다.
- V(Verbal Stimuli) : 환자가 언어에 반응은 하지만 지남력이 완전하지 않은 상태이다.
- P(Respons to pain, pressure) : 목소리에 반응을 잘 보이진 않지만 자극에 대한 통증 반응이 있는 상태이다.
- U(Unresponsive to stimuli) : 무의식으로 어떠한 자극에도 반응을 하지 않는 상태이다.

㉡ 의식 5단계
- 명료(Alert) : 정상적이고 자극에 대해 적절하게 반응한다.
- 기면(Drowsy) : 졸음을 참기 어려워하고 자극이 없다면 자는 상태가 된다. 자극을 주면서 질문을 하면 느리고 불완전한 대답을 한다.
- 혼미(Stupor) : 약간의 의식은 있으나 의사소통 되지 않는 상태이다. 통증 자극 시 회피 행동 및 간단한 한마디에서 두마디 정도의 단어로 표현한다.
- 반혼수(Semi coma) : 몇 가지의 기본적인 반사 움직임은 보일 수 있지만 깨어나지 않는 상태이다.
- 혼수(Coma) : 반사적인 움직임을 포함하여 모든 반응이 없는 상태이다.

㉢ GCS(Glasgow Coma Scale) : 의식수준을 평가하는 데 빈번하게 사용되는 척도로 눈뜨는 반응, 언어반응, 운동반사반응에 따라서 단계를 나누어서 평가하는 것을 의미한다.

㉣ 의식과 관련된 용어
- 지남력 : 장소, 사람, 시간 등을 바르게 인식할 수 있는 능력을 의미한다.
- 착란 및 혼돈 : 의식이 있으나 지남력 장애가 있는 경우를 의미한다. 일반적으로 치매환자의 의식 수준이다.
- 섬망 : 의식과 지남력 기복이 주요 특징이다. 심하게 흥분하거나 안정하지 못하는 상태이다. 알코올 금단 현상이 해당한다.

---

34 ③ 통증에 반응을 하는 P로 혼미 상태로 평가된다.

---

35 의식단계 평가 척도 중 AVPU에서 V에 해당하는 것은?

① 의식이 있고 질문에 맞는 대답을 한다.
② GCS 척도에 따라 중등도 두부 손상이 예상된다.
③ 통증에 자극을 보이지 않고 질문에 대답하지 않는다.
④ 소리치면 반응을 하지만 신음소리만 낸다.

> **POINT** AVPU 의식수준 평가
>
> ㉠ 정의 : 응급상황에서 의식을 평가하기 위해 진행하는 방법이다. 신속한 의식 사정을 위해 사용한다.
> ㉡ AVPU에 따른 GCS 평가점수
> • A : GCS 15점(경증 두부 손상)
> • V : GCS 13점(중등도 두부 손상)
> • P : GCS 8점(중등도 두부 손상)
> • U : GCS 6점(중증 두부 손상)

36 연수의 손상 시 특징적으로 나타나는 불규칙한 호흡 양상은?

① 체인-스토크스 호흡
② 쿠스마울 호흡
③ 실조성 호흡
④ 지속흡입 호흡

> **POINT** 신경계가 손상되면 나타나는 비정상적인 호흡양상
>
> ㉠ 체인-스토크스 호흡(cheyne stokes respiration) : 무호흡(또는 저호흡)과 과호흡이 번갈아 나타나는 양상이다. 양측성 대뇌병변 및 대사성 뇌병증에서 관찰된다.
> ㉡ 쿠스마울 호흡(Kussmaul respiration) : 깊고 짧은 호흡이다.
> ㉢ 중추신경성 과다호흡(central neurogenic hyperpnea) : 빠르고 깊은 호흡이다.
> ㉣ 실조성 호흡(Biot's 호흡) : 예측할 수 없는 불규칙한 호흡이다. 연수에 병변이 있을 때 나타난다.
> ㉤ 지속흡입 호흡(Apneustic respiration) : 긴 흡기 후에 나타나는 호기 정지이다. 교뇌에 병변이 있을 때 나타난다.

35 ② V는 언어 지시에 반응하며, GCS 척도 9 ~ 13점과 동일하게 본다.
① 의식이 깨어있고 지남력이 있는 상태로 A이다.
③ 무반응이고 무의식 상태로 U이다.
④ 통증에 대한 자극만 보이는 것으로 P이다.

36 ① 대뇌병변이나 대상성 뇌병증에서 나타난다.
④ 교뇌에 병변이 생기면서 나타난다.

37 열성경련이 나타난 환자의 응급처치 중 옳지 않은 것은?

① 즉시 인공호흡을 시행한다.
② 안경을 쓰고 있다면 즉시 제거한다.
③ 손을 주무르거나 잡는 자극을 주지 않는다.
④ 30분 이상 지속되는 경우 응급실로 즉시 이송한다.

38 뇌전증 환자가 발작하는 도중에 해야 하는 응급처치로 옳은 것은?

① 사지 뒤틀림 예방을 위해 억제대를 착용시킨다.
② 우선적으로 안전하고 조용한 환경을 만든다.
③ 혀가 기도를 막지 않도록 입을 열어 설압자를 밀어 넣는다.
④ 손과 발을 주물러서 통증을 예방한다.

🌀 **POINT** 발작 응급처치

ⓐ **전신발작**
 • 긴장간대발작 : 전조 → 의식상실 → 긴장기 → 과긴장기 → 간대성기 → 간질 후 → 발작 후
 • 소발작 : 10 ～ 30초 정도의 짧은 전신 발작
ⓑ **부분발작** : 단순부분발작, 복합부분발작
ⓒ **응급처치**
 • 기도를 유지하고 외상을 방지하는 것이 목적이다.
 • 안전하고 조용한 환경에서 처치한다. 바닥에 눕히고 머리 아래에 쿠션 등을 놓는다.
 • 억제대 사용은 금지된다.
 • 인공호흡이나 설압자는 금지된다.
 • 조이는 옷은 풀어준다.
 • 산소 공급, 혈당 측정, 수액 투여를 진행한다.
 • 근육 경련이 지나면 환자를 왼쪽 옆으로 누운 자세를 취하게 한다.
 • 필요시 흡인을 하고 심전도 측정 후 환자를 이송한다.
 • 저혈당 시 의사지시에 따라 25g 50% 포도당 및 5 ～ 10mg의 디아제팜을 주사 투여한다.

---

37 ① 경련이 있을 때에는 호흡이 정지되고 입술이 파랗게 변해도 인공호흡을 하지 않는다. 경련이 멈춘 후에 호흡을 하지 않을 때에 인공호흡을 시도한다.
② 환자를 보호하기 위해 안경을 벗기고 조이는 넥타이나 혁대 등을 느슨하게 한다.
③ 자극을 주지 않고 양상을 주의 깊게 관찰한다.
④ 간질중첩증이 발생할 수 있으므로 응급실로 즉시 이송한다.

38 ② 발작 시 응급처치는 안전한 환경(외상 방지), 기도 확보 유지이다.
① 억제대의 착용은 신체 손상 위험으로 하지 않는다.
③ 이가 부러지거나 이물질이 기도폐쇄를 일으키는 등의 문제가 더 크다. 발작 중에는 절대로 입 안에 아무 것도 넣지 않는다. 혀를 깨물어 출혈이 있어도 입을 강제로 벌리지 않는다.
④ 무의식 상태로 통증을 느끼지 못한다. 발작이 멎을 때까지 기다린다.

답 35.② 36.③ 37.① 38.②

39 쓰러질 것 같은 어지럼증을 호소하는 70세 남성에게 시행할 응급 처치로 옳지 않은 것은?

① 안정 및 편안한 환경을 조성한다.

② 혈당 측정 후 필요 시 수액을 투여한다.

③ 다리를 위로 올려서 순환을 증진시킨다.

④ 이명이나 다른 신경학적 증상은 없는지 문진한다.

> **POINT** 어지럼증
>
> ㉠ **중추성 어지럼증**
> • 대뇌, 소뇌, 뇌간 등의 이상으로 나타난다.
> • 증상은 멀미와 비슷하다. 두통을 동반한다.
> • 평형감각장애, 청력소실, 시야 이상, 편측 마비 등 이상 증세를 고려한다.
> ㉡ **말초성 어지럼증** : 이석증, 전정신경염, 미로염, 메니에르병 등이 있다.
> ㉢ **분류**
> • 현훈 : 빙빙 도는 것처럼 스스로 혹은 주변이 회전하는 것 같은 증상이 있다.
> • 기절 : 미주신경실신, 기립성 저혈압, 심장장애, 심인성, 저혈당 등의 이상, 단기 의식소실 있지만 대부분 저절로 회복된다.
> • 보행장애 : 중심을 못 잡는다.
> ㉣ **특징** : 진행·유발·악화 요인, 귀 증상, 신경계 증상으로 파악할 수 있다.
> ㉤ **처치**
> • 안정을 취하고 편안한 환경 조성한다.
> • 기도 유지, 머리 상승, 산소 공급, 혈당 측정, 수액 투여한다.
> • 병원으로 이송한다.

39 ③ 일반적으로 머리를 올려줘야 하지만 갑작스러운 머리의 움직임을 피한다.

**

40 46세 여성의 마비 증상 신고가 접수되었다. 며칠 전부터 왼쪽 귀 뒤가 따끔거리더니, 갑자기 오늘 아침부터 왼쪽 눈이 감기지 않고 지금은 왼쪽 입술도 움직이지 않는다. 환자는 뇌졸중은 아닐지, 병원 가다가 쓰러질까봐 신고를 했다고 매우 불안해했다. 예상되는 질환으로 옳은 것은?

① 파킨슨병
② 헌팅톤 무도병
③ 벨마비
④ 길랭-바레 증후군

🌐 **POINT** 뇌신경장애 (벨마비)

- ㉠ 정의 : 제7뇌신경의 기능장애로 발생한다. 돌연 발증하는 편측성 마비이다. 말초성 특발성 안면마비 중에서 가장 흔하다.
- ㉡ 원인 : 특발성 안면신경 마비이지만, 제1형 단순 포진 바이러스 감염이나 대상포진도 원인으로 여겨진다.
- ㉢ 증상
  - 귀 뒤쪽의 마비로 시작되면서 진행되고 이후에 안면근육이 약화된다.
  - 한쪽의 안면근이 완전 또는 부분적으로 마비되면서 얼굴이 일그러지는 느낌이 생긴다.
  - 마비가 온 편측 얼굴은 주름잡기, 눈 깜빡임, 인상을 쓰는 것이 어려워진다.
  - 미각이 소실되어 혀 앞부분으로 맛이 느껴지지 않는다. 청각과민증이 나타날 수 있다.

---

40 ③ 한 쪽의 눈과 입이 동시에 마비가 되었고, 사지에 문제가 없다면 벨마비이다.
① 파킨슨병 : 도파민 신경세포가 소실되면서 나타나는 진행성 신경계 만성 퇴행성 질환이다. 서동증, 안정 시 떨림, 근육 강직과 같은 운동장애가 주요한 증상이다.
② 헌팅톤 무도병 : 근육간의 조정 능력이 상실되어 인지능력이 떨어지고 정신상에 문제가 발생하는 진행성 신경계 퇴행성 질환이다. 점진적으로 손·발·얼굴·몸통에 위치한 불수의근이 변화, 인지·기억능력 감퇴가 주요한 증상으로 나타난다.
③ 길랭-바레증후군 : 말초신경계가 손상되어 신경에 발생한 염증으로 근육이 약해지는 것이다. 얼굴근육이 쇠약해지면서 마비가 나타나고 운동신경에 염증이 생긴다.

답 39.③ 40.③

41 비타민B1의 부족으로 비가역적 기억력 장애를 나타내는 질환은?

① 서번트 증후군   ② 코시코프 증후군

③ 대사 증후군   ④ 황혼 증후군

POINT 베르니케-코시코프 증후군(Wernicke-korsakoff syndrome)

㉠ 정의 : 비타민B1이 결핍되면서 나타나는 증상이다. 치매, 안구운동 이상, 보행장애를 일으키는 뇌 질환이다. 진행속도가 급격하다.

㉡ 원인
- 과다한 알코올 섭취가 체내에서 티아민 분해 촉진 및 흡수를 방해하면서 발생한다.
- 영양실조, 기아 등으로 비타민B1이 결핍되면서 발생한다.

㉢ 베르니케 증후군
- 특징 : 급성 가역성 뇌병변이다.
- 증상 : 정상적이지 않은 보행, 안구 진탕, 정신 혼란증상이 있다.

㉣ 코시코프 증후군
- 특징 : 비가역적 기억력 장애이다.
- 증상 : 기억상실, 지남력 장애, 말초신경 장애, 의식 장애 등이 있다.

㉤ **치료** : 고용량 비타민B1제(티아민)를 투여한다.

---

42 허혈성 뇌졸중 환자에게 혈전용해제를 투여하려고 할 때 혈전용해제 투여가 금기되는 경우는?

① INR 1.2   ② 혈당 55mg/dL

③ 혈소판 150,000mm^3 ④ 뇌출혈 기왕력이 있는 경우

POINT 정맥내 혈전용해술 적응증

㉠ 혈압 : 수축기 혈압 185mmHg 이완기 혈압 110mmHg 이내로 조절되는 경우

㉡ 혈당 : 50mg/dL 이상인 경우

㉢ 혈소판 수치 : 100,000mm^3 이상인 경우

㉣ INR : 경구 항응고제 복용하고 있다면 INR 수치가 1.7 이하인 경우

㉤ 질환 : 최근 3개월 이내에 심근경색 · 두부 외상 · 뇌졸중 이력과 소화기 · 비뇨기계에 출혈이 없고, 거미막하 출혈 또는 경련 후 발생한 신경학적 장애가 아니고, 신체검진을 할 때 출혈이나 골절을 포함한 외상이 없는 경우

㉥ 과거력 : 두개내 출혈이 없는 경우

㉦ 수술 : 최근 14일 이내에 주요 수술을 하지 않은 경우

㉧ 동맥천자 : 최근 7일 이내에 압박이 불가능한 동맥천자를 시행하지 않은 경우

㉨ 헤파린 : 48시간 이내 헤파린을 투여하고 aPTT가 정상범위에서 조절이 되는 경우

---

40 ① 서번트 증후군 : 자폐나 뇌손상의 원인으로 정신질환이 있는 사람이 특정한 영역에서 특출난 능력을 가지고 있는 경우를 의미한다.

③ 대사 증후군 : 고혈압, 혈중지질 이상, 비만 등 심뇌혈관이나 당뇨병의 위험을 상승시킬 수 있는 질환을 중복적으로 가지고 있는 상태를 의미한다.

④ 황혼 증후군 : 노년기에 밤이 되면서 장애행동이 나타나는 증상을 의미한다.

42 ④ 뇌출혈을 앓은 과거력이 있다면 정맥내 혈전용해술이 금기이다.

05 소화기계 응급

43 ④ 십이지장은 상부 위장관이다.

*
43 하부 위장 기관이 아닌 것은?

① 직장
② 항문
③ 대장
④ 십이지장

◎ POINT 소화기계

ㄱ 구분
• 위장관
 −상부 : 입, 식도, 위, 십이지장
 −하부 : 공장, 회장, 대장, 직장, 항문
 −소장 : 십이지장, 공장, 회장
• 간, 담낭(쓸개), 췌장(이자)
ㄴ 위치(4분획)
• 우상 상한 : 간, 담도계, 대장의 일부
• 좌상 상한 : 위장, 비장, 대장의 일부
• 우하 상한 : 상행결장, 막장
• 좌하 상한 : 하행결장, S자결장
ㄷ 구조(복부장기)
• 실질장기(고형장기) : 간, 췌장, 비장, 신장, 부신, 난소, 정소, 갑상선
• 속빈장기(중공장기) : 위, 장, 담낭, 방광, 자궁

답 41.② 42.④ 43.④

44 복통 환자 응급처치로 옳은 것은?

① 산소를 투여한다.
② 촉진 후 청진을 시행한다.
③ 증상을 완화하는 약물을 투여한다.
④ 갈증 호소 시 이온음료를 제공한다.

> **⊕ POINT** 소화기계 일반적인 응급처치
>
> ○ 상태 파악
> • 아프지 않은 부위부터 먼저 촉진을 하고 나서 가장 아픈 부위를 촉진한다.
> • 첫 촉진을 하고난 이후에 진행되는 추가 촉진은 자제한다.
> • 통증을 호소하는 경우에는 촉진을 즉각 중지한다.
> • 마지막으로 음식을 섭취한 시간을 포함하여 문진한다.
> ○ 안정을 취하게 하고 필요하다면 산소를 공급한다.
> © 기도를 유지하고 구토 가능성에 대비한다.
> ② 수액을 투여한다.
> ⑩ 4 ~ 6시간 이상의 복통은 수술 가능성이 높으므로 금식을 한다.
> ⑭ 빠른 이송을 한다.
> ⊗ 진통제 및 진경제를 사용하지 않는다.

45 소화기계 질환 중 응급질환이 아닌 것은?

① 장중첩증   ② 급성 췌장염
③ 식도이완불능증   ④ 장간막 허혈

> **⊕ POINT** 소화기계 응급질환
>
> ○ 분류
> • 출혈 : 상하부 위장관 출혈, 식도정맥류 혹은 복부 대동맥류 파열로 인한 출혈이 있다.
> • 염증 : 충수돌기염, 담낭염, 췌장염, 게실염, 궤양성 대장염, 크론병, 간염 등이 있다.
> • 천공 : 궤양 천공, 대장 게실 천공, 소장 천공 등이 있다.
> • 폐쇄 : 장염전, 감돈 탈장, 장폐쇄, 장중첩증 등이 있다.
> • 허혈 : 장간막 색전증, 허혈성 대장염 등이 있다.
> © 수술 필요한 질환 : 급성 충수염, 급성 담낭염, 위장관천공, 급성 색전증, 장경색, 장 괴사, 복막염 등이 있다.

44 ① 환자 상태에 따라 산소 투여가 필요하다.
② 일반적인 신체검진의 순서는 '시진 → 촉진 → 타진 → 청진'이나, 복부는 촉진부터 할 경우 연동 운동으로 청진에 방해가 되기 때문에 '시진 → 청진 → 타진 → 촉진'이다.
③ 진단에 지장을 줄 수 있기 때문에 약물투여는 지양한다.
④ 수술 혹은 치료적 금식이 필요할 수 있으니 구강섭취를 금해야 한다.

45 ③ 하부식도근육의 이상으로 연하곤란 발생하는 것이다. 역류성 식도염과 구분이 어려운 증상을 가진 비응급질환이다.

46 우상복부에 국한되어 압통이 나타나는 질환은?

① 급성 담낭염
② 급성 충수염
③ 궤양성 대장염
④ 급성 위궤양

POINT 복통

㉠ 내장성 복통
- 허혈, 염증 팽창의 기전에 의해 교감신경계가 반응하면서 오심, 구토, 빈맥 등이 나타난다.
- 전반적인 통증이 있다. 지속적으로 나타나며 둔한 편이다.
- 속빈 장기의 이상이 있다면 급성 담낭염, 초기 충수염 등을 의심할 수 있다.

㉡ 신체성 복통
- 위치한 복막 신경 자극으로 부위가 국한되어 나타나는 특징이 있다.
- 예리한 통증이 있으며 반발 압통을 유발한다.
- 실질 장기의 이상, 천공에 의한 복막염 등이 있다.

㉢ 연관통 : 실제 느껴지는 곳 이외의 통증이 있는 것이다.

㉣ 부위별 복통
- 심와부 : 식도, 위, 십이지장
- 우상복부 : 간담도(간염, 간농양, 담낭염, 담도염, 담석 등), 십이지장, 우측 대장(게실염, 대장염 등)
- 좌상복부 : 위(위염, 위궤양, 식도염 등), 비장, 신장, 췌장, 대동맥박리, 좌측 대장(장간막허혈 등)
- 하복부 : 대장(충수염, 대장염, 게실염, 크론병, 궤양성 대장염, 과민성 대장 증후군), 골반 내 장기
- 배꼽주위 : 소장이나 대장의 염증
- 전반적 : 복막염, 장간막, 장폐쇄, 급성췌장염

47 음주 후 토사물에서 피가 섞여 나올 때 의심되는 질환은? **

① 역류성 식도염
② 바렛 식도
③ 말로리-바이스 증후군
④ 식도 게실

> **🌐 POINT 위장관 출혈**
>
> ㉠ 트라이츠(treitz) 인대 : 십이지장과 공장 사이의 인대. 상하부 위장관 구분의 기준
> ㉡ 출혈 원인
>   • 상부 : 소화성 궤양, 정맥류, 말로리 바이스 증후군, 악성종양, 혈관이형성증, 내시경 합병증 등이다.
>   • 하부 : 게실, 혈관확장증, 종양, 염증, 치질 등이다
> ㉢ 특징 : 토혈, 흑색변, 혈변, 빈혈이 나타난다.
> ㉣ 증상 : 빈맥, 발한, 쇼크 증상, 기립성 저혈압, 의식변화 등이 있다.
> ㉤ 처치
>   • 실제 혈액 포함여부 확인 위해 구토물과 같이 이송한다.
>   • 복부 대동맥류 출혈일 경우 복부 박동성 종괴, 복부 팽만감이 있다. 과거에 복부 대동맥류 진단력이 있는지를 확인한다.

48 충수염에 대한 일반적인 설명이 아닌 것은? **

① 초기에는 체한 느낌과 모호한 상복부 통증으로 시작한다.
② 발열과 구토 증상이 동반된다.
③ 좌하복부 국소 압통으로 범위가 좁아진다.
④ 입맛이 떨어져 식욕부진을 보인다.

> **🌐 POINT 충수염**
>
> ㉠ 정의 : 맹장 끝에 있는 충수돌기에 염증이 발생한 것이다.
> ㉡ 원인 : 이물질, 염증 등에 의해서 충수돌기 개구부가 폐쇄되면서 발생한다.
> ㉢ 증상
>   • 복통, 국소적으로 우하복부 압통, 식욕부진, 발열이 나타난다.
>   • 초기에는 모호하게 상복부에 통증이 있다가 우하복부에 국한되어 통증이 나타난다.
>   • 맥버니점(장골의 우측 전상극에서 5cm 정도 떨어진 곳)의 통증이 나타난다. 오른쪽 다리를 구부리고 누워있으면 통증이 완화되기도 한다.
>   • 변비, 설사 등이 나타난다.
> ㉣ 경과 : 천공되면 복부 전체 통증으로 확산되고 응급수술을 시행해야 한다.

47 ③ 말로리-바이스 증후군 : 위산이 역류되어 위 - 식도의 점막을 파열시켜 혈관 손상, 출혈을 일으키는 질환이다. 주된 원인은 음주 후 오심에 의한 반복성 구토이다. 대부분은 자연적으로 치유되지만, 계속 반복되면 출혈이 멈추지 않게 된다. 큰 손상으로 대량의 출혈일 경우 깊은 상처이므로 식도천공이 발생했다면 응급치료가 필요하다. 식도천공은 뵈르하베 증후군으로 종격동염 발생, 패혈증 진행 가능성이 있다.
① 역류성 식도염 : 음식물이 위산과 역류되어 식도 점막 손상으로 염증을 일으키는 질환이다.
② 바렛 식도 : 식도가 위산에 만성적으로 노출되면서 조직이 변형되어 발암의 가능성이 높은 질환이다.
④ 식도 게실 : 식도의 약한 부분이 옆으로 밀려나면서 주머니 모양으로 늘어나게 된 질환이다.

48 ③ 충수는 우하복부에 위치한다. 통증은 우하복부에 나타난다.

49 담낭염의 증상으로 옳지 않은 것은?

① 발열
② 백혈구 증가
③ 머피징후
④ 변비

⚙ POINT 간담도 염증

⊙ 급성 담낭염(쓸개염)
- 원인 : 대부분은 담석에 의해서 발생한다. 이외에는 외상, 당뇨병 등으로 나타난다.
- 기전 : 담석으로 담낭관 입구 막힘 → 담낭벽 염증 → 담즙 정체 → 세균(대장균, 포도상구균, 연쇄구균 등) 감염 → 염증 발생
- 증상
  - 담도산통의 증상이 시간이 지나면서 심해진다.
  - 우상복부 압통, 우측 어깨 방사통이 나타난다.
  - 소화불량과 황달이 나타난다.
  - 구역, 구토, 식후통증, 고열, 오한 증상이 동반된다.
  - 우측 갈비뼈 아래 경계부위를 누른 상태에서 흡기를 하면 통증으로 호흡을 멈추는 머피징후가 특징적으로 나타난다.

⊙ 급성 췌장염
- 원인 : 대사성(알코올 중독), 기계성(담석), 혈관성(혈관 손상), 감염성, 종양 등에 의해서 발생하는 질환이다.
- 증상
  - 배와 등에 통증이 심하다. 누워있을 때 통증이 심하지만 구부리거나 앉으면 완화된다. 복통은 24시간 이상 지속된다.
  - 왼쪽 배나 오른쪽 어깨로 방사통이 나타난다.
  - 미열, 구역, 구토, 황달 등이 동반된다.
  - 기름진 음식이 소화되지 않아서 회색 변을 본다.

⊙ 급성 간부전
- 원인 : 만성 B형 간염이 가장 흔하다. 그 이외에는 간염, 약물 등이 있다.
- 증상
  - 간성뇌증과 혈액응고장애가 특징적인 증상이다.
  - 피로와 전신 근육통이 나타난다.
  - 피부와 눈의 흰자위에 나타나는 황달과 복수로 인한 복부팽만이 있다.
  - 복부 팽만, 식도정맥류·위정맥류의 출혈, 간성혼수 등이 있다.
- 4대 사망 원인 : 뇌부종, 감염, 복합장기부전, 출혈

---

49 ①② 백혈구가 증가하고 발열이 나타난다.
③ 어깨통증, 산통의 통증과 머피징후가 있다.

답 47.③ 48.③ 49.④

50 대장에 발생하는 질환이 아닌 것은? ＊

① 궤양성 대장염　　　　② 크론병
③ 게실염　　　　　　　④ 치질

50 ④ 치질은 항문 및 직장의 정맥
류로 대장에 속하지 않는다.

> **◉ POINT** 장 질환
>
> ㉠ 염증성
> • 종류 : 궤양성 대장염(직장, S결장에 호발), 크론병(특발성 염증성 장질환) 등
> 이 있다.
> • 증상 : 복통, 혈변, 설사, 체중감소, 식욕부진, 발열
> ㉡ 출혈성
> • 치질 : 하부위장관 출혈과 감별이 필요하다. 치핵은 점막으로 구성되어있어
> 약한 손상에도 심각한 출혈이 가능하므로 주의하여 관찰한다.
> • 게실 출혈 : 급성 하부위장관 출혈의 중요한 원인이다. 우측 게실에 호발된
> 다. 좌측보다 넓은 입구이고 얇은 대장벽이다.
> ㉢ 급성 게실염
> • 정의 : 대장 벽 주머니(게실)의 염증으로 보통 변비로 인해 남아있는 대변이
> 고여 발생한다.
> • 특징
> −서구 지역은 대부분 좌측 대장(하행, 구불결장)이고 아시아 지역은 우측 대
> 장(맹장, 상행결장)이다.
> −고령일수록 좌측 대장 게실 발생률이 증가하는 양상을 보인다.
> • 증상 : 하복부 통증(산통, 압통), 발열, 구토, 변비 또는 설사 등이 나타난다.

51 소화기계 폐쇄성 응급 질환으로 옳은 것은? ＊

① 크론병　　　　　　　② 식도 정맥류
③ 장중첩증　　　　　　④ 주기성 구토 증후군

51 ③ 장중첩증 : 장이 장에 말려 들
어가는 폐쇄성 응급질환이다.
복통, 우상복부 소시지 종괴,
혈성 점액변이 특징이다.

> **◉ POINT** 소화기계 패쇄성 응급질환
>
> ㉠ 원인
> • 기계적 : 유착된 장, 크론병, 종양, 탈장, 장중첩증, 담석, 종양, 대장염전,
> 협착 등이 있다.
> • 마비성 : 수술, 외상, 염증, 허혈, 전해질 및 대사 이상, 마약성 진통제 등이
> 있다.
> ㉡ 증상 : 복부팽만, 통증(소장 폐쇄)대장 폐쇄), 오심, (담즙이 섞인)구토, 빈맥,
> 저혈압이 있다.
> ㉢ 종류 : 감돈탈장, 장중첩증, 장염전, 장유착 등이 있다.

52 장간막 동맥 혈전증에 대한 설명으로 옳은 것은?

***

① 소아에게 빈번하게 발병한다.

② 항응고제 치료를 신속하게 해야 한다.

③ 혈관이 폐쇄되어 괴사에 빠진 상태이다.

④ 골수 증식성 질환을 앓는 경우 빈번하게 발생한다.

✿ POINT 허혈 질환

㉠ 장간막 동맥 혈전증
- 정의 : 장간막 동맥에 혈전이 생기면서 혈액이 차단되는 상태이다.
- 원인 : 동맥경화증, 저혈량증, 울혈성 심부전, 심근경색증, 고령, 악성종양 등이 원인이다.
- 증상
  - 오랜 기간 동안에 체중감소와 식후 복부 불편감이 느낀다.
  - 갑작스러운 복부통증이 나타난다. 산통과 같은 복통이 발생한다.
  - 소량의 피가 있는 변을 보기도 한다.
  - 구토, 설사가 나타나고 심하면 쇼크상태가 된다.
㉡ 장간막 정맥 혈전증
- 정의 : 장간막 정맥이 막히면서 장의 혈액 순환이 원활하지 못하게 되어 발생하는 질환이다.
- 원인 : 혈액응고에 이상이 있는 유전질환, 종양, 염증, 개복수술, 간경화, 문맥 고혈압 등이 있다.
- 증상
  - 혈전증이 진행한 정도에 따라 증상이 다르다.
  - 점막 허혈 정도인 경우에는 복부통증, 설사 등으로 나타난다.
  - 장간막 허혈인 경우에는 위장관 출혈, 장천공, 복막염 증상이 나타난다.
  - 급성인 경우는 갑작스러운 복부 통증이 몇 주간 지속되며 오심, 구토, 식욕부진, 설사 등의 증상과 동반된다.
  - 만성인 경우는 식도 정맥류 출혈을 유발하는 문맥 · 비장정맥에 혈전증이 생길 수 있다.
㉢ 허혈성대장염
- 정의 : 대장으로 가는 혈류가 감소하면서 대장조직에 염증과 괴사가 나타나는 질환이다.
- 원인 : 고령자, 고혈압, 당뇨병, 심장병, 복부수술 경험자, 혈관염, 경구피임약 투여자 등이 있다.
- 증상
  - 경미한 좌하복부 통증이 갑자기 시작된다. 1 ~ 2시간 이후에 통증은 나아지고 둔한 통증만 남는다.
  - 소량의 혈변이 나오게 된다.
- 특징 : 좌측 결장에 빈발한다.

---

52 ① 50세 이상 연령에서 빈번하게 발병한다.
③ 장간막 혈관폐색증 경우이다. 혈전증은 혈류가 차단이 된 상태이다.
④ 장간막 정맥 혈전증의 경우에 해당한다.

53 급성 충수돌기염 여부를 판단하기 위해 시행하는 검사는?

① 아론 징후

② 호만 징후

③ 트루소 징후

④ 브루진스키 징후

POINT 충수돌기염 징후

㉠ 아론 징후(Aaron's sign) : 우측하복부에 위치한 맥버니 점을 누를 때 상복부에 통증이 발생한다.

㉡ 로브싱 징후(Rovsing's sign) : 좌측하복부를 누를 때 우측하복부 맥버니 점 부위에 통증이 발생한다.

㉢ 반동성 압통(McBurney point) : 우측하복부에 위치한 맥버니 점을 깊이 누른 후 손을 뗄 때 통증이 발생한다.

---

53 ① 아론 징후 : 배꼽과 전하장골극을 연결한 선의 1/3 지점인 맥버니점을 압박 시 상복부에 통증이 발생하면 '충수돌기염 징후'로 판단한다.

② 호만 징후 : 누워서 하체를 올린 후 발끝을 발등 쪽으로 구부렸을 때 장딴지 부근에 통증이 느껴지는 경우 '심부정맥혈전증 양성'으로 판단한다.

③ 트루소 징후 : 상완에 커프 등을 감고 압력을 가할 때 감각이상과 함께 손목 및 손가락이 수축하며 경련이 발생하는 경우 '저칼슘혈증'이다.

④ 브루진스키 징후 : 앙와위로 누운 상태에서 머리를 복부 쪽으로 숙였을 때 둔부 관절과 무릎 관절이 자동으로 구부러지는 경우 '뇌수막염'으로 판단한다.

06 비뇨생식기계 응급

***
54 비뇨기계의 기관이 아닌 것은?

① 요관   ② 부신
③ 방광   ④ 신장

> **🌐 POINT** 비뇨기계 기관
>
> 신장(콩팥, kidney), 요관(ureter), 방광(urinary bladder), 요도(urethra)

***
55 남성 생식 기관이 아닌 것은?

① 정관   ② 음경
③ 정자   ④ 전립선

> **🌐 POINT** 남성 생식 기관
>
> 고환, 부고환, 정관, 전립선, 음경

***
56 여성의 생식 기관이 아닌 것은?

① 난소   ② 자궁
③ 질   ④ 난포

> **🌐 POINT** 여성 생식 기관
>
> 난소, 나팔관, 자궁, 질

54 ② 부신은 좌우 신장 위쪽에 붙어 있는 한 쌍의 내분비계 기관이다.

55 ③ 정자는 남성의 생식 세포이다.

56 ④ 난소 안에 있는 주머니 형태의 세포 집합체로 기관이 아니다.

답 53.① 54.② 55.③ 56.④

57 비뇨기계 질환의 일반적인 질환 기전이 아닌 것은?

① 염증

② 퇴행

③ 감염

④ 폐쇄

> ⊛ **POINT** 비외상성 비뇨기계 응급 질환 및 기전
>
> ⊙ 응급 질환 : 급성 신부전, 만성 신부전, 신장 결석, 요로감염, 고환염전 등이 있다.
> ⊙ 질환 기전 : 면역(염증)매개질환, 감염질환, 물리적 폐쇄, 출혈이 있다.

58 남성 생식기 응급 질환으로 옳은 것은?

① 고환 염전

② 음낭 수종

③ 음경 포진

④ 전립선 비대증

> ⊛ **POINT** 남성 생식기 응급 질환
>
> ⊙ 고환 염전 : 12 ~ 18세의 사춘기 호발(급속한 고환 성장)하며 갑작스런 음낭의 부종과 통증이다.
> ⊙ 음경 발기지속증 : 자극을 주지 않음에도 완전 혹은 불완전한 발기가 4시간 이상 지속되는 경우이다.
> ⊙ 음경 골절 : 음경 발기조직을 둘러싸고 있는 백막의 파열로 요도 손상 가능성이 높은 경우이다.
> ⊙ 감돈 포경 : 단단한 포피가 귀두 뒤로 당겨지고 원상복귀 되지 않아 생기는 순환 장애이다.

59 양성 전립샘 비대증에 대한 내용으로 옳지 않은 것은?

① 항콜린성 약물의 투약을 피한다.

② 배뇨 흐름 감소로 소변 산성화를 초래한다.

③ 체내 성호르몬 비율 변화로 인해 발생한다.

④ 요 정체 시 간헐적 도뇨를 통해 폐색 증상을 완화한다.

57 ② 일반적으로 비외상성 비뇨기계 장애의 4가지 기전은 염증(면역), 감염, 폐쇄, 출혈이다.

58 ① 발생 후 6시간 이내에 치료를 해야 한다. 고환 보전 가능성은 적어도 12시간 이내이며, 48시간 이후에는 고환의 생존 가능성이 거의 없다.
② 고환 집막에 액체 고인 질환이다. 아이 경우 자연 소실된다. 1세 이후까지 지속되거나 성인의 경우 수술로 제거한다.
③ 바이러스 감염으로 인한 피부 질환이다.
④ 전립선 비대로 인해 요도를 압박하여 배뇨 곤란과 같은 증상이 나타나는 것이다.

59 ② 전립선 비대로 배뇨 흐름이 감소되어 잔뇨가 발생하면서 소변의 알칼리화 및 결석 발생 위험이 높아진다.
① 항콜린성 약물은 방광의 배뇨근 수축을 감소시켜 급성 요저류를 유발하므로 전립샘 비대증의 증상을 악화시키므로 투약을 피한다.
③ 체내 테스토스테론과 에스트로겐의 비율에 변화가 발생하여 전립샘 내측에 있는 요도 주위선에 진행성 종창이 발생하는 것을 말한다.
④ 불편감, 잔뇨감, 요 폐색으로 인한 요 정체 등의 경우 간헐적 도뇨 또는 유치카테터를 삽입하여 증상을 완화시킨다.

60 요로 결석에 대한 설명으로 옳은 것은?

① 담석과 생성되는 기전과 구조가 비슷하다.

② 요산에 의해 빈번하게 발생한다.

③ 칼슘결석은 만성요로감염이나 방광삽입도뇨법과 관련이 있다.

④ 옆구리 부분의 심한 간헐적 통증과 혈뇨, 구역 등의 증상을 나타낸다.

🌐 **POINT** 요로 결석(신장, 요관 결석 포함)

○ 결석의 비율 : 칼슘 결석 > 요산 결석 > 녹각석 > 시스틴 결석
○ 증상 : 심한 통증(옆구리, 서혜부), 소변 증세(야뇨, 빈뇨, 배뇨통, 혈뇨), 구역, 구토 등이 있다.
○ 처치 : 안정, 통증 조절, 필요시 수액 및 약물 치료, 병원 이송이 있다.

---

61 신부전 환자 이송 시 심전도를 감시해야 하는 이유는?

① 저나트륨혈증

② 고나트륨혈증

③ 고칼륨혈증

④ 저칼륨혈승

60 ④ 무증상일 때도 있지만, 보통 통증이 심한 편이다. 신장에 결석이 생겨 발생하는 예리한 통증을 신산통(renal colic)이라 한다. 심한 통증 시 같은 혈관과 신경을 위장관과 신장이 공유하기에 소화기계 장애도 동반된다. 결석이 요로 점막에 상처를 내면 혈뇨도 발생한다.

① 담석은 담즙의 성분(콜레스테롤, 빌리루빈)이 대표적이다. 요로결석은 미네랄이 주 성분이다. 담석은 요로 결석보다 분쇄도 어려워 체외충격파 쇄석술도 거의 사용하지 않는다. 우리나라의 경우 빌리루빈 담석이 많다. 약으로 녹이기 어렵고 수분 섭취를 통한 자연배설 또한 어렵다.

② 요로 결석은 칼슘 결석이 제일 빈번하다.

③ 요로감염이나 도뇨법은 인산 마그네슘암모늄(스트루바이트) 결석과 관련이 있다.

61 ③ 고칼륨혈증은 심실성 부정맥(심실 세동 등) 및 심정지 발생 위험성이 높다.

***
62 52세의 남성이 만취상태로 전기장판 위에서 자다가 다음날 의식소실된 상태로 발견되었다. 발에 화상과 다리 부종이 심할 때, 이 환자에 대한 내용으로 옳지 않은 것은?

① 저혈량증으로 나타난 신전성 급성 신부전이다.

② 다리를 위로 올려서 순환이 원활하게 되도록 한다.

③ 수분을 경구로 섭취하여 의식회복을 돕는다.

④ 탈수, 화상, 횡문근융해증 등이 동시다발적으로 나타났다.

🌐 **POINT** 신부전

○ 급성 신부전
- 정의 : 신장 기능이 갑자기 떨어진 상태이다. 신장기능이 감소하면서 노폐물 배출이 되지 않고 수분−전해질의 균형이 깨지게 된다.
- 원인
-신전성(전신성) : 신장으로 가는 혈액공급량이 감소하여 발생한다. 출혈, 화상, 탈수, 저혈압, 설사 등으로 인한 혈액량 감소, 패혈증, 간부전 등에 의한 혈장 용적 감소, 심부전, 패혈증, 혈전증, 색전증, 협착증 등에 의한 것이다.
-신성 : 사구체 · 세뇨관 · 신혈관 질환, 간질 등에 의해서 발생한다.
-신후성(후신성) : 소변을 배출하는 요관, 방광, 요도 등의 폐쇄로 인해서 발생한다.
- 증상
-신경계 증상 : 의식혼탁, 경련
-심혈관계 증상 : 고혈압, 부정맥, 허혈성 심장질환
-호흡기계 증상 : 폐부종, 폐출혈
-소화기계 증상 : 식욕부진, 구토, 장 마비
-비뇨기계 증상 : 소변량 감소(하루 400mL 미만)
-내분비계 증상 : 저나트륨혈증, 고칼륨혈증, 저칼슘혈증, 대사성 산혈증 등
- 치료 : 수분제한, 전해질 균형, 산−염기 균형 등을 사용하여 증상을 완화하고 응급상황에는 혈액투석을 시행한다.
○ 만성 신부전
- 정의 : 정상으로 회복될 수 없을 정도로 신기능이 감소하여 신장기능을 상실한 상태이다.
- 원인
-5세 미만의 경우는 선천성 신장 기형이 주된 요인이다.
-5세 이상의 경우는 후천성 사구체 질환, 유전성 신 질환이 주된 요인이다.
-성인의 경우는 당뇨병, 고혈압, 사구체 신염 등이 주된 요인이다.
- 증상
-신경계 증상 : 감각 · 운동장애, 피로, 졸음, 의식저하 등
-심혈관계 증상 : 고혈압, 동맥경화증, 부정맥 등
-호흡기계 증상 : 폐부종, 흉수
-소화기계 증상 : 식욕저하, 구토, 복수
-내분비계 증상 : 부갑상선기능항진증, 고환 · 난소 기능저하
-면역계 증상 : 면역기능 저하

---

62 ③ 신전성 급성 신부전이다. 치료에서 증상완화를 위해서 수분제한이 필요하다.

63 　복막 투석하는 환자에 대한 설명으로 옳지 않은 것은?

**　*

① 합병증으로 감염, 출혈, 천공 등이 있다.
② 배액된 투석액의 혼탁되어 있으면 복막염을 의심한다.
③ 정상적인 카테터는 떨림, 잡음이 느껴진다.
④ 투석이 잘 되지 않았으면 고칼슘혈증 및 요독증 증세가 나타난다.

🌐 POINT 투석

ㄱ **혈액 투석**
- 정의 : 인공 신장기(투석기)와 투석막을 통해 혈액에 있는 노폐물·수분 제
  거, 전해질 균형을 위한 것이다.
- 대상자 : 말기 신부전 환자와 일부 급성 신부전 환자에게 적용한다.
- 준비사항
  −혈관수술을 통해 동정맥루를 만든다.
  −혈관이 발달하지 않았다면 인조혈관을 삽입한다.
  −촉진 시 떨림(thrill), 청진상 잡음(bruit)을 느껴야 정상이다.
  −일시적으로 투석이 필요하거나 혈관 이식이 어려운 환자에게 혈액 투석용 반
  영구도관을 사용할 수 있다.
- 주의사항 : 투석을 마친 후에 동정맥루(또는 인조혈관, 반영구도관)를 검사한다.
- 합병증
  −원인 : 천자부위 출혈, 국소적 감염, 내부 단락의 협착과 폐쇄로 인해서 나타
  날 수 있다.
  −증상 : 주로 혈전, 감염, 협착, 폐색, 동맥자루(동맥류) 형성 등이 있다.
ㄴ **복막 투석**
- 정의 : 몸 안에 노폐물과 수분을 제거하기 위한 것으로 환자의 복강으로 카테
  터를 삽입하여 투석액을 주입한다.
- 대상자 : 급성·만성 신부전 환자와 울혈성 심부전 환자에게 적용한다.
- 준비사항
  −복강에 투석 도관을 삽입한다.
  −청결한 장소에서 손 세척과 마스크를 착용하고 진행한다.
- 주의사항 : 복막 투석액의 온도는 체온과 비슷하게 데워서 사용한다. 카테터를
  통해 세균이 침투할 수 있으므로 청결에 신경쓴다.
- 합병증
  −원인 : 감염(카테터 내부·복부 통로·복막), 출혈(복벽이나 장간막의 혈관 손
  상), 복부장기 천공 등이다.
  −증상 : 열, 복통, 구역, 구토, 설사, 압통, 저혈압, 배액한 투석액의 혼탁, 카
  테터 삽입부위 출혈, 복막염 등이 있다.

63 ③ 혈액 투석환자의 경우이다.

답 62.③ 63.③

07 조혈계 응급

64 조혈기관이 아닌 것은?

① 림프   ② 골수
③ 간   ④ 신장

> **POINT 조혈기관 구성요소**
>
> ㉠ 골수 : 혈액세포 생성을 한다.
> ㉡ 림프절 : 림프구 생성을 한다.
> ㉢ 비장 : 림프계, 적혈구 저장소이다.
> ㉣ 간 : 응고인자 생성, 소량의 조혈인자 생성(태아의 조혈기관 포함)을 한다.

65 감염 발생 시 1차 방어선 역할을 하는 백혈구 종류는?

① 호중구   ② 호산구
③ 호염구   ④ 림프구

> **POINT 혈액의 구성요소 및 기능**
>
> ㉠ 혈구
> • 적혈구 : 산소 운반, 산염기 균형의 기능을 한다.
> • 백혈구 : 신체를 방어한다.
>
> | 구분 | 내용 |
> |---|---|
> | 과립구 | • 호염구 : 염증반응
• 호산구 : 알레르기 질환 시 상승
• 호중구 : 식균작용으로 첫 번째 방어선 |
> | 단핵구 | 상처치유, 대식세포, 만성염증 |
> | 림프구 | 면역반응(항체생성) |
>
> ㉡ 혈소판 : 지혈 및 응고기능을 한다.
> ㉢ 혈장
> • 수분, 항체, 글로불린, 무기질 등이 있다.
> • 운반 및 용매 역할을 한다.

64 ④ 신장은 조혈호르몬을 생산하는 곳이다.

65 ① 호중구 : 선천 면역 포식 세포로서, 면역 작용에서 가장 먼저 감염을 방어한다. 절대호중구수(ANC)가 $500/\mu\ell$ 이하인 경우 극심한 면역력 저하로 역격리가 필요하다.

66 2차 지혈 기전에 관여하지 않는 것은?

① 혈소판
② 응고인자
③ 응고억제인자
④ 혈관

> **POINT** 혈액의 기능
>
> ㉠ 운반 : 산소, 영양소, 대사노폐물, 호르몬
> ㉡ 조절 : 체온, 산염기, 체액량
> ㉢ 방어 : 지혈, 면역
> ㉣ 지혈 기전
> • 혈관, 혈소판, 응고인자, 응고억제인자, 섬유소용해에 관여한다.
> • 출혈 보상 기전 : 혈관 수축 → 심박동수 증가 → 심근수축력 증가
> • 1차 지혈과정 : 혈관 수축 → 혈소판 부착 및 응집 → 혈소판마개 형성
> • 2차 지혈과정 : 응고인자 활성화 → 섬유소 생성 → 지혈마개 형성

66 ④ 혈관은 1차 지혈 기전에 관여 한다.

67 특이 질병 없이 출혈장애를 가진 환자가 복용할 수 없는 약은?

① 와파린
② 티클로피딘
③ 아스피린
④ 비타민 K

> **POINT** 항혈전제
>
> ㉠ 항혈소판제 : 아스피린, 클로피도그렐, 티클로피딘, 프라수그렐, 티카그렐러, 실로스타졸 등이 있다.
> ㉡ 항응고제 : 와파린, NOAC 등이 있다.

67 ④ 비타민 K는 응고 강화 역할을 한다.

68 혈소판 감소증의 임상 증상이 아닌 것은?

① 점상출혈

② 자반

③ 반상출혈

④ 미란

☻ POINT 혈액 장애

㉠ 면역 혈소판감소증(Immune thrombocytopenia)
- 정의 : 말초혈액에서 혈소판 수치가 정상수치보다 감소한 경우에 해당한다. 피부와 점막에서 비정상적인 출혈이 가장 흔하게 관찰된다. 소아와 젊은 여성에게 빈번하게 나타난다.
- 임상증상
  - 점상출혈(petechia) : 2mm 이하로 모세혈관의 적혈구 누출로 진피에 모인 출혈이다.
  - 자반(purpura) : 3mm 이상으로 피부, 점막 출혈로 신체가 압박되기 쉬운 곳에 빈번하게 발생한다.
  - 홍반(erythema) : 혈관확장에 의해 생겨 누르면 없어지지만, 자반은 눌러도 없어지지 않는다.
  - 자반증 : 혈소판 수치 저하로 인해 피부에 홍반이 생기는 자가면역질환이다.
  - 반상출혈(ecchymosis) : 아주 넓은 부위에 걸친 출혈로 보통 반점 모양이다. 작은 동맥과 정맥의 혈액 누출로 인해 피하 조직에 발생한다. 깊게 모이면 혈종(hematoma)이 된다.
  - 혈종(hematoma) : 피부 아래 연조직에 혈액이 축적된 덩어리이다.
㉡ 국소 순환장애
- 충혈(Hyperemia) : 모세혈관 혈류 증가(발적)한다.
- 울혈(Congestion) : 정맥의 혈액 증가한다.
- 허혈(Ischemia) : 조직 동맥 혈액 공급 감소나 중단으로 세포 손상되어 빈혈 상태가 된다.
- 경색(Infarction) : 국소적으로 허혈성 괴사한다.

---

68 ④ 미란(erosions)은 피부의 표피가 떨어져 나간 병변이다. 치유 후에는 흉터가 없다.

69 50세 여성이 두통과 호흡곤란을 호소하고 있다. 팔과 다리 곳곳에 멍이 들고 부어있으나 특별히 어디 넘어지거나 부딪친 적은 없다고 한다. 특이 병력은 따로 없으며, 2주 전 아스트라제네카 백신을 맞았다고 한다. 예상되는 질환은?

① 혈전 혈소판감소 자색반병
② 용혈-요독 증후군
③ 혈소판 감소성 혈전증
④ 폰빌레브란트병

📍 POINT 혈소판 감소성 혈전증(TTS, Thrombosis with Thrombocytopenia syndrome)

- ㉠ **정의** : 혈소판이 감소를 동반하면서 발생하는 뇌정맥동혈전증 또는 내장정맥 혈전증 등과 같은 희귀 혈전증이다.
- ㉡ **백신의 영향**
  - 백신과 연관되어 발생하는 자가면역질환으로 추정된다.
  - 아스트라제네카 및 얀센(존슨앤존슨) 제조사의 아데노 바이러스 벡터 코로나19 백신은 혈소판 감소 혈전증 유발한다.
  - mRNA 백신(화이자·모더나)은 혈소판감소성 혈전증 발생과 관련 없는 것으로 잠정 결론이 났다.
- ㉢ **증상**
  - 아데노 벡터 코로나19 예방접종 후 4 ~ 28일 사이에 증상이 발생한다.
  - 지속적이고 심한 두통, 국소 신경학적 증상, 발작, 흐릿한 시야, 복시, 호흡곤란 또는 흉통, 등의 통증, 복통, 사지 부종·발적, 창백 등이 있다.
  - 작은 멍이나 자반, 소혈종(blood blister) 또는 비정상적인 출혈(unusual bleeding)도 동반한다.

📍 POINT 파종혈관내응고(DIC, Disseminated intravascular coagulation)

- ㉠ **정의** : 응고 촉진인자가 혈관 내로 유입되어 광범위한 혈관 내 혈전 형성 및 출혈을 야기하는 증후군이다.
- ㉡ **기전** : 과다 응고 촉진, 혈전 생성(지혈 인자 소모) + 섬유소 용해 과정 활성화 → 출혈 야기
- ㉢ **특징**
  - 단독으로 나타나지 않는다. 세포 손상시키는 다양한 급성 질환인 패혈증, 용혈형 수혈반응 등과 함께 발생한다.
  - 응고와 출혈이라는 두 종류의 상호 대립되는 출혈장애이다.
- ㉣ **처치**
  - 손상부위를 압박지혈한다.
  - 관절 부위 부목 및 얼음찜질을 한다.
  - 안정 및 수액 공급을 한다.

---

69 ③ 아스트라제네카 및 얀센 백신을 맞은 후 4 ~ 28일 사이 혈전증 증상(호흡곤란, 부종, 흉통, 복통 등), 신경학적 증상(두통, 시야장애 등), 원인 모를 멍 등의 증상이 나타나면 혈소판 감소성 혈전증을 고려한다.

① 혈전 혈소판감소 자색반병 : 혈소판 응집물질이 혈관내 혈전을 형성하며 발생한다.

② 용혈-요독 증후군 : 독소를 생산하는 박테리아(대장균 O157:H7 등)로 오염된 식품 섭취로 인해 발생하는 장 감염 후 발생한다.

④ 폰빌레브란트병 : 폰빌레브란트 인자(혈소판이 혈관에 부착되도록 돕는 단백질)의 유전성 결핍 또는 이상으로 발생한다.

70 적혈구의 부적절한 생산으로 인한 빈혈이 아닌 것은?

① 무형성 빈혈
② 철결핍성 빈혈
③ 용혈성 빈혈
④ 악성 빈혈

🌐 POINT 빈혈

ㄱ. 정의 : 적혈구가 충분하지 않아, 신체 대사에 필요한 산소 공급 감소로 인하여 나타나는 다양한 증상이다.
ㄴ. 증상 : 피로감, 어지럼증, 빈맥, 저혈압 등이 있다.
ㄷ. 종류
• 부적절한 생산 : 무형성, 철결핍성, 악성, 낫적혈구성
• 부적절한 파괴 : 용혈성
• 소실 및 희석 : 만성질환, 출혈, 과도한 수액 등

---

71 다발 골수종에 의한 척수압박증후군에 대한 설명이 아닌 것은?

① 병적 압박 골절 가능성이 높고 심한 통증을 야기한다.
② 척수를 눌러 마비 등의 신경학적인 합병증을 야기한다.
③ 누워서 안정을 취했을 때 통증이 호전되고 활동제한 상태를 야기한다.
④ 균형감 상실과 운동실조로 나타난 보행장애는 주요 예후인자이다.

🌐 POINT 다발골수종으로 인한 척수압박 증후군(spinal cord compression syndrome)

ㄱ. 정의 : 암이 척수를 눌러 마비 등의 증상을 유발한다.
ㄴ. 증상 : 심한 요통, 보행 장애, 감각 이상, 배변 및 배뇨 이상(초기에는 어렵다가 나중에는 실금), 근력 약화, 마비 등이 있다.
ㄷ. 특징
• 누웠을 경우 악화되는 통증이 있다. 반면, 허리 디스크의 경우 누웠을 때 통증이 완화된다.
• 골수를 침범하여 과도한 골의 재흡수를 하면서 과칼슘혈증, 골통증, 압박골절을 발생시킨다.
• 광범위한 압박골절은 통증, 활동제한, 호흡부전, 신경합병증을 야기한다.
• 즉시 치료하지 않으면 신경학적 장애(사지마비나 괄약근 기능소실)가 회복되지 않는다.

---

70 ③ 적혈구의 과도한 파괴로 발생하는 빈혈이다.

71 ③ 누웠을 때 악화되는 통증으로 허리디스크와 구별된다.

***

72 급성 백혈병에 대한 설명으로 옳지 않은 것은?

① 적혈구 감소증으로 빈혈을 앓게 된다.

② 혈소판 감소증으로 지혈이 어렵다.

③ 림프구 감소증으로 감염이 쉽게 발생한다.

④ 간과 비장의 비대로 복부팽만감과 복통이 일어난다.

🌐 POINT 암 환자 응급처치
───────────────────────────
㉠ 통증 완화 및 대증적 처치를 한다.
㉡ 필요시 산소 및 수액 투여를 한다.
㉢ 출혈 및 감염에 유의(역격리)한다.

---

72 ③ 주로 호중구 감소로 인하여 감염이 발생한다.

①② 백혈병이 골수에서 급격히 시작되면서 정상 세포를 만들던 공간이 부족해진다. 따라서 적혈구 감소증, 혈소판 감소증, 호중구 감소증으로 빈혈, 출혈, 감염이 잘 일어나게 된다.

④ 간, 비장, 림프절의 침범으로 비대해진다.

08 면역 질환

**

73 아나필락시스에 대한 내용으로 옳지 않은 것은?

① 항체 면역글로불린E가 관여하는 과민반응이다.

② 페니실린 주사제가 가장 흔한 원인이다.

③ 모세혈관투과성 증가로 부종 등의 증상이 머리, 목, 얼굴 등에 나타난다.

④ 위장관의 민무늬근이 이완되면서 복통, 구토, 설사 증상이 나타난다.

◈ POINT 아나필락시스

㉠ 정의 : 비만세포(mast cells)와 호염구(basophils) 표면의 IgE와 항원과의 결합에 의해 히스타민 등의 매개체 분비로 발생하는 전신 즉시 과민 반응이다.

㉡ 특징 : 보통 5 ~ 30분 내에 최대 강도에 도달한다.

㉢ 증상
- 피부계 : 모세혈관 투과성이 증가하면서 부종, 팽진, 홍반, 가려움증과 함께 입술·혀·후두에 부종이 생긴다.
- 호흡기계 : 부종과 근수축으로 호흡곤란이 발생한다. 그 외에 천명, 기도 수축, 협착음, 저산소증 등이 있다.
- 심혈관계 : 혈관이 확장되면서 혈압이 감소되어 빈맥(초기)이 발생한다.
- 순환기계 : 저혈압, 빈맥 등이 나타난다.
- 근골격계 : 민무늬근(평활근) 수축 및 경련으로 복통 또는 설사가 발생한다.
- 소화기계 : 복통, 구토 등이 나타난다.

㉣ 다른 질환과 차이점
- 급성 천식발작 : 피부증상이 나타나지 않는다.
- 혈관미주신경성 실신 : 피부증상이 나타나지 않는다. 누워있으면 증상이 호전되고 서맥이다.

**

74 벌에 쏘인 증상 중 가장 응급 증상은 무엇인가?

① 전신 두드러기   ② 심한 가려움증
③ 얼굴 부종   ④ 호흡곤란

73 ④ 평활근의 수축으로 위장관 운동이 증가되어 관련된 증상이 나타난다.

74 ④ 아나필락시스의 가장 흔하고도 위험한 것은 두경부의 부종으로 기도 폐쇄가 일어나는 것이다.

75 아나필락시스의 응급 처치로 옳은 것은?

① 자세를 신속히 변경하여 호흡을 돕는다.
② 혈압 저하가 있다면 에피네프린을 섞은 수액을 급속하게 주입한다.
③ 서맥과 피부반응이 없으면 호전여부를 지켜본다.
④ 임산부의 경우 좌측으로 반만 누운 자세를 취한다.

🌐 **POINT** 아나필락시스 응급처치

㉠ 현장 안전 확인 및 유발요인 파악 후 제거
㉡ 환자 상태 파악 : 기도, 호흡, 맥박, 피부, 의식 상태 등
㉢ 기도유지, 산소공급(6 ~ 8L/min), 수액 투여
㉣ 체위
　• 다리를 상승시킨 누운 자세
　• 갑작스런 자세 변경 금지
　• 임산부 경우 좌측으로 반만 누운 자세
㉤ 의료진의 지시하에 1:1,000(1mg/mL) 에피네프린 주사제를 투여한다.
㉥ 신속히 병원으로 이송한다.

---

76 아나필락시스 응급처치의 에피네프린 사용 방법으로 옳지 않은 것은?

① 성인의 1회 최대 용량은 0.5mg이다.
② 소아의 1회 최대 용량은 0.3mg이다.
③ 3 ~ 5분 간격으로 3회까지 같은 양을 반복 주사할 수 있다.
④ 허벅지 외측부위에 근육 혹은 피하 주사로 투여한다.

🌐 **POINT** 아나필락시스 환자의 에피네프린 투여

㉠ 주사용량 : 1 : 1,000(1mg/mL)
㉡ 부위 : 대퇴부의 중간 전외측에 근육주사로 투여(피하도 가능)하다.
㉢ 용량
　• 권고용량 : 성인은 0.3 ~ 0.5mL(0.3 ~ 0.5 mg), 소아는 1회 0.01mg/kg
　• 1회 최대용량 : 성인 0.5mg, 소아 0.3mg(최대 용량으로 3회까지 투여 가능)
　• 자동주사기 1회량 : 성인 0.3mg, 소아 0.15mg
㉣ 간격 : 필요에 따라 5 ~ 15 분 간격으로 시행한다.

---

75 ④ 임신부가 똑바로 누워 있는다면 자궁으로 가는 혈액량 감소되어 태아가 위험하다.
① 빠른 자세 변경은 쇼크 위험성이 있다.
② 쇼크로 발생한 저혈압이 아니라면 급속하게 주입하지 않는다.
③ 단순히 몇 가지 증상만으로 판단하고 지켜보는 것은 안된다.

76 ③ 심폐소생술에서 에피네프린은 3 ~ 5 분 간격으로 정맥주사한다. 아나필락시스 응급처치에서는 5 ~ 15분 간격으로 근육주사한다. 피하주사도 가능하지만 근육주사가 더 빠르고 오래 지속된다.

답 73.④ 74.④ 75.④ 76.③

77 항원이 체내 유입되어 IgE 항체와 결합하여 발생되며 이때 방출되는 히스타민 과립에 대한 과민반응으로 아나필락시스에 이를 수도 있는 과민반응 유형은?

① 세포독성반응
② 자극형 과민반응
③ 지연형 과민반응
④ 즉시형 과민반응

⊛ POINT 과민반응

㉠ Type I (제1형) 과민반응
- 즉시형 과민반응
- 외부 알레르기 항원이 체내 유입되어 IgE 항체와 결합 시 히스타민의 과립 물질이 분비되어 발생한다.
- 국소 즉시과민반응과 전신 아나필락시스 반응으로 구분된다.
  - 알레르기성 비염 : 진단검사 시 호산구와 IgE 증가가 특징이다. 재채기, 콧물, 코막힘 등의 증상을 보인다. 증상 완화를 위해 항히스타민제를 복용하고 필요시 탈감작요법을 시행한다.
  - 아나필락시스 : 광범위한 혈관 확장이다. 저혈압으로 인한 쇼크, 기관지 수축으로 인한 호흡곤란 등이 발생할 수 있어 응급으로 기도확보 및 에피네프린 피하주사 등을 시행한다.
㉡ Type II (제2형) 과민반응
- 세포독성반응
- 세포표면에 있는 항원과 lgG, lgM 항체 결합으로 항원-항체 복합체가 형성되면 보체계가 활성화되어 발생한다.
- 신생아 용혈성 질환, 수혈반응 등이 있다.
㉢ Type III (제3형) 과민반응
- 면역복합체 과민반응
- 세포 밖에서 생산된 항원-항체복합체가 대식세포에 의해 처리되지 못하고 혈관으로 이동하던 중 체내 장기 또는 혈관벽에 붙어 보체를 활성화하여 발생한다.
- 혈청병, 사구체 신염, 류마티스 관절염 등이 있다.
㉣ Type IV (제4형) 과민반응
- 지연형 과민반응
- 항체가 관여하는 면역반응이 아닌 T림프구에 의한 반응이다. 기억 T세포가 동일 항원에 반복적으로 노출되면 사이토카인을 분비함으로써 조직파괴 등이 발생한다.
- 결핵, 접촉성 피부염 등이 있다.
㉤ Type V (제5형) 과민반응
- 자극형 과민반응
- 항체가 세포 표면의 구성요소와 결합하는 대신에 세포표면의 수용체와 결합하면서 발생한다.
- 제2형 당뇨병, 중증근무력증 등이 있다.

---

77 ④ 과민반응의 가장 흔한 유형이다. 외부 항원이 체내 유입되어 lgE 항체 결합 시 다량의 히스타민이 방출된다. 히스타민 과립 방출에 의한 과민반응으로 아나필락시스가 유발될 수 있다.
① 항원과 lgG, lgM 항체가 결합하여 항원-항체복합체가 형성되면 보체계가 활성화되어 표적세포의 손상을 유발한다.
② 항수용체 과민반응이다. 항체가 세포 표면에 구성요소와 결합하는 대신에 세포표면의 수용체와 결합하면서 발생하는 과민반응이다.
③ 항체가 관여하지 않는 T림프구 반응이다. 동일 항원에 반복적으로 노출된 T림프구가 사이토카인을 방출하면서 발생한다.

09 감염 질환

78 전염성 질환의 전파경로가 아닌 것은?

① 악수   ② 음식
③ 공기   ④ 염증

> 🌏 **POINT** 전염성 질환의 전파양식
>
> ㉠ 접촉 전파
> • 가장 중요하고 빈도가 잦은 전파 수단이다.
> • 직접 전파 : 환자와 직접 접촉 시 전파되는 경우이다.
> • 간접 전파 : 환자에 의해 오염된 물체를 매개로 전파되는 경우이다.
> ㉡ 공기 전파 : 공기 중에 떠돌아다니는 병원체가 피부나 호흡기관의 점막에 직접 부착되어 발병하는 경우이다.
> ㉢ 매개 전파 : 주로 오염된 음식, 물, 투약, 혈액, 기구 등을 통하여 미생물이 전파되는 경우이다.
> ㉣ 중개 전파 : 모기, 파리, 쥐 등 생물체에 의해 미생물이 전파되는 경우이다.

79 노출이 되고나면 이후에 예방약제가 없는 질환은?

① B형 간염
② C형 간염
③ 결핵
④ 수두

> 🌏 **POINT** 의료종사자의 전염병 예방
>
> ㉠ 예방접종 : B형 간염, 인플루엔자, MMR(홍역, 유행성이하선염, 풍진), 수두, Tdap(파상풍, 디프테리아, 백일해), 수막알균
> ㉡ 예방약제가 있는 경우
> • 백일해, 수막알균, HIV, 결핵
> • 면역글로불린 : 홍역, A형간염, B형간염, 파상풍, 광견병, 수두, RSV 감염
> ㉢ 예방약제가 없는 경우 : 유행성이하선염, 풍진, C형간염

78 ④ 염증은 체내에서 일어나는 방어적 반응을 의미하지 전파경로가 아니다.

79 ② C형 간염 : 아직 백신과 치료제가 개발되지 않았다. 잠복기가 길어 추적 관찰 필요하다.

답 77.④ 78.④ 79.②

80 교통사고 현장에서 구조 활동을 하다 유리조각에 베여 환자의 혈액이 스며들었다. 노출될 수 있는 질환이 아닌 것은?

① B형 간염
② 인간면역결핍증
③ 홍역
④ 매독

POINT 「산업안전보건기준에 관한 규칙」에 따른 감염병

ⓐ **혈액매개 감염병** : 인간면역결핍증, B형간염 및 C형간염, 매독 등 혈액 및 체액을 매개로 타인에게 전염되어 질병을 유발하는 감염병이다(2005년 이후 수혈로 HIBV, B형 간염, C형 간염 등 바이러스 감염 혈액 전파사례 없음).

ⓑ **공기매개 감염병** : 결핵·수두·홍역 등 공기 또는 비말핵 등을 매개로 호흡기를 통하여 전염되는 감염병이다.

ⓒ **곤충 및 동물매개 감염병** : 쯔쯔가무시증, 렙토스피라증, 신증후군출혈열 등 동물의 배설물 등에 의하여 전염되는 감염병과 탄저병, 브루셀라증 등 가축이나 야생동물로부터 사람에게 감염되는 인수공통(人獸共通) 감염병이다.

ⓓ **곤충 및 동물매개 감염병 고위험작업**
• 습지에서의 실외 작업
• 야생 설치류와의 직접 접촉 및 배설물을 통한 간접 접촉이 많은 작업
• 가축 사육이나 도살 등의 작업

ⓔ **혈액노출** : 눈, 구강, 점막, 손상된 피부 또는 주사침 등에 의한 침습적 손상을 통하여 혈액 또는 병원체가 들어 있는 것으로 의심이 되는 혈액 등에 노출되는 것이다.

ⓕ **개인보호구의 지급(제600조)** : 사업주는 근로자가 혈액노출이 우려되는 작업을 하는 경우에 보호구를 지급하고 착용시킨다. 근로자는 지급된 보호구를 지시에 따라 착용한다.
• 혈액이 분출되거나 분무될 가능성이 있는 작업 : 보안경과 보호마스크
• 혈액 또는 혈액오염물을 취급하는 작업 : 보호장갑
• 다량의 혈액이 의복을 적시고 피부에 노출될 우려가 있는 작업 : 보호앞치마

ⓖ **공기매개 감염병 노출 후 관리(제602조)**
• 공기매개 감염병의 증상 발생 즉시 감염 확인을 위한 검사를 받는다.
• 감염이 확인되면 적절한 치료를 받도록 조치한다.
• 풍진, 수두 등에 감염된 근로자가 임신부인 경우에는 태아에 대하여 기형 여부를 검사한다.
• 감염된 근로자가 동료 근로자 등에게 전염되지 않도록 적절한 기간 동안 접촉을 제한한다.

---

80 ③ 홍역은 비말 또는 공기감염을 통해 전파된다.

***

81 B형 간염에 대한 설명이 아닌 것은?

① 혈액과 체액을 통해 감염된다.

② 잠복기는 2주이다.

③ 노출 전에 접종할 수 있는 예방주사가 있다.

④ 주사 바늘이나 피부 상처를 통해 전염될 수 있다.

🌐 POINT 바이러스성 간염

㉠ **전파경로** : 직접 전파
㉡ **주의지침** : 표준주의와 함께 오염물질 피하는 접촉주의를 시행한다.
㉢ **A형 간염**
- 경로 : 분변 또는 경구를 통해서이다. 드물게 혈액이 되기도 한다.
- 잠복기 : 4주
㉣ **B형 간염**
- 경로 : 혈액이나 체액이다. 수혈, 주사 바늘, 피부상처, 눈이나 점막, 성행위, 모체 감염된 혈액에서의 신생아가 있다.
- 잠복기 : 6주 ~ 6개월
- 예방주사
　－6개월에 걸친 3차례의 근육 주사를 투여한다. 임신 기간에도 가능하다.
　－항체 형성 시 5년 정도 면역을 가진다.
- 치료
　－혈청검사를 시행한다.
　－항체가 없을 경우에는 가능하면 24시간 내에 B형 간염 면역글로불린(HBIG)을 근육 주사하고 이후에 B형 간염 예방접종을 시행한다.
㉤ **C형 간염**
- 경로 : 혈액이나 체액이다.
- 잠복기 : 7주
- 특징 : 백신이 개발되지 않았기 때문에 잠복기가 길어 추적 관찰 필요하다.
㉥ **D형 간염**
- 경로 : 혈액이나 체액이다.
- 잠복기 : 2주 ~ 8주
㉦ **E형 간염**
- 경로 : 분변 또는 경구이다. 드물게 혈액이 원인이 된다.
- 잠복기 : 2주 ~ 9주

---

81 ② B형 간염의 잠복기는 6주 ~ 6개월이다.

답 80.③ 81.②

82 후천성 면역결핍증후군의 전파경로로 옳지 않은 것은?

① 혈액　　　　　　　② 혈소판 수혈
③ 모유　　　　　　　④ 객담

> 🌐 **POINT** 후천성 면역결핍증후군(AIDS)
>
> ㉠ 전파경로 : 혈액, 혈액제제, 체액(정액, 질 분비물, 모유)과 접촉할 때 전파된다.
> ㉡ 노출 후 대처
> • 상처는 물과 비누로, 점막은 흐르는 물로 씻는다.
> • 혈액검사를 시행한다.
> • 항레트로바이러스제 치료를 시작한다.
> • 치료는 노출 후 1 ~ 2시간 이내에 한다. 늦어도 72시간 이내 복용 시작을 권고한다.

＊＊＊

83 파상풍에 대한 내용으로 옳지 않은 것은?

① 정기적인 예방접종이 필요하다.
② 파상풍균이 생산하는 내독소로 발생한다.
③ 발병률은 낮지만 치사율은 높다.
④ 근육의 수축 및 마비가 특징적이다.

> 🌐 **POINT** 파상풍
>
> ㉠ 정의 : 상처에서 파상풍균이 만들어 내는 신경독소로 통증과 근육수축이 나타나는 감염성 질환이다.
> ㉡ 원인 : 흙, 먼지, 분변 등에 서식하는 파상풍균, 동물에게 물려서 감염되는 아포형성균이다.
> ㉢ 증상 : 근육경련, 저작근 통증, 근육경직, 근육수축, 근육통, 활모양으로 근육강직 등이 있다.
> ㉣ 예방접종
> • DTaP(Diphtheria, Tetanus, acellular Pertussis) : 소아용 백신이다. 파상풍, 디프테리아, 백일해 등의 치료 목적이다.
> • Tdap(1/5D) : 성인용 백신이다. 디프테리아 용량이 1/5, 11 ~64세는 추가로 1번 더 접종한다.
> • Td(1/5D)는 매 10년마다 접종이 권장된다.
> • 1956년 이전 출생자는 예방접종이 되어있지 않다.
> ㉤ 예방조치
> • 상처부위를 소독하고 괴사조직을 제거하여 감염을 예방한다.
> • 백신접종을 하지 않았거나 3회 미만인 경우이거나 깨끗하지 않은 상처에는 파상풍 면역글로불린(TIG)을 접종한다.
> • 파상풍 예방용 백신인 파상풍 톡소이드를 투여하여 독소를 약화시킨다.
> ㉥ 다양한 잠복기 : 일반적으로 3 ~ 31일 혹은 수개월

82 ④ AIDS 바이러스가 검출된 검체는 혈액, 혈액제제, 체액(정액, 질 분비물, 모유)이다.

83 ② 파상풍과 디프테리아는 대표적인 외독소 분비균이다.
　① 예방접종력에 따라 면역글로불린이나 추가 예방접종이 필요하다.
　③ 예방접종으로 인해 발병률이 낮아졌다.
　④ 독소가 신경계를 침범하여 근육 신경 장애를 일으킨다.

84 환자가 코로나19 의심 증세를 호소하여 이송할 경우 착용해야 하는 보호구가 아닌 것은?

① 일회용 장갑 ② 일회용 가운

③ 수술용 마스크 ④ 안면 보호구

🌐 **POINT** COVID-19

㉠ 전파경로 : 비말접촉

㉡ 밀접접촉 : 주로 2m 이내

㉢ 전파

- 공기전파 : 에어로졸 생성시술(기관삽관, 심폐소생술, 기관지내시경술, 기도분비물 흡인, 기관관리, 사체부검, 비침습적 양압환기, 분무요법, 가래배출 유도처치와 같은 상황이나 행위)이나, 장기간 밀폐된 제한적 환경에서 전파하는 것이다.
- 표면접촉 : 감염된 사람과의 직접 접촉, 오염된 물품이나 표면을 만진 후에 전파되는 것이다.

㉣ 보호구

- 이송
  - 기본적으로 접촉주의와 비말주의가 필요하지만 에어로졸이 발생하는 상황은 공기주의이다.
  - 일회용 방수성 긴팔가운, KF94 동급 이상의 호흡기보호구, 일회용 장갑, 고글(또는 안면보호구) 착용을 한다.
- 환자
  - 수술용 마스크(환자가 호흡곤란이 없고 보건용 마스크 착용이 가능한 경우에는 N95 이상 착용가능), 가운, 장갑 착용을 한다.
  - 호흡기 증상(기침, 가래 등)이 심한 경우 고글 혹은 안면보호구도 착용한다.

㉤ 개인보호구 권장범위

구분	상황 및 행위	개인보호구					
		호흡기 보호		전신 보호		눈 보호	
		수술용 마스크	KF94 이상의 호흡기보호구	전동식 호흡기보호구	일회용 장갑	일회용 방수성 긴팔가운	고글, 안면 보호구
검역	검역조사		●		●		
	역학조사		●		●	●	●
선별진료소	접수 및 안내		●		●	●	
	진료 및 간호		●		●	●	●
이송	구급차 운전자		●		●		
	환자 이송자		●		●	●	●
	환자 동승자	●					
진료	병실출입		●		●	●	●
	에어로졸 생성		●(선택사용 가능)		●	●	●
	영상의학검사		●		●	●	●
	검체 채취		●		●	●	●

84 ③ 의심환자나 동승자에게는 수술용 마스크가 가능하지만 이송하는 사람은 4종 보호구를 착용한다.

답 82.④ 83.② 84.③

85 감염병 중에 법적으로 강제진료·치료·입원시킬 수 있는 질병이 아닌 것은?

① 코로나바이러스감염증-19
② 후천성면역결핍증(AIDS)
③ 디프테리아
④ 원숭이두창

◉ POINT 감염병의 강제처분에 해당하는 감염병 환자(「감염병의 예방 및 관리에 관한 법률」 제42조)

㉠ 제1급 감염병 : 에볼라바이러스병, 마버그열, 라싸열, 크리미안콩고출혈열, 남 아메리카출혈열, 리프트밸리열, 두창, 페스트, 탄저, 보툴리눔독소증, 야토 병, 신종감염병증후군, 중증급성호흡기증후군(SARS), 중동호흡기증후군 (MERS), 동물인플루엔자 인체감염증, 신종인플루엔자, 디프테리아
㉡ 제2급 감염병 : 결핵, 홍역, 콜레라, 장티푸스, 파라티푸스, 세균성이질, 장출 혈성대장균감염증, A형간염, 수막구균 감염증, 폴리오, 성홍열 또는 질병관 리청장이 정하는 감염병(코로나바이러스감염증-19, 원숭이두창)
㉢ 제3급 감염병 : 질병관리청장이 정하는 감염병
㉣ 세계보건기구 감시대상 감염병 : 두창, 폴리오, 신종인플루엔자, 중증급성호흡 기증후군(SARS), 콜레라, 폐렴형 페스트, 황열, 바이러스성 출혈열, 웨스트 나일열

---

86 법정감염병에 대한 설명으로 옳은 것은?

① 홍역이 발생한 학교의 장은 신고의무자에 해당하지 않는다.
② 치과의사가 파상풍 환자를 진단한 경우 즉시 신고한다.
③ 제4급 감염병의 전수감시활동의 신고주기는 7일 이내이다.
④ 유행성이하선염에 감염된 것으로 확인된 환자는 격리한다.

85 ② 제3급 감염병이다.

86 ④ 유행성이하선염 : 제2급 감염병 에 해당하며, 24시간 이내에 신고하고 격리한다.
① 홍역: 학교의 장은 해당 법령 에 따라 신고대상감염병이 발 생한 경우 해당 주소지 관할 보건소장에게 신고한다.
② 파상풍: 제3급 감염병에 해당 한다. 치과의사는 전수감시 감염병 신고의무자로서 24시 간 이내 신고한다.
③ 제4급 감염병: 유행여부 조사 를 위한 표본 감시활동이 필 요한 감염병이다. 7일 이내 신고한다.

⊙ **제1급 감염병**
- 생물테러감염병 또는 치명률이 높거나 집단 발생의 우려가 커서 발생 또는 유행 즉시 신고하고 음압격리와 같은 높은 수준의 격리가 필요한 감염병이다.
- 갑작스러운 국내 유입 또는 유행이 예견되어 긴급한 예방·관리가 필요하여 질병관리청장이 보건복지부장관과 협의하여 지정하는 감염병도 포함한다.
- 해당 감염병 : 에볼라바이러스병, 마버그열, 라싸열, 크리미안콩고출혈열, 남아프리카출혈열, 리프트밸리열, 두창, 페스트, 탄저, 보툴리눔독소증, 야토병, 신종감염병증후군, 중증급성호흡기증후군(SARS), 중동호흡기증후군(MERS), 동물인플루엔자 인체감염증, 신종인플루엔자, 디프테리아

⊙ **제2급 감염병**
- 전파가능성을 고려하여 발생 또는 유행 시 24시간 이내에 신고하고 격리가 필요한 감염병이다.
- 갑작스러운 국내 유입 또는 유행이 예견되어 긴급한 예방·관리가 필요하여 질병관리청장이 보건복지부장관과 협의하여 지정하는 감염병도 포함한다.
- 해당 감염병 : 결핵, 수두, 홍역, 콜레라, 장티푸스, 파라티푸스, 세균성이질, 장출혈성대장균감염증, A형간염, 백일해, 유행성이하선염, 풍진, 폴리오, 수막구균 감염증, b형헤모필루스인플루엔자, 폐렴구균 감염증, 한센병, 성홍열, 반코마이신내성황색포도알균(VRSA) 감염증, 카바페넴내성장내세균속균종(CRE) 감염증, E형간염

⊙ **제3급 감염병**
- 발생을 계속 감시할 필요가 있어 발생 또는 유행 시 24시간 이내에 신고하는 감염병이다.
- 갑작스러운 국내 유입 또는 유행이 예견되어 긴급한 예방·관리가 필요하여 질병관리청장이 보건복지부장관과 협의하여 지정하는 감염병도 포함한다.
- 해당 감염병 : 파상풍, B형간염, 일본뇌염, C형간염, 말라리아, 레지오넬라증, 비브리오패혈증, 발진티푸스, 발진열, 쯔쯔가무시증, 렙토스피라증, 브루셀라증, 공수병, 신증후군출혈열, 후천성면역결핍증(AIDS), 크로이츠펠트-야콥병(CJD) 및 변종크로이츠펠트-야콥병(vCJD), 황열, 뎅기열, 큐열, 웨스트나일열, 라임병, 진드기매개뇌염, 유비저, 치쿤구니야열, 중증열성혈소판감소증후군(SFTS), 지카바이러스 감염증

⊙ **제4급 감염병**
- 제1급 감염병 ~ 제3급 감염병 외에 유행 여부를 조사하기 위하여 표본감시 활동이 필요한 감염병이다.
- 해당 감염병 : 인플루엔자, 매독, 회충증, 편충증, 요충증, 간흡충증, 폐흡충증, 장흡충증, 수족구병, 임질, 클라미디아감염증, 연성하감, 성기단순포진, 첨규콘딜롬, 반코마이신내성장알균(VRE) 감염증, 메티실린내성황색포도알균(MRSA) 감염증, 다제내성녹농균(MRPA) 감염증, 다제내성아시네토박터바우마니균(MRAB) 감염증, 장관감염증, 급성호흡기감염증, 해외유입기생충감염증, 엔테로바이러스감염증, 사람유두종바이러스 감염증

⑩ 중독 질환

*

87 뱀에 의한 교상에 대한 설명으로 올바른 것은?

① 즉시 피부를 절개하여 독이 퍼진 혈액을 밖으로 제거한다.
② 얼음팩을 적용하여 독이 퍼지는 속도를 늦춘다.
③ 죽은 뱀이 있다면 병원 이송 시 같이 가져간다.
④ 지혈대를 사용하여 혈류를 차단한다.

◉ POINT 뱀에 의한 손상 응급처치 시 주의사항

ㄱ 조직 괴사를 예방하기 위해서 얼음팩 적용을 금한다.
ㄴ 물린 부위를 절개하거나 입으로 독을 빼는 행위는 금지한다.
ㄷ 구토, 복통 및 의식 저하가 발생할 수 있으므로 금식을 지도한다.

---

*

88 등산 중 뱀에 물린 사람에 대한 응급처치로 옳은 것은?

① 얼음주머니를 대어준다.
② 관절운동을 시행한다.
③ 부목으로 고정시킨다.
④ 물린 부위 아래쪽을 천으로 묶는다.

*

89 곤충에게 쏘인 후 전신 두드러기와 소양감을 호소하는 경우 해야 하는 응급처치로 옳지 않은 것은?

① 안전한 곳으로 이송 후 안정시킨다.
② 손상부위를 심장보다 낮게 유지한다.
③ 손상부위를 물로 세척한다.
④ 심한 가려움 호소 시 항히스타민제를 복용시킨다.

---

87 ③ 살아있는 뱀을 잡기 위해서 시도하는 것은 안되지만, 죽은 뱀은 항독소의 자료가 될 수 있으니 가져오는 편이 좋다. 절단된 뱀의 머리도 20분 이상 반사 반응이 지속될 수 있으니 주의한다.
① 피부절개는 다른 부위 손상 및 감염의 위험성을 높인다.
② 얼음팩 등은 조직 괴사 위험성을 높인다. 또한 독소 비활성화도 되지 않는다.
④ 압박대, 지혈대의 사용은 2차 손상 발생 위험으로 권장하지 않는다.

88 ③ 물린 부위는 심장보다 아래쪽에 위치시키고 부목으로 고정시켜 항독소가 있는 병원으로 이송한다.
① 얼음찜질로 인해 조직괴사 위험이 있기 때문에 얼음찜질은 권장되지 않는다.
② 몸을 움직이는 경우 독이 더 빨리 퍼질 수 있으므로 최대한 움직이지 않고 안정을 취하도록 한다.
④ 정맥귀환 혈류를 통해 심장으로 독소가 유입되는 것을 막기 위해 물린 부위 위쪽을 손가락 1개가 들어갈 수 있는 정도의 여유를 두고 천으로 묶는다.

89 ④ 전신성 과민반응으로 복통 및 쇼크의 위험이 있으므로 금식을 하면서 병원으로 이송을 한다.

90 벌에게 쏘인 후 어지러움과 식은땀을 호소할 때 해야 하는 처치는?

① 벌침이 보이면 핀셋으로 잡고 들어 올려 제거한다.

② 금식 지도 후 즉시 병원으로 이송한다.

③ 조직 괴사를 예방하기 위해서 온찜질을 적용한다.

④ 손상부위 세척 후 부목으로 고정시킨다.

> 🐝 **POINT** 벌(곤충)에 의한 손상 응급처치
>
> ㉠ 안전한 곳으로 이송한다.
> ㉡ 피부에 남아있는 벌침 제거
> • 신용카드와 같이 딱딱하고 평평한 것을 이용한다. 신용카드로 피부를 긁어내
>   듯 침을 밀어내면서 제거한다.
> • 집게, 핀셋 또는 손가락을 이용하여 침의 끝부분을 집어서 제거할 경우 독주
>   머니를 짜는 행위이다. 벌침 안에 남아 있는 독이 더 몸 안으로 들어갈 위험
>   이 있다.
> ㉢ 부드럽게 손상부위 세척하고 부종 전에는 액세서리를 제거한다.
> ㉣ 손상부위는 심장보다 낮게 유지한다.
> ㉤ 곤충에 물렸을 경우 얼음팩을 적용하여 통증 및 독소 흡수 속도를 완화한다.
> ㉥ 전신 알레르기 반응이나 아나필락시스 징후가 나타나는지 관찰한다.
> ㉦ 금식을 지도한다.

91 개에게 물렸을 시 응급처치로 옳지 않은 것은?

① 물린 횟수, 물린 깊이, 침 존재, 상처 부위 유형을 파악한다.

② 깊이 물리지 않은 경우 파상풍 주사는 접종하지 않는다.

③ 상처 부위 고정하고 병원으로 이송한다.

④ 광견병 여부를 파악하기 위해 생포한 개를 7 ~ 10일간 격리
관찰을 한다.

> 🐝 **POINT** 동물에게 물린 교상 응급처치
>
> ㉠ 상처 부위에 침의 존재와 물린 유형을 관찰한다.
> ㉡ 안정을 취하고 소독을 하고 상처부위를 고정한다.
> ㉢ 파상풍 예방접종이 필요하다.
> ㉣ 수액 공급이 도움이 된다.
> ㉤ 광견병 여부를 알 수 없을 때
> • 안전이 확보되지 않은 상태에서 잡으려 시도하지 않는다.
> • 개를 생포를 한 경우에는 7 ~ 10일간 격리 관찰을 한다.
> • 개를 사살을 한 경우에는 개의 뇌를 손상시키지 않고 보존한다.

90 ① 침의 끝부분을 집어서 제거하
는 것은 위험하다.
③ 냉찜질이 통증과 부종을 감소시
키고 독이 확산하는 속도를 늦
춘다.

91 ② 파상풍균은 동물의 위장관에
도 서식한다. 얕게 물리더라
도 접종을 한다.

답 87.③ 88.③ 89.④ 90.② 91.②

92 독극물의 체내 유입 경로로 옳은 것은?

① 결합   ② 분포
③ 흡수   ④ 반응

> **POINT** 독성물질의 체내 유입경로
>
> ㉠ 복용
> - 부식성 물질의 경우 경구섭취로 구강, 식도 등에 화상을 입는다.
> - 섭취한 독성물질이 주로 소장에서 흡수된다.
> - 아스피린 같은 경우 과량으로 섭취하면 장시간 위에 뭉쳐지기 때문에 서서히 흡수된다.
> - 종류 : 처방약, 불법 약물, 음식물, 버섯, 식물 등이 있다.
> ㉡ 흡입
> - 호흡기계를 통해 빠르게 흡수된다.
> - 종류 : 독성 연기, 일산화탄소, 암모니아, 염소, 시안화물, 프레온, 산화질소 등이 있다.
> ㉢ 흡수
> - 피부나 점막에 노출되어 흡수된다.
> - 종류 : 옻나무 등의 독성 식물, 살충제 등이 있다.
> ㉣ 주입
> - 신체 조직이나 혈액으로 흡수된다.
> - 종류 : 곤충(벌), 뱀 등이 있다.

93 중독 물질 제거 시 흡수 과정을 줄이기 위해 가장 효과적이고 널리 사용하는 방법은?

① 위 세척
② 활성탄
③ 구토유발제
④ 설사유발제

> **POINT** 중독물질 제거의 기본 원칙
>
> ㉠ 체내에 유입되는 것을 감소시킨다.
> ㉡ 위세척, 활성탄 등으로 흡수를 감소시킨다.
> ㉢ 배설 증가를 유도한다.
> ㉣ 해독제, 혈액투석, 소변 산도 변경(배설 촉진) 등의 방법을 사용한다.

---

92 ③ 약물(독극물)은 체내로 유입(섭취, 호흡, 노출, 주입)되어, 몸 안에 흡수가 일어난다. 주로 소장에서 흡수되는데 이는 소장의 표면적이 넓기 때문이다. 흡수된 약물은 체내로 분포되어 결합 및 반응을 일으킨다. 최종적으로 간이나 신장을 통해 배설된다.

93 ② 경구 중독에서 가장 효과적인 위장관 오염제거 방법은 활성탄의 사용이다.

94 활성탄으로 제거할 수 있는 물질은?

① 에탄올 ② 청산가리
③ 휘발유 ④ 아스피린

94 강한 산성물질, 강한 알칼리성 물질, 중금속, 알코올, 휘발유 등은 흡착되지 않는다.

> **◈ POINT** 활성탄
>
> ㉠ 특징
> • 경구중독에서 가장 효과적인 위장관에 생긴 오염제거 방법으로 효과적이고 안전하므로 다른 방법보다 가장 우선적으로 고려한다.
> • 활성탄은 표면에 물질을 흡착하는 기능이 있어 위장에 남아있는 독성물질을 제거할 때 유용하다.
> • 체중 1kg당 활성탄 1g을 경구로 투여한다.
> ㉡ **흡착되지 않는 물질** : 강한 산성물질(청산가리, 부식제 등), 강한 알칼리성 물질(양잿물 등), 중금속, 알코올류(에탄올, 메탄올 등), 휘발유 등이 있다.
> ㉢ 금기증
> • 기도확보가 되지 않은 경우
> • 장운동이 없거나 장천공, 장폐색 등이 생긴 경우
> • 부식성 식도염의 경우

95 납 중독에 대한 설명으로 옳지 않은 것은?

① 축적되면 얼굴색이 납빛을 띤다.
② 납 분진이 눈에 들어간 경우 물로 씻어낸다.
③ 납 중독은 급성으로 증상이 나타나므로 신속히 병원으로 이송한다.
④ 체내에 납의 정상 농도는 10mcg/dl 이하이다.

95 ③ 납은 노출되는 즉시 증상이 나타나지 않는다. 체내의 납 농도를 측정하여 진단을 한다. 초기에는 증상이 잘 나타나지 않는다.

> **◈ POINT** 납 중독
>
> ㉠ 정의 : 체내에 있는 납의 혈중 농도가 0.4ppm 이상인 경우를 의미한다.
> ㉡ 증상
> • 초기에 증상이 잘 나타나지 않고 오랜 시간 축적되면서 증상이 나타나는 경우가 많다.
> • 신경계 : 성인(두통, 기억장애 등), 소아(뇌증, 정신지체), 신경절연, 정신착란, 경련, 발작 등이 나타난다.
> • 혈액계 : 빈혈, 호염기성 반점이 나타난다.
> • 소화기계 : 복통 증상이 나타난다.
> • 비뇨기계 : 만성 세뇨관 간질성 질환이 나타난다.
> ㉢ 처치 : 액체가 눈에 들어간 경우는 물로 씻어내고, 피부에 묻은 경우 세제나 물로 닦아준다. 접촉된 옷은 벗는다.

답 92.③ 93.② 94.④ 95.③

96 흡입 독성 물질인 일산화탄소에 대한 내용으로 옳은 것은?

① 미토콘드리아의 세포에너지 생성을 막으면서 독성이 생긴다.

② 공기보다 무겁기 때문에 노출 후 사망률이 높다.

③ 불완전 연소로 발생하므로 고압산소치료를 시행한다.

④ 특징적인 냄새로 현장에서 즉시 알아차릴 수 있다.

🌐 **POINT** 흡입성 독성 물질

㉠ 일산화탄소
- 정의 : 제철, 도시가스 등을 제조하는 과정에서 발생하고 자동차 배기가스, 번개탄, 연탄가스, 연탄 등이 있다.
- 특징
  - 무색, 무취, 무자극
  - 맹독성
  - 공기보다 가벼운 기체
  - 불완전연소로 발생
  - 산소보다 높은 헤모글로빈과의 친화력
- 중독기전 : 흡입 → 폐 → 혈액에서 헤모글로빈 결합 → 일산화탄소−헤모글로빈 형성 → 저산소증
- 증상
  - 경증 : 두통, 구토, 구역 등
  - 중증 : 혼동, 근육 쇠약, 경련, 혼수상태 등
  - 증상 : 시력감소, 호흡곤란, 흉통, 홍조 등
- 치료
  - 환자를 발견한 장소에서 환기를 하고 안전한 공간으로 이동한다.
  - 의식이 없다면 기도확보를 하고, 무호흡인 경우에 심폐소생술을 한다.
  - 이송 중에는 고농도 산소를 투여한다.

㉡ 시안화수소
- 정의 : 시안화염 제조, 전기 도금, 광물 제련, 고무 합성, 소독제ㆍ의약품 제조 등에서 발생한다. 세포 질식제로 휘발성, 인화성, 폭발성이 강하다.
- 특징
  - 아몬드같이 독특하고 씁쓸한 향이 나는 담청색의 액체
  - 맹독성 기체
- 중독기전 : 미토콘드리아의 억제로 세포 에너지 생성 막음
- 증상
  - 신경기계 : 후각과 미각의 변화, 과한 침 분비, 불안, 두통, 어지러움 등
  - 호흡기계 : 호흡곤란, 흉통
  - 감각기계 : 구강이나 인후에 작열감, 눈물ㆍ땀의 과도한 분비, 자극
  - 조혈기계 : 혈색소와 림프구의 증가
  - 심혈관계 : 심계항진, 혈압 상승
  - 위장관계 : 구토, 구역, 식욕부진, 복통
- 치료
  - 피부에 붙은 오염물질을 제거한다.
  - 아질산염 아밀, 아질산나트륨, 티오황산 나트륨 등의 해독제가 있다.
  - 고압산소를 투여한다.
  - 이송 중에 구조자는 인공호흡을 하면 시안화물에 노출될 위험이 있으니 주의한다.

---

96 ①④ 시안화수소 설명이다.
② 일산화탄소는 공기보다 가벼운 맹독성인 기체이다.

97 독성 응급 환자 응급처치 시 가장 먼저 해야 할 일은?

① 의식, 호흡, 순환 상태를 파악하고 기도를 유지한다.
② 잠재적인 위험성에 대해 주의하며 안전한 환경을 조성한다.
③ 원인이 된 물질의 제거가 최우선이다.
④ 물질의 종류 및 경로 등 파악을 우선시해야 한다.

POINT 독성물질 중독의 일반적 응급처치

㉠ 구조
- 현장안전을 파악하고 재노출을 예방하기 위해 안전한 장소로 이송한다.
- 환자 구조 시 구조자는 보호구를 착용한다.
- 환자가 중독된 물질 종류, 노출된 경로·양·시간, 중독 원인(사고, 자살, 범죄 등)을 파악한다.
- 환자가 의식이 없는 경우 기도를 유지하고 병원으로 이송하여 신속하게 위세척과 같은 처치를 받을 수 있게 한다.
- 정확한 확인을 위해 중독 물질을 가져와 의료진에게 전달한다. 중독 물질이 없을 경우 구토물을 전달한다.

㉡ 응급처치
- 복용에 의한 중독인 경우 물이나 액체를 경구섭취를 하지 않고 응급실로 이송한다.
- 피부에 노출된 경우 물로 상처부위를 세척, 벌침 제거, 오염물질이 묻은 의류를 벗는다.
- 호흡, 혈압, 체온, 심박수 등을 파악하고 안정화시키기 위한 치료를 한다.
- 기관 확보를 하고 고농도 산소를 투여한다.
- 위세척을 하고 활성탄 투여를 한다. 제한적으로는 전체 장세척, 내시경적 세척, 수술, 희석법, 설사 유발 등을 사용한다.

---

97 ② 현장 평가를 가장 먼저 시행한다. 독성 응급상황에서 보호복 및 장비 등을 재확인한다.

답 96.③ 97.②

98 약물의 사용량을 줄이거나 중단하였을 때 신체적·정신적인 증상을 나타내는 것은?

① 남용

② 의존

③ 금단

④ 내상

🌐 **POINT** 약물 중독

ⓐ **남용**(abuse) : 치료 목적과 무관한 약물사용으로 신체·심리·직업·사회적 문제가 있음에도 중단하지 않는 것이다.

ⓑ **의존**(dependence)
- 생리적(physical) : 물질사용이 있어야 정상적으로 생리기능이 유지되는 것이다. 중단 시 신체적 금단증상을 보인다.
- 심리적(psychic) : 물질사용이 있어야 편안함을 느끼는 것이다. 지속적인 사용에 대한 강한 갈망과 욕구를 보인다.

ⓒ **중독**(addiction)
- 과도하게 체내에 있어 여러 부작용을 나타내는 상태이다.
- 물질사용 조절 능력을 상실하고 내성 및 금단 증상이 생기면서 강박적으로 남용하는 상태이다.

ⓓ **내성** : 이전과 같은 효과를 위해 더 많은 양의 약물이 필요로 하는 상태이다.

ⓔ **금단** : 사용을 중단하거나 양을 줄였을 때 신체적·정신적으로 나타나는 증상 및 상태이다.

ⓕ **민감화**(sensitization) = 역내성(reverse tolerance) : 약물 반복 투여 중 약효가 크게 나타나는 상태이다.

99 알코올 금단증상과 관련되어 올바른 설명은? **

① 알코올 중단 후 2 ~ 10일 사이에 급격히 발생한다.

② 콜린성 작용의 과다복용과 비슷한 양상을 보인다.

③ 알코올 중단 후 24 ~ 36시간이 최고조에 이른다.

④ 금단 현상으로 서맥, 동공 축소, 분비물 증가 등이 있다.

> **🌐 POINT** 알코올(중추신경 억제) 중독
>
> ㉠ 특징 : 영양실조, 식도 정맥류, 간경화증, 말초 감각이상, 인지능력 저하, 균형감각 상실, 반사 반응 지연, 황달 등을 유발한다.
> ㉡ 알코올 금단 증후군
> • 6 ~ 24시간 후 발생하고 24 ~ 36시간이 최고조가 되며 10 ~ 14일 동안 지속된다.
> • 증상 : 떨림, 구역, 허약, 빈맥, 발한, 불안, 우울, 환각, 발작, 불면 등이 있다.
> • 전진섬망(DT, Delirium tremens) : 금주 후 24 ~ 36시간 안에 발생하는 가장 중한 금단 증상이다. 섬망(의식변화, 혼돈, 환각 등), 떨림, 발열, 빈맥, 고혈압, 발한 등을 보인다.
> ㉢ 감별 : 두부외상, 패혈증, 케톤산증 당뇨와 같이 신체적인 손상이나 질환을 갖는 환자와 증상이 유사하다.
> ㉣ 처치 : 자해 및 상해 예방, 기도확보, 산소투여, 응급센터 이송을 한다.

99 ③ 알코올 금단 증상은 24 ~ 36시간 사이에 최고조에 이르렀다가, 48시간이 지나면 약해진다.

① 마지막 음주 6 ~24시간 후 나타나기 시작한다.

② 약물 자체도, 작용도, 증상에 따라 다르다.

④ 콜린성 증후군에 대한 것이다.

**

100 숙박업소 손님이 의식 불명이라는 신고가 접수되었다. 침대에 누워 있었고, 바닥에는 1cc 주사기 여러 개가 떨어져 있었다. 호흡은 안정적이며 동공은 축소되어 있을 때 예상되는 약물은?

① 벤조디아제핀   ② 코데인

③ 크랙   ④ 암페타민

> **⊛ POINT 중독 약물**
>
> ㉠ 아편유사제(opioid)
> - 종류 : 작용제(코데인, 피티딘, 모르핀 등), 길항제(날록손, 부프레노르핀 등), 혼합제가 있다.
> - 과용 시 증상
> - 혼수, 축동, 호흡저하가 나타난다.
> - 만성의 경우 금단현상 촉발에 주의한다.
> - 금단증상 : 불안을 느끼고 약물을 갈망한다. 눈물 · 콧물 분비, 가쁜 호흡, 동공확대, 초조, 심박수 · 혈압 증가, 떨림, 근육통, 구토, 설사 등이 나타난다.
> - 치료 : 해독제를 투여하고 약물을 완전히 끊고 금단증상을 관리한다.
> - 해독제
> - 메사돈 : 경구 복용하는 아편유사제로 헤로인에 대한 갈망을 차단한다. 면밀한 감시하에 투여한다.
> - 부프레노르핀 : 아편길항제로 아편유사제 효과를 차단한다.
> ㉡ 중추신경 흥분제(정신자극제)
> - 종류 : 정신운동 흥분제(카페인, 니코틴, 바레니클린, 코카인, 암페타민 등), 환각제(LSD, THC, 펜사이클리딘 등)가 있다.
> - 과용 시 증상
> - 약물에 따라 정신기능 흥분, 중추신경계 억제, 척수의 반사흥분성 높여 경련 유발, 구토 야기, 근의 이상운동 등을 발생시킨다.
> - 발작, 이상운동, 편집증, 환각, 부정맥, 쇼크가 나타난다.
> - 치료 : 진정(할로페리돌), 항경련제(디아제팜), 산소투여 등을 시행한다.
> - 금단증상 : 우울증 → 자살충동 유의
> ㉢ 중추신경 억제제(진정제)
> - 종류 : 바르비투르산계(barbiturates), 벤조디아제핀(benzodiazepine)가 대표적이다.
> - 부작용
> - 벤조디아제핀계 약물 : 기억력 감퇴, 변비, 구강건조, 메스꺼움, 식욕변화, 악몽 등이 나타나고 의존성이 높다.
> - 비-벤조디아제핀계 약물 : 졸음, 두통, 어지러움, 불면증, 건망증 등이 나타나지만 의존성은 낮은 편이다.
> - 바르비츄레이트 : 졸음, 가만히 있지 못함, 어지러움, 간수치 상승, 혈소판 감소, 식욕부진, 발진 등이 나타난다.
> - 치료 : 지지요법, 플루마제닐 등을 시행한다.
> - 금단증상
> - 진전과 발작이 나타난다.
> - 12 ~ 16시간에 나타나, 2 ~ 3일경 최고조에 이른다.
> - 8일 후 진정되며 경련 위험성이 높아 매우 위험하다.

100 ① 아편유사제의 과다 투여로 인한 증상을 보이고 있다.
②③ 정신자극제
④ 진정제

101 땀버섯 종이나 깔때기 버섯 종에 주로 함유된 약물은 섭취 30분 이내에 동공 수축, 발한, 구토, 어지러움 등의 증상을 유발한다. 이 약물로 옳은 것은?

① 무스카린
② 니코틴
③ 선택적 세로토닌 재흡수 억제제
④ 베타차단제

POINT 약물

㉠ 항우울제
• 종류 : 삼환계 항우울제(TCAs), 모노아민 산화효소 저해제(MAOIs), 선택적 세로토닌 재흡수 억제제(SSRIs), 세로토닌 노르에피네프린 재흡수 억제제(SNRIs) 등이 있다.
• 부작용
- 삼환계 항우울제 : 졸음, 변비, 구강건조, 시야 흐림, 기립성 저혈압, 섬망 등이 있다.
- 모노아민 산화효소 저해제 : 갈증, 어지러움, 두통, 불면 등이 있다.
- 선택적 세로토닌 재흡수 억제제 : 오심, 구토, 식욕저하, 불안, 성기능 장애 등이 있다.
• 치료 : 해독제로 중탄산나트륨이 있다. MAO 억제제, 에탄올 요법(리튬)을 적용한다.
• 금단증상 : 어지러움, 이상감각, 수면장애, 무력증, 초조, 불안 등이 나타날 수 있다.
㉡ 진통제
• 종류 및 부작용
- 마약성 진통제 : 혼란, 불면, 두통, 복통, 구강건조, 구토, 발진 등이 나타난다.
- 비마약성 진통제 : 심혈관계나 신장에 질환 발생할 확률이 높다.
• 주의사항 : 복용 후 시간 경과에 따른 혈중농도로 손상정도를 예측할 수 있으므로 복용 시간 파악이 중요하다.
㉢ 콜린계(무스카린계 + 니코틴계)
• 무스카린 중독 : 눈물분비, 발한, 구역, 구토, 배뇨, 기관지분비물 등이 있다.
• 니코틴 중독 : 동공확대, 빈맥, 근육 마비, 고혈압, 고혈당 등이 있다.
• 치료 : 해독제(아트로핀, 2-PAM(pralidoxime))를 투여한다.
㉣ 심장약(베타차단제, 칼슘차단제)
• 과용 시 증상 : 혈압, 서맥(느린맥), 부정맥, 의식의 변화 등이 있다.
• 치료 : 수액처치에 반응하지 않는 저혈압 시 글루카곤을 투여한다. 글루카곤에 반응하지 않을 때 염화칼슘을 투여한다.

---

101 ① 무스카린 중독으로 증상이다. 아트로핀을 투여하면 24시간 이내에 증상이 회복된다.

102 불법 약물중독 환자 처치로 옳지 않은 것은?

① 기도 유지 및 호흡 보조를 시행한다.
② 경찰서에 신고 후 현장출동을 요청한다.
③ 경찰에게 상태보고를 한 후에 병원으로 이송한다.
④ 노출된 약물의 종류, 양, 시간, 경로 등에 대한 사정이 필요하다.

> **POINT** 약물 중독 환자 응급처치
>
> ㉠ 기도 유지, 호흡보조
> ㉡ 경찰서에 신고하고 현장출동을 요청
> ㉢ 즉시 이송이 필요한 중증 환자일 경우, 안전을 확보한 다음, 기다리지 말고 필요 처치 후 즉시 병원으로 이송
> ㉣ 반드시 병원으로 이송해야하며 노출된 약물의 종류, 노출량, 노출시간, 노출 경로, 노출장소, 기간 처치법 등 사정이 필요하다.

103 구토 금기증에 해당하지 않는 자는?

① 부식제를 섭취한자   ② 임산부
③ 의식이 명료한 자   ④ 경련환자

> **POINT** 구토
>
> ㉠ **특징** : 환자가 의식이 있으며 금기가 아닌 경우에 시행한다. 구토를 통해 물질을 희석 및 배출을 돕는다. 하지만, 물질에 따라 내장기관 손상을 유발할 수 있으니 주의한다.
> ㉡ **구토 유도 방법** : 구토유발제인 아페칵시럽을 복용하여 구역질 반사를 자극한다.
> ㉢ **주의 사항**
> • 독성 물질의 흡수는 소장이다. 독성 물질을 먹은 지 30분 이내라면 구토유발제(ipeca)를 먹여 토하게 하는 것이 좋다.
> • 목구멍에 손가락이나 수저를 넣어 유발시키는 방법은 효과적이지 않다.
> • 계란, 물, 우유 등으로 중화시키지 않는다.
> • 의식이 없으면 입으로 아무것도 주지 않는다.
> • 의식이 있는 환자의 회복 자세는 환자가 좌측 옆구리로 엎드려 누워있는 상태를 취하게 한다.
> ㉣ **구토 금기증**
> • 경련, 의식혼미, 혼수상태, 6개월 미만의 영아, 임산부 등의 노약자
> • 심장 발작 가능성 또는 심질환 병력이 있는 자
> • 위험 물질 섭취자 : 강산, 강알칼리, 부식제, 등유, 가솔린, 라이터 기름, 가구광택제, 요오드, 질산 등이다.
> ㉤ **특징** : 현재에는 구토 유발을 권고하지 않는다.

102 ③ 상태 악화로 즉시 병원이송이 필요한 경우 경찰을 기다리느라 시간을 지체하지 않는다.

103 ③ 독성물질 섭취 후 30분 이내이고 의식이 명료하다면 구토 유발로 독성물질 배출하는 것은 가능하지만 현재는 구토는 권고되지 않고 있다.

104 중독 시 응급처치 상황으로 옳은 것은?

① 유기인제 농약 중독 시 아트로핀을 투여한다.
② 쥐약 중독 시 구토하게 한 후 위세척을 실시한다.
③ 바비튜레이트 중독 시 중추신경 억제제를 투여한다.
④ 강한 산성 물질에 중독 시 비타민 K를 복용하게 한다.

⊕ POINT 약물중독의 종류별 응급처치

㉠ 농약 중독
• 증상 : 붉은 반점, 전신경련, 보행곤란, 얼굴의 자각이상 등
• 응급처치
－구토유도를 통해 농약을 배출한다.
－위장에 농약 흡수 방지를 위해 위세척을 한다.
－유기인제, 카바이트계 농약 중독인 경우 신속히 아트로핀을 투여한다.

㉡ 쥐약 중독
• 증상 : 오심, 구토, 코피, 혈뇨, 혈변, 구강 출혈, 피부 반점 등
• 응급처치
－병원에 갈 경우 중독된 쥐약이 담긴 약병을 챙겨간다.
－기도 유지 후 점막 손상 위험이 있으므로 환자가 의식이 있더라도 구토는 유도하지 않는다.
－활성탄, 하제를 투여하고 혈액형과 교차반응 검사 후 수혈을 실시한다.
－프로트롬빈 시간을 측정하고 필요시 비타민K를 근육주사 한다.

㉢ 강한 산·알칼리성 물질 또는 석유류 중독
• 증상 : 사지마비, 혈변, 구토, 호흡곤란 등
• 응급처치
－점막 손상 등의 위험이 있으므로 구토와 위세척은 금기이다.
－물로 먼저 희석시킨 후에 활성탄, 하제 등을 이용하여 중독물질을 몸 밖으로 배출시킨다.

㉣ 바비튜레이트 중독
• 증상 : 호흡억제, 동공 축소 및 쇼크 등
• 응급처치 : 의식이 혼미한 경우 구토를 유발하지 말고 위관 삽관 후 위세척을 시행한다.

---

104 ① 유기인제 또는 카바이트계 농약 중독인 경우 신속히 아트로핀을 투여한다.
② 쥐약에 중독된 경우 점막 손상 위험이 있으므로 환자가 의식이 있더라도 구토는 유도하지 않고 활성탄을 투여한다.
③ 바비튜레이트 중독 시 구토유발 및 위세척을 통해 체내 물질 흡수를 최대한 방지한다.
④ 비타민 K는 혈액 응고에 도움을 주는 것으로 쥐약 중독 시 필요한 경우 비타민 K를 근육주사 한다.

⑪ 눈, 귀, 코, 목 질환

*
105 갑자기 눈 앞에 검은 점이 보이며 사물이 찌그러져 보이는 증상과 눈을 움직일 때 빛이 번쩍이는 증상을 호소하는 경우 가장 의심할 수 있는 질환은?

① 비문증
② 망막박리
③ 녹내장
④ 황반변성

🌐 POINT 망막박리

㉠ 정의 : 망막과 악구 내벽 사이에 생긴 틈으로 시세포가 망막색소상피와 분리가 되는 질환이다.
㉡ 종류
- 열공망막박리 : 파열된 망막 틈으로 유리체가 들어가면서 발생하는 것이다. 망막이 찢어져서 구멍이 발생한다. 급작스럽게 발생하므로 빠른 수술이 필요하다.
- 견인망막박리 : 유리체망막 섬유증식막이 망막을 견인하면서 나타난다.
- 삼출망막박리 : 망막, 맥락막, 망막색소상피 질환으로 삼출물이 고여서 발생한다.
㉢ 열공 망막박리 증상 : 날파리증, 광시증, 비문증이 나타난다. 검은 구름이나 커튼이 쳐진 것처럼 시야가 가려지면서 보이는 시야장애가 동반되어 나타난다.
㉣ 응급처치
- 이송 중에는 증상의 악화를 예방하기 위해서 머리의 움직임을 제한한다.
- 기침, 구토 등은 상태를 악화시키므로 제한한다.

🌐 POINT 감각기계의 대표적인 응급질환

㉠ 눈 : 결막염, 각막염, 각막궤양, 눈 주위 연조직염, 시신경염, 다래끼, 앞방출혈, 녹내장, 백내장, 망막중심 정맥, 동맥 폐쇄, 망막 박리, 이물질 접촉 등이다.
㉡ 귀 : 이물질 접촉, 귀지, 외이도염, 중이염, 내이염, 고막천공, 메니에르 등이다.
㉢ 코 : 과도한 코피, 중독물질 흡입, 비염, 부비동염 등이다.
㉣ 목 : 인두염, 편도선염, 칸디다증, 치통, 이물질 흡입, 후두염. 기관염, 턱관절 증후군 등이다.

---

105 ① 비문증 : 안구의 유리체 속 떠다니는 부유물이 눈앞에 잔상처럼 보이게 되는 현상을 말한다.
③ 녹내장 : 시각 정보를 뇌로 전달하는 시신경에 이상이 생긴 질환으로 시야결손, 시력저하 및 실명까지 유발할 수 있다.
④ 황반변성 : 망막 중심에 위치한 황반에 이상이 생겨 급격한 시력저하를 유발하는 망막 질환이다.

106 눈에 이물질이 들어갔을 경우 응급처치로 옳지 않은 것은?

① 눈은 절대로 비비지 않는다.
② 흐르는 물이나 생리식염수로 세척을 한다.
③ 상하안검 이물질은 생리식염수로 적신 면봉으로 제거한다.
④ 이물질이 빠지지 않는다면 무리하게 제거하지 않고 손상 측을 가린 후 이송한다.

> **POINT** 눈의 이물질 응급처치
>
> ㉠ 눈을 비비지 않도록 한다.
> ㉡ 흐르는 물이나 생리식염수로 지속적인 세척을 시행한다.
> ㉢ 상안검·하안검의 이물질 경우, 시선을 반대로 향하게 한다. 손가락으로 안검 내측을 뒤집어 생리식염수를 적신 면봉으로 이물질을 제거한다.
> ㉣ 이물질이 빠지지 않을 경우 무리하게 제거하려 하지 않는다. 관통한 경우도 그대로 고정한다. 양쪽 눈을 가린 후 병원 이송한다.

107 렌즈를 착용한 경우 응급처치로 옳지 않은 것은?

① 렌즈는 제거는 시간 지연과 손상 악화 가능으로 제거하지 않은 상태로 병원 이송이 원칙이다.
② 렌즈를 착용한 상태로 즉시 눈 세척을 시행한다.
③ 렌즈 제거 시 하드렌즈의 경우 전용제거기를 이용하거나 밑에서 위로 올리는 방법으로 분리시킨다.
④ 렌즈 제거 시 소프트렌즈 경우 생리색염수를 떨어뜨린 후 손가락으로 안검을 벌려 집어 올려서 제거한다.

106 ④ 눈이 다쳐 이송할 경우에는 안구 운동을 최소화시키기 위해 양측을 전부 가려야 한다.

107 ② 눈 세척 시 렌즈는 이물질 배출을 방해하므로 제거하는 것이 좋다. 제거하지 않고 병원으로 이송이 원칙이나, 화학물질 손상, 장기간 착용 시(병원 이송이 길어질 때 등) 조기에 제거한다.
③ 하드렌즈의 경우 전용 흡입제거기를 이용한다. 없을 경우 두 손을 이용하여 안검을 상하로 벌린 후 눈 중앙을 향하여 부드럽게 안검을 밀어 제거한다.
④ 소프트렌즈의 경우 생리식염수를 떨어뜨린 후, 손가락으로 안검을 벌려 렌즈를 집어 올린다.

답 105.② 106.④ 107.②

108 화학물질로 인한 눈의 응급 상황 중 옳지 않은 것은?

**

① 산성 물질보다 알칼리성 물질이 더 위험하다.
② 중화제의 경우 중화열로 인하여 사용하면 안 된다.
③ 방사선에 손상된 눈은 마른 거즈로 덮고 이송한다.
④ 세척시 반사적으로 눈이 감기지 않도록 지지해준다.

⊕ POINT 눈의 응급질환

ㄱ 화상
- 화학 물질
- 산성 물질은 20 ~ 30분 이상, 알칼리성 물질은 60분 이상 물로 세척하고 거즈로 덮은 후에 이송한다.
- 세척 시 각막반사로 눈을 감게 되므로 손가락으로 잡아준다.
- 손상 받은 쪽을 아래 방향으로 두고 세척을 해야 반대쪽 눈을 보호할 수 있다.
- 열·방사선 : 생리식염수로 적신 거즈를 덮고 이송한다.
- 양쪽 눈을 가리는 이유는 안구 운동을 최소화시키기 위함이다.
ㄴ **중심 망막 동맥 폐쇄**(CRAO, central retinal artery occlusion)
- 증상 : 통증 없이 갑작스러운 급격한 시력상실을 유발(눈 앞에서 손을 흔드는 것을 느끼는 정도만 보이는 정도)한다.
- 처치 : 안정 취해주고 산소를 공급하며 신속하게 병원으로 이송한다.
ㄷ 급성 녹내장
- 증상 : 안통, 두통, 시력저하, 충혈, 오심 등이 있다.
- 처치 : 안정을 취하게 하면서 병원으로 이송한다.

---

108 ③ 눈을 생리식염수에 적신 거즈로 덮고 이송한다.
① 알칼리성 물질은 단백질을 계속 녹인다. 산성물질은 단백질과 반응해 초기에 응고물이 생성되고 그것이 침투장벽이 되어 비교적 완화가 된다.
② 무조건 물로 세척이 우선이다.
④ 눈꺼풀을 벌려줘야 하고, 손상 받지 않은 쪽에 튀지 않도록 조심해야 한다.

109 다음과 같은 증상을 보이는 환자에게 해야 하는 처치는?

> - 감기증상이 10일 이상 지속되면서 악화되었다.
> - 발열, 권태감, 졸림, 인후통, 기침, 구토, 두통 등이 있다.
> - 뺨, 눈 주위에 압통과 눈 주변에 있는 부종이 있다.
> - 황록색의 끈적한 비강 분비물이 있다.

① 코에 있는 누런 콧물을 강하게 풀어낸다.
② 수분섭취를 최대한 제한한다.
③ 생리식염수로 코 세척을 한다.
④ 고압의 산소를 투여한다.

◎ POINT 부비동염

㉠ 정의 : 부비동에 세균과 바이러스가 침투하여 염증이 발생하면서 콧물이 원활
하게 배출되지 않고 고여 있는 상태로 축농증으로 부른다.
㉡ 증상
- 급성 부비동염 : 피로, 미열, 두통, 코 막힘, 콧물, 안면 통증이 있다.
- 만성 부비동염 : 끈적하고 누런 콧물, 코 뒤로 넘어가는 콧물, 후각 감퇴, 두
통 등이 있다.
㉢ 치료
- 경구용 항생제를 사용하면서 비강 점막 부종을 낮춰주는 혈관수축제를 사용
한다.
- 스테로이드제제를 통해 염증을 억제하고 부종을 낮춘다.
- 보조적인 치료로 생리식염수를 사용하여 비강을 세척한다.
- 만성 부비동염의 경우는 수술적 치료를 고려한다.

---

109 ③ 급성 부비동염 증상으로 의심
할 수 있다. 생리식염수로 비
강을 세척하면 비강 점액층의
가피 제거와 습도 유지에 도
움을 준다.
① 코를 풀어야 하는 경우에는
한쪽 코를 막고 반대쪽 코를
부드럽게 푼다.
② 점액배출에 도움을 주므로 수
분섭취를 제안한다.

*
110 비출혈 시 응급처치로 옳은 것은?

① 손가락 지혈 시에는 콧등을 누른다.
② 휴지를 깊숙이 넣어 압박하며 지혈한다.
③ 피는 삼키지 않고 입으로 넘어온 피는 뱉는다.
④ 피가 흐르는 것을 막기 위해 고개를 뒤로 젖힌다.

> 🌐 **POINT** 비출혈
>
> ㉠ 원인
> • 골절 : 두개골 골절, 안면 골절 등
> • 감염 : 코 안의 감염, 부비강염의 염증 등
> • 질환 : 고혈압, 혈우병의 혈액질병 등
> ㉡ 분류
> • 전방 비출혈 : 코 앞쪽의 얇은 점막 손상으로 인한 모세혈관의 출혈이다.
> • 후방 비출혈 : 코 뒤쪽의 출혈로 지혈이 어렵다.
> ㉢ 처치
> • 앉은 자세로 안정시킨다.
> • 고개를 앞으로 숙인다.
> • 미간 사이 콧등 아래 물렁뼈를 손가락으로 지혈한다.
> • 필요시 얼음팩 적용시킨다.
> • 피를 삼키지 않고 입으로 넘어온 피는 뱉어낸다.
> • 지혈동안 말하기, 삼키기, 기침 등의 행위는 삼간다.

***
111 코에 이물질이 들어간 경우 응급처치로 옳지 않은 것은?

① 재채기 하듯이 막힌 쪽의 코를 세게 풀어보도록 지도한다.
② 어린아이의 경우 직접 코를 풀 수 있는지 확인한다.
③ 코로 숨 쉬지 않고 입으로 숨 쉬도록 지도한다.
④ 이물질이 바깥으로 노출되었더라도 잡아서 빼지 않는다.

> 🌐 **POINT** 코에 이물질이 들어간 경우 처치방법
>
> ㉠ 반대편 콧구멍을 막고 코를 풀어보도록 지도한다.
> ㉡ 코를 세게 풀 줄 모르는 어린 아이라면 오히려 더 들이쉴 수 있으므로 주의한다.
> ㉢ 핀셋, 면봉 등을 사용하여 이물질을 직접 제거하는 시도를 하지 않고 바로 병원으로 이송한다.
> ㉣ 코로 숨 쉬지 않고 입으로 숨을 쉬도록 지도한다.

110 ① 콧등이 끝나는 비중격 부위를 압박해야 한다.
② 휴지는 상처에 달라붙거나 감염 등이 발생할 수 있으며 깊숙이 넣으면 혈관자극이 일어날 수도 있다.
④ 눕거나 고개를 뒤로 젖히는 것은 기도 폐쇄를 유발할 수 있다.

111 ① 막히지 않은 쪽의 콧구멍을 막고서 막힌 쪽의 코를 풀어보게 지시한다.

112 임산부나 비만인 사람이 목에 이물질로 막힌 경우 해야 하는 응급처치는?

① 기도삽관법 ② 하임리히법
③ 흉부압박법 ④ 복부압박법

113 이물질이 목을 막은 경우 해야 하는 응급처치는?

① 생선가시가 걸린 경우에는 물이나 맨 밥으로 이물질을 삼킨다.
② 이물질이 육안으로 확인된다면 손가락을 넣어 제거한다.
③ 아이가 작은 건전지를 삼킨 경우 즉시 구토를 유도한다.
④ 병원으로 이송 시 기도를 유지하고 환자가 편안해 하는 자세로 이송한다.

114 이물질에 의해서 상기도가 막힌 20대 성인 대상자에게 해야 하는 응급처치가 아닌 것은?

① 의식이 없는 환자의 경우 기도확보가 최우선이다.
② 목소리가 나오지 않는 경우에 강한 기침을 유도한다.
③ 이물질 제거 후에도 저산소증이 의심되면 산소를 공급한다.
④ 의식이 있는 환자에게 청색증의 증상이 나타나면 하임리히법을 시행한다.

🌐 POINT 이물질에 의한 상기도 막힘

㉠ 의식이 있는 성인의 응급처치
• 부분 기도 막힘 : 강하게 기침을 유도한다.
• 완전 기도 막힘 : 복부 밀치기(하임리히법)를 시행한다. 임산부나 비만 환자는 가슴 밀어내기를 한다.
㉡ 의식이 없는 성인의 응급처치
• 기도확보 : 두부후굴(머리 젖히기), 하악거상(턱 들어올리기), 하악견인(턱 밀어올리기)이 있다.
• 심폐소생술 : 수지 교차법으로 진행한다.
㉢ 처치
• 환자가 가장 편안해 하는 자세(일반적으로 앉아서 앞으로 기울인 자세)와 기도를 유지하며 이송한다.
• 기도가 막힌 상태에서 물을 먹여 이물질을 내려가도록 할 수 없으므로 구강 섭취는 금기이다.

---

112 ③ 임산부, 비만은 복부압박 시행하기 어렵기 때문에 흉부압박으로 처치한다.

113 ① 생선가시가 걸린 상태에서 추가로 이물질을 섭취하는 경우 악화 가능성이 크므로 즉시 병원으로 이송한다.
② 걸린 이물질이 더 깊숙이 들어갈 수 있으므로 손을 넣어 제거하지 않는다.
③ 토할 때 전기 화상을 입을 위험이 있으므로 즉시 병원으로 이송한다.

114 ② 대답을 할 수 없는 상태이므로 하임리히법을 실시한다.

⑫ 비외상성 근골격계 질환

**

115 36세 여성이 전신통과 발열로 신고하였다. 3개월 전부터 전신 관절통과 피로가 있었고, 최근 들어 태양에 노출되면 피부에 발진이 생긴다고 하였다. 다음과 같은 특징이 있는 질환은?

① 류마티스 관절염
② 전신 홍반 루푸스
③ 쇼그렌 증후군
④ 전신성 경화증

> **🌐 POINT 전신 홍반 루푸스**
>
> ㉠ 정의 : 가임기인 젊은 여성에게 주로 발병하는 만성 자가면역 질환이다. 피부에만 나타나는 피부성 루푸스, 인체 여러 기관에 염증이 생기는 전신성 루푸스가 있다.
> ㉡ 원인 : 호르몬, 유전적, 환경적인 요인이 복합적으로 작용하면서 나타난다. 과로, 스트레스, 자외선 등이 원인이 된다.
> ㉢ 증상 : 초기에는 발열, 피로 등이 나타난다. 이후에는 나비모양 홍반, 탈모, 구강궤양, 광 과민성, 자가면역항체·혈소판 감소, 심낭액, 구토, 설사, 신부전, 부종, 생리불순, 관절통, 근육통 등 전신에서 다양한 증상으로 나타난다.

*

116 강직성 척추염에 대한 설명으로 옳은 것은?

① 질병이 진행됨에 따라 척추 전방 전위증이 발생한다.
② 수핵이 돌출되어 신경을 압박해 감각이상을 발생시킨다.
③ 골밀도의 감소와 인대의 골화로 외부 충격에 약하다.
④ 운동 후 악화되며, 휴식을 취하면 호전양상을 보인다.

> **🌐 POINT 강직성 척추염**
>
> ㉠ 정의 : 척추에 생겨난 전신성 강직성 만성 염증 질환이다.
> ㉡ 원인 : 유전학적 원인으로 발생 가능성이 높다.
> ㉢ 증상
> • 초기 증상은 허리통증이 오랜 기간 아프다.
> • 잠을 자고 일어날 때 허리에 뻣뻣함과 통증을 느끼지만 활동을 하면 완화되는 조조강직이 특징이 있다.
> ㉣ 처치 : 만성 척추 굽힘과 골절에 취약하므로 이송 및 기도확보를 할 때 주의한다.

112 ① 류마티스 관절염 : 관절 주위에 있는 활막에 염증이 생겨 염증성 활막 조직이 증식하면서 관절모양이 변형되는 만성질환이다. 다발성 관절염이 특징이다. 손바닥 홍반, 관절염, 손마디 뻣뻣함 등의 증상이 나타난다.
③ 쇼그렌 증후군 : 타액선이나 눈물샘 등에 림프구가 침입하면서 만성 염증이 발생하는 자가면역성 전신 질환이다. 구강건조, 안구 건조, 침샘 부종, 충치, 비강·목·피부·질 등의 건조, 피로감 등의 증상이 나타난다.
④ 전신성 경화증 : 면역체계의 이상으로 나타나는 자가면역 질환이다. 피부가 딱딱해짐, 손가락과 발가락이 붓거나 궤양이 생기다가 피부가 굳는다. 주먹 쥐기가 어려워지며 레이노 현상이 나타난다.

113 ③ 뼈 손실과 골다공증으로 인해 골절 위험이 크다.
① 척추분리증에 대한 내용이다.
②④ 추간판 탈출증에 대한 설명이다.

117 46세 남성이 새벽에 갑작스러운 통증을 호소하였다. 저녁에 회식 이후에 잠을 자는 도중에 갑자기 발목 뜨거워지고 붓더니 통증이 너무 심해 걸을 수 없는 증상을 호소하는 경우 해야 하는 응급처치로 옳지 않은 것은?

① 통증발생 부위를 심장보다 높게 유지한다.
② 항염제인 콜히친을 복용하여 급성 통증을 완화한다.
③ 움직임을 멈추고 안정을 취한다.
④ 온찜질로 붓기를 가라앉힌다.

🌐 **POINT** 급성 통풍발작 응급처치

㉠ **증상** : 관절부위의 피부가 붉어지면서 뜨거워진다. 붓기가 점차 심해지면서 강한 통증이 나타난다.
㉡ 응급처치
 • 움직임을 멈추고 안정을 취한다.
 • 통증발작을 완화하는 콜히친이나 비스테로이드 소염제를 복용한다.
 • 신속하게 병원으로 이송한다.
 • 붓기를 완화하기 위한 찜질은 자제한다.
 • 퓨린이 많이 포함된 음식 섭취를 자제한다.

---

118 52세 남성이 고열과 다리 통증을 호소한다. 일주일 전 산에서 넘어지며 쓸린 다리 상처가 2 ~ 3일 전부터 붓고 열감이 지속된다고 하였다. 의심되는 질환은 무엇인가?

① 화농성 관절염   ② 족저 근막염
③ 괴사성 근막염   ④ 연조직염

🌐 **POINT** 피부의 감염성 응급 질환

㉠ **봉와직염**(연조직염, cellulitis)
 • 정의 : 진피와 피하조직의 급성 세균 감염증이다.
 • 증상 : 부종, 발적, 국소 열감, 국소 림프절 종대, 수포, 고름 등이다.
㉡ 괴사근막염(Necrotizing fascitis)
 • 정의: 연조직 감염성 응급질환으로 사지에 가장 많이 발생한다.
 • 증상 : 발열, 출혈성 물집, 부종, 병변 부위 무감각증, 통증, 빈맥, 저혈압, 딱딱한 같은 자색의 피부 등이다.

---

114 ④ 염증을 더욱 악화시킬 수 있으므로 냉·온찜질은 하지 않고 바로 병원으로 이송한다.

115 ④ 피부표면을 통한 세균의 감염인 연조직염이다.

119 25세 여성이 걷지 못할 정도로 심한 통증으로 신고하였다. 양측
대퇴사두근의 통증과 붓기를 호소하였다. 일주일 전부터 스피닝
운동을 시작했고, 어제부터 소변색이 콜라색이라고 할 때, 의심되
는 질환은 무엇인가?

① 햄스트링 부상
② 지연성 근육통
③ 대퇴사두근건염
④ 횡문근융해증

POINT 횡문근융해증

㉠ 기전 : 과도 근육 손상(괴사) → 미오글로빈 과다 유출 → 신장 손상
㉡ 종류
 • 외상성 : 타박, 압박, 부동 등이 있다.
 • 비외상성 : 약물, 화상, 운동, 감염, 대사성 장애 등이 있다.
㉢ 대표적인 증상 : 근육통, 근위약감, 콜라색 소변, 경직, 구토, 부종, 급성 신부
  전 등이 있다.
㉣ 응급 합병증
 • 응급 근막절개술이 필요한 구획증후군이 나타난다.
 • 5P 징후 : 통증(pain), 창백(palor), 이상감각(paresthesia), 마비(paralysis),
  무맥(pulseless)

---

116 ④ 운동으로 유발된 횡문근융해증
이다.

답 119.④

특수응급

01 소아응급

① 호흡곤란

  ㉠ **특징** : 바이러스에 의한 호흡기 감염이 주된 원인이다. 연령과 계절에 따라 원인을 파악하는 것이 중요하다.

  ㉡ **감별진단**
- 천명음 : 세기관지염, 천식, 마이코플라즈마 폐렴 등
- 나음 : 폐렴 등
- 호흡운동 감소 : 두부외상, 경련, 중독 등
- 컹컹거리는 기침과 흡기시 천명 : 크룹, 기도이물 등
- 목소리 변화, 침흘림, 흡기시 천명 : 후두개염, 후인두노양 등

  ㉢ **비정상적 호흡운동**
- 갈비뼈 사이, 횡격막 아래의 복부, 흡기 시 흉골 위쪽 피부 부위들이 움푹 들어간다.
- 코 날개가 벌름 거린다.
- 가슴과 배의 움직임이 엇갈려서 시소처럼 움직인다.
- 호흡에 따라서 머리가 들썩 거린다.

② 경련

  ㉠ **열성경련** : 5분 이내에 증상이 멈추며 6개월~만 6세에서 흔하게 나타난다. 39℃ 이상으로 열이 발생하는 초기시점에 경련이 발생한다. 의식소실이 되면서 긴장성 간대성 발작이 나타난다. 경련이 끝나면 혼란스러워 하거나 피로해 한다.

  ㉡ **비열성경련** : 뇌전증 환자가 약물복용을 꾸준히 하지 않아서 나타나는 것이다.

  ㉢ **응급처치**
- 조이는 옷, 벨트 등을 느슨하게 풀어준다.
- 움직일 때 부딪히거나 낙상을 주의한다.
- 경련이 나타나고 있을 때 신체를 고정하지 않는다.

③ 발열

    ⊙ **특징** : 직장체온이 38℃ 이상이 되는 것으로 대부분 바이러스에 의한 것이다.

    ⓒ **계절별 유행병**

- 늦가을~봄 : 로타 바이러스 장염
- 가을~초봄 : 호흡기 바이러스 감염에 의한 폐렴, 세기관지염
- 늦봄~초가을 : 장바이러스에 의한 구내염, 수족구염, 뇌수막염

④ 두부외상

    ⊙ **특징** : 외력에 의해 머리 또는 뇌에 손상을 입는 것이다. 영유아의 경우는 추락이나 아동학대 등이 주된 원인이고 연령대가 높은 소아의 경우는 교통사고로 인한 손상이 흔하다.

    ⓒ **증상** : 손상 범위에 따라 증상이 다양하다. 어지럼증, 구역감, 의식저하, 경련 등이 동반되기도 한다.

02 산부인과 응급

① 응급분만

    ⊙ **정의** : 산부인과적 준비 없이 병원 밖에서 출산을 하게 되는 경우이다.

    ⓒ **정상분만 과정** : 진입 → 하강 → 굴곡 → 내회전 → 신전 → 원상회전 → 외회전 → 만출

    ⓒ **분만 평균시간**

구분	1기	2기	~3기
초산부	8시간	50분	5분
경산부	5시간	20분	5분

    ⓔ **진 진통과 가성진동**

구분	진 진통	가성 진통
리듬	규칙적	불규칙적
간격	점차 짧아진다.	변화가 없다.
강도	점차 증가한다.	변화가 없다.
위치	등, 복부	아랫배

    ⓜ **환자평가**

- 자궁 수축, 양막 파열, 질출혈, 태아 움직임, 출산여부, 제왕절개 유무, 임신중독증 여부, 최근 측정한 태아 몸무게 및 체위, 과거력, 약물복용 등을 확인한다.
- 레오파드 방법에 따라 태위와 활력징후를 확인한다.

ⓑ 이송지침
- 출산이 필요한 상황은 이송 중에 아기의 머리가 보이기 시작한 경우이다.
- 탯줄이 아이 머리를 조이고 있는 경우, 발·손·얼굴이 보이는 난산의 경우는 직접의료지도의 지시를 따르면서 병원으로 이송한다.
- 37주 미만의 미숙아인 경우 호흡 유무를 확인하고 백밸브마스크로 산소를 투여하며 이송한다.
- 태어난 아기가 심정지 상태인 경우 신생아 심폐소생술을 실시한다.
- 산모의 저혈량 쇼크가 오는 경우 정맥로를 확보하여 생리식염수나 젖산링거액을 투여한다.
- 아프가 점수를 결정될 때까지 소생술을 중단하지 않는다.
- 태반은 환자와 함께 병원으로 이송한다. 신생아가 태반보다 높은 위치에 있지 않게 한다.
- 신생아의 코와 입 흡인을 시도할 때 깊이 넣을 경우 구토, 무호흡을 유발할 수 있다.
- 체온유지를 위해 보온에 주의한다.
- 분만 후에 500~1,000cc를 초과하는 자궁 출혈이 있더라도 질 쪽으로 거즈를 삽입하지 않는다.

② 질출혈

ⓐ 원인 : 자궁기능장애, 임신, 폐경, 암, 난소낭종, 자궁경관염, 자궁내막염, 혈우병, 외상, 약물 등이 있다.

ⓑ 환자평가 : 시작시점, 출혈량, 임신여부, 동반증세, 과거력, 약물 병력을 확인한다. 생체 징후와 분비물을 확인한다.

ⓒ 응급처치
- 출혈량이 500mL 이상이거나 혈압이 90mmHg 미만인 경우 정맥로를 확보하여 생리식염수나 젖산링거액을 투여한다.
- 임신과 관련된 경우에는 측와위를 취하게 하고 엉덩이 아래에 소독포를 깔아준다.
- 임신과 관련이 없는 경우에는 출혈량을 감시하면서 의료기관으로 이송한다.
- 출혈량을 파악할 수 있도록 거즈의 수를 확인하면서 이송병원에 인계한다.
- 지혈을 하기 위해 질 안으로 거즈를 삽입하지 않는다.

③ 자간증

ⓐ 정의 : 임신 20주 이후의 임산부가 고혈압과 부종 등의 증상을 보이며 단백뇨가 배출되는 것이다. 초기 증상 이후에 악화되는 경우 두통, 상복부 통증, 시력장애 경련 등이 나타난다.

ⓑ 위험인자 : 만성 고혈압, 비만, 당뇨, 콩팥 질환, 과거력, 다태임신 등이 있다.

ⓒ 증상 : 두통, 혼수, 입주위에서부터 시작되는 경련, 시각변화, 상복부 통증, 구역, 호흡곤란, 골반통, 질출혈, 발열, 단백뇨, 핍뇨, 뇌출혈 등이 있다.

ⓓ 환자평가
- 분만예정일, 몸무게 변화, 출산 여부, 과거력, 약물복용에 대한 병력을 청취한다.
- 시야 장애 여부를 확인하고 태아의 움직임을 확인한다.
- 임신성 고혈압이 나타나는 경우 중증의 자간전증이다.

 ② 응급처치
  • 경련이 지속되는 경우 편평한 곳에서 안정을 취하게 하고 산소를 투여한다.
  • 경련이 종료된 경우 20주 넘은 임산부는 좌측 측와위를 취하게 하여 혈액순환이 원활하게 되도록 한다.
  • 경련이 다시 반복될 것을 대비하여 정맥로를 확보한다.
  • 분만 이후에도 자간증에 의한 경련이 다시 반복될 수 있다.

03 정신질환과 행동응급

① 환자평가
 ㉠ 일차평가 : 자세, 의식상태, 정동을 평가한다.
 ㉡ 이차평가
  • 환자에게 개방형 질문을 하고 답변을 성실하게 청취한다.
  • 대화를 할 때 서두르거나 몰아세우지 않고 시간을 투자하여 진지하게 대화를 한다.
  • 자신감을 가지고 전문적인 태도로 확신을 가지고 의사소통을 한다.
  • 위협적이지 않도록 천천히 접근한다.
  • 환자의 묵묵부답에 대한 침묵에도 환자에게 답변을 강요하지 않는다.
  • 안전한 거리를 유지하며 편안한 모습으로 환자와 의사소통을 한다.
  • 판단, 동정, 분노 등의 태도로 환자를 대하지 않는다.
 ㉢ 정신상태 검진 : 환자의 외모, 의복상태, 행동관찰, 지남력, 기억, 감각, 지각과정, 기분, 정동, 지능, 사고
  과정, 병식, 판단력, 정신운동성을 확인한다.

② 인지장애
 ㉠ 정의 : 기질적인 원인으로 인지력에 결함이 있는 것이다.
 ㉡ 섬망 : 과다행동, 환각, 초조함, 떨림, 의식혼탁 등의 행동이 갑작스럽고 가역적으로 발생하는 것이다.
 ㉢ 치매 : 알츠하이머병, 혈관질환, 파킨슨병, 만성질환 등에 의해 발생한다. 기억력, 의지력, 지능 등의 정신
  적인 능력이 현저하게 감소한 것이다.

③ 조현병
 ㉠ 증상
  • 대표적으로 망상, 환각이 있다. 이외의 특징적인 증상으로는 와해된 언어, 긴장증, 정서적 둔마, 무논리증
   등이 나타난다.
  • 증상으로 인해서 사회적, 직업적, 중요 영역 등에서의 기능수준이 현저히 저하된다.
  • 장애 징후가 6개월 이상 지속된다.
 ㉡ DSM-5의 구분 : 편집형, 해체형, 긴장성, 미분화형의 형태로 구분된다.
 ㉢ 접근법 : 지지적이며 중립적으로 접근한다. 환자가 느끼는 환각을 인정하고 공격적으로 느끼지 않게 접근한다.

④ 불안장애

- ㉠ **정의** : 걱정과 공포 등이 지배적인 감정으로 나타나는 장애이다. 불안장애에 해당하는 것은 공황발작, 공포증, 외상후스트레스증후군이 있다.
- ㉡ **처치** : 지지요법으로 처치와 함께 내과적으로 불편감을 관리한다.
- ㉢ **공황발작**
  - 정의 : 갑자기 극도의 두려움과 불안을 느끼는 것이다.
  - 증상 : 죽음에 대한 공포, 심한 불안, 초조함과 같은 증상과 함께 호흡곤란, 흉통, 발한, 두근거림, 질식, 구역 등의 다양한 신체 증상이 나타난다. 증상은 갑자기 발생하며 10분 이내에 최고조에 달하지만 일반적으로 30분 이내에 소실된다.
- ㉣ **공포증** : 사람들에게 존재하는 두려움이나 불안이 정상수준보다 과도하게 높아서 특정 물건, 환경, 상황에 대해서 피하려고 하는 불안장애의 일종이다.
- ㉤ **외상후스트레스장애** : 극도의 공포를 겪었던 과거의 상황에 대한 스트레스로 유사한 상황이 나타나는 겨우 피하려고 하는 욕망이다.

⑤ 기분장애

- ㉠ **우울증** : 의욕저하와 심한 우울감을 느끼는 것으로 정신 · 신체적으로 증상이 나타나서 일상생활의 기능에 저하를 가져오는 것이다.
- ㉡ **양극성 장애** : 조증과 우울증의 증상이 동반되거나 번갈아서 나타나면서 발현되는 질환이다. 일주일 이상 지속적으로 지속된 고양감, 확대감, 과민한 기분이 뚜렷하게 나타나는 기간을 통해 진단기준으로 삼는다.

⑥ **신체형 장애** : 별다른 이유가 없이 신체적으로 증상이 나타나는 장애를 의미한다. 생리적인 이유 없이 신체적으로 불편함을 느끼거나, 의학적 질환 없이 신체기능을 상실하거나, 건강염려증, 신체이형장애, 신체질환 없는 극심한 통증장애가 있다.

⑦ **인위장애** : 목적 없이 장애나 질병을 의도적으로 흉내를 내는 정신장애로 환자의 역할을 가장하는 것이다. 행동에 대한 보상이 없음에도 의도적으로 신체적 · 심리적으로 증상을 표현한다.

⑧ 해리장애

- ㉠ **정의** : 의식, 기억, 정체감, 지각 등의 기능이 통합되지 못하고 붕괴되면서 나타나는 질환이다. 충격적인 스트레스 사건이나 고통스러운 경험으로 인해서 나타난다. 심인성 기억상실, 해리성 둔주, 다중인격장애, 이인증이 해당된다.
- ㉡ **심인성 기억상실** : 중요한 과거의 기억이나 개인정보를 기억하지 못하는 것이다. 언어능력, 학습능력, 회상능력에는 손상이 없는 경우가 많다.
- ㉢ **해리성 둔주** : 과거를 기억하지 못하고 새로운 정체성을 가지고 생활하는 것이다. 환자의 방어기전이다.
- ㉣ **다중인격장애** : 해리성 정체감 장애라고도 부른다. 한 사람 안에 여러 사람의 정체성을 가지고 있는 것이다.
- ㉤ **이인증** : 자신에 대한 낯선 느낌이나, 외부가 달라졌다고 느끼는 비현실감을 느끼는 것으로 청소년기에 현저하게 나타난다.

⑨ 섭식장애

　⊙ 신경성 식욕부진 : 식욕을 상실한 것으로, 과도하게 단식을 하면서 나타나는 장애이다. 비만에 대한 공포가 있어 저체중임에도 끊임없이 살을 빼야한다고 호소하는 것이다.

　ⓒ 신경성 폭식증 : 음식을 과하게 섭취하고 스스로 구토나 설사 또는 과도한 다이어트를 되풀이하는 행동이다. 빈혈, 탈수, 저혈당증 등의 증상이 동반된다.

⑩ 인격장애

　⊙ 정의 : 인격이 지나치게 편향되면서 사회 안에서 적절한 기능을 하지 못해 환경에 적응하지 못하는 것이다.

　ⓒ 인격장애군

구분	종류	특징
A군	편집성	타인의 행동에 계획적인 요구나 위협이 있다는 것으로 인식하여 지속적으로 타인을 신뢰하지 못하는 성향이다.
	조현성	사회적인 유대관계에서부터 고립되어 혼자서 하는 행위를 즐기며, 제한된 범위에서 감정을 표현하는 것이다.
	조현형	친밀하고 긴밀한 상호관계를 불편해하고, 그러한 상호관계를 맺는 능력이 감퇴한 것이다. 기괴한 언행, 독특한 것에 대한 관심, 환각 등이 주되게 나타난다.
B군	반사회성	타인의 권리를 무시하거나 침해하는 성향이다.
	경계성	대인관계, 자아상, 정동이 불안정하고 충동성이 나타나는 성향이다.
	히스테리성	과도하게 감정표현을 하고 관심을 끌기 위해 행동하는 것이다.
	자기애성	과대망상, 숭배요구, 공감능력 부족이 나타나는 성향이다.
C군	회피성	사회적으로 금지되는 것, 불완전한 느낌, 부적절감, 부정적인 평가에 과도하게 예민한 성향이다.
	의존성	돌봄을 받고 싶은 욕구가 지나치게 강하고 이에 대한 요구를 위해 복종적이고 매달리는 성향이다.
	강박성	질서, 정돈, 통제, 완벽에 대해서 지나치게 집착하는 성향이다.

⑪ 충동조절장애

　⊙ 정의 : 충동으로 긴장감이 증가하여 이를 해소하기 위한 행동이 해가 되는 정신질환을 의미한다.

　ⓒ 증상 : 질환에 따라 다양한 증상이 나타난다. 병적인 도벽·방화·도박, 발모광, 자해, 간헐폭발장애 등이 있다.

⑫ 자살

　⊙ 위험요인 : 자살시도 경험, 우울증, 나이, 약물남용, 알코올, 이혼자, 소중하게 여긴 소유물을 버리는 것, 고독감, 상실성 외상, 신체적 스트레스, 불치병 등이 있다.

　ⓒ 환자평가 : 환자가 스스로 죽기를 원했는지를 확인하는 것이 중요하다. 이 정보를 확인하고 병력청취, 신체검진을 진행한다.

ⓒ 응급처치

- 자살 시도방법에 대한 확인을 하고 이송병원의 의료진에게 전달한다.
- 중독을 통한 자살의 경우 복용 약물의 종류, 양, 시간을 현장에서 확인한다. 복용물질을 알 수 없는 경우에는 자살할 때 환자가 사용한 물건을 의료진에게 전달한다.
- 타살, 폭력의 가능성을 확인하고 필요하다면 경찰에게 이와 관련한 정보를 알린다.

⑬ 행동응급

㉠ 정의 : 환자가 위험하고 위협적인 행동을 하여 환자 자신과 주변 사람에게 공포감을 주는 행동을 하는 환자를 의미한다. 식사, 수면 등의 일상생활 기능을 방해하는 활동을 하는 경우, 환자나 타인에게 위협을 주는 경우, 사회적인 규범에 벗어나는 경우의 행동을 하는 것이다.

㉡ 원칙

- 즉각적인 위협이 있는 환자에 한해서 제한적으로 결박을 한다. 신체결박의 주 목적은 안전을 위한 것을 가족과 환자에게 주지시킨다.
- 공격적인 환자를 대응하기 위해 경찰에 협조를 구한다. 구급대원이 먼저 도착한 경우 경찰이 도착하기 전까지 물리적 결박을 적용하지 않는다.

㉢ 환자평가 : 공격적인 행동에 대한 원인을 확인하기 위해서 병력을 청취한다.

㉣ 응급처치

- 현장의 안정성을 확보하고 조용한 환경을 제공한다.
- 자살가능성이 있거나 불안정한 환자는 혼자 방치하지 않는다.
- 환자와 불필요한 논쟁을 하지 않고 단순하면서 직접적으로 반응한다.
- 환자 치료가 가능한 병원으로 이송한다.

㉤ 신체구속

- 구두 억제 : 정확하고 차분한 말투로 접근한다. 거짓말이나 위협은 환자를 자극할 수 있으므로 주의한다. 눈 맞춤, 갑작스러운 움직임 등은 피한다. 출입구 가까이에 구급대원이 위치하며 환자는 출입구와 먼 쪽에 위치하게 한다.
- 물리적 억제 : 환자에게 허용하는 움직임의 범위에 따라 다른 억제 방법을 사용한다. 억제대 적용 후에 환자가 구토를 하거나 호흡곤란 증상을 보이는 경우 억제대를 제거한다.
- 화학적 억제 : 우리나라에서는 허용하지 않고 있다.

㉥ 신체구속 주의사항

- 경찰이 도착한 후에 물리적 억제를 한다. 현장에 경찰이 없다면 시행하지 않는다. 현장에 있는 경찰관의 소속, 성명, 신고 시각 등을 기록한다.
- 보호자에게 신체구속에 대한 서면동의를 받는다.
- 얼굴이나 목 부위는 결박하지 않는다.
- 억제대 적용이 안전을 보장할 수 있는 방법임을 설명하고 가능하면 구속복을 착용하도록 한다.
- 억제대를 적용한 후에 엎드린 자세를 유지하면 기도폐쇄, 심정지 등이 발생할 수 있다.
- 적용 후에 기도, 호흡 순환 상태를 지속적으로 감시한다.
- 결박부위에 순환, 움직임, 감각 등을 확인한다.

04 노인 응급질환

① 낙상

    ㉠ **특징** : 가장 흔한 외상에 해당한다.

    ㉡ **골절 부위** : 주된 골절은 몸쪽 넙적다리 또는 엉덩이에 해당한다. 이외에 관련 부위는 골반, 몸, 갈비뼈, 목뼈 등이 있다.

    ㉢ **환자평가** : 둔부, 골반, 가슴, 아래 · 위 팔을 촉진하고 검진한다. 뇌나 복부에 손상이 있을 수 있음을 염두에 두고 낙상 원인에 대해서 평가한다.

② 자동차 사고

    ㉠ **특징** : 말초 시야의 감퇴로 충돌사고가 진행될 확률이 높다. 광범위하게 손상이 될 수 있으며 젊은 환자보다 사망률이 높다.

    ㉡ **응급처치** : 목뼈가 가장 흔한 손상이므로 목뼈 고정장치를 초기에 적용한다. 모든 노인환자는 쇼크 상태로 가정하고 처치한다.

③ 머리손상

    ㉠ **특징** : 낙상, 교통사고, 폭행으로 발생한다. 손상 후에 의식변화가 있다면 중증의 가능성이 있다.

    ㉡ **주의사항** : 혈전용해제 약물 복용하는 환자는 출혈의 위험성이 크다. 목뼈 골절 위험이 높으므로 척추 고정을 한다.

④ 학대

    ㉠ **특징** : 가족, 간병인, 주변인에 의해서 발생할 수 있다. 학대자에 의존하여 신고를 하지 않으려 하더라도 이송병원에 그 사실을 알린다.

    ㉡ **종류** : 신체학대, 성학대, 정서 · 심리적 학대, 유기, 착취, 무시 등이 있다.

    ㉢ **주의사항**

      • 학대가 의심되더라도 학대자를 공개적으로 비난하거나 싸우지 않는다.

      • 의학적 검사가 필요하지 않더라도 병원으로 이송하고 이송병원에 주변 정황을 알린다.

⑤ 급성 혼돈

    ㉠ **특징** : 뇌졸중, 심장마비, 감염, 혈당, 쇼크 등의 다양한 질환에 의해 나타날 수 있다.

    ㉡ **환자평가** : 평상시와 의식상태와 차이점을 확인한다.

⑥ **흉통 및 빈호흡** : 심장에 이상이 생기면 나타날 수 있는 징후이다. 고농도 산소를 공급하며 주의 깊게 평가한다.

⑦ **복통** : 다양한 질병의 원인으로 나타나므로 주의깊게 관찰한다. 충수돌기염, 동맥파열 등의 사망률이 높으므로 주의한다.

출제예상문제

01 소아응급

*
1 성인과 구별되는 소아외상에서의 특징으로 옳지 않은 것은?

① 성인에 비해 완전골절이 일어나기 쉽다.
② 골절 시 성인에 비해 유합 속도가 빠르다.
③ 낙상 또는 사고 발생 시 두부손상 빈도가 높다.
④ 골절 없이도 내부 장기에 손상을 입을 수 있다.

1 ① 소아의 뼈 조직은 성인보다 더 유연하고 구멍이 더 많은 연골로 구성되어 있어 구부러지거나 휘기 쉽다. 따라서 골절 시 완전 골절이 되지 않고 소성변형 또는 생목졸절, 팽륜골절 등의 불완전 골절 형태로 잘 발생한다.
② 성인보다 영양소 전달이 더 원활하기 때문에 골절 치유 및 유합 속도가 빠르다.
③ 소아의 머리는 상대적으로 몸체보다 크기가 크므로 낙상사고로 인한 두부손상 빈도가 높다.
④ 소아의 골격은 성인에 비해 석회화가 진행되지 않아 골절이 없어도 내부 장기에 손상을 입을 수 있다. 영유아의 간, 비장, 늑골궁의 경우 상대적으로 장기의 크기가 커서 2차 외상 발생 가능성이 높다.

답 1.①

**

2 태반조기박리에 대한 내용으로 옳지 않은 것은?

① 자궁 긴장도가 증가한다.
② 저혈량성 쇼크가 발생할 수 있다.
③ 무통성 선홍색 질 출혈이 관찰된다.
④ 잦은 자궁수축으로 자궁이 딱딱해진다.

POINT 태반조기박리

ⓐ **정의** : 정의정상 착상된 태아의 일부 또는 전체가 태아 만출 이전에 자궁에서 분리되는 것을 말한다.
ⓑ **원인** : 고혈압, 짧은 제대길이, 외상 자궁내막과 태반에 영양과 혈액을 공급하는 자궁나선동맥의 변형 등으로 발생한다.
ⓒ **증상** : 날카로운 통증 후 점점 둔해지는 복통 및 자궁압통, 자궁이 나무판자처럼 딱딱하게 굳는 자궁태반졸중이 관찰된다.
ⓓ **합병증** : 저혈량 또는 출혈성 쇼크, 파종성 혈액 응고장애 등의 발생 위험이 높다.
ⓔ **처치** : 산모와 태아의 상태에 따라 필요시 응급 제왕절개를 실시한다.

**

3 조기 산후 출혈 산모에 대한 일반적인 처치로 옳지 않은 것은?

① 수액요법을 실시한다.
② 자궁수축제를 투여한다.
③ 자궁을 따뜻하게 유지한다.
④ 자궁저부 마사지를 시행한다.

2 ③ 태반조기박리는 처음에 날카로운 통증 후 점점 둔해지는 지속적인 복통과 자궁압통을 특징으로 한다.

3 ③ 자궁을 따뜻하게 할 경우 자궁수축이 잘 되지 않고 지혈이 잘 되지 않을 수 있다.
① 저혈량성 쇼크를 예방하기 위해 하지를 높이고 수축기 혈압이 90mmHg 이상 유지되도록 수액을 투여한다.
② 자궁수축과 혈관수축을 위해 옥시토신, 프로스타글란딘, 엘고트 알칼로이드 등의 자궁수축제를 투여한다.
④ 자궁이완으로 인한 조기 산후 출혈의 경우 자궁저부를 손으로 마사지하여 자궁근섬유가 수축할 수 있도록 한다.

03 정신질환과 행동응급

4 ∗∗

위기분류척도로 정신과적 응급위기상황을 분류한 것으로 옳은 것은?

① 분류표 총점에 따른 대응은 반드시 일치해야 한다.
② 위험성, 지지체계, 협조능력으로 구분하여 평가한다.
③ 낮은 위기에 해당하는 경우 2주 이내의 개입이 요구된다.
④ 총점이 중간위기 이상에 해당하는 경우 응급 입원이 가능하다.

POINT 정신과적 위기분류척도(CTRS, Crisis Triage Rating Scale)

점수	평가 A : 위험성
1	• 자살 및 자해 사고를 표현하거나 관련 환청이 있음 • 현 병력기간 중 자살시도가 있음 • 예측 불가능하게 폭력적 또는 충동적임
2	• 1과 동일하나 자살사고 또는 관련 행동으로 스스로 고통스러워 함 • 과거 폭력적, 충동적 행동이 있었으나 현재는 징후 없음
3	• 자해 및 타해 사고를 양가적으로 표현하거나 효과적이지 않은 몸짓만을 취함
4	• 자해 및 타고 사고 또는 행동이 부분적으로 있거나 기왕력이 있음 • 행동조절에 해한 욕구가 분명하거나 행동 조절이 가능함
5	• 자해 및 타고 사고나 행동 과거력 및 위험이 없음

점수	평가 B : 지지체계
1	• 가족, 친구 또는 다른 형태의 지지체계가 전혀 없음 • 관련 기관에서 필요한 지지를 즉각적으로 제공할 수 없음
2	• 약간의 동원 가능한 지지체계는 있지만 그 효과가 제한되어 있음
3	• 이용 가능한 잠재적 지지체계는 있으나 제대로 된 기능은 어려움이 있음
4	• 관심 있는 가족, 친구, 다른 형태의 지지체계가 있으나 필요한 지지를 제공하는 능력 및 의지는 다소 불명확함
5	• 관심 있는 가족, 친구, 다른 형태의 지지체계가 필요한 지지를 제공하는 능력 및 의지가 있음

점수	평가 C : 협조능력
1	• 협조가 불가능하거나 완강하게 거부적임
2	• 약간의 관심을 보이거나 도움을 주려는 노력을 이해 함
3	• 개입에 대해 수동적으로 받아들임
4	• 도움을 원하지만 양가적이거나 동기가 강하지 않음
5	• 적극적으로 치료를 원하고 협조하려고 함

---

4 ② 위험성, 지지체계, 협조능력으로 나누어 정신질환자의 상태를 빠르고 효율적으로 평가한다. 또한 위기분류척도 점수가 둘 중 하나를 결정하기 어려운 경우 고위기 단계로 판단한다.

① 분류표 총점과 대응은 반드시 일치해야 하는 것은 아니다.

③ 낮은 위기인 경우 48시간 이내 정신건강증진센터의 전화 및 내소 상담, 가정방문 등을 통한 위기 개입이 필요하다.

④ 극도의 위기로 확인된 경우 즉시 입원이 권고되며, 고위험인 경우 필요시 응급입원 등의 조치가 필요하다.

5 **행동 이상 환자에게 가장 먼저 시행해야 하는 것은?**

**

① 환자 안정화

② 현장 안전 확보

③ 환자의 신체 구속

④ 환자의 임상적 평가

5 ② 행동 이상 환자 신고를 받고 출동한 구급대원은 가장 먼저 현장 안전을 확보한 후 환자에게 응급처치를 시행한다.

04 노인응급

6 *
노화에 따른 신체적 변화로 옳지 않은 것은?

① 혈류량 감소
② 피부두께 증가
③ 최대호흡량 감소
④ 피하지방층 감소

6 ② 표피의 두께가 저하되고 피부와 골격 사이의 조직이 감소되어 피부두께가 얇아진다.

① 혈관 벽의 노화로 인해 혈류량이 감소된다.

③ 폐의 탄력성이 감소되고 호흡기 근육도와 내성이 저하되어 폐활량과 최대호흡량 감소를 보인다.

④ 피하지방층이 감소하여 피부의 주름이 증가되고 피부건조를 유발한다.

답 5.② 6.②

03

하프
모의고사

정답 및 해설 p.388

회독

1. 국내 최초로 응급의료체계에 대한 정부간행물이 발간된 해는?

① 1983년

② 1985년

③ 1987년

④ 1989년

2. 응급구조사 개인의 안전을 위해 준수해야 하는 안전수칙으로 옳은 것은?

① 사고차량은 고정 후 시동을 켜 둔다.

② 위험요소가 제거된 이후 현장에 진입한다.

③ 빛을 흡수하는 재질로 된 응급복장을 착용한다.

④ 현장에 도착하면 개인감염방지 장비를 착용한다.

3. 응급환자가 발생한 현장에서 응급구조사의 기본 업무가 아닌 것은?

① 외부 출혈의 지혈

② 응급환자의 생사 판정

③ 부목을 이용한 환자의 사지 고정

④ 자동제세동기를 사용하여 규칙적 심박동 유도

4. 응급구조사가 준수해야 할 윤리강령에 대한 설명으로 옳은 것은?

① 병원 전 단계 관련 직무만을 수행한다.

② 환자 보호자의 비윤리적인 요구도 수용해야 한다.

③ 범죄가 의심될 경우 확실한 증거를 찾은 후 신고한다.

④ 응급의료가 필요한 사람과 그 보호자의 사생활을 존중한다.

5. 일반구급차가 반드시 갖추어야 할 장치가 아닌 것은?

① 물탱크와 연결된 싱크대
② 평상시 차량에 부착할 수 있는 간이침대
③ 부착물을 견고히 부착할 수 있는 부속장치
④ 환자실에 설치된 2개 이상의 전기 공급 장치

6. 중증도에 따른 환자 분류 방법으로 옳은 것은?

① 재난 현장에서 사망이 임박한 환자는 긴급환자에 해당한다.
② 10%의 체표면 화상 및 안면화상을 입은 환자는 응급환자에 해당한다.
③ 중증도는 긴급, 응급, 지연, 비응급, 사망환자인 총 5단계로 분류한다.
④ 중증도 분류 목적은 되도록 생존 가능성이 높은 환자에게 최선을 다하기 위함이다.

7. 심폐소생술 중 감별하여야 할 심정지의 원인과 치료가 바르게 연결된 것은?

① 저산소혈증 : 경험적 섬유소용해 요법 고려
② 심각한 체액손실 : 적절한 산소공급 또는 환기
③ 긴장성 가슴공기증 : 바늘 감압을 포함한 초기 치료 시행
④ 심각한 혈액손실 : 경험적 정맥 내·뼈내 결정질용액 투여

8. 서맥 환자의 치료과정에 대한 설명으로 옳지 않은 것은?

① 1.0 ~ 1.5mg/kg의 리도카인을 정맥 내로 투여한다.
② 경피 심장박동조율기를 사용하여 즉시 심작박동조율을 시작한다.
③ 심박수와 혈역학적 상태 변화를 감시한다.
④ 아트로핀에 반응하지 않거나 금기 환자에서는 도파민, 에피네프린, 이소프로테레놀을 투여한다.

9. 감전에 의한 심정지 상황 설명으로 옳은 것은?

① 마이오글로빈뇨(myoglobinuria)가 의심되면 소변을 산성화해야 한다.
② 감전으로 발생하는 심실세동은 저압보다 고압의 전류에서 흔히 발생한다.
③ 감전에 의해 광범위한 조직손상이 발생한 경우에는 체액손실이 심하다.
④ 현장에서 감전된 환자를 구조할 때는 바로 환자에게 다가가 신속히 환자와 호흡과 맥박을 확인한다.

10. 신생아 심정지에 대한 내용으로 옳은 것은?

① 가슴압박과 환기의 비율은 3 : 1 비율로 시행한다.
② 이차적 무호흡 시 자극을 통해 호흡회복이 가능하다.
③ 출산 중 태아의 팔이 나오면 구인두 흡인을 시행한다.
④ 초기 빠른 호흡 후 호흡이 멈추면 호흡보조가 필수이다.

11. 환자의 손상기전을 평가한 결과 심각한 손상기전이 없는 것으로 판단되는 경우 환자에게 시행할 처치로 옳지 않은 것은?

① 활력징후를 측정한다.
② SAMPLE 병력을 조사한다.
③ 환자의 머리와 목을 도수 고정한다.
④ 환자의 주 호소에 초점을 맞춰 신체검진을 한다.

12. 결출 환자의 응급처치로 옳은 것은?

① 장기가 돌출된 경우 본래 위치에 넣는다.
② 출혈 부위는 지혈대를 사용하여 지혈한다.
③ 상처부위에 파편이 있는 경우 제거 후 소독한다.
④ 절단된 조직은 밀폐용기에 넣어 차갑게 보관한다.

13. 화상의 응급처치로 잘못된 것은?

① 생리식염수로 화상부위를 세척한다.
② 얼음을 사용하여 열기를 낮춘다.
③ 10분 이내로 단기간 물에 노출 시킨다.
④ 기름은 닦지 않고 물로만 식힌다.

14. 37세 남성이 등산 중 추락하는 사고가 접수되었다. 출혈을 동반한 다발성 손상을 입은 쇼크 상태일 때 우선적으로 해야 할 응급처치는?

① 압박 지혈로 출혈을 막는다.
② 기도 개방 및 유지를 시행한다.
③ 추가 손상을 막기 위해 고정을 시행한다.
④ 체온 유지를 위해 담요 등으로 덮어준다.

15. 중증외상 평가기준 중 가장 높은 우선순위 항목은?

① 손상기전
② 신체검사 소견
③ 생리학적 소견
④ 구급대원 판단

16. 거동을 못하는 환자에게 이유 없는 호흡곤란과 빠른 호흡이 발생하였을 때 예상되는 질환은?

① 천식   ② 과다호흡증후군

③ 만성폐쇄성폐질환   ④ 폐색전증

17. 운동 후 흉통을 호소하는 환자에게 시행할 수 있는 응급처치는?

① 쇼크 예방을 위해 똑바로 누운 자세에서 다리를 최대한 상승시킨다.

② 안정을 취하고, 최대한 움직임을 제한시킨다.

③ 통증 문진을 통해 양상에 맞는 진통제를 투여한다.

④ 호흡곤란을 보이지 않으면 산소는 투여하지 않는다.

18. 만성 콩팥병증(만성 신부전)으로 치료 중인 환자가 피로와 의식 저하로 신고를 하였다. 환자의 심전도 소견에서 알 수 있는 사항은?

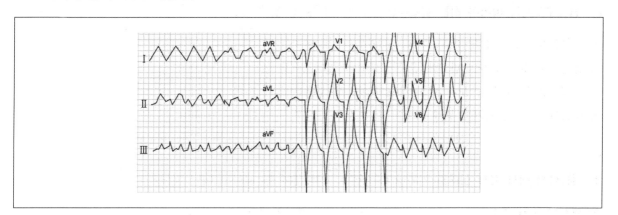

① 고칼륨혈증   ② 저칼륨혈증

③ 고칼슘혈증   ④ 저칼슘혈증

19. 개인보호장구로 N95 마스크를 써야하는 질환은?

① 디프테리아   ② 수두

③ 풍진   ④ 인플루엔자

20. 독성 물질 섭취 시 구토를 금기하는 것은?

① 벤조디아제핀   ② 메틸알코올

③ 가구 광택제   ④ DDT 살충제

정답 및 해설 p.394

회독 ♀♀♀♀♀

1. 구급지도의사의 필수업무로 옳지 않은 것은?

① 구급대원 교육
② 구급활동 품질관리
③ 구급대원의 구급활동 평가
④ 환자 이송 중 간접 의료지도

2. 응급구조사가 따라야 하는 윤리강령에 대한 내용으로 옳은 것은?

① 응급환자의 존엄성 및 행복 추구권을 최우선으로 한다.
② 응급환자 및 보호자의 판단에 반하는 말을 하지 않는다.
③ 학대, 방임, 유기 등 모든 범죄 형태의 가능성 등을 염두에 둔다.
④ 응급환자가 응급처치를 통해 완치될 수 있도록 최선의 응급의료를 시행한다.

3. 응급현장에서 환자 상태를 기록할 때 반드시 기록해야 할 사항이 아닌 것은?

① 환자의 주된 호소
② 미 연결된 의료지도기관
③ 비 응급환자의 활력징후
④ 미 연결된 의료지도의사의 성명

4. 환자를 사고 현장에서 의료기관으로 이송할 때 헬기이송을 요청할 수 있는 경우가 아닌 것은?

① 이송 예상거리가 20km이고 이송 예상소요시간이 80분인 두부 손상 환자
② 이송 예상거리가 20km이고 이송 예상소요시간이 50분인 치아 적출 환자
③ 이송 예상거리가 15km이고 이송 예상소요시간이 70분인 다발성 손상 환자
④ 이송 예상거리가 40km이고 이송 예상소요시간이 40분인 중증 비뇨생식기 환자

5. 재난대비단계에 이루어지는 활동으로 옳은 것은?

① 재난취약시설 점검
② 비상경보체계 구축
③ 피해시설 보상 및 복구 작업
④ 긴급구조기관의 인력 및 장비 배치

6. 재해 상황에 대한 초기 대응요령으로 옳지 않은 것은?

① 감전사고가 발생한 경우 즉시 전원을 차단한다.
② 화재가 발생한 경우 소화설비를 통해 초기 진화를 실시한다.
③ 인화성 물질이 누출된 경우 현장을 보존한 채로 신속히 밖으로 대피한다.
④ 유해물질이 누출된 경우 가까운 밸브를 차단한 후에 대피한다.

7. 다음에서 설명하는 발작성 심실상 빈맥의 응급치료방법의 예시로 옳지 않은 것은?

> • 심실 상부의 전기적 흥분이 심실로 전달되는 것을 차단한다.
> • 부교감신경의 긴장도를 증가시켜 방실결절의 전도를 지연시킨다.
> • 미주신경을 흥분시키는 다양한 방법을 시도한다.

① 목동맥 팽대 마사지(carotid sinus massage)
② 발살바법(Valsalva maneuver)
③ 따뜻한 물에 얼굴 담그기
④ 트렌델렌부르크(Trendelenburg) 자세

8. 뇌졸중 초기에 생길 수 있는 합병증을 모두 고른 것은?

ⓐ 흡인성 폐렴
ⓑ 아토피성 피부염
ⓒ 요로감염 및 배변장애
ⓓ 탈모
ⓔ 관절구축
ⓕ 욕창
ⓖ 중추성 통증

---

① ㉠㉡㉢㉥

② ㉠㉢㉭㉥

③ ㉠㉥㉣㉦

④ ㉠㉢㉭㉥㉦

9. 임신 중 심정지에 관한 설명으로 옳은 것은?

① 심정지 발생 후 1분 이내에 심장박동이 회복되지 않으면 즉시 응급 제왕절개술을 한다.
② 심정지의 원인이 즉시 교정 가능한 경우에도 응급 제왕절개술을 시행한다.
③ 임신중독증이 있는 환자의 치료 과정 중 심정지가 발생하였을 때는 마그네슘의 투여가 원인이다.
④ 임신 10주 이상이면 응급 분만을 고려한다.

10. 다음은 소아 환자의 가슴압박 과정에 대한 설명이다. ㉠ ~ ㉢에 들어갈 말로 옳은 것은?

• 의료제공자가 혼자 있는 경우 영아에게 (㉠) 방법을 사용한다.
• 의료제공자가 2인 이상일 때 (㉡) 방법을 적용한다.
• (㉡) 방법이 (㉠) 방법보다 관상동맥 관류압을 (㉢)시키고 적절한 압박 깊이와 힘을 일관되게 유지할 수 있게 한다.

	㉠	㉡	㉢
①	양손 감싼 두엄지 흉부압박법	두 손가락 흉부압박법	증가
②	양손 감싼 두엄지 흉부압박법	두 손가락 흉부압박법	감소
③	두 손가락 흉부압박법	양손 감싼 두엄지 흉부압박법	증가
④	두 손가락 흉부압박법	양손 감싼 두엄지 흉부압박법	감소

11. 탈구와 염좌 발생 시 환부에 24시간 이내 공통으로 적용 가능한 응급처치 방법은?

① 냉요법
② 관절운동
③ 압박붕대 적용
④ 환부 주무르기

12. 교통사고로 흉부손상을 입은 환자의 의식 사정 결과가 'P'로 확인되었을 때, 시행할 응급처치는?

① 두개골 기저부 골절이 있는 경우 코 인두 기도기만 삽입한다.
② 상처부위에 대량출혈이 있는 경우 지혈대를 사용하여 지혈한다.
③ 개방성 기흉이 있는 환자에겐 즉시 삼면 밀봉 드레싱을 시행한다.
④ 동요가슴이 관찰되면 경추 손상이 없는 경우 앙와위를 취하게 한다.

13. 척수 증후군에 대한 설명으로 옳지 않은 것은?

① 가장 흔한 형태는 중심 척수 증후군이다.
② 전방 척수 증후군은 예후가 양호하다.
③ 중심 척수 증후군은 상지가 하지보다 기능이 떨어진다.
④ 브라운-세카르 증후군은 척수의 편측 손상으로 발생한다.

14. 저체온증의 응급처치로 옳지 않은 것은?

① 젖은 의복을 제거하고, 이불 등으로 보온을 해준다.
② 필요시 상온 산소를 공급하며, 지속적으로 심전도를 확인한다.
③ 이송 시 수평자세를 유지하며, 머리가 심장보다 높아지지 않도록 한다.
④ 20초 정도 맥박을 확인한 후, 맥박이 있는 환자에게는 흉부압박을 시행하지 않는다.

15. 심폐소생술에 대한 설명 중 옳지 않은 것은?

① 소아나 영아는 잘 훈련된 의료제공자가 수동 제세동기를 사용하는 것이 좋다.

② 심박수가 60회 미만이면서 관류상태가 좋지 않을 때 가슴압박을 권장한다.

③ 1세 미만 영아의 의식을 확인할 때 어깨를 두드린다.

④ 심정지 확인 시 혼자인 경우 1분간 심폐소생술을 진행한 뒤 응급기관에 연락한다.

16. 급성 심근경색증의 심전도 특징이 아닌 것은?

① T파 역전

② QT간격 연장

③ 이상 Q파

④ ST 분절 하강

17. 당뇨 환자가 식은땀과 손이 떨리는 증상을 보일 때 시행할 응급처치로 옳은 것은?

① 혈당은 휴대용 혈당계로 한 번만 측정한다.

② 환자가 구토를 할 경우 흡입기로 흡인한다.

③ 경구로 10% 포도당 용액을 마시도록 한다.

④ 정상적인 반응이므로 응급처치는 필요하지 않다.

18. 45세 여성이 극심한 두통을 호소한다. 최근 음식을 먹을 때 치통이 좀 있었는데, 송곳이나 전기로 찌르는 듯이 날카로운 두통과 턱을 칼로 도려내는 듯한 통증이 생겼다고 했다. 예상되는 두통으로 옳은 것은?

① 긴장성 두통(Tension type headache)
② 군발성 두통(Cluster headache)
③ 편두통(Migraine)
④ 삼차자율신경두통(TACs, Trigeminal Autonomic Cephalalgias)

19. 조혈기계 응급 상황 시 일반적인 처치로 옳은 것은?

① 대증치료는 필요하지 않다.
② 안정을 시키고, 필요시 진통제를 제공한다.
③ 탈수나 저혈량 쇼크 증세가 보이면 즉시 수액을 급속도로 주입한다.
④ 특별히 할 수 있는 처치가 없으므로 빠르게 병원으로 이송한다.

20. 귀의 응급 질환에 대한 설명으로 옳지 않은 것은?

① 벌레가 들어간 경우 함부로 불빛을 비추지 않는다.
② 중이염은 성인보다 소아에게 더 흔하다.
③ 안전을 위해 귀 표면을 거즈 등으로 덮고 이송한다.
④ 액체가 흘러나오면 감염예방을 위해 면봉으로 닦는다.

정답 및 해설 p.398

회독 ♀♀♀♀♀

1. 직접 의료지도 방법에 해당하는 것은?

① 전문의사의 구급활동에 대한 결과 평가　② 응급구조사의 현장 처치에 대한 지침서 개발
③ 직접 현장으로 출동한 구급대원의 병원 전 처치　④ 전화통화를 통한 지도의사의 응급환자 처치 지시

2. 환자가 설명된 동의를 할 수 있었다면 치료에 분명히 동의했을 것이라는 추정에 근거하여 적용하는 동의의 법칙은?

① 설명된 동의　　　　　　　② 명시적 동의
③ 묵시적 동의　　　　　　　④ 비자의적 동의

3. 응급구조사가 신고를 받고 현장으로 출동 시 구급차 내에서 무선 개방시점은?

① 현장 출동하는 시점부터 무선을 개방한다.
② 현장에 도착하는 시점부터 무선을 개방한다.
③ 환자에게 응급처치를 시행하기 직전 무선을 개방한다.
④ 현장에서 의료지시가 필요한 시점만 무선을 개방한다.

4. 응급환자의 처치 및 이송 시 Log Roll이동법(통나무 굴리기)을 사용하는 경우가 아닌 것은?

① 중증외상환자 응급처치 시 자세변환
② 하지의 경한 외상을 입은 환자의 이송
③ 척추 손상이 의심되는 환자의 척추 고정
④ 엎드려 있는 환자의 심폐소생술을 위한 자세변경

5. 응급차량 운영 요령에 대한 내용으로 옳지 않은 것은?

① 환자가 구급차에 탑승하면 경보기를 작동한다.
② 불가피하게 중앙선을 넘은 경우 안전속도로 서행한다.
③ 커브 길을 돌 때는 전조등을 위, 아래로 번갈아 비춘다.
④ 응급상황에서 통행량이 적은 경우 제한속도를 초과할 수 있다.

6. 「재난안전법」상의 사회재난에 해당하지 않는 것은?

① 화생방사고
② 소행성 추락
③ 가축전염병의 확산
④ 미세먼지로 인한 피해

7. 의식 및 반응, 맥박이 없는 심실세동의 심정지 환자를 발견하였을 때의 시행해야 할 전문심폐소생술 과정은?

┌───┐
│ ㉠ 제세동을 시작한다.   │
│ ㉡ 주변에 구조를 요청하고 제세동기를 요청한다. │
│ ㉢ 2분간 심폐소생술을 실시한다.   │
│ ㉣ 심전도 리듬을 확인한다.   │
│ ㉤ 의식과 호흡 여부 및 목동맥 맥박을 확인한다. │
│ ㉥ 순환회복이 확인되면 소생 후 치료단계로 들어간다. │
│ ㉦ 심폐소생술을 시작한다.   │
└───┘

① ㉤ - ㉦ - ㉡ - ㉣ - ㉠ - ㉢ - ㉥
② ㉤ - ㉡ - ㉢ - ㉣ - ㉠ - ㉦ · ㉥
③ ㉤ - ㉡ - ㉦ - ㉣ - ㉠ - ㉢ - ㉥
④ ㉤ - ㉦ - ㉡ - ㉠ - ㉣ - ㉢ - ㉥

8. 뇌압 상승이 의심되는 환자의 처치로 옳은 것은?

① 저삼투액을 투여하여 뇌압을 하강시킬 수 있다.

② 과환기는 뇌혈관을 확장시켜 일시적으로 뇌압을 하강시키는 방법이다.

③ 약물로써 뇌압 상승을 조절할 수 없을 때는 뇌실절개술을 한다.

④ 고용량 바르비투르산염이 투여될 때에는 반드시 기계 호흡 장치를 제거한다.

9. 소아의 맥박 확인 과정에 대한 설명이다. ㉠ ~ ㉢에 들어갈 말로 옳은 것은?

> 소아의 맥박은 (㉠)을 촉지하여 순환상태를 (㉡)초 이내에 사정하고, 박출량이 심박동수에 의하여 주로 조절된다. (㉢)회 이하/분당으로 맥박수가 느리면 일단 심폐소생술을 시행하여야 한다.

	㉠	㉡	㉢
①	위팔동맥	8	50
②	위팔동맥	10	60
③	목동맥	10	50
④	목동맥	8	60

10. 전기화상의 응급처치에 대한 설명으로 옳지 않은 것은?

① 전선을 우선적으로 제거하여 안전한 장소로 대피시킨다.

② 심박동이 없다면 즉시 심폐소생술을 시행한다.

③ 골절이 의심된다면 부목을 적용시킨다.

④ 전류의 유입 및 방출된 곳을 확인하여 화상 처치를 시행한다.

11. 작업장에서 근무하던 근로자의 손등 위로 강한 알칼리성 물질이 쏟아지는 사고가 발생했을 때 가장 먼저 시행해야 하는 응급처치는?

① 다량의 물로 세척한다.

② 바람을 통해 건조시킨다.

③ 소독용 알코올로 닦아낸다.

④ 마른 솔로 부드럽게 닦아낸다.

12. 응급처치 시 가장 고농도의 산소투여가 필요한 환자는?

① 폐색전증
② 과환기증후군
③ 만성 기관지염
④ 상기도 막힘증

13. 82세 남성의 수면 중 호흡곤란 신고가 접수되었다. 몇 년 전부터 심장이 좋지 않아 약을 복용 중이라고 했다. 하지 부종과 빈맥, 경정맥 팽대, 수포음이 관찰되었을 때 주의해야 하는 응급처치는?

① 움직임을 제한하며 안정시킨다.
② 부종 완화를 위해 누운 자세로 다리를 올린다.
③ 심전도와 산소포화도를 감시한다.
④ 심정지 등의 응급상황에 대비해야 한다.

14. 급성 췌장염에 대한 설명으로 옳은 것은?

① 고칼슘혈증이 발생할 수 있다.
② 혈청 리파아제는 정상수치를 보인다.
③ 배꼽 주위 피부에 푸른빛이 나타난다.
④ 통증 조절을 위해 모르핀을 투여한다.

15. 72세 남성이 발열과 오심, 옆구리 통증을 호소하고 있다. 과거력으로 양성전립샘비대증이 있고, 최근 3 ~ 4일간 몸살기운과 배뇨통이 있었다고 한다. 촉진 시 갈비척추각 부위의 압통이 느껴질 때 예상되는 질환은?

① 진립샘염
② 요도염
③ 방광염
④ 신우신염

16. 혈청 내 항혈소판 자가항체 생성으로 인해 혈소판이 파괴되는 자가 면역적 기전의 출혈성 질환은?

① 혈우병
② 폰 빌레브란트병
③ 파종성 혈관내 응고증후군
④ 특발성 혈소판 감소성 자반병

17. 아나필락시스 응급처치 중 에피네프린에 대한 내용으로 옳은 것은?

① 에피네프린은 정맥, 근육, 피하 주사로 놓을 수 있다.
② 에피네프린 주사 부위는 문지르면 안 된다.
③ 피하주사가 느리게 작용하지만 더 오래 지속한다.
④ 소아에게는 피하주사로 놓는 것이 안전하다.

18. 폐결핵에 대한 설명으로 옳은 것은?

① 예방방법이 없는 질환이다.
② 감염되면 증상 발생이 빠른 편이다.
③ 인구밀도가 높은 선진국에서 유병률이 높다.
④ 약에 대한 내성을 줄이기 위해서 다양한 약제를 사용한다.

19. 뱀에 의한 교상 시 응급처치로 옳지 않은 것은?

① 안전한 장소로 이송 후 안정시킨다.
② 손상 부위 근처의 조이는 옷이나 장신구를 제거한다.
③ 손상 부위를 물로 세척 후 움직이지 않도록 부목으로 고정한다.
④ 손상 부위를 거상시켜 통증 및 부종을 줄인다.

20. 류마티스 관절염에 대한 설명으로 옳은 것은?

① 증상이 비대칭적으로 발생한다.
② 조조강직이 1시간 이상 지속된다.
③ 주로 고관절과 무릎관절에 호발한다.
④ 윤활관절의 비염증성 퇴행성 질환이다.

PART

04

정답
및 해설

정답 및 해설

제1회 하프 모의고사

p.370

1	④	2	②	3	②	4	④	5	①
6	④	7	③	8	①	9	③	10	①
11	③	12	④	13	②	14	②	15	③
16	④	17	②	18	①	19	②	20	③

1 ④ 1988년 서울올림픽 개최 후 보건사회부 내 지역의료를 담당하는 부서에서 국내 응급의료 현황 파악을 시작하여, 1989년 국내 최초 응급의료체계에 대한 정부간행물이 발간되었다.

2 ② 사고현장이 위험하거나 불안전한 경우, 다른 전문요원에게 도움을 청하여 적절한 지원을 받아 위험요소가 제거된 이후 현장에 진입한다.
① 사고차량이 있을 경우 차량을 고정한 후 시동을 끈다.
③ 어두운 곳에서도 응급구조사가 눈에 잘 띌 수 있도록 빛이 반사되는 재질 또는 형광 처리된 복장을 착용한다.
④ 감염방지를 위해 현장에 도착하기 전 개인감염방지를 착용해야 한다.

3 ② 생사판정은 의사의 업무이다. 응급구조사는 응급환자의 위급 정도를 판단하여 이송의 우선순위를 결정한다.
① (2급 이상)응급구조사는 환자에게 외부 출혈이 있을 시 지혈 및 창상의 응급처치가 가능하다.
③ (2급 이상)응급구조사는 필요 시 부목, 척추 고정기구 등을 사용하여 환자의 사지 및 척추 등을 고정할 수 있다.
④ (2급 이상)응급구조사는 심폐소생이 필요한 응급환자에게 자동제세동기를 이용하여 규칙적 심박동을 시행한다.

4 ④ 응급환자에 대해 비밀을 유지한다. 관련자에 한해서 필요한 정보를 나눈다.
① 의료지도체계를 개선하기 위해 첨단의료 환경과 정보통신 사회에 능동적으로 대응한다.

② 합리적 요구는 존중하지만 불합리하고 비윤리적인 요구는 거부하거나 설득한다.

③ 피해를 막기 위해 환자격리, 상부보고, 경찰신고 등의 바로 필요한 조치를 한다.

5 ① 물탱크와 연결된 싱크대는 일반구급차가 갖추어야 할 장치가 아닌 특수구급차에서만 요구되는 장치이다. 특수구급차의 환자실 내부의 1개 모퉁이에 갖추어져 있어야 한다.

6 ④ 중증도를 분류하는 가장 주된 목적은 환자를 처치 및 이송순위에 따라 우선순위를 부여하여 되도록 생존 가능성이 높은 환자에게 되도록 최선을 다하기 위함이다.

① 사망환자 또는 불가역적 손상 등으로 사망이 명백히 예견되는 환자는 지연환자에 해당한다.

② 화상 환자 중 20~60%의 체표면 화상, 50% 이상의 2~3도 화상 또는 기도화상, 안면화상 환자는 긴급환자에 해당한다.

③ 중증도는 긴급, 응급, 지연, 비응급 총 4단계로 분류되며 사망환자는 지연환자에 포함된다.

7 ① 저산소혈증 : 전문적인 기도확보를 한다. 적절한 산소공급 또는 환기가 필요하다.

② 심각한 체액손실 : 경험적 정맥 내, 뼈 내 결정질 용액 투여한다.

④ 심각한 혈액손실 : 수혈을 시행한다.

8 ① 심실 이탈 율동이 있는 환자에서 리도카인을 투여하면 무수축을 초래할 수 있다. QRS 간격이 확장된 서맥 환자는 리도카인을 투여하지 않는다.

② 혈역학적으로 불안정하거나, 아트로핀에 반응하지 않는 서맥 환자는 경피 심장박동조율을 한다.

③ 서맥 환자를 치료 중에 심박수의 변화에 따라 환자의 혈역학적 상태 변화를 관찰한다. 투여 중인 약제로 부작용(부정맥) 발생여부를 감시한다.

④ 도파민은 알파 및 베타 교감신경 수용체 홍분작용이 있다. 분당 투여량에 따라 작용하는 수용체가 달라진다. 서맥과 저혈압이 동시에 발생한 환자에서 효과적이다.

---

⑩ POINT   서맥 아트로핀 치료

㉠ 아트로핀은 일시적으로 심박수를 증가시키는 방법이다. 부교감신경차단 작용으로 동결절의 홍분성과 방실결절의 전도속도를 증가시킨다.

㉡ 서맥을 치료하려면 우선 0.5 mg의 아트로핀을 정맥 내로 투여하며, 3 ~ 5분 간격으로 최대 0.03 ~ 0.04mg/kg(최대 용량 3mg)까지 반복 투여할 때도 있다.

㉢ 아트로핀의 투여만으로 서맥을 궁극적으로 치료할 수 없다.

㉣ 환자의 관류상태가 저하된 경우에는 아트로핀 투여와 동시에 심장박동조율을 신속히 시작한다.

㉤ 히스다발(His bundle) 이하에서 방실차단이 발생한 급성 심근경색 환자에게 아트로핀을 투여하면 교감신경 작용의 상대적 상승으로 심실의 홍분성이 증가하여 심실세동이 유발될 수 있다.

㉥ 허혈성 심장질환에 의한 서맥 환자에서 QRS가 확장된 경우에는 아트로핀의 투여가 심실성 빈맥을 유발할 수 있음에 대비한다.

㉦ 아트로핀은 심근의 허혈을 초래할 수 있다. 허혈성 심장질환환자에게 서맥이 생기면 아트로핀 투여보다는 심장박동조율을 하거나 베타 교감신경 수용체 홍분제의 사용을 고려한다.

㉧ 완전 방실차단이 있는 환자에게 아트로핀을 투여하면 동결절에서의 전기활동을 증가시켜 심방의 수축횟수를 증가시켜 더 심한 방실차단이 발생하는 예도 있다.

---

⑩ POINT   이소프로테레놀

㉠ 심근의 베타 교감신경 수용체 홍분작용이 있다.

㉡ 심장이식을 받은 환자에서 발생한 서맥의 치료에 효과적이다.

---

9 ③ 감전에 의해 광범위한 조직손상이 발생한 경우에는 체액손실이 심하므로 다량의 수액을 투여한다.

① 마이오글로빈뇨(myoglobinuria)가 의심되면 생리식염수 1L를 중탄산나트륨을 섞어 투여해서 소변을 알칼리화한다.

② 감전으로 발생하는 심실세동은 고압보다 저압의 전류에서 흔히 발생하고, 교류보다 직류가 더 위험하다. 고압에 감전되면 심장으로의 강한 전류가 심장을 지속적으로 탈분극시키므로, 저압에 감전되었을 때보다 심실세동의 발생 가능성이 적다.

④ 현장에서 감전된 환자를 구조할 때는 전원이 완전히 차단되기 전까지 환자와 접촉해서는 안 된다.

10 ① 신생아 소생술을 위한 가슴압박 및 환기 시행 시 분당 90번의 가슴압박과 30번의 환기로 가슴압박과 환기를 3:1의 비율로 시행한다.

② 일차적 무호흡이 발생한 후 적절한 산소공급이 되지 않은 경우 신생아는 헐떡거리는 호흡 후 이차적 무호흡 단계에 이른다. 이 경우 호흡은 자극을 통해 회복되지 않으며 반드시 호흡보조를 해야 한다.

③ 태아가 태변을 흡입 시 심각한 태변흡인 증후군을 초래할 수 있으므로 이를 예방하기 위해 태아의 어깨가 나오기 전 구인두를 흡인한다.

④ 신생아에게 산소가 부족한 경우 초기 빠른 호흡을 하다 호흡이 멈추게 되는 것을 일차적 무호흡이라 한다. 일차적 무호흡 시 아기의 발바닥을 두드리는 등의 자극을 통해 호흡회복이 가능하다. 30초간 산소투여와 적절한 양압환기를 시행함에도 신생아의 분당 심박수가 60회 미만인 경우 가슴압박을 실시한다.

POINT 신생아 심정지

㉠ 소생술 필요여부 평가항목 : 만삭 출생아 여부, 신생아의 울음 또는 호흡 정도, 근육 긴장도
㉡ 소생술이 필요 없는 경우
- 만삭 출생아
- 신생아가 잘 울거나 숨을 잘 쉬는 경우
- 근육긴장도가 좋은 경우
㉢ 신생아 맥박 확인 : 두 손가락을 이용하여 5 ~ 10초 사이에 상완동맥을 통해 맥을 확인한다.
㉣ 처치 : 소생술이 요구되지 않거나 안정적으로 회복되면 신생아를 수건으로 닦아주고 방포 등을 덮어 체온유지를 돕는다.

11 ③ 환자의 머리 및 목의 도수 고정은 심각한 손상 기전이 있는 환자에게 시행한다.
① 손상기전의 심각성에 관계없이 환자의 기본 활력징후를 측정한다.
② 손상기전의 심각성에 관계없이 환자의 SAMPLE 병력에 대해 조사한다.
④ 심각한 손상기전이 없다면 환자가 주 호소하는 것에 초점을 맞춰 신체검진을 실시한다.

POINT 심각한 손상기전 환자의 처치

㉠ 환자의 활력징후를 측정한다.
㉡ SAMPLE(Sign, Allergy, Medications, Pertinent past history, Last oral intake, Even leading to the injury) 병력을 조사한다.
㉢ 현장조사 및 1차 평가 후 손상기전을 다시 고려한다.
㉣ 전문 응급구조사 요청 여부에 대해 고려한다.
㉤ 환자의 머리 및 목을 도수 고정한다.
㉥ 환자의 이송결정에 대해 다시 고려한다.

12 ④ 절단된 피부조직을 물 또는 생리식염수에 보관할 경우 손상 위험이 있다. 밀폐용기에 넣고 용기 주위에 얼음을 둘러 차갑게 보관한다.

① 돌출된 장기는 본래 위치에 넣지 않고 생리식염수에 적신 멸균 방포로 장기를 덮고 이송한다.
② 출혈 부위는 두꺼운 압박 붕대를 사용하여 지혈하되 지혈대는 사용하지 않는다.
③ 상처부위 파편이 있는 경우 제거하지 않는다.

POINT 결출

㉠ 정의 : 살이 찢겨져 떨어진 상태로 정도에 따라 살점이 상처에 붙어 있거나 완전히 떨어져 나간 상처이다.
㉡ 결출 시 응급처치
- 출혈 부위는 두꺼운 압박 붕대를 사용하여 지혈하되 지혈대는 사용하지 않는다.
- 절단된 피부조직을 물 또는 생리식염수에 보관할 경우 더 큰 손상 위험이 있으므로 밀폐용기에 넣고 용기 주위에 얼음을 둘러 차갑게 보관한다.
- 차갑게 보관할 수 없는 경우 조직 건조를 막기 위해 안쪽으로 말아 밀폐용기에 보관한다.
- 결출된 조직은 제거하지 않고 결출된 피부를 본래 위치로 돌려놓은 후 붕대로 감는다.
- 장기, 안구 등 돌출된 장기가 있는 경우 본래 위치에 넣지 않고 멸균 방포를 생리식염수에 적신 후 돌출된 장기를 덮고 환자를 배횡와위 자세를 취하게 하여 병원으로 이송한다.

13 ② 10℃ 이하의 차가운 물이나 얼음은 저체온증이나 과도한 혈관수축으로 오히려 나쁜 예후를 일으킨다.

POINT 화상 응급 처치 중 물 세척

㉠ 열기가 식으면 즉시 물기를 제거해 건조시킨다.
㉡ 열 화상인 경우
- 10분 이상 하지 않는다 2 ~ 3분 정도로 시행한다.
- 10℃ 이하의 차가운 물이나 얼음 사용하지 않는다.
㉢ 반고체 물질(기름, 왁스, 타르 등) : 물로만 식히고 세척하며 제거하려 하지 않는다.

14 ② 뇌에 6분 이상 산소가 공급되지 않으면 영구적인 뇌 손상을 입게 된다. 의식이 없을 때 가장 흔한 기도폐쇄의 원인은 혀가 뒤로 당겨져, 후두개가 기도를 덮어 기도를 막는 것이다. 그러므로 쇼크 및 응급처치에서 가장 최우선으로 해야 하는 것은 기도 확보 및 유지이다.

◉ POINT 쇼크 시 응급처치

㉠ 일반적인 처치
- 기도개방 유지를 하고 산소투여를 한다.
- 출혈 시 압박 지혈로 지혈한다. 필요시 부목을 적용한다.
- 누운 자세에서 30 ~ 40° 다리 올린다.
- 수액 공급, 담요 등으로 체온 조절한다.
- 금식 지도 후 병원 이송한다.

㉡ 예외
- 심장성 쇼크 : 하지거상 및 수액공급량을 유의한다. 심부전 환자의 경우는 호흡악화의 가능성이 있다.
- 의료용 항쇼크바지 금기 : 뇌손상, 흉부외상, 임산부, 심인성 쇼크(심부전) 등이다.

---

15 ③ '생리학적 소견, 신체검사 소견, 손상기전, 구급대원 판단' 순서로 우선순위를 정하여 중증외상 평가를 한다.

◉ POINT 중증외상 평가기준

㉠ 생리학적 기준
- AVPU를 통한 의식수준 평가 시 V 이하 또는 GCS 13점 이하
- 수축기 혈압 90mmHg 이하
- 분당 호흡 수 10회 미만 또는 29회 초과

㉡ 신체검사 기준
- 근위부의 긴 뼈 골절 두 개 이상
- 동요가슴 관찰
- 관통 또는 머리, 목, 가슴, 상완·대퇴부, 배의 자상
- 사지말단부위 절단
- 골반부위 뼈 골절 또는 두개골 개방성·함몰 골절
- 마비

㉢ 손상기전
- 추락
- 차량 전복 등의 교통사고
- 시속 30km 이상 속도에서 자전거, 오토바이, 자동차 대 보행자 사고

---

16 ④ 폐색전증은 오랜 침상 생활이나 비행기의 좁은 좌석에 장시간 앉아있는 경우에도 생길 수 있다. 혈전 형성의 가능성이 있는 환자에게 원인 모를 호흡곤란이 생기면 폐색전증을 의심한다.

◉ POINT 폐색전증

㉠ 정의 : 대부분 하지의 심부정맥에서 발생한 혈전에 의해 폐동맥이 막혀 생기는 질환이다.

㉡ 위험인자
- 혈관 손상 : 수술, 골절
- 혈액 순환 저류 : 부동, 보행 장애, 심부전, 임산부의 정맥저류 등
- 질병 : 혈전정맥염, 심방세동, 감염 등

㉢ 증상 : 호흡곤란, 흉막통(호흡 시 자극), 객혈, 빈호흡, 청색증 등이 있다.

㉣ 처치
- 기도, 호흡, 순환 확인 및 유지
- 산소 공급, 수액 투여
- 심전도 감시, 병원 이송

---

17 ② 운동 후 발생하는 흉통은 협심증 가능성이 높다. 심장의 산소 필요도를 줄이도록 안정을 취해주면 증상은 호전된다.
① 안정을 위해 편안한 자세를 취하게 하고 신속히 병원으로 이송한다.
③ 심근의 허혈상태로 인한 통증으로 진통제는 효과가 없다. 협심증에 필요한 응급 약물은 니트로글리세린이다. 복용 시 관상동맥 확장으로 심장 산소공급을 증가시킨다.
④ 심근의 산소 결핍으로 호흡곤란이 없더라도 산소 투여를 시행한다.

㉠ 정의 : 필요한 양의 산소보다 적게 공급되면 발생되는 심근의 허혈, 보통 운동, 스트레스 등의 산소공급이 평소보다 더 많이 요구되는 상황에서 발생한다. 심근의 괴사가 일어나지 않은 단계이다.

㉡ 증상 : 갑작스러운 가슴 통증과 함께 명치 통증이 나타난다.

㉢ 특징 : 5분 정도의 짧게 통증이 나타난다. 안정을 취하거나 NTG 복용하면 증상이 호전되는 양상을 보인다.

㉣ 처치 : 안정, NTG(니트로글리세린) 지참 시 복약 지도, 산소 제공, 심전도 감시, 증상 호전되었더라도 병원으로 이송하는 것이다.

18 ① 높은 T파, 넓은 QRS파, P파 소실이 나타나는 것은 고칼륨혈증에서 나타나는 사항이다. 수치가 9.0mEq/L이상이면 더 늘어지는 돔 모양이 되면서 심정지가 유발된다.

19 ② 수두는 대표적인 증상이 발진, 수포 등으로 접촉성 전염병으로만 생각할 수 있다. 하지만 호흡기 분비물의 공기 전파이므로 기도 점막이나 결막을 통해도 감염된다. 그 외 공기 주의 질환으로는 홍역, 파종성 대상포진, 활동성 호흡기 결핵, 중증급성호흡기증후군 등이 있다.

㉠ 매개 전파 : 주로 오염된 음식, 물, 투약, 혈액, 기구 능을 통히어 미생물이 전파되는 경우이다.

㉡ 표준 주의 : 환자의 혈액, 체액, 분비물, 배설물, 손상된 피부와 점막 등을 처치 시 감염병 전파를 예방하기 위해 공통으로 적용되는 주의이다.

㉢ 접촉 주의
• 환자나 그 주변 환경과 직접 또는 간접적인 접촉으로 병원균이 전파되는 경우이다.
• 다제내성균, 옴, 클로스트리디움, 디피실 관련 설사, A형 간염 등이 있다.

㉣ 비말 주의
• 5㎛ 이상의 큰 입자의 비말이 튀어 전파되는 경우이다.
• 비말은 약 1m 이내에서 이동이 가능하다.
• 백일해, 디프테리아, 풍진, 수막알균 수막염, 리노바이러스, 인플루엔자, 유행성이하선염 등이 있다.

㉤ 공기 주의
• 5㎛ 이하의 작은 입자가 공기 중에 부유하다 이를 흡입하여 전파되는 경우이다.
• 활동성 호흡기 결핵, 중증급성호흡기증후군, 파종성 대상포진, 홍역, 수두 등이 있다.

20 ③ 가구광택제에는 석유정제가 포함되어 있으므로 구토 불가 물질이다.

㉠ 오염된 의복류는 제거한다. 가루인 경우 솔을 이용해 제거한다.

㉡ 오염된 곳과 장소를 흐르는 물이나 생리식염수로 20분 이상 깨끗하게 세척한다.

㉢ 산이나 알칼리에 노출된 경우 중화하려고 하지 않고 물로 세척한다. 중화를 하는 경우 반응열에 의해서 화상과 같은 추가손상이 발생할 수 있다.

㉣ 아인산, 나트륨 금속, 페놀, 염산, 황산, 석회 가루 등은 물 세척이 금지된다.

1	④	2	③	3	④	4	②	5	②
6	③	7	③	8	④	9	③	10	③
11	①	12	③	13	②	14	④	15	③
16	②	17	②	18	④	19	②	20	④

1 ④ 구급지도의사는 구급대원에 대한 응급환자 발생현장 및 이송 중에서의 직접 의료지도를 제공한다.

> **◆◆◆ POINT　구급지도의사 업무 범위**
>
> ㉠ 구급대원 교육 및 훈련
> ㉡ 구급신고 접수 시 응급의료 상담
> ㉢ 응급환자가 발생한 현장에서의 직접응급의료 지도
> ㉣ 구급대원의 구급활동 등 평가
> ㉤ 응급처치의 방법 및 절차 개발
> ㉥ 재난 등으로 인한 현장출동 요청 시 현장 지원

2 ③ 모든 형태의 범죄와 학대, 방임, 유기의 가능성에 대해 주의를 기울이고 피해를 방지하기 위하여 격리, 보고, 신고 등의 필요한 조치를 취한다.
① 존엄성 및 행복추구권 보장 등을 위한 응급의료 제공은 응급환자뿐 아니라 모든 사람들을 대상으로 한다.
② 응급환자 및 보호자의 판단에 따른 합리적 요구를 존중하되 불합리하고 비윤리적인 요구는 설득하거나 거절한다.
④ 적절한 환자평가와 응급처치는 완치를 목적으로 하는 것이 아닌 응급환자의 조기 회복을 목적으로 의료 환경에 부합하는 수준에서 최선의 응급의료를 시행하는 것이다.

3 ④ 의료지도를 요청하여 연결된 경우에 한하여 의료지도의사의 성명을 기록한다.
① 환자가 호소하는 일차적 문제 및 주된 호소에 대해 상세히 기록한다.
② 의료지도를 요청한 경우 연결 여부와 상관없이 의료지도를 요청한 시간 및 방법, 의료지도 기관에 대해 기록한다. 또한 환자의 병력은 모든 환자를 대상으로 조사하여야 하며, 진단받거나 들은 적이 있는 과거력은 치료 여부와 관계없이 모두 기록한다.
③ 응급여부와 관계없이 모든 환자의 활력징후를 측정하여 기록하는 것이 원칙이며 현장 도착 시 1회, 병원 도착 직전 1회는 반드시 기록하여야 한다.

4 ② 이송병원 선정 시 현장에서 병원까지의 예상거리가 30km 이상이거나, 이송에 소요예상 시간이 1시간 이상이라면 헬기이송이 가능한 경우이다. 장거리 이송에 의한 구급차 공백을 막고 반응시간 감소를 위해 헬기이송 요청이 가능하다.

5 ② 재난대비단계는 재난의 발생확률이 높아진 경우 재해 발생에 대해 효과적으로 대응하기 위한 것이다. 사전에 재난대비 장치들을 갖추고 비상방송시스템 등을 구축하는 등의 재난에 대해 준비하는 단계이다.
① 재난취약시설 점검과 재난관련 법 정비 및 제정은 재난 사전예방 및 발생 가능성 감소 및 발생 가능한 재난의 피해 최소화를 목적으로 하는 재난예방단계에서 이루어지는 활동이다.
③ 재해 상황이 안정된 후 피해 지역의 상태를 이전으로 회복하기 위한 재난복구단계에 시행하는 활동이다.
④ 재해가 발생하여 신속한 대응활동을 통해 피해 최소화 및 확산 방지를 위해 활동하는 단계로 재난대비단계에서 수립된 각종 재난관리 계획을 실행하고 재난계획대책본부의 활동을 수행한다.

6 ③ 인화성 물질이 누출된 경우 2차 피해를 예방하기 위해 점화원 발생을 억제한 후 접근하지 않는다.

① 감전사고가 발생한 경우 즉시 작업을 중단하고 전원을 차단한다.

② 화재 발생 시 소화기를 이용하여 초기 진화를 실시한다. 진화가 어려운 경우 신속하게 대피한다.

④ 유해물질이 누출된 경우 가까운 밸브를 차단한다. 호흡기와 피부를 보호하며 신속하게 대피한다.

7 다음에서 설명하는 발작성 심실상 빈맥의 치료방법은 미주신경 수기이다. 발작성 심실상 빈맥의 응급치료에서 중요한 것은 심실 상부의 전기적 흥분이 심실로 전달되는 것을 차단하는 것이다. 즉 방실결절의 전도속도를 지연시킴으로써 회귀에 의한 빈맥을 종료시키거나 심실박동수를 줄여주는 것이 발작성 심실상 빈맥의 치료이다. 방실결절에서의 전도속도를 지연시키는 방법으로서 미주신경 수기 또는

약물이 사용된다. 미주신경 수기는 부교감신경의 긴장도를 증가시켜 방실결절의 전도를 지연시킨다. 목동맥 팽대 마사지, 발살바법, 얼음물에 얼굴 담그기 등 미주신경을 흥분시키는 다양한 방법의 미주신경 수기가 알려져 있다.

③ 얼음물에 얼굴 담그기 : 차가운 얼음물을 적신 타월을 얼굴에 덮는 방법으로 앙와위로 누운 자세에서 진행한다.

① 목동맥 팽대 마사지 : 경동맥은 목을 따라 미주신경 옆으로 지나간다. 환자의 머리를 왼쪽으로 돌리도록 한 후 우측 목동맥 팽대를 먼저 5 ~ 10초간 부드럽게 마사지하며 옆 신경을 자극한다. 심실상 빈맥이 종료되지 않으면, 좌측 목동맥 팽대를 같은 방법으로 마사지할 수 있다.

② 발살바법 : 미주신경 수기 중 가장 먼저 시도하는 방법으로 마치 풍선을 부는 것처럼 코와 입을 막고 강하게 숨을 불어내는 것처럼 유지하는 방법이다. 흉강 내 압력을 높임으로써 미주신경 작용을 항진시킨다.

④ 트렌델렌부르크 자세 : 심박출량을 증가시켜 뇌로 혈류를 증가시킨다. 환자를 반듯이 눕히고 다리는 20 ~ 30cm 가량 상승시킨다. 무릎은 곧게 피고 상체는 수평을 유지한다.

8 ④ 뇌졸중 초기에는 욕창, 흡인성 폐렴, 관절구축, 심부정맥 혈전증 등의 합병증이 흔하게 생길 수 있으므로 이를 예방하는 것이 중요하다.

> **⚙ POINT   뇌졸중 초기 합병증**
>
> ㉠ 흡인성 폐렴 : 뇌졸중 초기에는 의식이 떨어져 있거나 삼킴 장애가 있는 경우가 많아 흡인성 폐렴이 발생할 확률이 높다.
> ㉡ 요로감염 및 배변장애 : 뇌졸중 후 요로감염 또한 흔히 나타나는 증상으로 적극적으로 예방하는 것이 중요하다.
> ㉢ 관절구축 : 뇌졸중 후 관절구축 예방을 위해서는 침상에서 올바른 자세 유지가 중요하다. 빠른 시일 내에 운동을 시작하여야 하고, 가능하다면 조기에 거동할 수 있도록 하는 것이 중요하다.
> ㉣ 욕창 : 거동이 불편한 수많은 질환 중에서 비교적 흔하게 발생하는 합병증이다. 뇌졸중 환자에서 욕창을 예방하기 위하여 피부 상태에 대한 주기적인 관찰을 통한 평가와 적절한 체위(자세)를 변동해주는 것이 중요하다.
> ㉤ 중추성 통증 : 뇌졸중 후 중추성 통증은 뇌졸중 환자의 감각 이상과 연관되어 발생하는 통증이다. 통증의 원인이 뇌병변에 의한 것이므로 중추성 통증이라고 한다. 뇌졸중 환자의 약 5 ~ 8%에서 발생하는 것으로 알려져 있으며, 근본적인 치료가 쉽지 않으므로 치료목표를 통증 감소에 두어야 한다.

9 ③ 임신중독증이 있는 환자의 치료 과정 중 심정지가 발생하였을 때는 마그네슘의 투여가 원인일 수 있다. 마그네슘 중독이 의심되면 즉시 1g의 칼슘을 투여한다.
① 임신 중 심정지 발생 후 4분 이내에 심장박동이 회복되지 않으면 즉시 응급 제왕절개술을 한다.
② 심정지의 원인이 즉시 교정 가능한 경우에도 응급 제왕절개술을 하지 않는다.
④ 임신 20주 이상이면 응급 분만을 고려한다.

10 ㉠ 의료제공자가 혼자 있는 경우 일반인과 같이 영아에게 두 손가락 흉부압박법을 사용한다.
㉡ 의료제공자가 2인 이상일 때 양손 감싼 두 엄지 흉부압박법을 적용한다.
㉢ 양손 감싼 두 엄지 흉부압박법의 장점은 두 손가락 흉부압박법보다 관상동맥 관류압을 증가시키고 적절한 압박 깊이와 힘을 일관되게 유지할 수 있게 하는 것이다.

11 ① 공통적으로 부종, 통증 감소 및 예방을 위해 냉요법을 적용한다. 염좌의 경우 24시간이 경과된 후에 환부에 열요법을 적용할 수 있다.
② 탈구와 염좌 모두 관절운동을 제한하고 안정을 취한다.
③ 탈구부위는 압박붕대로 감아 거상하도록 하나, 염좌의 경우 압박붕대를 사용하지 않는다.
④ 탈구와 염좌 모두 신경 및 혈관 손상 가능성을 피하기 위해 마사지 또는 환부를 주무르는 것은 금기이다.

12 ③ 흉부손상 환자에게 개방성 기흉이 관찰되면 즉시 삼면 밀봉 드레싱을 시행한다.
① 환자 의식이 'P' 이하로 확인되면 입 인두 기도기를 통해 기도를 유지한다. 구역반사에 반응이 있는 경우 제거 후 코인두기도기를 통해 기도를 유지한다. 단, 두개골 기저부 골절이 있거나 골절 가능성이 있는 경우 코인두기도기 삽입 없이 도수조작만 실시한다.
② 환자 생명을 위협하는 대량출혈이 있는 경우 멸균거즈로 압박하여 지혈한다. 지혈대는 팔 또는 다리 출혈 시에만 사용 가능한 지혈 방법이다. 괴사로 인한 절단 위험이 있어 사용하지 않는다. 직접 압박법과 지압법으로 지혈이 안 될 경우에 최후로 사용하는 방법이다.
④ 동요가슴이 관찰되는 경우 경추 손상 위험이 없는 환자는 동요가슴분절을 아래로 하여 측와위를 취한다. 경추 손상 위험 또는 가능성이 있는 경우 앙와위를 취하고 동요가슴분절 부위를 압박하여 고정시킨다.

13 ② 전방 척수 증후군은 회복 가능성이 희박하며, 가장 예후가 나쁘다.

> **POINT** 척수 증후군
>
> ㉠ 전방 척수 증후군
> - 척추 손상 시(특히 과굴곡) 발생한다.
> - 심부감각, 가벼운 촉각 등 고유수용감각만 보존된다.
> ㉡ 중심 척수 증후군
> - 경추손상 시(특히 과신전) 발생하는 가장 일반적인 형태이다.
> - 기능장애 : 상지 > 하지, 방광
> ㉢ 브라운-세카르 증후군
> - 칼로 옆구리를 찔렸을 때 등으로 인한 편측 손상이다. 관통상 시 발생한다.
> - 손상부위 쪽의 감각·운동 기능장애, 반대쪽의 통증·온도 인지장애가 나타난다.

14 ④ 저체온증 환자는 생체징후가 저하되어 있기 때문에, 적어도 30초 이상 맥박 수를 확인한다.

> **POINT** 저체온증 응급처치
>
> ㉠ 안전하고 따뜻한 곳으로 신속하게 이송한다.
> ㉡ 과도한 행동은 부정맥을 유발할 수 있다.
> ㉢ 체위성 저혈압을 방지하기 위해서 수평자세를 유지한다.
> ㉣ 보온 및 열 공급하고 마사지 금기이다.
> ㉤ 차갑게 젖었거나 조이는 옷은 제거한다.
> ㉥ 이불 덮어 보온과 열 공급을 하며 주변 온도를 높여준다.
> ㉦ 주요 동맥이 지나가는 부위인 가슴, 목, 겨드랑이, 서혜부 등에 따뜻한 찜질팩을 적용한다.
> ㉧ 기도 개방 유지하고 산소 공급 및 호흡과 순환을 지지한다.

15 ③ 1세 미만 영아의 의식을 확인할 때는 발바닥을 때려 반응을 확인하며 소아의 경우 어깨를 두드려서 의식을 확인한다.

16 ② 급성 심근경색증의 심전도 특징은 ST 분절의 하강 혹은 상승, T파의 역전, 이상 Q파이다.

17 ② 환자가 구토를 할 경우 내용물이 기도로 넘어가지 않도록 흡입기를 이용하여 흡인한다.
① 휴대용 혈당계로 측정한 값에 오류가 있을 수 있으므로 반복하여 측정한다. 병원 도착 전까지 말초 혈관의 포도당 농도를 반복하여 측정한다.
③ 저혈당 환자에게 경구로 포도당을 투여할 경우 50% 포도당 용액을 마시도록 한다. 환자에게 처음 포도당 투여 후 의식 회복이 되지 않으면 다른 원인인자를 고려하고 필요시 의료지도를 요청한다.
④ 당뇨환자에게 오심 구토, 손 떨림, 빈맥, 식은 땀 등의 증상과 함께 혈당 측정 시 성인 기준 70mg/dL 미만인 경우 급성 저혈당이다.

18 ④ 삼차자율신경두통은 얼굴부위의 감각을 담당하는 뇌신경인 삼차신경을 따라 생기는 통증으로 중년 이후 여성에게 호발한다.

> **POINT** 두통의 종류
>
> ㉠ 편두통(Migraine) : 보통 아침 기상 시 시작되는 4시간 이상의 심한 두통이다.
> ㉡ 긴장성 두통(Tension-type headache) : 가장 흔한 형태로 저녁에 빈발하는 양측성 두통이다.
> ㉢ 군발성 두통(Cluster headache) : 보통 야간에 결막충혈과 동반되는 두통 발작, 편측 주기성으로 하루 수차례 발생한다.
> ㉣ 삼차자율신경두통(TACs, Trigeminal Autonomic Cephalalgias) : 코나 입술 등에 가벼운 접촉이나 움직임에 의해 유발되는 짧은 전기 쇼크와 같은 통증이다. 날카롭고 찌르는 듯한 양상으로 악화(아침), 완화(밤)가 반복된다.

19 ② 조혈기계는 암에 포함된다. 일반적으로 적극적인 통증중재가 필요하다.
① 조혈기계의 응급 일반적 처치는 안정을 포함한 대증적 치료이다.
③ 혈액 희석의 가능성으로 수액 투여 시 유의한다.
④ 증상이 있는 환자에게 현장에서 추정진단 및 통합적 처치를 수행한다.

POINT 조혈 응급상황 시 일반적인 처치

㉠ 안정을 포함한 대증적 치료를 한다.
㉡ 보충적 산소공급을 한다.
㉢ 순환계통 평가(부정맥 주의)를 한다.
㉣ 수액 투여 시 유의한다.
㉤ 필요시 진통제를 투여한다.

---

20 ④ 나오는 액체의 경과를 지켜본다. 면봉으로 닦는 행위는 자극이 될 수 있다.
① 더 깊숙이 들어가 악화될 수 있다.
② 신체구조상 소아에게 중이염이 더 발생하기 쉽다.
③ 솜 등으로 귓구멍을 막는 경우 오히려 달라붙어 이물질로 작용할 수 있다. 거즈 등으로 표면만 덮으면 된다.

제3회 하프 모의고사   p.380

1	④	2	③	3	①	4	②	5	①
6	②	7	③	8	③	9	②	10	①
11	①	12	①	13	②	14	③	15	④
16	④	17	①	18	④	19	④	20	②

1 ① 제공된 응급 및 구급활동에 대한 평가는 간접 의료지도에 해당한다.
② 의사의 의료지도를 받을 수 없는 상황에서도 기본적인 응급처치가 가능하도록 지침서를 개발하는 것은 간접 의료지도의 한 형태이다.
③ 직접 의료지도는 지도의사가 직접 현장으로 출동하거나 무선통신 등을 통해 환자의 응급처치에 지시를 하는 것으로 구급대원의 처치는 해당하지 않는다.

POINT 의료지도

㉠ 의료지도 : 법 테두리 내에서 일정한 권한과 책임을 부여 받아 수행되는 업무이다. 의사 지도하에 수행되는 병원 전 응급의료이다.
㉡ 직접 의료지도 : 지도의사가 현장으로 직접 출동 또는 통신 등을 통해 직접 환자의 병원 전 처치에 참여하는 것이다.
㉢ 간접 의료지도 : 표준 업무지침 개발 및 적용, 교육 훈련 및 평가, 질 관리 등 직접 의료지도가 아닌 모든 형태의 의료지도가 포함된 매우 포괄적인 의료지도 유형이다.

---

2 ③ 묵시적 동의 : 처치 또는 진료를 받는 환자가 이를 거부하지 않음으로써 암묵적으로 진료 및 처치 행위에 동의하는 것을 말한다. 또한, 환자가 동의를 할 수 없는 신체적, 정신적 상태에 있을 경우, 설명된 동의가 가능했다면 분명히 치료에 동의했을 것이라는 추정으로 처치 및 치료를 진행하는 것도 묵시적 동의에 해당된다.

① 설명된 동의 : 환자에게 제공될 치료 절차, 위험성, 이점 등 충분한 정보가 제공된 상태에서 얻어진 동의를 말한다.

② 명시적 동의 : 환자 개인이 언어적·비언어적 또는 서면으로 치료에 대해 직접 동의한 것을 말한다.

④ 비자의적 동의 : 환자의 정신 건강 상태가 의심스럽거나, 법 집행 등으로 체포되어 있는 환자인 경우, 지역사회로 확산 위험이 있는 감염병 환자의 강제 치료 시 적용되는 동의이다.

3 ① 응급의료에 관한 법률 시행규칙에 따라 구급차의 무선장비는 매일 점검하여 통화가 가능한 상태로 유지해야 하고, 출동할 때부터 무선을 개방하여야 한다.

4 ② 하지의 경한 외상을 입은 환자 이송 시 부축법을 사용하여 이송한다.

① 다발성 또는 중증외상 환자에게 응급처치 시 환자의 모든 자세변환은 Log Roll 이동법을 사용한다. 응급환자가 의식을 잃고 쓰러져 있는 경우 환자 이송 시에도 기본으로 한다.

③ 척추 손상이 의심되는 환자의 경우 환자의 두부를 손으로 고정하고 사용한다. 사용 시 긴 척추고정판으로 척추를 고정한다.

④ 심폐소생술이 필요한 환자가 엎드려 있을 때 2차적 손상 없이 신속하게 환자를 똑바로 눕히기 위해 사용한다.

5 ① 응급차량에 응급환자를 탑승시킨 후에는 가급적 경보기를 울리지 않고 이동한다. 응급환자 발생 장소로 출동하는 경우를 제외하고는 경보기 사용을 삼가야 한다.

② 불가피하게 중앙선을 넘거나 반대차선으로 운행하는 경우 전방 차량 등에 주의를 기울이며 안전속도로 서행한다.

③ 시야가 나쁜 교차로 진입 또는 커브 길을 돌 때는 전조등을 위·아래로 번갈아 비추어 차가 접근하고 있음을 알린다.

④ 통행량이 적은 경우, 도로·시계상태가 양호한 경우, 포장도로에 한하여 제한속도를 초과할 수 있다.

6 ② 소행성, 유성체 등 자연우주물체의 추락 또는 충돌은 자연재난에 해당한다.

①③④ 재난 분류 시 사회재난에 해당한다.

7 ⓜ 환자의 상태를 확인한 뒤에 ⓛ 주변에 구조 요청을 한 후 제세동기를 준비한다. ⓢ 심폐소생술을 시작하고 제세동기가 도착하면 ⓔ 심전도 리듬을 확인한다. 심전도가 발생한 상황에서는 원인을 즉시 확인할 수 없다. 관찰되는 심전도 소견에 따라 치료 방침을 결정하는 것이 권장된다. 심장정지 환자에서 관찰되는 심전도 소견은 크게 제세동이 필요한 경우와 제세동이 필요하지 않은 경우로 구분할 수 있다. 심실세동 심정지 환자는 ⓖ 즉시 제세동기로 제세동을 시도한다. ⓒ 2분간 심폐소생술을 실시하고, ⓗ 순환회복이 확인되면 소생 후 치료단계로 들어간다. 순서는 'ⓜ - ⓛ - ⓢ - ⓔ - ⓖ - ⓒ - ⓗ'가 된다.

> **POINT** 심정지 발생 여부 확인
>
> 심정지 환자에게서 의식, 반응 여부와 호흡여부 및 비정상 호흡(심정지 호흡 등) 등 심정지의 임상 양상에 대한 외관적 평가와 목동맥, 상완동맥 또는 대퇴동맥의 맥박을 확인한다.

8 ③ 뇌실절개술은 뇌실을 외과적으로 절개하는 수술법으로 약물로써 뇌압 상승을 조절할 수 없을 때 시행한다.

① 고삼투액, 이뇨제, 고농도 식염수를 투여하면 뇌압을 하강시킬 때 사용할 수 있다. 만니톨은 뇌용량을 감소시키고 뇌 관류압을 증가시킬 수 있는 유용한 고삼투액이다.

② 과환기는 뇌혈관을 수축시켜 일시적으로 뇌압을 하강시키는 방법이다. 뇌압이 상승한 환자의 초기응급치료로 사용한다.

④ 고용량 바르비투르산염을 투여하여 뇌압을 낮출 수 있다. 통상 티오펜탈이 사용되며 1 ~ 5mg/kg를 투여한다. 고용량 바르비투르산염이 투여될 때에는 호흡을 보조하기 위하여 반드시 기계 호흡을 시행한다.

9 ⓖⓛ 소아의 맥박은 위팔동맥을 촉지하여 순환상태를 10초 이내에 사정한다.

ⓒ 박출량이 심박동수에 의하여 주로 조절되므로 맥박수가 느리면(60회 이하/분당) 일단 심폐소생술을 시행한다.

10 ① 가장 먼저 전원을 차단한다. 전원차단 전까지는 전선에 절대 접촉해서는 안 된다.

> **POINT** 전기화상 시 응급처치
>
> ⓖ 안전한 장소로 이동하고 환자를 구조하기 전에 반드시 접촉 전 전원을 차단한다.
> ⓛ 기도 확보 및 맥박을 확인하고 심정시 시 즉시 심폐소생술을 시행한다.
> ⓒ 두부, 척추, 근골격계 등의 추가 손상을 확인한다.
> ⓔ 전류 입·출구로 화상 부위를 확인하고 전기화상 부위 평가 및 처치를 한다.
> ⓜ 자동차에 전선이 걸려 있는 경우 자동차 안은 안전하다.
> ⓗ 차에 화재가 발생하여 대피를 해야 하는 상황이라면 차와 땅에 같이 닿지 않도록 하면서 뛰어내린다.

> **POINT** 번개화상
>
> ⓖ 접촉해도 감전될 위험이 없다.
> ⓛ 골절 위험성이 높으므로 경추 및 척추 고정이 필요하다.

11 ① 신체가 부식성 물질에 노출된 경우 최대한 3분 이내 또는 빠른 시간 내에 다량의 물로 부식성 물질을 닦아낸다.

12 ① 폐색전증 : 혈관 내 혈전, 지방색전 등이 폐동맥 혈류를 차단하여 저산소혈증이 유발되어 발생하는 것이다. 기도 확보 후 최고농도의 산소를 투여하여 응급처치를 시행한다.

② 과환기증후군 또는 과호흡환자 : 산소 연결이 되지 않은 비재호흡마스크를 환자에게 씌운 후 호흡시킨다.

③ 만성기관지염 : 2L/min 이하의 보충산소 투여를 통해 저산소증에 대한 응급처치를 시행한다.

④ 상기도 막힘증 또는 크룹병 : 상기도 감염으로 인해 후두 점막에 염증이 발생하는 질환이다. 점막 부종 시 기도가 좁아져 호흡곤란이 발생할 수 있다. 이 경우 산소 텐트를 통해 차갑게 가습된 공기를 제공한다.

13 ② 환자가 누웠을 때 호흡 곤란이 악화되며 앉은 자세로 안정을 취해줘야 한다.

> **⊕ POINT 만성 울혈성 심부전**
>
> ㉠ 증상 : 운동성·체위성·야간성 호흡곤란, 거품 섞인 가래, 야뇨증, 피로, 복수 및 하지 부종, 경정맥 팽대, 수포음·천명음, 빈맥, 빈호흡 등이 있다.
> ㉡ 처치 : 앉은 자세로 안정, 산소 투여, 병원 이송 등을 한다.

14 ③ 혈류로 트립신이 유입되어 혈관 손상으로 인해 췌장조직이 괴사되고 복강 내 출혈이 발생한다. 이로 인해 배꼽 주위 피하출혈로 푸른빛이 나타나는 것을 쿨렌 징후라고 한다.

① 저칼슘혈증과 일시적 고혈압이 발생한다.

② 혈청 아밀라아제는 발병 24시간 이내 3배 이상 증가 후 감소한다. 혈청 리파아제는 2주 이상 상승된 후 감소하는 양상을 보인다.

④ 모르핀은 괄약근의 경련을 유발하므로 사용하지 않고 데메롤을 투여하여 통증을 조절한다.

15 ④ 늑골척추각(CVA, costovertebral angle)은 12번째 갈비뼈와 척추와의 각이다. 이 곳의 압통은 급성신우신염 같은 상부요로감염, 요로결석 등에서 특징적이다.

> **⊕ POINT 요로 감염**
>
> ㉠ 종류
> • 상부 : 급성 신우신염, 신장 농양 등
> • 하부 : 요도염, 전립선염, 방광염 등
> ㉡ 증상
> • 상부 : 발열, 옆구리 통증, 배뇨통, 빈뇨, 긴박뇨, 오심, 구토
> • 하부 : 배뇨통, 빈뇨, 긴박뇨, 잔뇨감, 소변 악취 등
> ㉢ 처치 : 안정, 통증 조절, 필요시 수액 및 약물 치료를 한다.

16 ④ 혈청 내 혈소판 자가항체가 생성되고 이로 인해 혈소판이 파괴되어 혈소판 수가 감소되는 자가면역 질환이다.

> **⊕ POINT 지혈 및 응고장애의 종류**
>
> ㉠ 혈우병 : 혈액 내 응고인자 중 제8, 9, 11인자의 결핍 또는 선천적 결손으로 발생하는 반성 열성 유전 혈액응고 장애이다.
> ㉡ 파종성 혈관내 응고증후군 : 원인 질환의 경과 중 혈액 내 응고기전 활성화로 전신 혈관 내 혈전이 발생하는 질환이다. 감염, 종양 등 선행 질환 발생으로 인해 응고 촉진인자가 혈관으로 유입됨으로써 혈액 내 광범위한 혈전을 형성하게 되는 증후군이다. 응고인자를 소진함으로써 지혈이 필요한 상황에 출혈 조절이 어렵게 된다.
> ㉢ 폰 빌레브란트(Von Willebrand) 병 · 혈관 내피 세포 내에 혈소판 표면에 존재하는 당단백질과 결합하여 혈액응고를 돕는 특수 당단백질인 폰 빌레브란트 부족 또는 결핍으로 생기는 유전성 출혈 질환이다. 코 또는 잇몸 등 주로 점막에서의 출혈을 특징으로 한다.

ⓔ **혈전성 혈소판 감소증** : ADAMPTS-13 유전자 결함으로 각 기관의 모세혈관 내 비정상적 혈전이 생성되는 질환이다. 다양한 원인으로 인해 미세혈관 내피에 장애가 발생하면 이로 인해 혈소판 응집이 다발적으로 발생하여 혈소판 감소를 유도하는 질환이다.

ⓜ **특발성 혈소판 감소성 자반병** : 체내 자가 면역 기전으로 인해 혈소판에 대한 항체가 생겨 혈소판이 파괴되는 질환이다.

17 ① 정맥주사도 된다. 대신 희석을 10 ~ 100배 시행 후 각별히 주의해서 사용하여야 한다. 에피네프린은 호흡기 네뷸라이저용으로도 사용할 수 있다.
② 약물이 잘 흡수되도록 문지른다.
③ 근육주사가 더 빠르고 오래 지속한다.
④ 아나필락시스에서 에피네프린 사용은 연령에 상관없이 근육주사로 시작하는 것이다.

18 ④ 결핵은 장기치료(6개월 이상) 질환이다. 한두 가지 약제만 사용하면 내성이 빨리 생겨 치료에 실패할 때가 많다. 그렇기 때문에 여러 가지 약제를 복합 투여한다.
① 신생아 BCG 예방접종을 시행하고 있다.
② 감염되어도 대부분 잠복결핵 상태이다.
③ 결핵은 영양상태가 좋지 않은 나라에서 면역력 저하로 유병률이 높다. 공기감염이라서 인구밀도가 높으면 유병률이 높은 건 맞다.

19 ④ 독이 확산되는 속도를 늦추기 위해 손상부위는 심장보다 낮게 유지하는 것이 좋다.

> **⊕ POINT   뱀에 의한 교상 시 응급처치**
>
> ⊙ 현장 안전을 확인한다. 뱀 종류 확인 후 안전한 장소로 옮긴다.
> ⓛ 환자 안정. 움직임 제한, 눕히거나 편한 자세를 취한다.
> ⓒ 물린 부위를 심장보다 낮게 유지한다.
> ② 붓기 전에 물린 부위를 조일 수 있는 액세서리 등을 제거한다.
> ⓜ 물린 부위 씻어 낸 후 움직이지 않게 부목으로 고정한다.
> ⓗ 필요시 산소 공급을 하고 무증상이라도 즉시 병원으로 이송한다.

20 ② 류마티스 관절염의 통증양상은 주로 아침에 일어났을 때 관절이 굳는 조조강직이 특징이며, 1시간 이상 증상이 지속된다.
① 양쪽 동일한 관절에서 대칭적으로 증상이 발생한다.
③ 주로 손목과 손가락 사이의 관절, 발에 위치한 작은 관절 등에 호발한다.
④ 체내 면역체계 이상으로 결합조직에 염증성 변화를 유발하는 만성 염증성 질환이다.